케토 다이어트

THE KETO DIET : The Complete Guide to a High-Fat Diet, with More Than 125 Delectable Recipes and 5 Meal Plans to Shed Weight, Heal Your Body, and Regain Confidence

This Korean edition was published by Writing House in 2019 by arrangement with the original publisher, Victory Belt Publishing, Inc. c/o Simon & Schuster, Inc. through KCC(Korea Copyright Center Inc.), Seoul.

이 책은 (주)한국저작권센터(KCC)를 통한 저작권자와의 독점 계약으로 라이팅하우스에서 출간되었습니다.
저작권법에 의해 한국 내에서 보호를 받는 저작물이므로 무단 전재와 복제를 금합니다.

지방을 태우는 식사법

케토 다이어트

THE KETO DIET

리앤 보겔 지음 | **이문영** 옮김

라이팅하우스

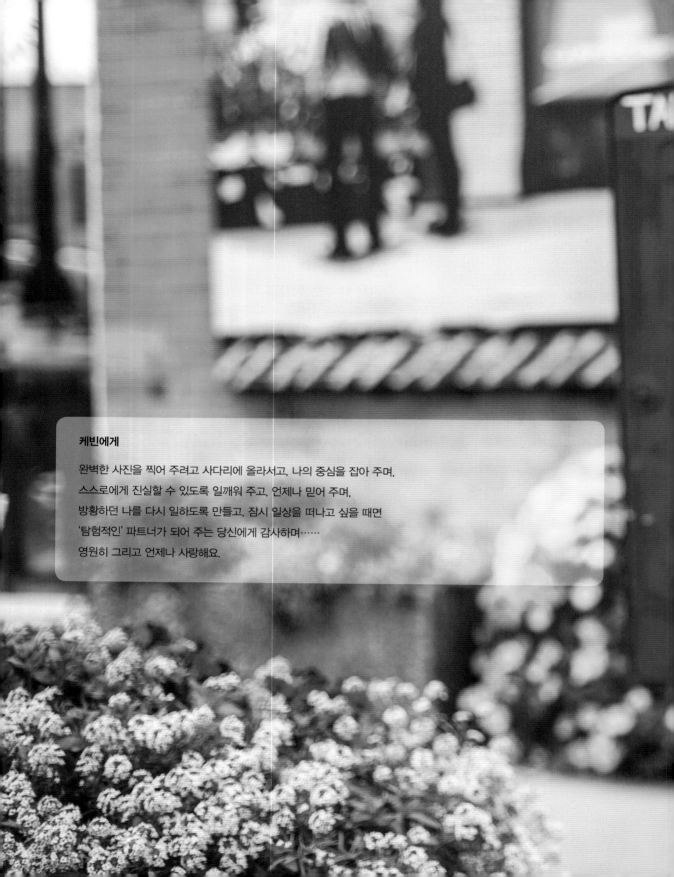

케빈에게

완벽한 사진을 찍어 주려고 사다리에 올라서고, 나의 중심을 잡아 주며,
스스로에게 진실할 수 있도록 일깨워 주고, 언제나 믿어 주며,
방황하던 나를 다시 일하도록 만들고, 잠시 일상을 떠나고 싶을 때면
'탐험적인' 파트너가 되어 주는 당신에게 감사하며……
영원히 그리고 언제나 사랑해요.

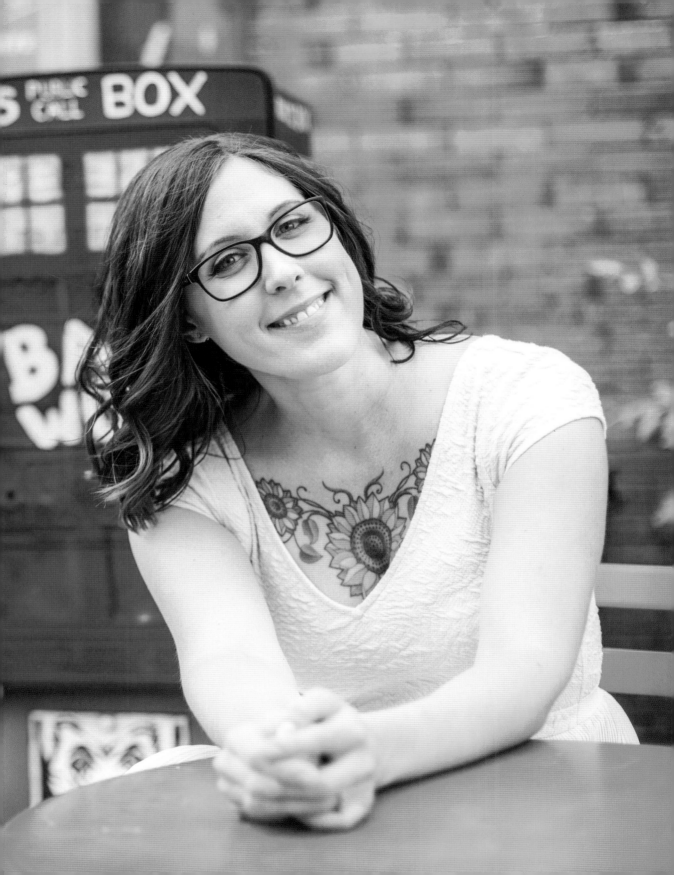

차례 ──

PART 3   주방 안의 케토

PART 4   레시피

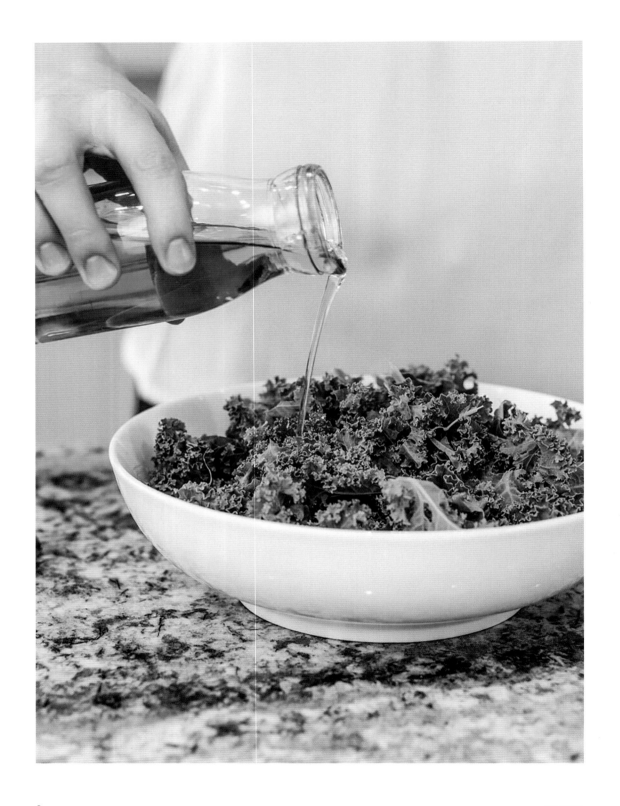

우리가 아는 건강 정보와 영양 상식이 완전히 틀렸고 한물간 것이며, 진실과는 정반대일 수도 있다고 생각한다면, 새로운 관점에서 건강을 바라보고 관리할 수 있다.

고지방, 저탄수화물, 중단백질 식단을 섭취함으로써 당분이 아닌 지방이 인체의 주 연료로 사용되는 영양적 케톤 상태는 건강을 근본적으로 개선할 수 있는 강력한 접근법이다. 이 방식은 얼핏 잘못된 것처럼 보일 수 있다. 대부분 지방을 제한하고 많은 양의 탄수화물, 특히 '건강한 통곡물'을 섭취하는 것이 건강에 가장 좋다고 배워 왔기 때문이다. 그러나 다수의 첨단 의학 연구에서 입증되었듯이, 사실은 지방을 더 먹고 탄수화물을 덜 먹으면 다양한 건강 문제에 도움이 된다. 고지방 저탄수화물 식단을 유지하면 체중 감량, 집중력 향상, 에너지 증가, 혈당 안정화, 호르몬 균형 유지 등에 도움을 받을 수 있다.

지금 당신의 손에 들린 책은 다른 식사 방식과 차별화된 고지방 라이프스타일에 관한 종합 안내서이다. 많이 알려진 케토제닉 다이어트 안내서들과 달리, 이 방식은 칼로리나 다량영양소 조절, 엄격한 규칙 등에 초점을 맞추지 않는다. 각자의 체질과 건강 상태에 따라 자유롭고 융통성 있게 맞춤식 식단을 이용할 수 있다.

이 책에서 소개하는 전략과 요리법을 이용한다면, 맛있는 자연식품과 함께 건전한 식습관이 길러지므로 음식에 대한 집착과 갈망, 제한에서 해방되어 자기혐오나 죄책감 없이 원하는 체중과 건강을 얻을 수 있다. 이 방법으로 나는 체중을 감량했고 감량한 체중을 유지했으며 호르몬 불균형(8년간 무월경이었다!)을 치료하고 ADHD(주의력결핍과잉행동장애)에서 벗어났으며 부정적인 마음을 낙천주의와 기쁨으로 바꿀 수 있었다.

당신이 어디에 살든, 체중과 호르몬 문제나 자가면역질환, 기타 만성적인 건강 문제로 고생하고 있든, 그저 몸 상태가 좋지 않든, 방대한 이 책의 목표는 내가 이용한 동일한 전략으로 당신 역시 도움을 받을 수 있도록 안내하는 것이다. 죄책감이나 자기혐오는 전혀 느끼지 않으면서 말이다. 독자들이 이 책을 읽고 식사 방식과 식사에 대한 생각을 바꿈으로써 아름다운 자신을 충분히 사랑하고, 감사하며, 존중하게 되기를 바란다.

이 책의 주제는 '지방 먹기'이다. 나는 전 세계가 지방을 모독하는 롤러코스터에서 뛰어내리려고 하고 있으며, 허리둘레와 질병률, 입맛, 식습관을 변화

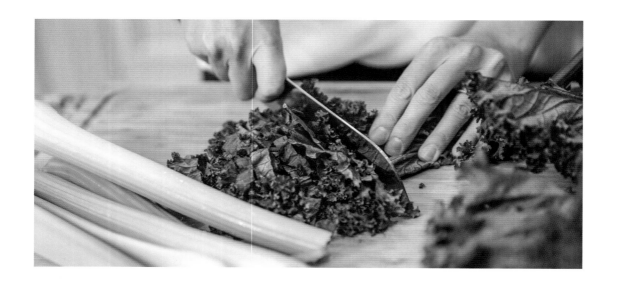

시킬 수 있는 수단, 즉 '지방의 진실'을 보기 시작했음을 절실히 느낀다. 우리는 모두 영양가 높은 고지방 식품에 대한 욕구를 갖고 태어난다. 그러나 언제부터인지 무언가를 거꾸로 이해하는 바람에 우리의 몸이 조금 길을 헤매고 있다. 이 책『케토 다이어트』를 읽고 실천하면 매우 영양이 풍부하고 맛있는 지방에 대한 인체의 자연스러운 욕구와 리듬을 회복할 수 있다.

아마도 지미 무어의『지방을 태우는 몸』, 개리 터브스(Gary Taubes)의『우리가 지방을 먹는 이유(Why We Get Fat)』, 마크 하이먼(Mark Hyman)의『지방을 먹고 날씬해져라(Eat Fat, Get Thin)』, 윌리엄 데이비스의『밀가루 똥배』와 같은 책 덕택에 당신이 이미 고지방 열차에 올라탔을지 모르지만, 아마 그 방법을 완전히 알지는 못할 것이다. 당신 마음을 이해하고도 남는다. 좋은 방법이라는 건 아는데 그 실행 방법을 모르는 것만큼 답답한 노릇도 없을 테니 말이다.『케토 다이어트』에서는 지방을 더 많이 먹는 방법은 물론, 숨을 쉬듯이 쉽게 먹는 방법도 배우게

될 것이다.

지방을 아주 많이 먹고 탄수화물을 적게 먹으면 인생의 낙이 사라질까 걱정스러울 수 있겠지만, 결과가 그 정반대라는 것을 증명하기 위해 나는 이 책을 쓰고 있다. 이 책을, 당신의 스케줄이나 우선순위, 그리고 파이와 케이크, 칩과 같은 탄수화물 식품에 대한 사랑을 크게 흔들지 않고도 건강을 향상시키는 놀랍고도 강력한 도구로 보기 바란다.

(걱정 마시라. 파이와 케이크, 칩, 기타 탄수화물 음식을 버리는 게 정말로 가슴 찢어지는 일이라면, 2장에서 해결책을 얻을 수 있다.)

나는『케토 다이어트』를 발판 삼아 당신이 인생이라는 게임에서 승자가 되고, 자신의 몸을 편히 받아들이며, 자신감과 사랑이 넘치는 놀라운 삶을 경험하기 바란다.

물론 믿기 힘든 이야기라는 걸 알지만, 지금 내 예감은 굉장히 좋다.

안녕하세요, 전 리앤이에요

나는 전일주의 영양 전문가이자 웰빙 운동가이며, '건강한 추구(Healthful Pursuit)'를 창립해 지난 3년 동안 고지방 저탄수화물 케토제닉 식단으로 건강을 찾고자 하는 500만 명이 넘는 사람들을 안내하고 지원해 왔다.

나는 2007년 캐나다 자연 영양학교(Canadian School of Natural Nutrition)를 우등으로 졸업한 후, 개인 영양 상담 컨설팅을 시작했고 '건강한 추구'를 창립했다. 지금은 케토제닉 식단을 안내하고 지원하며 유튜브 채널과 팟캐스트의 상위에 랭크되는 '건강한 추구'를 운영한다(healthfulpursuit.com/podcast). 내가 최근에 낸 책의 제목이기도 한 『팻연료(Fat Fueled)』는 지방으로 몸을 치유하고, 영양을 공급하며, 인체 균형을 유지하는 30일짜리 프로그램이다(healthfulpursuit.com/fatfueled).

나의 케토 이야기는 고지방 저탄수화물 식사로 바꾼 2014년부터 시작되었다. 이 식습관은 내 삶을 변화시켰다. 나는 칼로리 제한으로 몸을 통제하려고 하는 대신 이 방식으로 다음과 같은 결과를 얻었다.

- 호르몬 문제로 인해 절대 빠지지 않던 9kg이 빠졌다.
- 15년간 앓던 ADHD에서 해방되었다.
- 24세에 조기 폐경으로 진단받은 후 생리가 다시 시작되었다.
- 기분 안정 — 나를 괴롭히곤 했던 가벼운 우울증이 사라졌다.
- 브레인 포그(머리가 맑지 않고 멍한 상태—옮긴이)가 사라졌다.
- 몸의 활력이 증가했다.
- 피부와 모발, 손톱의 상태가 개선되었다.
- 음식 갈망이 없어졌다.
- 음식에 대한 강박이 사라졌다.
- 자신감이 향상되었다.

당신이 내 해방의 경험에 관심이 없어서 이 책을 책장에 꽂기 전에, 내가 어떻게 살아왔는지 전부 이야기해 주고 싶다.

내 고향과 부모님, 어린 시절, 막내 여동생 이야기로 지루하게 하지는 않을 것이다. 서론 없이 곧바로 본론으로 들어가자.

나는 케토로 어떻게 살을 빼고 건강해졌을까

음식과 건강에 대한 나의 시각이 변화한 것은 언제나 음식에서 즐거움을 찾던 내가 음식으로 주변 환경을 통제하게 되면서부터였다. 나는 13세에서 28세까지 섭식 장애로 고생을 했다. 처음에는 음식을 많이 먹고 토해 내는 신경성 과식증으로 시작했지만, 수년간 거식증으로 배를 주렸고 약물을 심각하

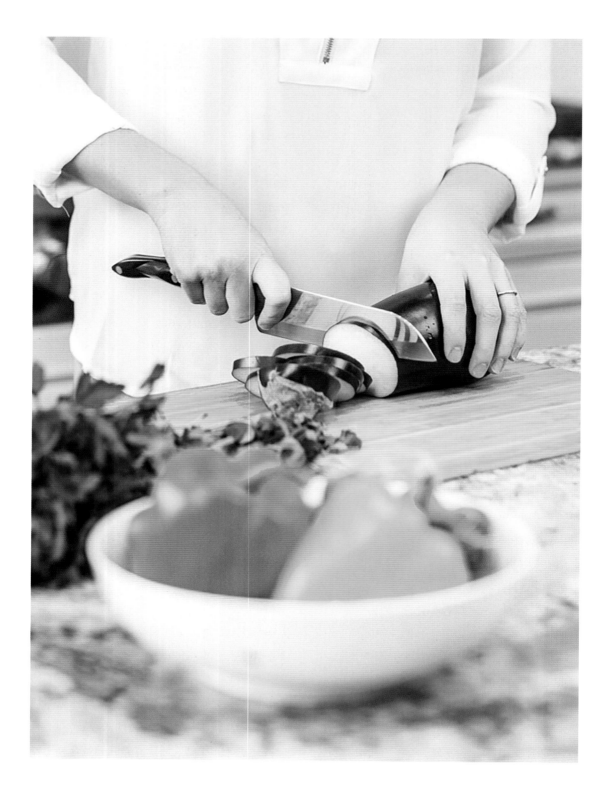

게 남용하면서 세월을 보냈다. 그러다가 굶기를 반복한 탓에 신경성 과식증이 재발했고 급기야 오소렉시아(Orthorexia : 건강음식에 집착하는 증상)까지 생겨 음식을 내 손으로 만들지 못했을 때는 공황 상태에 빠지고는 했다.

음식으로 인해 발생한 가장 큰 신체 문제는 생리가 멈춘 것이었다(의학 용어로 '무월경'). 13세에서 21세까지 피임약을 복용한 나는 피임약을 중단한 이후로 생리가 끊겨 8년 동안 한 번도 생리를 하지 않았다.

나는 생리가 끊겼다는 사실에 아랑곳하지 않고 20대를 보냈다. 어쨌든 생리가 없는 삶은 훨씬 편했으니까. 나는 내가 간절히 원하는 체형을 얻기 위해서는 다른 방법이 없다고 믿었기 때문에, 마라톤, 자전거 타기, 수영, 다이어트로 몸을 계속 몰아붙였다. 건강이라는 미명 아래 이런 운동들을 했지만, 이 중에 진정으로 건강한 것은 없었다.

나의 20대는 승진과 배낭여행, 행복한 겉모습에 가려져 있었지만 불안정함과 격렬함으로 가득 찬 시간이었다. 그 시절 나에게는 몸을 사랑하고 셀프케어(self-care)한다는 개념이 없었다. 나는 지방을 피하는 것을 포함해 권장되는 영양 '규칙'을 따랐고, 좋다는 것이라면 누구보다 열심히 실천했으며, 강박적으로 운동에 매달렸다. 식이 장애는 사라졌지만, 내 몸을 사랑하거나 존중한다는 생각은 조금도 하지 못했다. 그 당시 나는 이전에 음식 제한과 폭식에 썼던 에너지를 죽어라 운동하고 영양소를 따지는 데 소비하고 있었다.

피임약을 끊은 지 5년이 지나고 운동으로 인한 부상이 끊임없이 발생하는 가운데, 나는 호르몬 대체요법을 시작했다. 8개월 후, 꿈쩍도 않는 호르몬 수치와 달리 내 몸무게가 달라져 있었다. 체지방 32%

를 찍고 9kg이 불어 있었다. 확신하건대, 늘어난 체중은 전부 다 셀룰라이트였다.

나는 '좋다'는 건 모두 따라 하고 있었다. 완전 채식을 하고, 나중에는 팔레오(구석기) 식단을 먹었으며, 하루에 한두 차례 운동을 하고, 오후 5시 이후에는 식사를 하지 않고 하루에 여섯 번 소량의 식사를 했다. 그러나 한 주가 지날 때마다 체중은 계속 늘어만 갔다. 지난여름에 산 반바지가 엉덩이에 들어가지 않자 나는 가만있을 수만은 없다고 생각했다.

그래서 체중 감량을 원하는 사람들이 모두 그렇듯이, 칼로리 섭취를 줄이고 운동의 강도를 높였다. 그랬더니 곧바로 배고픔에 시달리는 데다 기분 변화가 심해졌다. 2~3일에 한 번씩 미친 듯이 먹어댔고 앞뒤가 꽉 막혀서 불평만 늘어놓는 사람으로 다시 돌아가는 듯했다. 좌절감에 빠져 찾아간 자연요법 치료사는 저탄수화물 다이어트를 제안했다. 이 말을 듣자마자 말 같지도 않은 소리라고 생각했다. 저탄수화물 다이어트라고 하면 가공된 드레싱과 감미료, 소다, 그리고 정보를 빙자한 TV 광고에서 보았던 체중 감량 보충제가 떠올랐다. 게다가 예전에 내가 가르침을 받았던 영양학 교수도 저탄수화물 다이어트는 건강에 해롭고, 자연스럽지 않으며, 완전히 웃기는 것이라고 했기 때문에 나는 이 방식을 피해야 한다고 굳게 믿고 있었다.

하지만 절박했던 나는 결국 내 몸에 맞는 저탄수화물 방식이 있다면 시도해 보기로 결정했다. 바로 그날 우연히도 친구 한 명이 인스타그램의 게시물에서 케토(keto)를 언급했다. 케토라는 단어에 흥미를 느낀 나는 이 단어를 검색해서 찾았고, 모니터 앞에 앉아 이것이 나를 구해 줄 해결책임을 직감했다.

처음에는 많은 케토제닉 다이어트 방식이 지방의

주공급원으로 유제품을 사용하며, 탄수화물 섭취를 줄이기 위해 가공식품에 크게 의존한다는 사실 때문에 난감했지만, 관심이 가기도 했고 또 상황이 절박했기에 케토를 시험해 보기로 했다. 하지만 나는 나만의 방식, 즉 곡물과 유제품이 없고 자연식품을 위주로 한 식단을 짜기로 마음먹었다. 나는 여러 주 동안 케토제닉 다이어트를 조사하며 깊이 파고들었다.

난생 처음으로 스스로에게 기름진 음식을 허락했고, 그것은 곧 해방을 뜻했다! 아마씨 머핀에 코코넛 오일을 뿌렸고, 지역에서 생산된 쇠기름으로 야채를 요리했으며, 베이컨을 적당량 먹었고, 언제나 기피했던 마블링이 많은 고기도 먹었다. 그해 여름은 '처음'의 계절이었다. 갈비구이를 처음 먹었고 견과류 버터도 처음 먹었다. 나는 '지방'을 원 없이 먹었으며, 그것은 기분 좋은 일이었다. 지방을 더 먹을수록 감정이 안정되었고, 기분이 안정될수록 내 결정에 자신감이 생겨 자기 확신이 강해졌다. 게다가 끝없는 배고픔에 시달리지도 않았다. 만족할 때까지 먹었지만 오히려 살이 빠지기 시작했다. 나는 하루에 200g의 지방을 먹었는데, 불과 2달 만에 9kg이 빠졌고 체지방이 32%에서 20%로 줄었다.

하지만 행복한 이야기는 언젠가 끝이 나기 마련이다. 나는 나 자신을 들볶는 성격이다. 살이 빠지고 '더 나은 나'를 만드는 새로운 방식을 발견하자 그것을 극단으로 몰아붙였다. 9kg도 뺐는데 5kg이 대수야? 15kg도 뺐는데 20kg 가지고 뭘? 도를 넘어선 나는 더 행복해지고 더 건강해지려는 욕심에 체중 몇백 그램에 매달리기 시작했다.

강박적인 고지방, 저탄수화물, 저칼로리 방식이 몰고 온 고통은 6개월 동안 지속되었다. 나는 잠을 자지 못했고, 머리카락이 빠졌으며, 숨어서 탄수화물을 폭식하는 지경에 이르렀다. 음식을 제한할수록 폭식하는 횟수가 늘어났다. 내 모습은 더할 나위 없이 멋졌으며 머리가 매우 맑고 명료하다는 사실이 뿌듯했지만, 마음 깊은 곳에서는 하루하루 나 자신을 잃어 가고 있음을 느꼈다.

문제를 인식하고 변화를 시도하려면 정서적인 균형이 필요한데, 다행히 내게는 그것이 있었다. 바로 내가 섭취한 지방 때문이었다. 무슨 얘기냐 하면, 한동안(내 경우에는 10년을 추가해야 한다) 지방을 거의 먹지 않다가 지방을 충분히 먹기 시작하면, 뇌에 다시 불이 들어오고, 감정이 안정되며, 사려 깊은 결정을 빨리 하는 등 굉장한 일들이 벌어진다.

나는 케토 식단의 숨은 위력을 깨달았지만 나만의 버전으로 바꿀 필요가 있었다. 그래서 영양 공급과 치유를 위해 지방을 듬뿍 섭취하면서 '팻연료(Fat Fueled)' 프로그램을 개발했다. 그리고 이를 기반으로 케토 다이어트(Keto Diet)가 탄생했다. 나를 비롯한 매우 많은 사람들이 이 프로그램 덕택에 치유가 빨라졌고, 체중이 안정되었으며, 행복감이 커졌다.

나는 지방을 많이 먹었을 뿐 아니라 내 몸에 귀를 기울이고 옳다고 느끼는 것을 하고, 나의 내면으로부터 치유가 시작되도록 스스로를 완전히 놓아주었다. 우선 엄청난 제약과 수치심, 죄책감을 안긴, 내가 너무나 착실히 실천한 표준적인 케토제닉 다이어트를 버리는 일부터 시작했다. 내 몸에 맞서지 않고, 호흡과 같이 기본적인 것부터 상황에 반응해 감정을 느끼는 것처럼 더 복잡한 것에 이르기까지, 나는 매일 내 몸이 했던 놀라운 일들에 감사함을 느끼려고 했다. 또한 케톤과 혈당 측정기를 없애고, 칼로리 계산과 다량영양소 조절을 중단했으며, 하루에 20g 이상의 탄수화물을 섭취하면 '진정한 케토'가 아니라고 나에게 말했던 저탄수화물 전문가들의 말을 따르지 않았다. 그러자 탈모가 멈추고 수면이 개선되었으며, 감정의 안정, 혈당 균형, 맑은 정신, 새로운 체중 감량 등 내가 환호하는 고지방, 저탄수화물 식단의 혜택을 계속 누릴 수 있었다.

'팻연료' 방식을 따른 지 9개월이 지나자 생리가 다시 시작되었고, 나는 셀프케어에 푹 빠졌으며, 나를 사랑하는 일에 중독되었다. 이 라이프스타일을 시작한 지 3년이 지난 지금, 나는 여전히 리앤이지만, 완전히 다른 사람이 된 것 같다. 어떤 이들은 사랑을 할 때 자아실현이 시작된다고 말하지만, 내 경우에는 지방에서 시작되었다.

나는 엄청난 시행착오 끝에 건강을 찾았다. 당신은 그럴 필요가 없으니 얼마나 좋은가! 내가 엎어지고 넘어지면서 깨우친 이 방식을 잘 활용한다면 당신도 건강해질 수 있다.

그리고 이는 다이어트라는 단어를 다시 정의하는 것에서부터 시작된다.

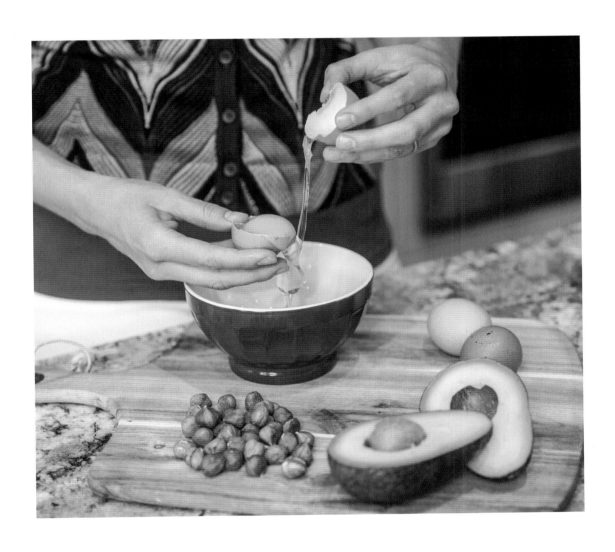

전혀 새로운 종류의 다이어트가 온다

나에 대해 알아야 할 것이 있다. 나는 다이어트라는 단어를 싫어한다. 짧은 이 네 글자는 사람을 지배하는 대단한 힘을 갖고 있다. 이 단어는 나로 하여금 벽을 치고 발을 구르게 만들었지만, 아이러니하게도 이제는 우리가 지금껏 알던 것보다 다이어트가 훨씬 더 많은 걸 의미할 수 있음을 알리는 다이어트 책을 쓰게 만들고 있다.

장담컨대 이 프로그램은 체중 감량에 도움이 되며 최상의 몸 상태를 유지할 수 있는 방법을 알려 줄 것이다. 이 책을 읽고 당신은 "다이어트 할 때 눈앞에 있는 초콜릿을 뿌리칠 자신이 없어" 또는 "새로운 식단은 월요일에 시작해야지"라고 말하지 않을 것이다. 그 대신 "고맙지만 케이크를 먹으면 몸 상태가 안 좋아져서", "우와, 내가 오후 내내 음식 생각을 하지 않은 거야?"라고 말하게 될 것이다. 이 책에서는 참을 수 없는 폭식의 유혹, 더 심한 음식 갈망, 음식 제한, 브레인 포그 등을 유발하는 저지방, 저칼로리 식단을 권하지 않는다.

일반적인 다이어트 방식은 무언가를 먹지 말라고 해서 '먹는 자신'을 수치스럽게 느끼도록 만든다. 나는 그러한 방식을 조금도 원하지 않는다. 다이어트의 의미를 다시 정의해서 삶을 되찾고 싶지 않은가? 다이어트에 언제나 따라붙는 폭식·굶기·자기 혐오·반복된 다이어트 대신에, 나는 사랑·존중·건강 증진에 중점을 둔 다이어트를 만들고 싶다.

당신은 아마도 다음과 같은 장광설을 숱하게 들었을 것이다. "4주 동안 다이어트를 해서 23kg을 뺐어요. 이제 나는 세계에서 가장 행복한 여자랍니다. 내 인생은 완전히 바뀌었어요. 남편은 나에게 빠져 있고, 아이들은 엄마 주위를 맴돌고, 친구들은 나처럼 되고 싶어 하죠."

새로운 소식을 알려 주겠다. 사람들이 당신 주위에 있고 싶어 하는 건 당신이 친절하기 때문이다. 당신의 배우자는 당신의 자신감, 꾸미지 않은 본래 모습, 자녀를 대하는 태도를 좋아한다. 당신의 아이들이 당신을 사랑하는 이유는 당신이 그들의 우상이기 때문이다. 그래서 그들 눈에는 당신에게 잘못이란 없다. 사람들이 "체중을 감량한 후 내 삶이 바뀌었다"고 말할 때, 대개 그들이 진정으로 의미하는 바는, 체중 감량으로 자기 인식이 바뀌어 세상과 소통하는 방식이 변했다는 뜻이다. 물론 살을 빼서 난생처음 하이킹을 할 수도 있고, 이는 대단히 멋진 일이기도 하다. 나는 당신이 하고 싶은 일을 할 수 있도록 돕고 싶다.

당신은 체중 감량을 원하고, 살을 빼면 삶의 모든 면이 더 나아질 것이라고 믿기 때문에 이 책을 읽고 있을 것이다. 나와 내 몸무게는 별개임을 알기까지 나는 수년이 걸렸다. 내 몸무게와 상관없이 마음만 먹으면 무엇이든 할 수 있다는 것을 알기까지 말이다. 그리고 많은 경우, 우리가 꿈꾸는 삶에서 멀어지는 이유는 우리 몸과 우리의 한계에 대한 자신의 인식 때문이다. 우리를 붙잡고 있는 것은 체중이 아니다. 우리가 스스로를 붙잡고 있다.

한편으로, 나는 당신의 마음을 누구보다 잘 안다. 아마 당신은 위의 단락을 읽고 "이 여자 미쳤군. 내 체중이 문제지 뭐가 문제야"라고 생각했을 것이다. 이해한다. 나 역시 그 끔찍한 호르몬 대체요법으로 9kg이 불었을 때, 불어난 살이 내 것 같지 않았다. 그래서 그 살을 빼려고 온갖 노력을 다했다.

하지만 내가 체중 감량과 건강 유지를 전쟁 치르듯 할 필요가 없다고 말한다면? 당신이 지금의 몸에 자신감을 갖고, 당신의 삶을 사랑하고, 당신 주위의 사람들을 사랑하며, 당신이 하고 싶은 것을 할 때 그 과정에서 살이 빠진다고 말한다면?

케토를 탐구하고 지방에게 기회를 주면 살이 빠질 뿐 아니라 뇌 기능도 향상될 것이다. 그리고 뇌가 좋아지면 삶이 조금 다르게 흘러간다. 기분이 좋아지고, 판단 능력이 향상되며, 브레인 포그가 걷히며, 처음으로 시야가 선명해질 것이다. 이는 농담이 아니라 사실이다. 우리 뇌는 지방을 좋아한다. 그리고 아마 지금은 뇌가 제대로 작동하지 않아 당신이 삶을 보는 방식에 영향을 미치고 있을 것이다. 내 말이 감언이설로 들릴 수도 있겠지만, 장담하건대, 당신이 고지방 음식을 먹는다면 생각이 바뀔 것이다.

당신이 감정을 달래는 '위안 음식'이나 '식습관' 어쩌고 하는 이야기에 관심이 없더라도 나는 그것을 존중한다. 건강 개선과 체중 감량, 기분 향상이 당신이 원하는 전부라 할지라도 괜찮다. 이 책에 나오는 내용들이 모두 도움이 될 테니 말이다.

그러나 당신이 끝없이 반복되는 다이어트와 먹고 난 후 느끼는 죄책감에서 해방되고 싶다면 내가 도와주고 싶다. 케토 다이어트를 하면 몸 상태가 좋아지며 맞춤식으로 식단을 선택할 수 있다. 따라서 죽기 살기로 다이어트를 하지 않아도 건강과 매력적인 몸매를 얻을 수 있다. 나에게는 이것이 진정한 '다이어트'다.

우리 몸은 건강을 원한다. 몸이 건강을 지배한다면 몇 달 안에 140kg이 찌지는 않을 것이다. 통제력을 상실하고 몸에 좋지 않은 선택을 하는 것은 몸이 아니라 우리의 또 다른 자아다. 이 자아는 미디어가 심어 준 몸매에 대한 엄청난 기대치와 더불어 수많은 다이어트 규칙과 정서적 결핍, 그리고 자기 불신에 빠져들게 하는 완벽한 레시피, 야밤의 폭식, 자신을 통제할 수 없다는 느낌 등에 휘둘린다.

앞으로 당신은 몸의 소리에 귀 기울여 몸이 원하는 것을 알아내는 방법을 배우게 될 것이다. 처음에는 꽤 우스꽝스럽게 들릴지도 모른다. 이 방식을 처음 시작했을 때 나는 내 몸이 감초 캔디와 감자칩만 원한다고 생각했다. 하지만 알고 보니 내 몸은 건강을 원하고 있었으며, 나에게 가장 적합한 체중을 정확히 알고 있었다. 지금 나는 배불리 먹으면서도 여기에 별 신경을 쓰지 않는다. 당신도 똑같이 할 수 있고, 당신의 몸이 원하고 필요로 하는 것을 알게 됨으로써 현실적인 체중을 가질 수 있다.

나는 당신이 항상 꿈꿔 왔던 멋진 삶을 누릴 수 있도록 돕고 싶다. 그리고 매일같이 마요네즈에 베이컨을 찍어 먹는 일도 그러한 삶에 포함된다면, 당신은 책을 제대로 골랐다.

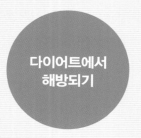

**다이어트에서
해방되기**

여성 5명 중 2명은 언제나 다이어트 중이라고 한다. 나는 그들 중 하나가 되고 싶지 않다. 나는 프랑스 남부의 식당에서 내 주문을 기다리는 남편 옆에서 앱으로 칼로리 계산을 하고 싶지 않다. 하루 탄수화물 섭취량을 초과한다는 이유로 막내 여동생의 결혼식에서 웨딩 케이크를 생략하고 싶지 않다. 참지 못하고 초콜릿을 모두 먹어 버릴까 두려워, 모닥불에 스모어(구운 마시멜로를 초콜릿과 함께 크래커 사이에 끼워 먹는 캠프용 간식—옮긴이)를 구워 먹는 캠프파이어를 사양하고 싶지 않다. 나는 다이어트 중이라는 이유로 삶을 놓치고 싶지 않다.

내가 케토제닉 식단을 처음 시작했을 때는 모든 것을 제한하고 참았다. 많은 것들을 중단했고, 칼로리를 계산했으며, 하루 두 번, 때로는 세 번 체중을 쟀다. 외출도 하지 않았고, 친구들을 만나지도 않았으며, 항상 음식에 신경을 곤두세웠다. 이런 삶도 삶이라고 해야 할지는 모르지만, 재미없는 삶이었다. 그런데 내가 뭐든 억제하는 사고방식을 벗어던지자마자 고지방 라이프스타일이 선사하는 놀라운 자유를 누리게 되었다.

하지만 이렇게 억누르고 참는 사고방식은 어릴 적부터 우리의 뇌에 뿌리 깊이 박혀 있기 때문에 이를 극복하기가 그리 만만치는 않다. 어린 시절부터 우리는 TV로부터 몸은 신뢰할 수 없는 것이므로 체중을 감량하고, 기분이 아주 좋고 사랑받을 가치가 있다고 느끼려면 우리가 몸을 지배해야 한다고 배운다. "K 덕분에 1인치도 안 잡히죠?"라는 1980년대 켈로그의 광고 카피나, 체지방을 빗대어 "보세요, 이제 안 보이죠?"라고 말하는 다이어트 펩시 광고를 기억해 보라.

예전의 나처럼 집요하게 영양소를 따지는 사람이라면, 하루의 칼로리 섭취량이 150Cal 남았을 때를 기억해 보라. 배가 고프지 않더라도 내일 배고플까 두려워 어쨌든 먹었을 것이다. 하지만 칼로리는 '그런 식으로 이월되지 않기 때문에' 150Cal가 여분으로 비축되지 않는다. 게다가 그날의 활동을 위해서는 당연히 하루 칼로리 섭취량이 필요했기 때문에, 당신이 그날 먹기로 했던 초콜릿 머그 케이크를 먹지 않았다면 애석한 일이다. 하루치의 '다량영양소 목표량도 채우지' 못했을 것이다.

자, 이제 오후 4시에 책상에서 너트 한 줌을 먹고 나서 칼로리 목표량에 도달했을 때를 기억해 보라. 당신은 잠자리에 들 때까지 5시간이나 남았으니 너트를 괜히 먹었다고 생각하며 집을 향해 차를 몰았을 것이다. 너무 많은 시간 동안 배고픔을 참아야 하는 것이다. 운전하는

동안 당신은 잠들기 전까지 솟구치는 식욕을 참으며 칼로리나 다량영양소를 섭취하지 않으려면 그 시간에 뭘 해야 할지 고민했을 것이다.

당신은 어떤지 잘 모르지만, 나는 끊임없이 강박적으로 영양소를 계산할 때 행복하지 않았다. 실은 비참했다. 하지만 나는 탈출구를 몰랐다. 나는 탈출구가 있다는 것조차 몰랐다.

다이어트가 당신의 삶을 지배한다는 몇 가지 전형적인 징후가 있다.

- 입에 들어가는 음식은 티끌 하나라도 빼놓지 않고 계산하며, 그것이 당신의 목표를 달성하는 데 도움을 줄 것이라고 확신한다.
- 가스가 많이 생기며, 어떤 음식이 가스를 일으키는지 정확히 알 수 없다.
- 음식을 먹어야 하는 상황이면 스트레스를 받는다. 친구와 밖에서 저녁을 먹을라치면 미리 메뉴를 확인하고 웨이터에게 뭘 물어볼지 생각해 놔야 한다. 다른 사람들과 행사를 계획할 때, 방어적인 태도가 되거나, 불안감을 느끼거나, 마지막 순간에 취소하기도 한다.
- 생리 주기가 엉망이 된다. 생리가 끊기거나, 월경전증후군이 심하거나, 다른 증상이 발생한다.
- 입만 열면 음식 선택과 체중, 다이어트에 관해 이야기하는 자신을 발견한다.
- 운동을 못 할까 봐 불안하다.

이 모든 것이 너무 익숙하게 들린다면 다음 두 가지를 권한다. 첫째, 몸의 소리에 귀를 기울일 수 있도록 마음을 열어라. 둘째, 몸의 소리에 귀를 기울여라.

이때 셀프케어가 중요해진다. 말 그대로 자신을 돌보는 것이다. 하지만 이는 샤워를 하고 머리를 매만지는

것 이상의 의미가 있다. 신체적, 정신적, 정서적 요구를 충족시키는 행동을 의도적으로 함으로써 진정으로 자신을 돌보는 것이다. 나는 이를 '나를 위한 시간'이라고 생각하고 싶다. 예를 들어, 내 경우에는 신체적인 돌봄 중에 저녁 목욕을 하고, 산책을 하고, 저녁을 먹고, 자기 전에 스트레칭을 하고, 마사지를 받는 일이 포함된다. 정신적인 돌봄 중에는 일기 쓰기, 명상, 도전적인 스도쿠 퍼즐 게임이 포함된다. 정서적인 건강을 위해서는 내 인생에 해가 되는 사람들을 만나지 않고, 남편과 이야기를 나누며, 친구들과 춤을 추고, 비즈니스 코치의 도움을 받는다.

당신은 어떤가? 기분을 좋게 하기 위해 매일 할 수 있는 몇 가지 행동이(한 가지라도 좋다) 있는가? 잠깐이라도 좋다. 처음에는 5분간의 셀프케어로 시작해도 훌륭하다!

셀프케어 방법을 개발하고, 뇌가 맑아지고 집중력과 인지력이 향상되는 케토 다이어트를 하면, 인체가 진정으로 무엇을 원하는지 알 수 있게 된다. 음식을 제한하거나, 칼로리를 계산하거나, 돈을 낭비하지 않고도 언제나 꿈꿔 왔던 몸과 건강을 실현하기 위해 무엇을 얼마나 먹어야 하는지 안다고 상상해 보라!

내가 전에 그랬던 것처럼 당신이 혼란에 빠졌다면, 그래서 자신을 신뢰하지 않거나, 자신의 몸에 증오나 혐오감을 느끼거나, 다이어트의 횡포에 신물이 난다면, 케토 식단과 함께 실천하면 좋은 몇 가지 것들을 알려 주고 싶다.

수학은 개나 줘라

밥을 절반 정도 먹고 나서 다음과 같이 생각한 적이 숱하게 많았는가? "배가 고프진 않지만 다 먹어야 해." 또는 다음과 같은 이유를 갖다 붙인다. "다 먹지 않으면 케톤 상태가 유지되지 않을 거야." "다음번 식사 때까지 케톤 상태(ketosis)에 이르지 못할 거야." "근육이 생기지 않겠지?"

배가 고프지 않다고 말하는 작은 목소리가 내면에서 들리는 이유는, 몸에 필요한 적정량의 음식을 섭취해 만족한 상태에 이르고자 하는 인체의 방식이다. 남은 밥을 억지로 꾸역꾸역 먹는 것은 몸을 거역하는 최악의 선택이다.

다시 말해, 음식을 측정하고 무게를 재는 것은 완전한 시간 낭비이다. 몸은 언제 숟가락을 놔야 할지 알고 있다. 당신의 몸을 신뢰하라.

자신을 신뢰하라

케토 식단을 먹은 지 좀 되었다면 '규칙'을 버리고 자신만의 방식을 만들어라. 지방에 적응했다면 케톤 상태가 어떤 것인지 알 것이다. 이제는 즐길 시간이다. 당신은 이 방식이 얼마나 좋은지 알 것이다. 하지만 몇 가지를 조정하면 더 좋아질 수 있다는 것도 알고 있을까?

기분 좋게 몸을 움직여라

운동을 싫어하는가? 어떤 종류의 운동이 기쁨을 가져다주는지 생각해 보라. 운동을 하는 순간순간이 싫다면 왜 하는가? 해야 하니까? 그게 충분한 이유가 될까?

셀프케어를 시작하라

시간이 오래 걸리는 것부터 15분도 안 걸리는 것까지 자신을 기분 좋게 하는 일들의 목록을 작성한 후, 걸리는 시간에 따라 순위를 매겨라. 일주일에 한 번 짧은 활동으로 시작해서 하루에 한 번으로 서서히 횟수를 늘려라. 내 경우에는 하루 일과가 시작되기 전에 차를 만들고, 오후에 산책을 하며, 자기 전에 목욕을 한다. 결국 나의 셀프케어는 하루에 두 시간 정도 걸린다. 하지만 처음부터 그렇지는 않았다. 처음에는 기분이 좋아지는 활동을 하기 위해 5분 짬을 내기도 쉽지 않았다. 이제는 나 자신을 위해 시간을 내면, 나를 존중하고 이해하게 되고 자신감(내가 제일 좋아하는 것)이 생긴다는 걸 안다.

목적을 분명히 하라

굳은 의지에도 불구하고, 우리는 과거의 다이어트 습관으로 되돌아가 칼로리를 계산하고 스스로를 저주하며 남은 닭고기 조각을 먹는 자신을 발견할 수 있다. 이는 누구에게나 일어날 수 있다. 나에게 이런 일이 일어날 때 나는 목적을 분명히 정한다.

익숙한 다이어트 습관을 탈피하려는 목적은, 보다 자유롭고 자발적인 삶을 살며, 두려움이나 후회에 시달리지 않고 현재 순간을 살기 위해서다. 칼로리를 계산하거나 줄이는 다이어트 방식으로 되돌아가면 나는 원하는 삶을 살 수 없다. 그래서 그러한 낡고 부정적인 행동들에 빠지려고 할 때 나는 그로 인해 내가 원하는 삶을 살지 못한다는 점을 상기한다.

먹는 방식을 바꾸기 시작할 때, 자신에게 중요한 것이 무엇인지를 되새기기 위해 매일 목적을 상기할 필요가 있다(왜 설탕을 먹지 않고 오후에 산책을 하지?). 이를 오래 실천하다 보면 습관이 되어 스스로에게 끊임없이 목적을 상기하지 않아도 저절로 생각이 난다.

다음은 자신의 목적을 확인하는 데 도움이 될 수 있는 몇 가지 질문이다.

• 이 책을 구입한 이유는 무엇인가?
• 더 많은 지방을 섭취하면 어떨까?
• 건강하고 행복한 삶은 어떤 모습일까?
• 행복하고 건강하다고 느낄 때 내 생각과 행동이 어떻게 변하는가?
• 나의 목적을 상기하고 집중하는 데 도움이 되며 매일 할 수 있는 작은 활동은 무엇일까?

이 식사 방식은 신체를 넘어선 다른 영역에 훨씬 더 유익하다는 사실을 알기 바란다. 정말로 그렇다. 이 식사법은 체중 감량과 몸 상태 개선 등에 놀라운 효과를 줄 수 있지만, 당신이 실제로 이 여정을 즐기고 삶의 균형감을 되찾는 데에도 큰 역할을 할 것이다.

우리 몸의 통제권을 되찾다

매우 많은 사람이 앓고 있는 만성질환은 일반적인 의학 치료로 해결되지 않는다. 미국에서만 5백만 명의 여성이 다낭성난소증후군을 앓고, 2천6백만 명이 당뇨병을 앓으며, 3백만 명이 신경계 질환에 시달리고, 160만 명이 매년 암 진단을 받는다. 다양한 배경의 사람들이 현재 우리가 하는 행동과 먹는 음식이 건강에 효과가 없다는 것을 깨닫기 시작했다.

많은 사람들이 자신이 사랑하는 사람이 알츠하이머병과 크론병, 당뇨병, 암, 다발성경화증과 같은 만성질환을 진단받아 통증과 고통, 좌절감에 시달리는 모습을 본다. 물론 이러한 병을 진단받는 것 자체도 두려운 일이지만, 나에게 더욱 두려운 것은 의료 단체와 언론 매체가 질병 예방과 치유 방식을 재검토하기를 꺼려 한다는 점이다. 많은 경우, 그들은 영양과 질병에 관한 새로운 지식을 포함하는 최첨단 접근법 대신에 오래된 치료법을 적용한다.

내가 이런 생각을 하게 된 건 2010년 아버지가 화학요법을 받았을 때였다. 매일 치료를 마친 환자들은 차와 함께 설탕과 상점에서 파는 쿠키를 제공받았다. 이렇듯 설탕이 들어간 간식을 주는 이유는 에너지 증강 효과 때문이다. 하지만 병원은 암을 키우는 설탕의 또 다른 효과를 고려하지 않았다.

이번에는 알츠하이머병을 앓으셨던 우리 할아버지의 이야기를 해 보자. 경미한 치매 증상이 있던 할아버지는 몇 달 만에 치명적인 3기 알츠하이머병으로 진행되었다. 나는 할아버지의 알츠하이머병이 놀랍도록 빠르게 진행된 이유가 요양원 방 주위에 숱하게 놓인 사탕 통과 달콤한 간식이 병을 악화시켰기 때문이라고 확신한다. 알츠하이머병은 타당한 이유로 '제3형 당뇨병'이라고 밝혀졌지만, 그 당시는 고지방 식품, 특히 MCT 오일의 이점이 알려지기 전이었다.

식이 지방의 효과를 교육했더라면 아버지와 할아버지의 병은 모두 호전될 수 있었을 것이다. 아마 당신도 이와 비슷한 상황을 목격했거나 전해 들었거나 경험했을 것이다.

우리는 스스로 돌보는 법을 배워야 하며, 그것은 교육에서 시작해서 교육으로 끝난다. 우리 모두가 영양사가 될 필요는 없지만 다양한 접근 방식을 탐구해서 궁극적으로 우리의 몸과 건강 그리고 삶을 향상시키는 식습관을 개발할 수 있다. 그러면 문제가 발생했을 때 문제를 해결하기 위해 어떤 조정을 해야 하는지, 필요한 도움을 어디에서 얻을 수 있는지를 쉽게 알 수 있을 것이다.

내가 이런 이야기를 하는 이유는 겁을 줘서 당신을 변화시키려는 의도가 아니라, 건강관리에 대한 새로운 생각에 마음을 열도록 유도해서 지금의 건강 문제를 개선하고 또 미래의 건강 문제를 피하도록 하기 위해서이다. 이 책을 읽고 있는 당신은 자신의 몸에 책임을 지는 일에 관심이 있을 거라고 생각한다.

몸은 우리가 지닌 가장 소중한 것이다. 우리가 다양한 출처에서 온 정보로 스스로를 교육한다면, 우리 앞에 어떠한 장애물이 다가와도 잘 극복해 나갈 준비가 된 것이다.

이제는 음식으로 우리 몸을 치유한다는 생각이 빠르게 확산되고 있다. 근년에는 고지방과 케톤 생성에 초점을 맞춘 새로운 책이 아마존에서 베스트셀러가 되었으며, 곡물과 당분을 먹지 않는 생활 방식을 옹호하는 서적들이 뉴욕타임스 음식과 다이어트 분야 베스트셀러 목록에 올라 꾸준히 자리를 지키고 있다.

우리 사회는 변화에 굶주려 있다. 이 책이 그 요구에 응답하는 데 도움이 되기를 바란다.

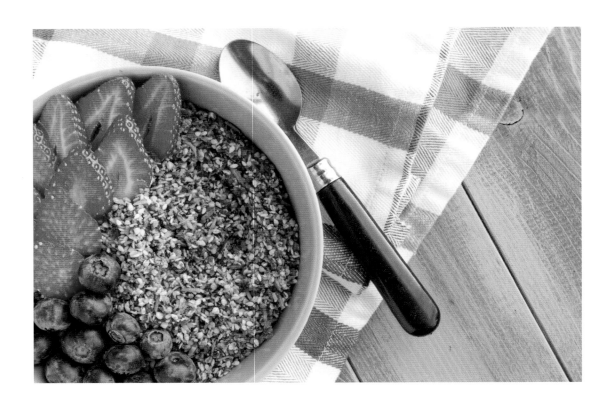

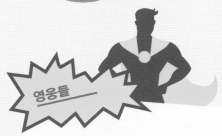

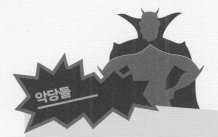

지방이 하는 일

지방을 만화에 나오는 등장인물이라고 생각해 보자. 우리는 왕자와 공주, 헌신적인 조력자들(우리의 건강을 향상시키는 영웅들)에 열광하고, 악랄한 왕비와 더러운 바다 생물, 사악한 마녀(우리의 건강을 더욱 악화시킬 악당들)를 피하고 싶어 한다. 어떤 지방이 좋고 어떤 지방이 나쁜지는 나중에 살펴보기로 하고, 우선 지방이 체내에서 하는 일을 알아보자.

영웅들

★ 심혈관 위험 요소를 개선한다.
★ 뼈를 튼튼하게 한다.
★ 간과 폐, 두뇌 건강을 증진한다.
★ 신경 신호 전달의 균형을 강화하여 훈련, 학습, 근육 기억 등을 향상시킨다.
★ 면역 체계를 강화한다.
★ 세포 보존력을 강화한다.
★ LDL(나쁜) 콜레스테롤, 특히 Lp(a)를 줄인다.
★ HDL(좋은) 콜레스테롤을 증가시킨다.
★ 영양소 흡수를 돕는다.
★ 제지방과 체지방의 균형을 잡아 인체 구성을 개선한다.
★ 인슐린 민감성을 향상시킨다.
★ 염증을 줄인다.
★ 건강한 신진대사를 뒷받침한다.
★ 갑상선 기능을 돕는다.
★ LDL 콜레스테롤과 HDL 콜레스테롤의 균형을 잡아 염증을 물리치도록 돕는다.
★ 포만감을 줘 탐식을 줄인다.
★ 호르몬 균형을 돕는다.
★ 근육 성장을 돕는다.
★ 체중 감량을 돕는다.
★ 우울증과 암, 심장마비의 위험을 줄인다.
★ 피부와 눈 건강을 개선한다.

악당들

☠ 세포를 손상, 노화시키는 자유라디칼을 생성한다.
☠ 인체에서 비타민과 미네랄을 제거한다.
☠ 전신 염증을 일으킨다.
☠ LDL(나쁜) 콜레스테롤, 특히 Lp(b)을 증가시킨다.
☠ 세포벽에 악영향을 줘 부패를 일으킨다.
☠ DNA를 손상시킨다.
☠ 감염 퇴치를 어렵게 만든다.
☠ 스트레스 대처 능력을 줄인다.
☠ 몸에 스트레스를 가한다.
☠ 노화의 영향을 증가시킨다.
☠ 신체의 에너지 생성 능력을 줄인다.
☠ 소화기관의 미생물군에 부정적인 영향을 미친다.
☠ 암과 심장병, 알츠하이머병의 위험을 증가시킨다.
☠ 동맥을 막는다.
☠ 두통을 일으킨다.
☠ 기억력을 감퇴시킨다.

체중 감량은 칼로리만의 문제가 아니다

나는 한때 하루에 1,200Cal를 먹고, 입안으로 들어간 음식을 일일이 다 기록하고, 음식 준비와 다이어트, 체중 감량에 집착했던 시기가 있었다. 하지만 이제는 무려 3,000Cal를 섭취하는 날이 있는가 하면, 먹은 음식을 전혀 기록하지 않지만 칼로리에 집착하던 시기보다 날씬하다. 현재 나는 노력 없이도 안정된 체중을 유지하며 기분도 항상 좋다. 내가 수렁에서 빠져나올 수 있었다면 당신도 그럴 수 있다.

우리 몸은 기계가 아니다. 우리의 생각과 감정, 활동, 호르몬 상태, 24시간 생체리듬, 음식 선택, 이 모든 것들이 인체의 에너지 요구량에 영향을 미치며, 따라서 칼로리 요구량에도 영향을 미친다. 세상에! 지금 이 글을 쓰면서 나는 며칠 굶은 사람처럼 배가 고프다. 그도 그럴 것이, 어제 내 활동량은 평소와 비슷했지만 나는 굳이 음식을 먹고 싶지 않았다. 어찌 된 일일까?

살을 빼려면 "덜 먹고, 더 움직여라"라는 고전적인 접근법은 단순히 태우는 칼로리보다 덜 먹으면 체중이 줄 것이라는 칼로리 인, 칼로리 아웃 사고방식에 기초한다. 하지만 우리 몸은 그보다 훨씬 더 복잡하다.

첫째, 몸은 먹은 음식에 다양한 호르몬 반응을 보인다. 단백질의 예를 들어 보자. 단백질은 글루카곤(glucagon)의 방출을 자극한다. 이 호르몬은 몸에 저장된 지방을 태우라는 신호를 보낸다. 또는 과당(fructose)을 생각해 보자. 과당을 먹으면 허기를 느끼게 만드는 호르몬인 그렐린(ghrelin) 수치가 내려가지 않기 때문에, 커다란 과일 샐러드 한 접시를 해치운 후에도 대개는 배가 부르지 않다. 칼로리를 많이 섭취했는데도 말이다. 그래서 우리가 먹는 특정 음식은 호르몬에 영향을 줌으로써 체중 감량을 돕거나 방해할 수 있다.

둘째, 섭취하는 다량영양소(탄수화물, 단백질, 지방)의 비율은 식욕과 체중에 영향을 미친다. 지방은 포만감을 주므로 탄수화물이나 단백질보다 더 오랫동안 든든하다. 따라서 지방에서 얻은 총 칼로리의 비율이 높으면 적게 먹어도 배고픔을 느끼지 않을 수 있다. 동시에 고지방 식단을 먹어 지방을 태우는 상태에 있다면, 저지방 식단을 먹었을 때보다 몸이 더 많은 칼로리를 처리할 수 있다. 달리 말해, 더 많이 먹고도 힘들이지 않고 체중을 감량할 수 있다.

셋째, 칼로리를 제한하면 대사율이 떨어진다. 대사율이란 인체 기관의 작동과 안정된 체온 유지 같은 기본적인 인체 기능을 위해 몸에 필요한 연료의 양을 의미한다. 바꿔 말해, 칼로리를 적게 섭취하면 몸은 칼로리 요구량을 줄인다. 이런 경우 처음에는 체중이 감소하지만 인체가 새로운 칼로리 양으로 기능할 수 있게 되면 체중 감량이 멈춘다. 그러면 체중이 다시 늘기 시작한다. 칼로리를 더 많이 제한하면 대사 속도가 계속 느려져 체중 감량이 거의 불가능해진다.

넷째, 환경과 감정이 먹는 양에 영향을 미칠 수 있다. 예를 들어, 이 책을 쓰는 것은 내가 했던 가장 어려운 일 중 하나였다. 무엇을 써야 할지 몰라서가 아니라(나는 이 내용을 눈 감고도 줄줄 읊을 수 있다) 전에는 한 번도 경험해 보지 않았던 방식으로 나를 세상에 드러내야 했기 때문이다. 그것이 두려웠다. 그리고 많은 사람이 그렇듯이 나도 두려울 때 과식으로 반응한다. 먹으면 기분이 좋아지므로 두려울 때 나에게 가장 쉬운 대처법은 먹는 것이다. 그러나 시간이 지나면서 음식으로 위안을 받는 것보다 더 나은 대처 방법을 알게 되었다.

이 네 가지 사실을 고려하면, 칼로리 인, 칼로리 아웃보다 체중 감량에 중요한 요인이 훨씬 많다는 것을 알 수 있다. 호르몬을 돕고, 다량영양소 균형을 유지하며, 대사를 촉진시키는 것도 체중 감량 퍼즐에서 매우 중요한 부분이다. 케토 다이어트는 이러한 요구 사항을 완벽하게 충족시키기 때문에 체중 감량을 긍정적으로 경험하고 평생 동안 유지, 관리할 수 있게 돕는다(책의 후반부에서 케토가 얼마나 정확하게 이 일을 수행하는지 살펴볼 것이다).

예전의 나처럼 다이어트, 신체 혐오, 평생 살 빼기를 지속하는 친구들에게 꼭 해 주고 싶은 말이 있다. 지금쯤 여러분이 음식과 영양, 셀프케어에 관해 뭔가를 깨달았기를 기원한다. 나는 과거에 체중 감량이라는 이름 아래 내 몸에 좋지 않은 일들을 했다. 그로 인해 인간관계와 성욕, 인체 대사, 정신적인 안정, 일주일에 한 번 이상의 배변 능력 등등 많은 것들에서 실패하고 상처를 입었다. 여러분은 나의 실수에서 교훈을 얻어, 건강하고 더 건전한 방식으로 건강을 관리하고 체중 감량을 하기 바란다.

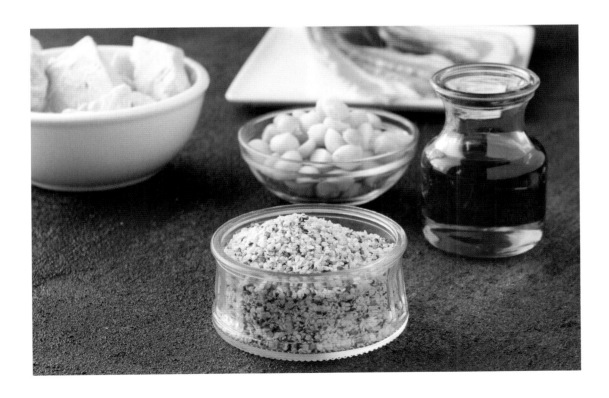

음식으로 몸을 치유하다

내가 이 책을 간절히 내고 싶었던 이유는, 아마도 여러분 역시 무언가와 씨름을 하는 중임을 알기 때문이다. 그리고 우리가 지방을 먹고, 지방을 먹어도 문제가 없으며, 영양가 높은 지방을 예찬하는 삶을 산다면 우리 인생이 술술 풀릴 수 있다는 것을 뼈저리게 느꼈기 때문이다. 연구에서도 밝혀졌듯이, 지방 섭취를 늘려 영양적 케톤 상태에 이르면 음식 갈망, 혈당 불안정, 브레인 포그, 과체중, 비정상적인 세포 증식, 심리적 불균형, 불임 등이 개선될 수 있다.

앞으로 여러분은 건강을 증진시키는 영양적 케톤 상태와 더불어, 글루텐과 곡물, 설탕, 유제품, 콩과 식물이 없는 팔레오 친화적인 식사 방식으로 해방감을 느끼는 법을 알게 될 것이다. 당신이 멋진 몸매에 별 관심이 없더라도 오후의 에너지 저하나 두통, 만성 소화불량, 호르몬 불균형, 혹은 심한 기분 변화든 뭐든 문제를 갖고 있다면, 나는 정말로 지방이 도움이 될 거라고 생각한다.

내 말에 거부감을 느낄 수도 있고, 완전히 미친 소리라고 생각할 수도 있다. 하지만 이 책의 내용에 거부감을 느낀다면 그것이 두려움에서 비롯된 것인지, 아니면 정말로 당신의 몸이 내 제안을 좋아하지 않을 거라고 생각하는지 자문해 보라. 후자라면, 당신의 몸과 생활에 맞게 이 전략과 개념들을 일부 또는 전부 조정해도 된다. 2장에서 케토 다이어트를 맞춤식으로 이용할 수 있는 여러 가지 방법을 배울 것이며, 자기 몸에 가장 맞는 방식을 파악해 응용할 수 있는 방법도 아주 많다.

나의 고지방, 저탄수화물 방식, 일명 '팻연료 방식(Fat Fueled approach)'은 대부분의 고지방, 저탄수화물 방식과는 조금 다르다. 그 이유는 실제 경험을 통해 유연함이 필요하다고 깨달았기 때문이다. 표준적인 케토제닉 방식은 나와 많은 수의 내 고객에게 잘 맞지 않았다. 각자 자신이 선호하는 케토 방식으로 바꾸면 실제로 스트레스에서 해방된다. 우리는 총탄수화물 섭취량을 크게 걱정하지 않고도 고지방, 저탄수화물 식단의 마법 같은 혜택을 누릴 수 있다.

이 책에서 소개하는 팻연료 방식은 음식 제한과 강박관념을 줄이고 음식으로 인체의 치유력을 북돋는 방식이다. 따라서 우리는 다이어트가 무엇인지 다시 정의할 것이고, 그래서 나는 이 책의 표지에 크게 보이는 다이어트라는 단어에 자부심을 갖고 있다.

그리고 치유라는 단어를 너무 거창하게 생각할까 봐서 하는 말인데, 일반적으로 치유가 이루어지면 저절로 체중이 빠져 요요 없이 유지된다.

표준적인 케토제닉 방식을 이용하든 팻연료 방식을 이용하든, 엄청난 양의 지방을 먹고 체중이 줄고, 기분이 좋아지는 것은 같다. 하지만 팻연료 방식을 이용하면 다이어트를 두려워하는 마음이 사라지고, 억지로 굶거나 참거나 수치심에 시달리지 않게 될 것이다.

이 책의 레시피들은 건강에 좋지 않은 가공식품을 갈망하거나 당신의 식단에 죄책감을 느끼지 않으면서 케토 식단으로 전환하고 유지하도록 돕기 위해 고안되었다. 이 레시피들에는 천연 재료로 만든 다양한 음식이 가득하며 글루텐과 곡물, 유제품, 콩류가 들어가지 않는다. 물론 음식에 지방이 많고 탄수화물이 적기 때문에 먹고 나면 기분이 좋고 오래도록 배가 든든할 것이다. 또한 음식 준비도 쉽고 빨라

표준적인 케토제닉 다이어트	케토 다이어트의 방식들	팻연료 방식
결과 : 체중 감소, 혈당 조절, 콜레스테롤 균형		결과 : 체중 감소, 혈당 조절, 콜레스테롤 균형, 염증 감소, 영양 개선, 호르몬 균형 유지 등
터무니없는 유제품의 양 : 치즈, 요구르트, 치즈, 사워크림, 코티지치즈, 치즈…		몸을 치유하는 자연식품과 영양 실천에 중점을 둔다.
'저순탄수화물'을 표방하는 가공된 감미료, 다이어트 소다, 섬유질이 풍부한 바		팔레오 원칙을 지키되, 신중하게 음식을 선택하며 먹고 싶은 것을 먹는다.
야채를 극단적으로 제한한다.		모토 : 나는 케일을 세지 않는다.
영원히 초저탄수화물 식단을 먹는다.		팻연료 방식(2장)에서는 각자의 몸과 생활에 맞춰 탄수화물 섭취량을 조절할 수 있다.
케토제닉 식단을 엄격히 지킨다.		개인의 요구에 맞게 다섯 가지 맞춤식 팻연료 방식 중에서 식단을 선택할 수 있다.
칼로리와 다량영양소 섭취를 매일 추적한다.		계산기 대신에 자기 몸을 신뢰한다. 계산과 추적은 덜 중요하다.
탄수화물을 두려워한다.		팻연료 방식으로 탄수화물을 유익하게 이용한다. 특히 여성의 건강과 운동에 중요하다.
케톤 상태에 영향을 미치는 단백질을 두려워한다.		팻연료 방식으로 단백질을 활용한다. 특히 부신 건강에 중요하다.
무산소 운동을 권하지 않는다.*		무산소 운동을 강력히 권하며 그 전략을 제공한다.*

* 무산소 운동은 HIIT(고강도 인터벌 트레이닝), 전력 질주, 점프, 역기 훈련과 같은 짧은 고강도 운동으로 구성된다.

바쁘거나 요리를 처음 시작하는 사람이라도 케토 식단을 계속 유지할 수 있다.

12장에 수록한 식단을 참고로 해서 자신이 선택한 팻연료 방식에 맞는 케톤 생성 식단을 만들어 먹을 수 있다. 물론 이 식단을 따르지 않아도 되지만, 케토를 처음 시작하는 경우라면 식단이 도움이 될 수 있다. 게다가 "오늘 저녁에는 뭘 먹지?"라는 무서운 질문에 더 이상 시달리지 않아도 될 것이다.

이 책을 읽든, 정보와 레시피, 일반적인 방법을 더 알려고 인터넷을 샅샅이 뒤지든, 자신에게 맞지 않다고 느끼거나 느낌이 좋지 않다면 하지 마라. 그리고 자신이 선택한 방식을 꺼림칙하게 느끼게 만드는 커뮤니티에 속해 있다면, 짐을 싸고 나와 케토를 평생 동안 즐겁게 실천하는 데 도움이 될 사람들이 모인 곳을 찾아라. 당신은 어떤지 모르지만, 나는 이 지구에서 아주 오랫동안 놀 계획이다. 그러니 누가 뭐래도 인생을 즐겁게 살아야 하지 않을까?

매일 아침 일어나서 건강한 몸으로 자신이 원하는 것을 할 수 있고, 할 것이며, 하고 있음을 안다고 상상해 보라. 자신의 몸과 전투를 벌이지 않는다고 상상해 보라. 음식을 쉽게 준비하고, 자신이 선택한 음식에 흐뭇해하며, 야간의 폭식, 죄책감을 느끼며 먹는 식사, 매번 실패하는 다이어트에서 해방된다고 상상해 보라.

케토 다이어트는 당신의 모든 것을 바꿀 수 있는 잠재력을 지닌다. 나는 당신의 변신을 돕게 되어 기쁘기 그지없다.

모든 것은 지방에서 시작된다! 파티를 시작해 볼까?

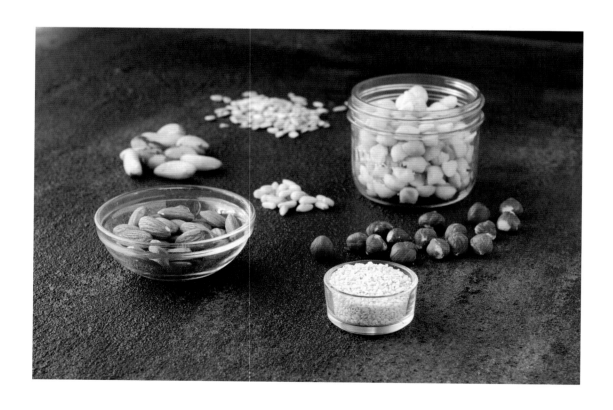

내가 28세 때 의사는 나에게 고콜레스테롤 치료를 위해 스타틴을 복용하고 혈당 조절을 위해 메트포르민을 복용할 것을 제안했다. 또 살을 조금 빼면 도움이 될 거라고도 말했다. 당시 163cm에 59kg이었던 나는 어쨌든 과체중은 아니었다. 그 전에 다낭성난소증후군을 진단받았으며 경미한 우울증과 불안으로 고통받은 적이 있었다. 나는 완전 채식을 하고 정기적으로 운동을 하고 있었다. 하지만 어딘가 내 몸의 균형이 깨져 있고, 약으로 그 불균형을 해결할 수 없다는 것을 본능적으로 알았다. 많은 조사와 연구 끝에 케토제닉 다이어트를 알게 된 것이 그때였다.

나는 음식 때문에 힘들었던 적이 없었다. 물론, 스트레스를 받거나 지루할 때 간혹 폭식을 했지만, 지방을 두려워한 적은 없었다. 나는 20대 중반에 완전 채식을 했다. 채식이 '멋지다'고 생각했기 때문이다. 채식주의를 실천하자 몸이 축축 늘어졌고, 정신이 멍해졌으며, 그 때문에 콜레스테롤 수치가 올라가고 혈당이 불안정해진 것 같았다. 어느 날 기름기 많은 음식이 무척이나 당겼다. 뭣에 홀려 그랬는지 모르지만 당시 시장에서 일하고 있던 나는 버터 반 덩이를 먹기로 했다. 순수하고, 단단하고, 맛있는 버터 반 덩이를 먹었다. 어땠을까? 정말 놀라운 느낌을 받았다!

그때가 거의 4년 전이었다. 그 후로 나는 지방을 더 먹고 탄수화물을 덜 먹고 있으며, 내 삶은 굉장히 많이 달라졌다. 케토 식단으로 바꾸는 것은 그리 어렵지 않았다. 구역질이 가장 큰 부작용이었지만 곧 가라앉았다. 나는 케토 플루를 예방하는 방법을 많이 조사하고 연구했다. 리앤의 블로그와 책, 그리고 유튜브 동영상이 큰 도움이 되었다.

내가 리앤의 충고를 따르기 시작한 후 한 달이 채 되기도 전에 의사가 지적했던 뱃살이 빠졌다. 하지만 나는 정말로 뺄 살이 별로 없었다. 또한 전보다 운동을 게을리했지만 근육이 생기면서 몸이 지방을 태우는 느낌을 받았다. 내 몸에 탄력이 생겼다. 콜레스테롤 수치는 여전히 높지만, 중성지방과 HDL : LDL 비율은 현재 최적의 범위 내에 있으며 혈당도 정상이다.

다낭성난소증후군과 우울증, 불안은 모두 진정되었다. 내 몸이 팻연료를 사용하는 방식은 의심의 여지 없이 도움이 되었다. 이렇게 먹었을 때 잠도 더 잘 자고, 기운이 펄펄 나며, 피부도 깨끗하고, 대체로 기분이 훨씬 더 좋다. 유치원 교사인 나는 직업상 스트레스를 정말로 심하게 받을 때가 있다. 이전에는 스트레스를 받으면 설탕과 탄수화물이 몹시 당겼고 그 유혹에 굴복했다. 지금 나는 내 몸에 연료를 제대로 공급하기 때문에 대개는 설탕과 탄수화물이 당기지 않는다. 하지만 어쩌다 먹고 싶더라도 쉽게 유혹을 뿌리칠 수 있다. 지방만 듬뿍 먹어 주면 그만이니까, 간단하다.

이제 지방을 연료로 사용하지 않는 삶은 상상조차 할 수 없다. 이 케토제닉 라이프스타일에는 분명히 뭔가가 있다. 더 많은 사람들이 이 방식을 알았으면 좋겠다. 사람들이 심신의 건강과 평안을 찾는다고 상상해 보라!

스테파니, 캘리포니아주, 로스앤젤레스

PART 1

케토 다이어트란 무엇인가?

CHAPTER 1

케토는 무엇이며 왜 좋은 걸까?

케토 식단이란 지방을 먹는다는 의미다. 그것도 아주 많은 양의 지방을 말이다.
아마 당신의 상상보다 더 많은 양일 것이고, 또 거기에 10% 정도는 보태야 할 것이다.

지방이 어떻게 그리고 왜 몸에 좋은지 이해하기 전에 기본적인 사항을 살펴보자. 지방과 단백질, 탄수화물은 모두 다량영양소이며 우리가 먹는 음식의 대부분을 구성한다(나머지는 미량영양소 : 건강에 필수적인 비타민과 무기질(미네랄)). 탄수화물은 곡류와 설탕, 빵, 파스타, 쌀, 옥수수, 퀴노아 등에 가장 풍부하지만, 과일과 채소, 특히 감자와 고구마 그리고 바나나 같은 고당도 식품에도 들어 있다. 단백질은 달걀, 쇠고기, 생선, 닭고기, 칠면조와 같은 동물성 식품과 콩, 렌즈콩, 견과류 및 씨앗과 같은 일부 식물성 식품에 적당량 들어 있다. 지방은 코코넛 오일, 아보카도, 올리브, 견과류, 씨앗 그리고 갈비, 스테이크, 베이컨, 유제품과 같은 동물성 식품에 풍부하다.

나는 한때 저지방, 고탄수화물 채식주의자였다. 나는 내가 지방을 얼마나 적게 먹었는지, 그리고 얼마나 두려워했는지 정확히 기억한다. 여러분 중 많은 사람이 아마 과거의 나와 같을 것이다. 하지만 현재의 방식이 효과가 없다면 새로운 방식을 시도할 좋은 기회이다. 케토 다이어트 같은 것 말이다.

케토라는 단어를 처음 보고 나는 흥미가 확 당겼다. 생소한 데다가 다소 반항적인 느낌마저 들었다. 앞으로 알게 되겠지만, 나는 반항적인 것을 좋아해서 곧바로 케토에 빠져들었다. 케토는 탄수화물 섭취를 줄이고 지방 섭취를 늘리며 단백질 섭취를 조절하여 '케톤 상태(ketosis)'에 이르게 하는 '케톤 생성(ketogenic)'의 약자이다.

지금 이 순간에도 우리는 에너지를 얻기 위해 포도당을 태우고 있다(가장 좋은 케토 식단을 먹고 있지 않다면). 인체는 제한적인 체내 포도당 에너지를 우선적으로 사용하기 때문에, 포도당이 고갈되기 시작하면 허기를 느껴 또 먹어야 한다. 내 몸이 포도당을 태울 때는 3시간마다 먹었고, 행그리(hangry, '배가 고파 화가 난'이라는 뜻)는 내 사전의 첫 번째 단어였다. 나는 간식을 싸 가지고 다녔고, 다음 끼니로 무엇을 먹을까 걱정했으며, 음식을 더 빨리 먹기 위해 음식점 앞에 기다리는 줄에 살짝 끼어들기도 했다. 음식이 내 삶을 지배했다.

케토제닉 다이어트를 하면 포도당을 태우던 몸이

지방을 태우게 된다. 내 표현으로 하면 대사의 방식이 바뀌는 것이다. 식이 지방이든 체지방이든 몸이 지방을 태울 때, 인체 연료로 사용되는 케톤이라는 분자를 생산한다. 케톤이 인체의 주 연료가 될 때 이를 케톤 상태에 있다고 한다. 나는 항상 케톤 상태에 있기 때문에 하루의 에너지 요구량을 주로 지방을 연소해 충족한다. 따라서 내가 전에 달고 살았던 빵, 쿠키, 말린 과일, 달콤한 간식에서 포도당을 얻을 필요가 없다.

내 몸은 생존을 위해 포도당이 필요 없으며, 당신 역시 마찬가지다. 나는 오르락내리락하는 혈당의 롤러코스터에서 뛰어내렸고, 끊임없는 간식, 엄청난 체중 증가, 참을 수 없는 갈망으로부터 자유로운 삶을 살고 있다. 당신도 할 수 있다. 케토 테이블에 당신을 위한 자리가 많다. 의자를 끌어와 앉아라!

케톤 상태에 들어가기 위해 탄수화물 섭취를 얼마만큼 줄여야 하는지는 효소 과정, 스트레스 수준, 유전적 특성 등에 따라 사람마다 크게 다르다(다음 장에서 다량영양소의 비율과 자신이 케톤 상태에 도달했는지 알 수 있는 방법을 알아본다). 하지만 동기가 무엇이든 그리고 케토에 열을 올릴 생각이 없다 하더라도, 다량영양소와 칼로리를 계산하지 않고 지방 섭취를 늘려 케톤 상태에 도달하면 어떠한 이점이 있는지 설명할 것이다.

케토제닉 다이어트는 여러 가지 형태가 있다. 나는 건강에 유익한 식품과 지방이 풍부한 자연식품 위주로 식단을 짜는 방식을 소개할 것이다. 이 방식은 지방 섭취를 대폭 늘리고 고구마와 초콜릿, 메이플시럽을 대폭 줄이는, 일종의 팔레오 식단 스타일로 생각하면 될 것이다. 이 방식은 탄수화물 섭취를 크게 줄이고, 지방을 크게 늘리며, 단백질을 적당량 먹는 3중 방식을 통해 몸이 포도당이 아닌 지방을 연료로 태우도록 유도한다.

케토 식단을 먹으면 몸에서 어떤 일이 벌어질까?

케토 식단이 건강에 왜 그렇게 좋은지 설명하기 위해 먼저 탄수화물이 몸에서 어떻게 작용하는지 설명하고 싶다. 이는 아마도 당신 몸에서 현재 벌어지는 일일 것이다.

과일, 채소, 곡물, 설탕, 녹말 등 모든 탄수화물 공급원은 포도당으로 분해되어 에너지로 사용된다. 인체에 즉시 필요한 양보다 더 많은 포도당을 섭취하면 몸은 여분의 포도당을 간에 저장하고 근육에는 글리코겐으로 저장한다. 글리코겐은 짧고 강력한 신체 활동과 하루 종일 효율적으로 작동하는 특정 기관(뇌, 적혈구, 신장세포)을 유지하기 위해 인체가 첫 번째 연료로 이용하는 비축 에너지이다. 간에 저장된 글리코겐은 다른 인체 부분에서 활용될 수 있지만, 근육의 글리코겐은 해당 근육의 활동을 위해 보존된다. 간과 근육에 글리코겐 저장고가 가득 차면 포도당이 지방으로 전환된다.

포도당은 인체에 에너지가 필요할 때 처음으로 이용되는 공급원이다. 그러나 인체가 저장할 수 있는 포도당은 2,000 Cal가 최대이므로 포도당은 무한정 쓸 수 있는 에너지원이 아니다. 즉, 우리가 하루 종일 끊임없이 먹어서 포도당을 보충해야 한다는 애기다. 그리고 포도당에 의지하면 혈당이 안정되지 않아, 음식을 먹으면 혈당이 치솟았다가 다시 떨어지기를 반복해서 끊임없는 음식 갈망과 전반적인 체중 증가를 유발한다. 또한 포도당은 지방뿐만 아니라 심장 질환의 위험 요인인 혈중 중성지방으로도 전환될 수

있다.

인슐린과 인슐린 저항성, 인슐린 민감성에 대해서도 많이 들어 보았을 것이다. 이는 모두 인체가 포도당 연료에 의지했을 때 부정적으로 영향받을 수 있는 것들이다. 인슐린은 혈당 균형을 유지하는 호르몬으로, 간과 지방, 근육세포가 포도당을 흡수하도록 유도해 혈류의 포도당 수준(혈당)을 낮춘다. 또한 인슐린은 지방 연소를 일시 중지하여 들어오는 포도당을 태우거나 저장할 수 있다. 포도당이 처리되면 인슐린 수치가 떨어지고 몸은 다시 지방을 태운다. 인슐린은 또한 인체에 연료가 필요할 때 이를 뇌에 알리면서 허기를 유발한다. 인슐린 민감도가 높으면 이러한 과정이 완벽히 진행되어 건강한 혈당 안정성이 유지된다. 그러나 문제는 혈중 포도당 수치가 지속적으로 높을 때 발생한다. 이때 인슐린이 높은 수치로 반응하므로 세포의 인슐린 수용체가 인슐린에 둔감해진다. 늑대가 왔다고 소리쳤던 양치기 소년을 생각해 보라. 소년의 거듭되는 거짓말에 지친 마을 사람들은 그의 경고를 듣지 않게 되었다. 인슐린 저항성이 생기면 세포가 포도당을 흡수하라는 인슐린의 지시를 더 이상 듣지 않으므로 혈중 포도당 수치가 너무 높아져서 내려가지 않을 수 있다.

그러나 혈중 포도당 농도가 너무 낮아지면, 글루카곤이라고 불리는 호르몬이 방출된다. 이것이 간을 자극하여 저장된 글리코겐을 포도당으로 전환시키면, 포도당이 혈류로 방출된다. 또한 글루카곤은 인체가

저장된 연료 공급원인 지방을 사용하도록 지시한다. 연료로 사용하기 위해 지방을 태우는 것을 지방 분해라고 한다. 엄밀히 따지면 지방 분해가 이루어지는 동안 지방산과 글리세롤 분자가 지방 세포에서 빠져나와 에너지를 생성하는 대사 작용을 한다.

지방을 태우면서 인체는 케톤체를 만든다. 우리가 케톤 상태에 이르면 이 케톤체가 탄수화물의 역할을 대신한다. 다시 말해, 인체의 주 연료가 되는 것이다. 뇌는 케톤을 사용할 수 있으며, 골격근과 간장을 비롯해 다른 기관에서도 케톤을 사용할 수 있다. 실제로 심장은 포도당보다 케톤을 선호한다.

그렇다고 몸에 포도당이 전혀 필요하지 않다는 얘기는 아니다. 예를 들어, 적혈구는 포도당이 필요하며, 뇌도 그렇다(일부 에너지 요구량을 케톤으로 충족할 수 있지만). 그러나 인체는 포도당신생합성(gluconeogenesis)이라는 과정을 통해 실제로 포도당을 생성할 수 있다. 포도당신생합성 과정에서 간은 단백질과 지방산의 전구체인 아미노산을 포도당으로 전환시킨다. 포도당을 얻기 위해 탄수화물을 섭취할 필요가 없다는 말이다.

다만, 몸이 지방을 사용하는 것에 아직 익숙하지 않아서 주 연료를 포도당에서 지방으로 바꾸는 일이 어려울 수 있다. 몸이 마침내 연료원으로 지방을 포도당보다 선호할 때까지 지방을 대사하는 데 필요한 과정을 강화해야 한다. 이 과정을 주로 '지방 적응' 또는 '지방에 적응하는 것'이라고 부른다.

영양적 케톤 상태에 도달해 지방을 주 연료로 태우게 되면, 혈당과 인슐린 수치가 떨어지고 HDL(착한 콜레스테롤) 수치가 증가한다. 몸이 식이 지방과 함께 저장된 지방을 태우기 시작한다. 즉, 체중이 빠지기 시작하고, 건강에 더 유익한 효과로 심장 질환과 제

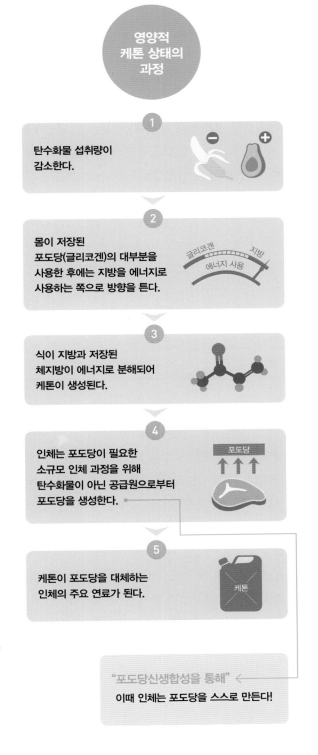

영양적 케톤 상태의 과정

1 탄수화물 섭취량이 감소한다.

2 몸이 저장된 포도당(글리코겐)의 대부분을 사용한 후에는 지방을 에너지로 사용하는 쪽으로 방향을 튼다.
글리코겐 지방
에너지 사용

3 식이 지방과 저장된 체지방이 에너지로 분해되어 케톤이 생성된다.

4 인체는 포도당이 필요한 소규모 인체 과정을 위해 탄수화물이 아닌 공급원으로부터 포도당을 생성한다.
포도당

5 케톤이 포도당을 대체하는 인체의 주요 연료가 된다.
케톤

"포도당신생합성을 통해"
이때 인체는 포도당을 스스로 만든다!

2형 당뇨병의 위험을 높이는 내장 지방이 줄어든다. 그리고 연료가 부족해 배가 고플 때 인슐린이 뇌에 경고하는 방식을 기억하는가? 케토제닉 다이어트를 하면 인슐린이 안정되고 인체에 필요한 연료(지방)가 충분하기 때문에 식욕이 자연스럽게 감소한다. 또한 연구 결과에 따르면, 제2형 당뇨병, 과민대장 증후군(IBS), 다낭성난소증후군(PCOS), 알츠하이머병 및 치매와 같은 오늘날 널리 퍼진 만성질환을 영양적 케톤 상태를 이용해 치료할 수 있다.

케톤 상태에 도달한 사람은 하루 기준으로 다음과 같은 신체 변화를 보고하는 경우가 많다.

- 체중이 쉽게 감소한다.
- 식욕이 감소한다.
- 기분이 좋아진다.
- 더 많이 먹어도 체중이 늘지 않는다.
- 혈당이 떨어지고 안정화된다.
- 식탐이 준다.
- 혈압이 떨어진다.
- 생각이 명료해진다.
- 수면이 개선된다.
- 가스와 복부 팽만이 감소한다.

팔레오와 저탄수화물을 합치다

포도당 연소에서 지방 연소로 전환하는 가장 좋은 방법은 엄청난 양의 지방을 먹는 것이다. 하지만 반드시 그러지 않아도 된다. 단식이나 저탄수화물, 저지방 식단 또는 무수한 다른 방법을 통해 지방 연소 모드로 들어갈 수 있다. 그러나 내가 느끼고 직접 경험한 바에 따르면, 지금까지 설명했듯이 자연식품 위주의 고지방 식단을 섭취했을 때 케톤 상태에 가장 잘 도달한다. 달리 말해, 나는 고지방, 저탄수화물, 팔레오 다이어트(paleo diet : 구석기 원시 인류의 식단)를 옹호한다.

많은 건강 증진가들과 영양 전문가들은 여러 가지 면에서 팔레오 식단이 일반적인 저탄수화물 식단보다 낫다고 생각한다. 팔레오 식단의 장점은 과일과 채소가 풍부하고 오메가-6 지방산을 균형 있게 섭취하며, 건강한 지방을 먹는다는 점이다. 반면에 저탄수화물 식단은 많은 경우, 전반적인 건강과 다이어트의 성공에 큰 역할을 할 수 있는 식품 품질이나 식품 민감성에 별로 관심을 두지 않고, 다량영양소의 섭취 목표량을 정확히 채우는 것에 중점을 둔다. 이 두 방식은 전부터 매우 다른 시각으로 세상을 보아 왔다.

물론 팔레오 식단은 곡물과 당류를 제거하기 때문에 미국의 표준 식단보다 탄수화물 섭취량이 낮으며 부족한 탄수화물을 식이 지방으로 대체한다(많은 사람들은 이렇듯 자연스럽게 저탄수화물, 고지방 식사가 된다는 점이 팔레오 식단이 성공할 수 있는 핵심 요인이라고 생각한다). 그리고 우연히도 이는 영양적 케톤 상태에 도달하는 과정과 많이 닮아 있다.

저탄수화물 식단을 먹는 사람들은 일정 기간 동안 지방을 늘리고 단백질 섭취를 낮추면 체중 정체(살이 더 이상 빠지지 않는 것)를 쉽게 극복할 수 있다는 걸 알고 있다. 다시 말하지만, 이 방식은 '케토 다이어트'와 흡사하다. 그러나 흥미롭게도 저탄수화물 식단을 먹은 사람들은 오랜 기간 탄수화물을 극도로 제한한 탓에 체중이 정체되고 탈모와 불면증과 건강 문제를 겪게 될 때, 탄수화물을 늘리면 대개 상황이 좋아진다. 이어지는 탄수화물 보충에 대한 설명을 참조하라.

나의 케토 접근법은 팔레오와 저탄수화물을 완전

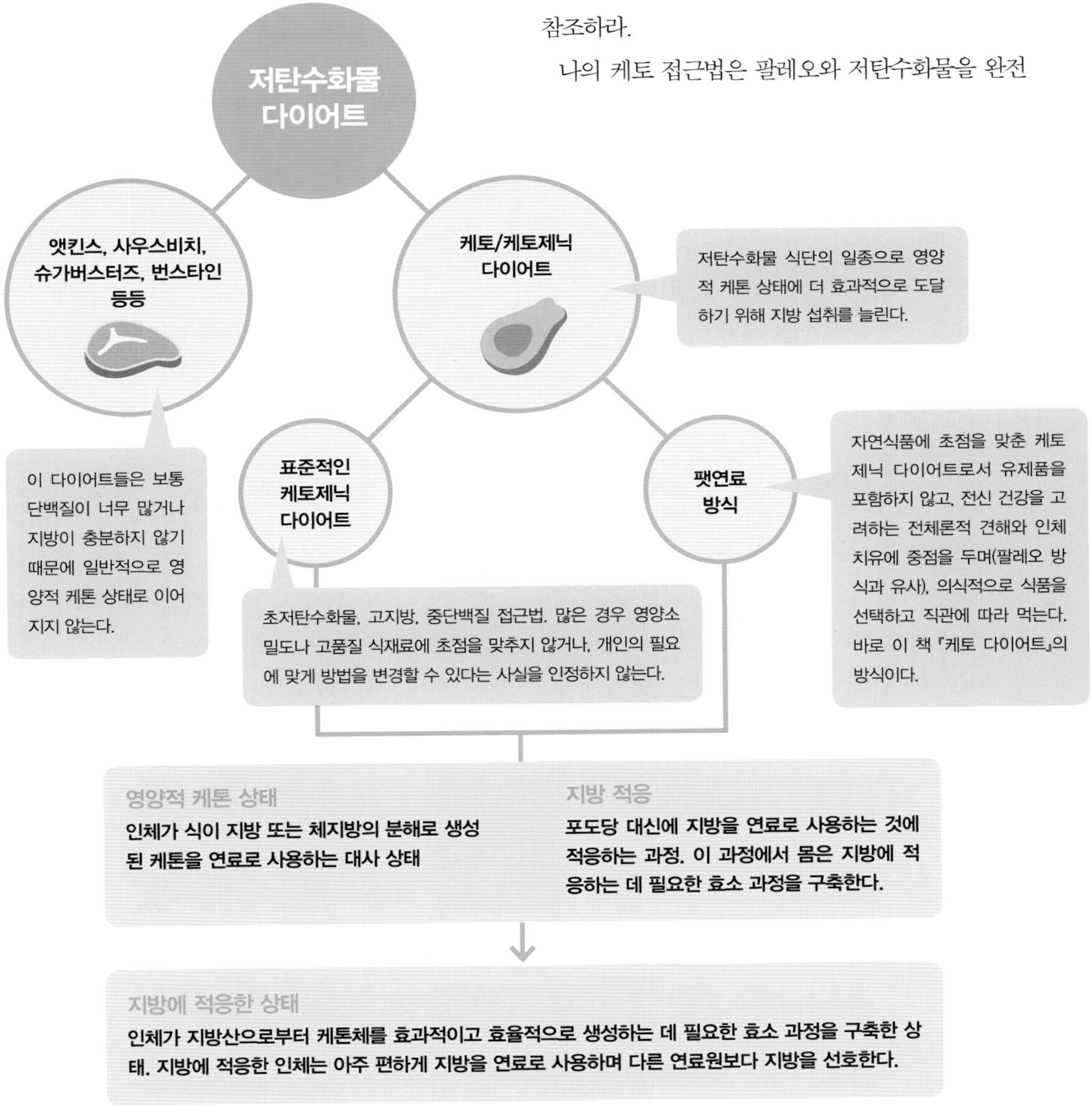

저탄수화물
다이어트

앳킨스, 사우스비치, 슈가버스터즈, 번스타인 등등

케토/케토제닉 다이어트

저탄수화물 식단의 일종으로 영양적 케톤 상태에 더 효과적으로 도달하기 위해 지방 섭취를 늘린다.

이 다이어트들은 보통 단백질이 너무 많거나 지방이 충분하지 않기 때문에 일반적으로 영양적 케톤 상태로 이어지지 않는다.

표준적인 케토제닉 다이어트

팻연료 방식

자연식품에 초점을 맞춘 케토제닉 다이어트로서 유제품을 포함하지 않고, 전신 건강을 고려하는 전체론적 견해와 인체 치유에 중점을 두며(팔레오 방식과 유사), 의식적으로 식품을 선택하고 직관에 따라 먹는다. 바로 이 책 『케토 다이어트』의 방식이다.

초저탄수화물, 고지방, 중단백질 접근법. 많은 경우 영양소 밀도나 고품질 식재료에 초점을 맞추지 않거나, 개인의 필요에 맞게 방법을 변경할 수 있다는 사실을 인정하지 않는다.

영양적 케톤 상태
인체가 식이 지방 또는 체지방의 분해로 생성된 케톤을 연료로 사용하는 대사 상태

지방 적응
포도당 대신에 지방을 연료로 사용하는 것에 적응하는 과정. 이 과정에서 몸은 지방에 적응하는 데 필요한 효소 과정을 구축한다.

지방에 적응한 상태
인체가 지방산으로부터 케톤체를 효과적이고 효율적으로 생성하는 데 필요한 효소 과정을 구축한 상태. 지방에 적응한 인체는 아주 편하게 지방을 연료로 사용하며 다른 연료원보다 지방을 선호한다.

히 새로운 방식으로 결합한다. 당신이 팔레오 부족의 일원이라면, 이미 균형 잡힌 원시 식단에 기초해 영양적 케톤 상태로 안전하게 전환하고 유지할 힘을 갖춘 것이다. 당신이 이미 저탄수화물 식사를 하거나 어떤 식습관도 따르지 않는 경우, 앞으로 나는 탄수화물에 대한 당신의 생각을 바꾸고, 건강의 균형을 되찾아 주는 탄수화물 보충법을 안내할 것이며, 식품의 품질을 고려해 의식적으로 식사 준비를 한다면 저탄수화물 다이어트에 커다란 변화를 줄 수 있다는 점을 이야기할 것이다.

케토가 나에게 맞을까?

몸은 매일, 매 순간 우리에게 끊임없이 신호를 보낸다. 그러나 그 신호들을 알아채지 못하고 놓쳐 버리면, 우리는 끊임없이 우리의 몸, 건강, 또는 전반적인 삶에 불행이나 불만을 느끼게 된다.

  좋은 소식을 알리자면, 몸에 필요한 것이 무엇인지 알기 위해 몇 시간 동안 명상 방석에 앉아 있을 필요가 없다는 것이다. 많은 경우, 앞서 소개했던 몇 가지 셀프케어 활동과 함께 지방 섭취를 늘리고 탄수화물 섭취를 줄이는 것만으로 몸에 필요한 것을 제공하기 위한 출발점이 된다. 일단 몸에 필요한 것을 주기 시작하면, 갑자기 다른 것들을 요구하는 몸의 소리가 쉽게 들린다.

몸에 지방이 더 필요하다는 신호

자신의 몸이 정말로 지방을 더 원하거나 필요한지 아닌지 궁금한 사람들을 위해, 아래에 몇 가지 대표적인 신호와 증상을 정리했다. 다음 중 두 가지 이상의 항목에 해당한다면, 지방이 더 필요하다는 징후

일 수 있다. 그리고 그것은 당신이 번지수를 제대로 찾아왔다는 뜻이기도 하다.

- 모든 식습관을 시도했지만, 기분이 좋아지거나 외모가 멋있어진 적이 없었다.
- 두통이나 체중 증가, 나른함, 변비, 일상을 힘들게 하는 이런저런 증상이 발생한다.
- 오후에 뇌를 다시 작동시키려면 에너지 드링크든 커피든 뭔가를 먹어야 한다.
- 자신의 호르몬이 불안정하다는 걸 안다. 그래서 어쩌면 호르몬 대체요법을 사용한 탓에 미친 듯이 체중이 늘고 있는 중일 수 있다.
- 먹고 또 먹고 끝없이 먹을 수 있다. 때로는 식사를 한 후 30분에서 60분이 지나면 다시 배가 고프다.
- 전에는 괜찮았던 음식에 민감하게 반응하는 것 같다. 알레르기 증상으로 여드름, 복부 팽만, 변비, 피부 가려움 또는 관절통이 포함될 수 있다.
- 식후에 복부 팽만이 심하다. 언제나 말버릇처럼 "비켜 줘요, 뱃속에 음식 아기가 있어요!"라고 말한다.

- 식사를 한 후 약 30분 동안 졸음이 쏟아져 결국 몸을 감싸 안고 가볍게 코를 곤다.
- 아무리 피하려 해도 설탕을 다시 먹게 된다.
- 칸디다균 보균자라 치료해야 하지만, 칸디다균을 제거하기 위해 칼로리를 제한하는 식단을 먹는 일이 지금은 너무나 큰 스트레스로 다가온다.
- 피곤함이나 유방 압통, 짜증, 낭포 여드름을 자주 경험하거나, 병원에서 호르몬이 약간 불안정하다고 한다.
- 먹는 음식이 대부분 증기로 찐 것이거나 저지방이며, 이런 음식을 먹을 때 마분지를 먹는 것 같다.
- 감정 기복이 극도로 심하며, 그러한 불균형의 원인을 이해하거나 본인이 그랬다는 걸 기억하기 힘들다.
- 발이나 손, 아랫배가 대체로 아주 차다.
- 컵케이크만 봐도 살이 찌는 것 같다. 아무리 조금 먹어도 체중이 꿈쩍도 하지 않는다.
- 의사가 비타민 A, D, E 또는 K의 수치를 높이기 위해 보충제를 처방했다.
- 생리가 끝난 지 2개월이 지났다.
- 쇼핑몰, 파티장과 같은 복잡한 장소에 있기가 힘에 부친다. 집중하기가 어려워 머무는 시간이 길어질수록 과흥분 상태가 된다.
- 이름과 사건을 기억하기가 어렵다. 어제 먹은 점심이나 친한 친구와 언제 마지막으로 이야기했는지 한참을 생각해야 기억이 난다.
- 곱슬머리라는 소리를 듣는다. 하지만 장담하건대 나는 곱슬머리가 아니다.
- 사계절 내내 피부가 벗겨진다.
- 보통 아침 일찍 또는 식사 후 2시간 이내에 관절에 통증이 온다.
- 끊임없이 음식에 대해 생각하기 때문에 '살기 위해 먹는 게'가 아니라 '먹기 위해 사는 것' 같다.

아침 식사 테스트

지방이 좋을 수 있다는 사실이 여전히 믿기지 않는가? 물속에 곧장 뛰어들기가 좀 겁이 난다면, 물에 발가락을 담가 본다는 마음으로 아침 식사 테스트를 해 보라. 걱정 마라, 이 테스트를 시험한 연구는 없으니. 그냥 먹기만 하면 된다! 조금 시대에 뒤떨어진 테스트인가?

잠깐만요! 테스트하는 날에는 매 식사의 칼로리 섭취량을 최대한 비슷하게 유지하라.

적어도 3일에서 4일 간격으로 두 번의 아침을 선택하라. 다음의 테스트를 하기 위해 10분에서 15분의 아침 식사 시간을 내야 한다(테스트일의 간격이 4일 이상 벌어지면 호르몬 주기가 테스트 결과에 영향을 미칠 수 있다).

테스트하는 날의 조건이 유사할수록 최종 결과가 더 정확해진다. 예를 들어 첫 번째 테스트를 근무일에 했을 경우 두 번째 테스트도 근무일에 하는 것이 좋다.

아침에 일어나서 2시간 이내에 고탄수화물, 저지방 아침 식사를 한다.

지방 섭취량을 가능한 한 낮게 유지하고, 단백질은 적당히, 탄수화물 섭취량은 높게 유지하라. 아침 식사와 함께 커피나 홍차를 마시는 경우, 저지방을 유지하라. 설탕을 첨가하는 것은 괜찮지만, 전지 크리머와 같은 것은 허용되지 않는다.

가능한 두 가지 아침 식사 메뉴는 다음과 같다.

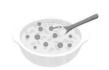

물, 과일, 단백질 가루 또는 달걀 흰자가 들어간 오트밀.

단백질 분말과 아마씨나 치아씨, 햄프시드 한 큰술을 넣은 과일 스무디(곡물에 민감하다면 최상)

이틀 동안 평소대로 식사한 후 테스트 day 2로 넘어가라.

아침에 일어나서 2시간 이내에 저탄수화물, 고지방 아침 식사를 한다.

지방 섭취량은 되도록 높게 유지하고, 단백질은 조절하고, 탄수화물 섭취량은 낮게 유지한다. 아침 식사와 함께 커피나 홍차를 마시는 경우, 블렌더에 커피/홍차와 코코넛 오일을 30초 동안 혼합한 다음 컵으로 옮긴다.

가능한 두 가지 아침 식사 메뉴는 다음과 같다.

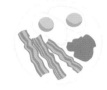 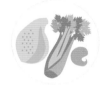

베이컨과 달걀, 볶은 채소. 남은 베이컨 오일로 달걀을 요리하라.

껍질을 벗기지 않은 닭 허벅지살과 견과류/씨앗 버터

두 테스트일 동안에 신체 변화를 느꼈다면 주목하고 특히 다음 사항을 기록하라.

· 식사 전후의 신체 에너지
· 하루 내내 느끼는 신체 에너지
· 정신의 명료함
· 배가 고파서 다음 끼니를 먹어야 할 때가 언제였나?
· 이날 어떤 음식들을 먹었는가? 오후에 단것이 몹시 먹고 싶었는가? 퇴근 후 집에 돌아와 음식을 마구 먹어댔는가?

· 식사 후에 복부 팽만을 느꼈는가?
· 불안이나 성마름을 경험했는가?
· 혈당이 갑자기 떨어졌는가? 그래서 제대로 먹어야 했거나, 누군가에게 불평을 터뜨렸는가?

잠깐만요! 많은 사람들이 테스트 2일째에 아침 식사 직후에 단 음식이 당겼다고 보고한다. 이는 몸이 아침 식사로 기대했던 탄수화물을 원한다는 신호이다. 많은 경우 이는 몸이 포도당을 연료로 사용한다는 단순한 신호이므로, 테스트의 전반적인 성공이나 위 질문들에 대한 대답에는 영향을 주지 않는다.

테스트하는 2일 동안과 그 후에 몸 상태가 크게 나아졌는가? 내가 뭐랬나! 확실히 달라지지 않았나? 이제 1년 365일 항상 그런 느낌이라고 상상해 보라.

케토 다이어트는 누구에게 좋을까

탁월한 의료진이 곁에 있거나 병력이 있는 경우에는 케토로 전환해도 괜찮은지 의료 팀과 상담하는 것이 가장 좋다. 특히 당뇨병이나 신장 질환이 있거나 임신 중인 경우에는 자신의 병력에 익숙한 전문가 팀으로부터 직접적으로 도움을 받는 것이 매우 중요하다.

내가 본 바로는, 케토가 다음과 같은 사람들에게 도움이 된다. 확신하건대, 이 목록에 훨씬 더 많은 사람이 추가될 수 있다. 이건 시작에 불과하다.

1. **남성**
   남성의 몸은 여성보다 훨씬 덜 복잡하므로 보통은 케토에 신속하게 잘 반응한다.

2. **여성**
   여성들은 탄수화물 보충을 포함하는 팻연료 방식(2장 참조)을 검토해 자신에게 효과가 있는지 확인하라. 나는 적절한 탄수화물 보충이 특히 여성에게 도움이 된다는 것을 발견했다.

3. **알레르기가 심한 사람**

4. **완전 채식주의자와 일반 채식주의자**
   조금 더 힘들긴 하지만, 식물성 단백질을 섭취하면서 케톤 상태를 유지할 수 있다. 고지방, 저탄수화물 방식(6장 참조)을 선택하라.

5. **체중이 더 이상 빠지지 않는 사람**

6. **칼로리 제한 다이어트를 하는 사람**

7. **당뇨병 환자**
   먼저 의료진과 상의하라.

8. **저혈당 환자**

9. **칸디다균 보균자**
   갑작스럽게 재발을 하는지 잘 살피고, 악화되면 지방을 조금 줄이고 단백질로 대체하라.

10. **여드름 환자**

11. **염증성 질환이 있는 사람**

12. **소화 문제가 있는 사람**

13. **갑상샘 불균형을 지닌 사람**
    탄수화물 보충을 포함하는 팻연료 방식(2장 참조)을 검토해 자신에게 효과가 있는지 확인하라.

14. **담낭이 없는 사람들**
    소의 담즙을 반드시 식사에 포함하라.

15. **신장 질환이 있는 사람**
    먼저 의료진과 상의하라.

16. **임산부**
    먼저 의료진과 상의하라.

17. **폐경기 여성**

18. **음식에 집착하는 사람**

19. **단 음식을 끊지 못하는 사람**

20. **호르몬 대체요법을 받는 여성**

21. **운동선수**

22. **3개월 이상 생리가 없는 여성(무월경)**

23. **어린이**

물론 위 목록에 속한 사람들 모두가 케토가 매우 효과적이라고 느끼진 않을 것이다. 괜찮다. 우린 모두 다르다. 하지만 시도해 보기 전까지는 알 수 없는 일 아닌가?

콜레스테롤은 어떡하냐고요?
: 지방을 먹을 때 고려할 사항

고지방 케토 식단을 먹자는 내 말에 아마 높은 콜레스테롤, 막힌 동맥, 심장 발작, 죽을 고비를 넘기는 경험 등이 머릿속에 마구 떠오를 것이다.

잠시 뒤로 물러나서 우리가 지금까지 귀가 따갑게 들었던 의학 상식이 무너뜨리지 못한 사실을 보기 바란다. 당신이 케토 식단을 먹든 먹지 않든 나에게는 아무런 이득이 없다. 정말로 없다. 물론 당신에게 득이 될 거라고는 생각하지만, 나는 당신의 몸을 모른다. 당신 몸은 당신만이 안다. 당신이 지금 사용하는 방법이 효과가 없는가? 그렇다면 이 방식에 대해 내가 알고 있는 사항을 상세히 알려 주고 싶다. 건강을 향상시킬 수 있는 다른 방법이 있으니 말이다.

먼저 콜레스테롤이 무엇이고 어떠한 작용을 하는지 우리가 알고 있는 내용을 살펴보자.

콜레스테롤 쉽게 이해하기

심장 건강을 비롯한 그 밖의 건강 문제에 중요한 역할을 하는 콜레스테롤에 대해서 많은 오해가 있다. 단순하게 이해해 보자.

첫째, 콜레스테롤은 나쁜 것이 아니다. 스테로이드와 알코올이 합쳐진 아무 죄 없는 이 스테롤은 인체의 많은 필수 기능에 꼭 필요하다. 에스트로겐, 프로게스테론, 테스토스테론, DHEA와 같은 성 호르몬을 만들기 위해서도 필요하며, 손상된 세포를 수리하고 잘 유지해 세포의 생명을 연장하고, 영양분을

뇌로 운반해 치매를 막으며, 내장을 보호한다. 또한 행복하고 멋진 기분을 느끼는 데 필수적인 세로토닌 수용체를 자극하며, 더군다나 뼈와 신경의 건강, 근력, 인슐린 생산, 생식력, 강한 면역체계에 필수적인 비타민 D 섭취를 돕는다.

콜레스테롤은 또한 전신 염증을 물리치는 데 큰 역할을 한다. 몸이 집이고 염증은 불이라고 상상해 보라. 콜레스테롤은 불을 끄려고 달려가는 소방차이다. 소방차가 없으면 화마가 집을 삼켜 버린다. 콜레스테롤의 양이 적정 수준에 못 미치면 염증을 거의 막지 못한다. 몸에 염증이 마구 퍼지면 질병에 취약해진다. 흔히 염증에 뿌리를 둔 질환으로는 전신 통증, 천식, 담낭 질환, 알레르기, ADD/ADHD(주의력결핍장애/주의력결핍과잉행동장애), 건선, 심장 질환, 당뇨병, 편두통, 치아 문제, 암, 알츠하이머병, 습진, 갑상샘 문제 등등이다.

요약하자면, 콜레스테롤은 중요하다. 이것이 없으면 우리는 죽는다.

인체는 두 가지 경로를 통해 콜레스테롤을 공급받는다. 음식 섭취와 체내 생산이다. 우리가 섭취하는 콜레스테롤의 대부분은 흡수되지 않기 때문에 체내 콜레스테롤의 약 25%가 먹는 음식에서 오고 75%는 인체에서 합성된다. 인체는 체내 생산을 통제하여 혈중 콜레스테롤 양을 엄격하게 조절한다. 우리가 콜레스테롤을 더 많이 먹을수록 몸은 콜레스테롤을 적게 생산하며, 역으로 적게 먹을수록 더 많이 생

산한다. 식이 콜레스테롤을 많이 섭취하는 것이 콜레스테롤 수치에 거의 영향을 미치지 않는다.

콜레스테롤이 혈류로 운반되려면 LDL(저밀도 지단백)과 HDL(고밀도 지단백)의 도움이 필요하다. 콜레스테롤은 이 지단백질에 의해 간과 내장에서 신체의 나머지 부분으로 운반된다(간에서 생성해서 내보낼 때는 LDL을 통해서, 세포에서 되돌아올 때는 HDL을 통해서 –감수자 주).

HDL은 심혈관계 건강을 좋게 한다. 건강에 미치는 LDL의 영향은 입자의 크기에 달려 있다. LDL은 크고 폭신한 입자와 작고 밀도가 높은 입자가 있다. 크고 폭신한 LDL 입자가 많은 경우에는 콜레스테롤과 중성지방 수치가 정상일 수 있지만, 작은 고밀도의 LDL 입자는 낮은 HDL과 높은 중성지방, 높은 혈당, 제2형 당뇨병을 유발하는 경향이 있다.

혈류가 아이들의 생일 파티라고 상상해 보라. LDL 입자는 테이블 위로 선물을 주고받는 아이들이며, 콜레스테롤은 선물 자체이다. 과거에 우리는 아이들이 파티에 가져오는 선물이 많을수록 (즉, LDL 입자에 의해 운반되는 콜레스테롤의 농도가 높을수록) 심장 질환의 위험이 높다고 생각했다. 하지만 더 최근의 연구들에 의하면, 전체 어린이 수(LDL 입자 수)가 중요하다. 열 명의 아이들이 올 거라 예상하고 파티를 계획했으나 백 명이나 되는 아이들이 몰려와 소리를 질러 댄다고 상상해 보라. 각자 선물을 아무리 많이 들고 왔어도 소리를 질러 대는 아이들로 가득 찬 집은 아수라장이다. 아이들이 명랑 쾌활하고 행복하다면(폭신한 LDL 입자), 파티가 더 즐거울 것이다. 아이들이 뚱하고 시무룩하다면(작은 고밀도의 LDL 입자) 파티는 재미가 없을 것이다. 우리는 행복하고 쾌활한 아이들이 흥에 넘쳐 즐기는 파티를 만들어 주기 원한다.

자신의 몸에 솜털 같은 LDL과 작고 밀도가 높은 LDL이 얼마나 많은지, 그리고 HDL 수치와 기타 콜레스테롤 수치를 알고 싶다면 NMR 리포프로파일 테스트(NMR lipo profile test)라는 혈액 검사를 받으면 된다.

대다수 사람들의 경우, 케토제닉 식단을 섭취하면 작은 LDL 입자가 줄고 HDL이 증가한다. 그리고 일부 사람들(내가 케토 식단을 시작했을 때 이를 경험했다)은 총 콜레스테롤 수치가 올라간다. 이것은 우리 생각만큼 큰 문제가 아니다. 작은 LDL이 낮게 유지되는 한 총 콜레스테롤 수치는 덜 중요하다. 실제로는 총 콜레스테롤 수치보다 중성지방 수치와 HDL 수치의 비율이 심장의 건강 상태를 알려 주는 더 강한 지표가 될 수 있다. 비율을 알려면 중성지방 수치를 HDL로 나누라. 이 수치가 1.0 미만이면 안심해도 된다.

우리는 총 콜레스테롤 대신에 혈당, 중성지방, HDL 수치, 신체 염증을 측정하는 hs-CRP(고감도 C-반응성 단백질)에 주목한다. 케토제닉 다이어트를 했을 때 염증이 증가한다면 대개 견과류나 씨앗, 식품 민감성(보통 유제품이 발단), 또는 인공 감미료나 향료/착색제를 함유한 식품 때문이다.

지방에 대한 다른 오해들

고지방 식사를 처음 알게 되었을 때 나는 겁이 났고 의심스러웠으며 허튼소리라고 일축했다. 이 방식은 내 몸과 영양에 관한 모든 믿음, 그리고 그에 따라 설정된 음식에 관한 내 원칙에 이의를 제기하고 있었다.

하지만 나는 이치를 따지는 여자였기에 조사를 하기로 결심했고, 너무나 다행히도 이를 실천에 옮겼다. 다음은 지방 섭취에 관해 내가 알아낸 사실이다(이 내용은 건강한 천연 지방에만 적용되며 부분 경화유나 트랜스지방과 같은 인공 지방은 해당되지 않는다).

오해 "지방을 먹으면 살이 찐다."

천만의 말씀! 첫째, 체지방은 여분의 탄수화물을 저장할 필요가 있을 때 생성된다. 둘째로, 지방 섭취를 늘리면 여러 가지 면에서 체중 감량에 도움이 될 수 있다. 지방은 포만감을 유지시키며, 미칠 듯한 공복통을 줄이고, 과식과 폭식을 예방한다. 오메가-3 지방은 지방을 저장하는 유전자를 억제하는 반면 지방 연소를 유도하는 유전자를 활성화한다. 마지막으로 지방을 많이 섭취하면 테스토스테론과 에스트로겐과 같은 호르몬의 균형이 유지되므로, 체지방이 줄어 날씬한 체형을 훨씬 쉽게 유지할 수 있다(지방 섭취를 늘릴 때 탄수화물 섭취를 줄인다고 가정한다면).

오해 "지방은 동맥을 막아 심장병을 일으킨다."

동맥에 플라그가 생기는 원인은 지방이 아니라 콜레스테롤이다. 지방에 콜레스테롤이 들었지만, 음식으로 먹은 콜레스테롤은 혈중 콜레스테롤 수치에 거의 영향을 미치지 않는다. 심장병에 관해서 말하자면, 지방 섭취를 늘리면 심장 질환의 주요 위험 인자인 혈중 중성지방 수치가 감소한다. 반면에 저지방 다이어트는 실제로 중성지방을 증가시킬 수 있다.

오해 "지방에는 영양소가 없다."

지방에는 영양소가 가득하다! 지방에는 비타민 A, E 그리고 K2가 있다. 실제로 지용성 비타민이 몸에 흡수되려면 지방이 필요하다.

이것 말고도 흔히들 알지 못하는 지방의 혜택이 수두룩하다.

· **건강한 지방을 적절히 섭취하면 우울증**(저지방 식단의 부작용일 수 있음) **예방에 도움이 된다.** 우울증은 뇌에 콜레스테롤과 지방이 부족한 탓에 기분을 좋게 하는 신경 전달 물질인 세로토닌 수치가 낮아져서 생길 수 있다.

· **지방 섭취를 늘리고 탄수화물을 줄이면 혈당과 인슐린 수치가 내려가 혈당을 안정되게 유지하는 데 도움이 된다. 결과적으로, 식탐이 줄고 에너지가 안정된다.**

· **지방은 인체 대사를 균형 있고 건강하게 유지함으로써 이상적인 체중을 유지하도록 돕는다.**

아직도 긴가민가하고 있다면, 다음을 시도해 보라. 일주일 동안 고단백이나 고당분 음식이 강렬히 당길 때마다 아보카도나 해바라기씨 버터 한 스푼, 마카다미아 너트 한 줌, 코코넛 오일 한 방울과 같이 고지방 간식을 먹어라. 10분 안에 갈망이 사라질 것이다.

나는 항상 내가 건강하다고 생각했다. 나는 전문가들이 권장하는 대로 곡물을 6~8회 먹고, 과일과 유제품을 많이 먹었으며, 지방은 거의 먹지 않았다. 무지방 드레싱으로 샐러드를 먹었고, 오랜 시간 달리기를 하기 전에는 탄수화물을 보충했으며(일주일에 5~6일), 비타민을 복용했다.

과거의 나를 생각할 때 피식 웃음이 나오는 이유는, 당시에 건강한 생활을 한다고 믿었던 것이 재밌어서이기도 하지만, 이제는 그때의 내가 아닌 것이 너무 다행스럽기 때문이다.

2008년, 19세였던 나는 제1형 당뇨병을 진단받았다. 의사는 탄수화물을 매일 175~250g으로 늘리고, 지방을 피하고 내 몸이 케톤 상태(당뇨병성 케톤산증과 혼동한 경우)에 들지 않도록 취침 전에 녹말을 먹으라고 했다. 나는 의료 시스템의 부속품이 되어 내 혈당 측정기가 롤러코스터처럼 보일 때까지 시키는 대로 했다. 널뛰듯 오르락내리락하는 당 수치를 보면서 나는 이 방식이 완전히 잘못된 것이 아닐까 의심하기 시작했다. 내가 쓰레기가 된 느낌이었고 체중은 약 9kg이 불었다.

2012년에는 하시모토 갑상샘염을 진단받았다. 내 몸과 의료계에 배신감을 느낀 나는 기능의학 의사에게 갔다. 그녀는 내게 셀리악병이 있다는 사실을 발견했고, 3~4개월 동안 내 몸을 치유하고 염증을 멈추기 위해 자가면역 팔레오 식단을 권했다. 마침내 몸 상태가 좋아지기 시작했다. 이를 계기로 나는 주류에서 벗어난 치료의 길을 걷게 되었다.

어쨌든 나는 오래전 대형 제약회사가 등장하기 전에 당뇨병 환자에게 처방되었던 식단인 케토 다이어트를 우연히 만났다.

케토 식단을 먹은 지 2개월밖에 지나지 않았지만 벌써 건강이 크게 개선되었다. 혈당은 매우 안정적이고 당화혈색소(A1C)가 유래 없이 낮으며, 이제 나는 더 이상 간식의 노예가 아니다. 덕분에 인슐린 필요량을 반으로 줄일 수 있었고 케토 식단을 먹은 후부터 저혈당도 없었다.

콜레스테롤 수치도 좋아졌다. 21세였던 2010년에는 나는 총 콜레스테롤이 197이어서 스타틴을 처방받았다. 3일 동안 약을 복용했지만, 느낌이 좋지 않아 중단했다. 그 이후로 나는 고지방, 저탄수화물 방식을 철저히 지원하며, 먹을 때 조심스럽게 그리고 평화롭게 먹으라고도 말한 내분비학 전문의에게 발길을 돌렸다. 그녀는 내 콜레스테롤 수치에는 관심이 없다(대부분 의사는 총 콜레스테롤 수치가 230이면 까무러친다). 내가 그녀를 너무나 좋아하는 많은 이유 중 하나다.

나는 진짜 음식을 강조하는 리앤의 케토 접근법을 좋아한다. 내가 앓은 세 가지 자가면역질환에 크게 도움이 되기 때문이다. 처음부터 이 식단을 채택했다면 세 가지가 아니라 한 가지 병만 걸렸거나 어쩌면 병이 없었을지도 모른다. 바라건대 적어도 나에게 네 번째 병은 결코 없을 것이다.

레이첼, 뉴햄프셔

나는 과거에 채식주의자로서 많은 탄수화물을 섭취하고 수년간 매일 당과 소금을 갈망했다. 갑상샘 호르몬과 혈당 수치가 꾸준히 상승했다. 어리석게도 나는 내가 최대한 건강하게 먹으면서 좋은 행동만 하는 줄 알았다.

그때 놀라운 케토 수호천사 리앤을 만났다. 2016년 4월에 '내가 좋아하는 블로그'에 선정된 그녀의 사이트를 들어가서 본 후, 나는 식단에 건강한 지방을 더 많이 추가하고, 당분과 단순 탄수화물을 대폭 줄이며, 자연음식 섭취를 늘리기 시작했다. 음식 갈망이 사라졌다. 다시 말하지만, 사라졌다! 그것도 이틀 만에! 리앤의 블로그와 팟캐스트, 유튜브 채널에서 제공하는 조언을 모두 귀담아 듣고 이 책을 구입한 이후 체중이 줄었고 혈액 검사 수치가 개선되고 있으며, 악의는 없지만 한물간 건강 조언에는 거의 귀를 기울이지 않는다.

나는 내가 느끼는 육체적, 정신적 상태에 여전히 놀라움을 금치 못하고 있다. 우리가 성장하도록 격려하고, 진정으로 우리 몸에 귀 기울이도록 권유한 리앤에게 깊이 감사한다.

캐런, 뉴욕

케토 다이어트의 50가지 그림자 :
나에게 맞는 방식 찾기

이것이 바로 팻연료 방식의 다른 점이다.
이 방식은 너무 엄격해서 오랜 기간 실행하기가 거의 불가능한 다른 '표준' 케토제닉 다이어트와는 다르다.

나는 고지방 케토 식단의 열혈 지지자로서 저탄수화물 식단의 혜택을 알리고 있지만, 하루에 75~150g의 탄수화물을 섭취하고 다른 사람들에게도 나처럼 해 보라고 권한다. 그리고 나는 탄수화물의 대부분을 밤에 먹으라고 권한다. 밤에 먹으라고? 뭔 소리지?

나는 케토의 회색지대를 받아들였고, 거기에는 적어도 50가지 방식이 있다. 그러니 지방을 포기하지 마라!

케톤 상태에 이르는 방법에는 여러 가지가 있지만, 그중 어떤 방식도 다른 방식보다 낫다고 말할 수 없다. 각 방식 모두 케토제닉 다이어트의 놀라운 이점을 지닌다. 어떤 방식을 선택할지는 자신에게 무엇이 필요한지, 그리고 몸이 케토에 어떻게 반응하는지에 달렸다. 이럴 수가! 나는 형편에 따라 매일 이 방식 저 방식 바꿔 가며 이용한다. 막대한 다양성이 존재한다는 뜻이다.

이번 장의 핵심은 자신에게 맞는 맞춤식 케토를 개발하는 방법을 알려 주는 것이다. 앞으로 지방, 단백질, 탄수화물의 비율이 다른 3종류의 케토 방식과, 팻연료 방식 안에서 개인의 필요에 따라 케토를 즐기는 5가지 방법을 설명할 것이다(나는 디지털 프로그램인 팻연료 방식을 처음 개발했지만, 이 책에서는 이용자들의 경험에 기초해 2가지 방식을 새로 추가했다).

특정 시간에 탄수화물을 섭취하는 방식이 있는가 하면, 그렇지 않은 방식도 있다. 추가로 단백질을 섭취하는 방식도 있고 그렇지 않은 방식도 있다. 자신에게 가장 효과적인 길을 찾으면 된다. 이 방식들은 모두 쉼 없이 케톤을 측정하거나, 음식을 추적하거나, 케톤 상태에 집착하지 않고도 고지방 식단의 혜택을 누릴 수 있도록 고안되었다.

우선 케토가 여러 가지 방식들로 효과를 낼 수 있는 이유를 설명하고자 한다. 기존 케토제닉 다이어트에 대한 대부분의 지침은 탄수화물과 단백질을 비롯한 다량영양소의 엄격한 추적과 관리를 강조한다. 그러나 나는 탄수화물이나 단백질을 조금 더 허용하면 참담했던 기분이 환하게 밝아진다는 것을 발견했다.

대부분의 케토제닉 다이어트에서 부족한 단백질

단백질은 케토에서 가장 뜨거운 주제이거나 적어도 혼란스러운 주제이다. 왜일까? 들리는 이야기에 의하면, 단백질 섭취량이 인체에 즉각적으로 필요한 양을 조금이라도 넘어서면 이 단백질이 포도당신생합성(GNG)을 통해 포도당으로 바뀌어 케톤 상태에서 벗어난다.

케토제닉 다이어트와 단백질 섭취에 관해서는 불필요한 공포감이 널리 퍼져 있다. 하지만 고단백질을 요구하는 팻연료 방식이 있으니, 회색지대도 좀 존재한다는 걸 알 수 있을 것이다. 안타깝게도, 케토제닉 분야의 많은 사안들과 마찬가지로 특히 여성의 경우 포도당신생합성의 역할에 대해 더 많은 연구가 필요하다. 확신하건대 호르몬 상태가 포도당신생합성 경로에서 중요한 역할을 하기 때문이다. 하지만 나는 당신이 스스로 선택할 수 있도록 케토제닉 다이어트와 관련한 단백질의 이모저모를 상세히 설명하려고 노력할 것이다.

이전 장에서 설명했듯이, 포도당신생합성이란 비탄수화물 음식에서 포도당이 만들어지는 과정을 의미한다. 케톤 상태가 되면 인체는 케톤을 주 연료원으로 사용하고 섭취한 단백질과 지방에서 필요한 포도당을 만든다. 단백질을 충분히 섭취하는 한, 인체는 포도당신생합성을 위해 근육 단백질을 사용하지 않는다.

따라서 표준적인 중단백질 케토제닉 다이어트는 잠재적 문제를 지닌다. 우리는 포도당신생합성 과정

단백질 균형이 이루어졌을 때 좋은 점 15가지

1. 체중 조절을 돕는다.
2. 비타민, 미네랄, 지방산이 균형을 이룬다.
3. 뼈 건강에 이롭다.
4. 운동 후 회복에 도움이 된다.
5. 근육량과 근육 능력을 높인다.
6. 질소 균형을 보장한다.
7. 신체 활동을 할 때 포만감이 증가한다.
8. 체중 감량 프로그램을 실시하는 동안 근육 손실을 예방한다.
9. 근육 회복 및 성장을 촉진한다.
10. 허기 촉진 호르몬인 그렐린을 낮춘다.
11. 골다공증과 골절의 위험을 줄인다.
12. 음식 갈망을 줄인다.
13. 지방 연소가 증가한다(섭취한 단백질을 처리하려면 인체는 에너지나 칼로리가 더 필요하다).
14. 노화로 인한 근육 손실을 늦춘다.
15. 중성지방을 낮춘다.

에서 포도당 생성을 위해 섭취한 단백질을 사용한다는 것을 알고 있기 때문에, 많은 사람들이 단백질 섭취가 적을수록 포도당이 적게 생성된다고 생각한다. 하지만 문제는 단백질 섭취량이 너무 적으면 근육을 이용해 포도당신생합성이 진행될 위험을 감수해야 한다는 점이다.

포도당신생합성은 쓸데없이 몸에 피해를 주지 않

는다는 걸 명심해라. 포도당신생합성은 인체에 필요할 때 발생한다. 우리 몸에 포도당이 추가적으로 필요하다면 포도당을 생성하기 위해 포도당신생합성

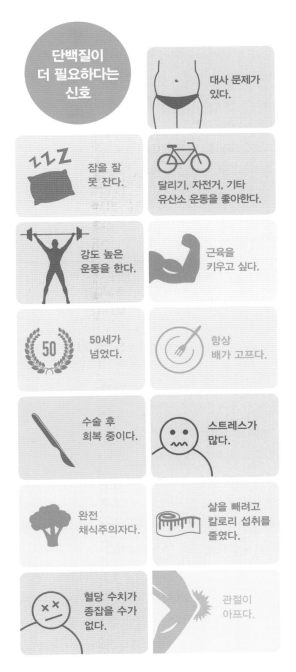

단백질이 더 필요하다는 신호

대사 문제가 있다.

잠을 잘 못 잔다.

달리기, 자전거, 기타 유산소 운동을 좋아한다.

강도 높은 운동을 한다.

근육을 키우고 싶다.

50세가 넘었다.

항상 배가 고프다.

수술 후 회복 중이다.

스트레스가 많다.

완전 채식주의자다.

살을 빼려고 칼로리 섭취를 줄였다.

혈당 수치가 종잡을 수가 없다.

관절이 아프다.

이 증가해, 적혈구나 뇌의 일부와 같이 포도당으로만 작동할 수 있는 인체 부위에 소량의 포도당을 공급한다. 인체에 여분의 포도당이 필요하지 않다면, 포도당신생합성은 자연스럽게 단백질을 포도당으로 전환시키지 않으므로, 포도당 수치가 엄청나게 상승하지 않을 것이다. 포도당신생합성은 글루카곤이라는 호르몬을 통해 혈중 포도당 수치를 엄격하게 조절하는 데 사용된다. 글루카곤이 "이봐, 우리는 포도당이 더 필요해"라고 하지 않는다면, 무턱대고 단백질을 포도당으로 전환시키지 않을 것이다.

반면에 단백질 섭취는 글루카곤을 자극한다. 따라서 단백질을 과하게 섭취하면 포도당신생합성을 자극하여 우리의 생각과는 달리 케톤 상태에 도달하기 더 어려워질 수 있다.

이런 경우들은 모두 균형의 문제라고 생각하고 싶다. 케톤 상태에 쉽게 이르고 싶다면 과도한 단백질 섭취가 효과가 없고, 너무 적게 먹어도 효과가 없을 것이다.

분자 수준에서 어떠한 일이 일어나든, 중요한 것은 자신의 몸에 귀를 기울이는 일이다. 예를 들어, 수술 후나 스트레스가 심할 때, 혹은 관절이 아프거나 잠을 잘 못 자는 것처럼 어떤 증상을 경험한다면 더 많은 단백질이 필요할 수 있다(왼쪽 표 참조).

단백질을 균형 있게 섭취하라

애석하게도 너무 많거나 너무 적은 양 사이에서 단백질 균형을 찾는 마법의 공식은 없다. 그러나 적어도 처음에는 하루 칼로리의 20~35%를 단백질로 섭취하는 것이 대체로 좋다고 생각한다.

내 고객들의 경우에는, 거의 모든 여성들이 단백질

섭취가 너무 적었다. 이는 일차적으로 지방 적응을 잘못 이해했기 때문이다. 사람들은 "적을수록 좋다"라고 생각하는 것 같다. 그들은 "단백질을 적게 먹으면 지방에 적응할 수 있으니까, 단백질을 더 적게 먹어 지방에 빨리 적응해야지!"라고 생각한다. 불행히도 이 논리는 결정적인 결함을 지닌다. 케톤 상태에 이르고자 하는 많은 사람들이 이렇게 생각한다. 나역시 단백질이 부족했던 적이 있었다. 진실을 말하자면, 우리는 단백질이 필요하고, 단백질이 부족하면 몸은 지방에 빨리 적응하지 않는다.

나의 방식은 다음과 같다. 수치에 부정적인 영향을 미치지 않는 한 최대한 많이 먹는다. 여기서 '수치'란, 체중이나 혈액 검사 결과를 의미한다(혈중 케톤 수치 포함). 이 전략은 탄수화물과 단백질, 보충제 등에 적용한다. 하루에 100g의 단백질을 섭취해도 혈당치를 높이거나 케톤 상태에 도달하는 능력에 영향을 미치지 않는다면, 무조건 먹어도 괜찮다.

자, 당신이 동물성 단백질에 식물성 단백질을 균형 있게 배합하여 하루 세끼 식사를 한다면, 그대로 괜찮다. 그러나 단백질이 삶에서 뒷전이라면, 자신이 먹는 음식을 살펴보고, 단백질 섭취를 늘리고 그 결과를 보라. 23장에 나오는 케토 밀크셰이크와 같은 단백질 셰이크도 도움이 될 수 있다.

탄수화물이 먹고 싶으면… 먹어라!

1장에서는 케토 다이어트의 효과와 그 이유에 대해 많은 이야기를 했다. 이제 가끔씩 효과가 없는 이유와 조절하는 방법을 알려 주고 싶다. 당신이 케토와 힘들게 싸워 왔다면, 그런 사람들이 부지기수라는 걸 알기 바란다. 앞으로 나올 내용에서 답을 찾을 수 있을 것이다(평생 다이어트하는 모든 친구들에게 외친다).

폭식 피하기

30일 다이어트를 시작했다가 이틀을 못 넘긴 적이 있는가? 부푼 꿈을 안고 다이어트를 시작했다가 폭식으로 망치고 또다시 시작하는 일이 다반사인가?

나 역시 그랬다.

엄격한 케토제닉 식단을 따를 때 나는 숱하게 폭식을 했다. 나는 음식을 제한하고 500~750Cal를 덜 먹었으며, 내 몸에 들어온 모든 음식물의 칼로리와 다량영양소를 계산하기 시작했다. 나는 약 10일 동안 이렇게 먹다가 결국 무너지곤 했다. 그때 나는 배가 얼마나 찼든 눈앞의 음식이 모두 없어져야만 끝나는 광란과도 같은 식탐에 빠졌다.

하지만 이상한 일은, 내가 2주에 한 번 꼴로 폭식을 하고난 후에는 몸이 더 좋아진다는 것이었다. 폭식한 다음날 아침에는 근육이 더 탄탄해지고 음식 생각이 거의 나지 않았다. 폭식 후에는 24시간에서

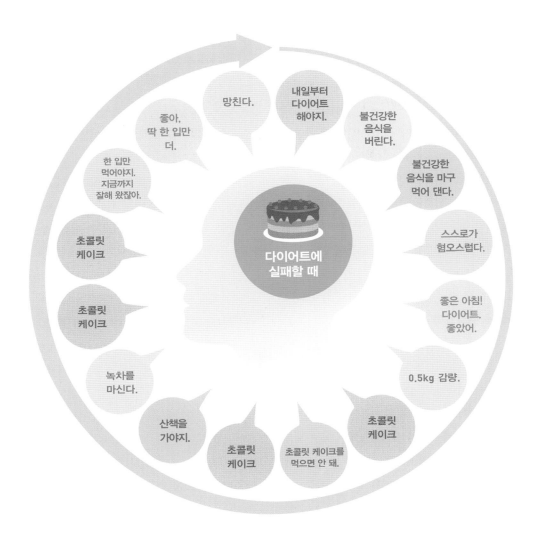

48시간 동안 단식을 쉽게 할 수 있었다.

　하지만 다이어트와 폭식을 반복하는 이러한 과정이 내가 항상 꿈꿔 왔던 몸을 얻는 데 도움이 되긴 했지만 나는 행복하지 않았다. 나는 자유롭지 못하고, 불안하며, 통제 불능이라고 느꼈으며, 확실히 완전히 미친 것 같았다. 그리고 견디기 힘든 죄책감이 밀려왔다.

　그래서 나는 다시 원점으로 돌아가서 막대한 구속과 엄청난 죄책감과는 거리가 먼 케토제닉 다이어트를

만들기로 결심했다. 규칙을 풀었고, 다량영양소를 계산하고 먹는 음식을 하나하나 따지고 추적하는 일을 중단했다. 나는 전과 거의 같은 식단을 유지하면서 폭식 대신에 탄수화물을 보충했는데, 이것이 신의 한 수였다. 케토제닉 식단을 먹으면서 탄수화물을 보충한 것은 길다면 긴 내 건강관리 역사에서 최고로 잘한 일이었다. 이 식단과 운동을 병행한 결과, 8년 만에 생리가 다시 시작되었고, 갑상샘 저하증이 나았으며, 부신 기능 장애에도 도움이 되었다.

나를 포함한 많은 사람들에게 저탄수화물, 고지방 케토제닉 식단을 먹으며 가끔씩 탄수화물을 포함시키는 것은 아주 좋은 방법이다. 그 이유를 뒷받침하는 과학 연구 결과가 있다.

건강 불균형, 또는 질환이나 건강 문제 때문에 케토제닉 다이어트를 하는 경우에는, 탄수화물을 보충하는 방식이 치료 계획과 일치하는지 의사에게 확인하는 것이 가장 좋다. 하지만 갑상샘 저하증 경향, 부신 피로, 불안, 심각한 스트레스를 겪었던 나는 탄수화물 보충이 케토 라이프스타일을 성공으로 이끈 비결이었다고 믿는다.

탄수화물은 무엇일까?

탄수화물 보충(순환성 케톤 상태라고도 함)이란 일반적으로 저녁 시간에 탄수화물 대신 섭취하는 지방 대신에, 저녁 식사 또는 디저트와 함께 탄수화물을 먹는 것을 말한다. 이는 케토제닉 다이어트에서 일부 사람들이 겪는 부작용을 해결하는 데 사용되지만, 포도당 연료보다 팻연료가 더 잘 맞는 사람뿐만 아니라, 예를 들어, 생일날 케이크가 먹고 싶거나 다른 탄수화물 음식이 먹고 싶을 때 누구나 사용할 수 있다.

당신이 저탄수화물 옹호자라면 아마 이렇게 말할지 모른다. "지금 탄수화물을 먹어 살을 찌우고, 몸이 아프고, 혈당을 미친 듯이 올리라는 얘기인가?" 내 말을 끝까지 잘 들어라. 탄수화물(또는 탄수화물의 기본 형태인 포도당)은 갑상샘 호르몬을 활성 형태로 전환시키는 일을 포함하여 신체의 특정 활동에 반드시 필요하므로 대사 조절, 에너지 유지, 소화 작용에 필수적이다. 갑상샘 호르몬이 전환되지 않으면 이러한 일들이 원활하게 이루어지지 않아 아프거나 피곤

> 탄수화물 보충을 성공으로 이끄는 열쇠는 지방 섭취량과 탄수화물 섭취량이 반비례라고 생각하는 것이다. 저녁에 탄수화물 섭취를 늘린다면, 지방 섭취는 줄이는 것이다. 마치 시소처럼 말이다.

해질 수 있다. 포도당은 뇌와 적혈구의 연료이기도 하다. 몸은 이러한 요구를 위해 포도당을 자체적으로 만들 수 있지만 때로는 소량을 섭취하는 것이 이로울 수 있다.

여기서 중요한 점은, 소량의 탄수화물 섭취가 일부 사람들에게 도움이 될 수 있다는 것이다. 이 문장을 다시 읽어 보라. 왜냐하면 내 의도가 휴대폰 게임처럼 때때로 길을 잃고 왜곡되어 전달되기 때문이다. 그리고 얼마 지나지 않아 내가 고탄수화물의 열렬한 지지자라고 화제를 일으킨다. 참, 그건 아닌 것 같다.

당신이 탄수화물 보충을 실행하기로 결정하든 안 하든, 우리는 탄수화물 과잉은 몸에 좋지 않고 지방이 영양적으로 유익하다는 걸 안다. 당신이 지금 어떠한 다이어트를 하든, 우리는 음식 피라미드를 조금 바꿔 지방이 많고 탄수화물이 적은 식단을 제공할 것이다. 하지만 지방만 먹고 탄수화물을 전혀 먹지 않는 방식은 아니다. 탄수화물 보충을 하지 않기로 결정한다면, 당신의 '고지방, 저탄수화물(LCHF)' 방식은 저탄수화물 야채는 포함하되, 녹말 채소와 대부분의 과일이 제거된 식단이 될 것이다. 탄수화물 보충을 하기로 한다면, 당신의 '고지방, 저탄수화물' 방식은 여전히 저탄수화물 채소를 포함하되, 소량의 녹말 채소와 약간의 과일도 포함될 것이다.

탄수화물 보충이 성공하는 비결은, 몸이 지방에 적

응한 후에, 즉, 탄수화물이 아닌 지방을 1차 연료로 사용하게 되었을 때에만 이를 실시하는 것이다. 지방에 적응하게 된다는 것은 근육과 간에 저장된 글리코겐을 고갈시키는 과정을 말한다. 글리코겐이 점점 고갈되어 몸이 더 오래 지방을 태우게(지방 연소 모드) 되면, 몸이 포도당 연소와 지방 연소 사이를 왔다 갔다 할 수 있다.

약 10일에서 15일 정도(또는 신체에 따라 다름) 저탄수화물, 고지방 식단을 섭취하면 몸이 지방에 적응하게 된다. 지방에 적응한 후에는, 탄수화물을 약간 먹더라도 몸이 쉽게 지방 연소 모드로 들어갈 수 있다. 몸이 섭취한 포도당을 태울지라도 몸은 여전히 지방을 선호한다. 다시 말해, 몸이 여전히 지방에 적응한 상태라는 뜻이다.

대부분 사람들은 지방에 적응하고 나서 탄수화물 보충을 정식으로 시작하지만, 어떤 사람들은 말 그대로 기다리지를 못한다. 내 고객들 중에는 저탄수화물 식단을 먹고 이틀 만에 수면의 질이 떨어지는 사람들도 있었다. 그런 사람들은 지방에 적응할 때까지 탄수화물을 아주 적게 먹으면서 30일, 15일, 심지어 10일도 버티지 못한다.

내가 팻연료 방식을 만든 이유가 그 때문이다. 지방에 적응할 때까지 기다렸다가 일주일에 한 번 정도 탄수화물 보충을 하고 싶다면, 그런 방법도 있다. 지방에 적응할 때까지 기다렸다가 매일 밤 탄수화물

> 몸은 일단 지방에 적응하면 연료원으로 지방을 선호한다. 탄수화물 보충을 해도 케톤 상태에서 벗어나지 않는다. 몸은 포도당 맛을 살짝 본 후에 다시 지방을 연소한다.

섭취로 전환하고 싶다면 그런 방법이 있다. 저탄수화물로는 정말로 며칠도 버티지 못해 매일 탄수화물이 필요하다면, 그 역시도 방법이 있다.

탄수화물 보충이 왜 필요할까?

내 경우에는, 탄수화물 보충이 체중 정체를 극복하고, 호르몬 균형을 맞추며, 수면의 질을 개선하고, 음식 선택을 자유롭게 하며, 탄수화물 폭식을 없애고, 운동 능력과 근력을 향상시키는 데 특히 유용했다. 케토 다이어트를 하면서 이 같은 문제가 발생한다면, 탄수화물 보충을 받아들일 때인지 모른다.

당신이 꽤 오랫동안 저탄수화물 식단을 섭취하고 있다면, 탄수화물을 보충한다는 개념이 아마 조금 낯설 것이다. 나 역시 몇 번 해 본 후에야 마음이 편해졌고, 내 위장이 탄수화물에 다시 적응하는 데는 그 두 배가 걸렸다. 지금 나는 탄수화물 보충 없이는 저탄수화물 식단을 유지할 수 없다.

그리고 얼마 동안 저탄수화물 식단을 먹으면서 진정한 포만감을 느낀 적이 한 번도 없다면 주목하라. 탄수화물 보충의 또 다른 이점은 렙틴 민감성이 증가한다는 것이다. 렙틴은 식사 후에 포만감과 만족감을 주는 호르몬이며, 탄수화물 섭취가 증가할 때 분비된다. 저탄수화물 식단을 오랜 기간 유지하면 우리의 세포가 렙틴에 약간 내성이 생길 수 있다. 케토 다이어트를 하면서 가끔씩 탄수화물을 조금 추가하면 렙틴이 증가해 간헐적으로 렙틴 민감성이 유지되므로, 식후에 만족감을 느낄 것이다. 내 추측으로는, 탄수화물 보충을 한 이튿날 아침에 단식이 훨씬 쉬워지는 것도 이 때문이다(3장 참조). 이는 또 다른

혜택이다.

물론, 탄수화물을 극도로 제한해서 효과를 보는 사람들도 있다. 반응은 사람마다 크게 다르다. 예를 들어, 제1형 당뇨병이 있는 사람은 극도의 탄수화물 제한이 더 나을 거라고 생각할 수 있고, 그것이 백번 옳을 수 있다. 그러나 제1형 당뇨병을 앓는 여성이 3년 동안 무월경이거나 직장에서 엄청난 스트레스를 받거나 갑상샘 저하증을 진단받았다면 어떨까? 이러한 각각의 요인들이 몸 상태와 탄수화물이 몸에 미치는 영향을 변화시킬 수 있다.

내 요지는, 당신에게 맞는 탄수화물의 양은 지금 이 책을 읽고 있는 어느 누구와도 다를 수 있다는 점이다. 지방을 먹고, 탄수화물을 제한하고, 몸 상태를 본 후에, 다량영양소를 조정하고, 이를 또다시 반복해도 괜찮다. 당신이 탄수화물을 아주 적게 먹을 때 몸 상태가 좋다면, 멋진 일이다! 하지만 느낌이 별로 좋지 않다면, 탄수화물 보충으로 탄수화물의 양을 약간 늘려 보라.

지방에 적응한 징후와 케톤 테스트 방법에 관한 정보를 알고 싶다면 80쪽을 보라.

타이밍이 전부다

나는 탄수화물을 먹어야 할 시간과 장소가 있다고 굳게 믿는다. 그리고 내가 권하는 시간대가 아마 조금 이상하게 느껴질 것이다. 나는 탄수화물을 밤에 먹으라고 말할 테니까 말이다.

우리가 아침에 잠에서 깨어나면 저장고에서 에너지를 이동시키는 코르티솔이 높아지고, 따라서 혈당

이 높아진다. 이렇듯 혈당이 상승하기 때문에 우리는 아침에 깼을 때 인슐린에 더 민감하다. 시간이 지나면서 인체는 인슐린의 영향에 덜 민감해진다. 이는 인슐린이 아침에 포도당을 세포 속으로 더 잘 밀어 넣을 수 있다는 의미이다.

그래서 탄수화물을 먹는다면 아침에 먹어야 한다고들 이야기하는 것이다. 그러나 아침에 인슐린에 민감하기 때문에 인슐린을 치솟게 하는 탄수화물을 먹어야 하는 건 아니다. 아침에 인슐린에 가장 민감한 이유는, 우리가 잠에서 깨어나 움직일 수 있도록 자연적으로 올라간 혈당을 몸이 정상 수준으로 낮추려고 하기 때문이라고 나는 믿는다. 이때 탄수화물을 섭취하면 혈당과 인슐린이 더 높아져서, 오전 중에 혈당이 곤두박질치게 된다.

아침에 탄수화물을 먹으면 하루 종일 탄수화물만 먹어 댈 가능성이 크다. 두 시간이 멀다 하고 탄수화물 음식을 찾게 되어 '브레인 포그'에 시달리며 업무 수행력이 낮아지고 영양소 섭취가 불균형해진다. 아침 식사를 탄수화물로 시작하면 온종일 탄수화물을 인체 연료로 사용하기 쉽다. 아침에 오트밀을 먹었으면 간식으로 사과, 점심에 샌드위치, 오후에 말린 과일, 저녁엔 수북한 쌀밥 한 공기와 채소, 닭고기를 먹게 된다. 아침에 올라탄 탄수화물 열차에서 내리기는 쉽지 않다.

아침에 탄수화물을 섭취하면 인체의 자연스런 지방 연소가 방해받는다. 아침에 깨어날 때 인체의 호르몬 상태는 코르티솔, 그렐린, 성장 호르몬 덕분에 지방을 태울 준비가 되어 있다. 코르티솔 수치는 잠을 자는 동안에 점점 올라가 아침에 최고 수준에 도달한다. 코르티솔은 글리코겐 저장고를 해체시켜 포도당을 혈류로 방출한다. 글리코겐 저장고가 고갈되

면 지방 세포에서 지방이 빠져나오게 된다. 그렐린 역시 아침에 깰 때 최고조에 이르러 지방 연소와 근육 형성을 촉진하는 성장 호르몬의 방출을 자극한다.

코르티솔이 지방을 태우는 일을 돕고 그렐린의 자극으로 성장 호르몬이 지방 연소를 촉진하는 이른 아침에 우리는 지방을 연소할 준비가 되어 있다. 그러나 이 모든 일이 일어나기 위해서는 코르티솔이 인슐린의 방해를 받아서는 안 된다. 탄수화물을 아침에 먹으면 인슐린이 급등해 지방 분해를 방해함으로써 자연스런 이 과정이 중단된다.

이런 이유 때문에 나는 아침에 탄수화물을 먹지 않기로 했다. 그렇다면 반대로 밤에 탄수화물을 먹는 것이 왜 좋을까?

인체에 연료를 보충한다

이미 지방에 적응했고 저녁에 탄수화물을 약간 먹는다면, 몸은 그것을 이용해 내분비계와 근육계, 신경계와 같이 포도당이 필요한 부분에 연료를 보충한

후, 아침에 다시 지방 연소 모드로 돌아온다. 인체 대사가 수면 중에 전반적으로 느려지긴 하지만 이는 지방과 단백질 산화(분해)에만 해당된다. 탄수화물 산화는 동일한 속도로 계속되고 잠에서 깨기 전에는 증가하기 시작한다.

잠을 더 잘 자고 세로토닌이 증가한다

밤에 탄수화물을 섭취하면 뇌가 가금류에 든 단백질인 트립토판을 더 많이 흡수해 수면을 준비하는 데 도움이 된다. 이 단백질은 추수감사절 저녁 식사 후에 졸음을 유발한다고 알려져 있다. 트립토판은 또한 신경전달물질인 세로토닌을 생성하는 데 사용되므로 야간에 탄수화물을 섭취하면 세로토닌이 증가하여 기분이 좋아지고, 수면이 개선되며, 체중이 감소하고, 지방이 빠지며, 운동 후 회복이 빠르고, 면역력이 좋아진다. 그리고 밤에 탄수화물을 섭취해 수면이 개선되면 인슐린 민감도가 향상된다.

근육에 좋다

퇴근 후나 저녁 시간에 운동을 한다면, 밤에 탄수화물을 섭취하는 것이 가장 좋다. 운동 후에 근육은 스펀지와 같아서 인슐린이 근육 조직으로 곧바로 운반하는 포도당의 장점을 흡수할 준비가 되어 있다.

부작용 없이 꿈나라로 직행한다

저탄수화물 방식의 균형을 맞추기 위해 탄수화물이 필요하다고 느낀다면, 저녁에 탄수화물을 섭취할 경우, 위의 모든 이점을 얻을 뿐만 아니라 브레인 포그와 탄수화물 섭취로 인한 혈당 급상승과 급강하를 겪지 않고 곧장 잠들 수 있다.

초보자 – 탄수화물 보충을 언제 시작할까?

탄수화물을 꼭 보충할 필요는 없다. 탄수화물 보충을 하지 않는 게 나은 사람도 있고, 일주일에 하루나 이틀, 때로는 7일 탄수화물 보충이 필요한 사람도 있다. 탄수화물 보충에 대한 반응은 사람마다 제각기 다르다.(내가 관찰한 바에 의하면, 여성이 남성보다 탄수화물 보충이 더 필요하다. 아마 호르몬이 더 복잡해서 그런 것 같다.)

초보자가 언제 탄수화물을 보충'해야 하는'가에 대한 나의 답은 다음과 같다.

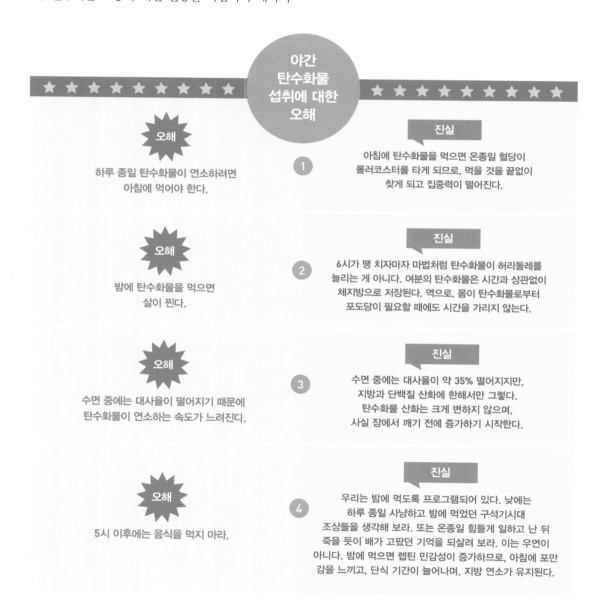

야간 탄수화물 섭취에 대한 오해

오해
하루 종일 탄수화물이 연소하려면 아침에 먹어야 한다.

진실
1 아침에 탄수화물을 먹으면 온종일 혈당이 롤러코스터를 타게 되므로, 먹을 것을 끝없이 찾게 되고 집중력이 떨어진다.

오해
밤에 탄수화물을 먹으면 살이 찐다.

진실
2 6시가 땡 치자마자 마법처럼 탄수화물이 허리둘레를 늘리는 게 아니다. 여분의 탄수화물은 시간과 상관없이 체지방으로 저장된다. 역으로, 몸이 탄수화물로부터 포도당이 필요할 때에도 시간을 가리지 않는다.

오해
수면 중에는 대사율이 떨어지기 때문에 탄수화물이 연소하는 속도가 느려진다.

진실
3 수면 중에는 대사율이 약 35% 떨어지지만, 지방과 단백질 산화에 한해서만 그렇다. 탄수화물 산화는 크게 변하지 않으며, 사실 잠에서 깨기 전에 증가하기 시작한다.

오해
5시 이후에는 음식을 먹지 마라.

진실
4 우리는 밤에 먹도록 프로그램되어 있다. 낮에는 하루 종일 사냥하고 밤에 먹었던 구석기시대 조상들을 생각해 보라. 또는 온종일 힘들게 일하고 난 뒤 죽을 듯이 배가 고팠던 기억을 되살려 보라. 이는 우연이 아니다. 밤에 먹으면 렙틴 민감성이 증가하므로, 아침에 포만감을 느끼고, 단식 기간이 늘어나며, 지방 연소가 유지된다.

• 케톤 검사에서 5일 연속으로 수치가 높을 때(케톤 검사에 관한 설명은 3장에 나온다.)

또는

• 지방에 적응했다는 징후가 3개 이상 나타날 때, 일반적으로 케톤 식단을 시작한 지 10~15일 후에 나타난다. 이때 대부분의 사람은 인체의 1차 연료가 지방으로 바뀐 상태다. 하지만 스트레스가 지방 연소 모드로 바뀌는 능력에 영향을 미친다.(5장 참조)

케토에 익숙한 사람 – 탄수화물 보충을 위한 징후들

얼마 동안(30일 이상) 케토 식단을 먹고 있다면, 다음의 증상들을 경험할 것이다. 이때 탄수화물을 보충하면 좋다. 하지만 케토 생활 방식이 더할 나위 없이 순조롭다면, 아무것도 바꾸지 마라! 탄수화물 보충은 이것이 필요한 사람들을 위한 하나의 선택일 뿐이다.

케톤 식단을 시작하고 아래의 사항들을 경험한다면, 탄수화물 보충을 두 번 정도 시도해야 할 시기일 수 있다.

• 체중이 꿈쩍도 하지 않는다.
• 호르몬이 불균형하다.
• 수면의 질이 좋지 않다.
• 머리카락이 빠진다.

많은 사람들이 탈모가 저탄수화물 식단의 자연스런 반응이므로 언젠가는 멈춘다고 말하지만, 자신의

밤에 탄수화물을 먹으면

• 브레인 포그가 예방된다.
• 기력이 확 떨어지는 일이 없다.
• 지방이 더 빨리 감소한다.
• 음식 갈망이 없어, 질이 더 좋은 음식을 선택한다.
• 지방을 쌓아 온종일 태울 수 있다.
• 렙틴 민감성이 증가한다.
• 지방이 더 줄고 근육이 더 잘 유지된다.
• 뇌의 트립토판 민감성이 증가한다(숙면을 하고 세로토닌이 증가한다).
• 세로토닌이 증가하면, 체중이 더 잘 빠지고 지방이 더 감소하며, 운동 후 회복이 빠르고, 면역력이 향상된다.
• 잠을 잘 잔다.
• 인슐린 민감성이 증가한다.

몸을 주의 깊게 살펴야 한다.

• 음식을 선택할 때 구속감을 느낀다.
• 탄수화물을 마구 먹어 댄다.
• 근육 성장에 문제가 있다. 운동을 해도 원하는 근육이 생기지 않는다.
• 운동에 진전이 없다.
• 체온이 낮다.
• 운동할 때 중간 정도의 강도도 유지하기 힘들다.

맞춤식 케토

나는 사람들에게 맞춤식 식단을 제공하기 위해 팻연료 방식을 개발했다. 케토 경로는 세 갈래로 나뉘며, 각기 지방, 단백질, 탄수화물의 비율이 다르다. 또한 팻연료 방식을 다섯 종류로 나누었는데, 그중에는 탄수화물 보충이 포함된 방식도 있고 그렇지 않은 방식도 있다.

　세 가지 케토 경로를 잘 살펴보고 자신에게 어떤 방식이 가장 잘 맞을지 생각해 보라. 그러고 나서 자신이 선택한 케토 경로와 잘 맞는 팻연료 방식(들)을 읽어 보라. 꼼꼼히 읽은 후 하나를 선택해 시험해 보라. 2주 후에 자신이 선택한 방식이 맞지 않는다고 느끼면, 다른 방식을 시도해 보라. 목표는 자신에게 잘 맞는 방식을 찾는 것이다.

케토 경로

자신에게 필요한 것이 무엇인지에 따라, 저탄수화물/고지방 접근법(1), 중지방/고단백질 접근법(2), 탄수화물 보충을 포함한 저탄수화물/고지방 접근법(3)을 선택할 수 있다.

케톤 상태에서 나타날 수 있는 부작용을 피하려면 단백질을 충분히 섭취하라! 몸의 소리에 귀를 기울여, 필요하다면 단백질을 더 섭취하라.

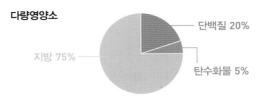

케토 경로 1 : 저탄수화물/고지방

다량영양소

단백질 20%
지방 75%
탄수화물 5%

팻연료 방식 : 원조 케토

이 경로는 탄수화물 보충을 전혀 포함하지 않는다. 케톤 상태에 이르는 가장 간단한 방법이자 가장 전통적인 방법이다. 그래서 자료가 많다. 그리고 다른 어떤 방식보다도 케톤 상태에 빨리 이르게 한다.
하지만 매우 엄격하다. 이미 지방에 적응한 후에 이 방식을 고수한다면 부작용이 좀 나타날 수 있다. 이 부작용은 근육 성장과 에너지 생산을 방해해서 무산소 훈련/운동에 영향을 미칠 수 있다. 단백질을 충분히 먹지 않거나 너무 오랫동안 단식(3장)을 한다면, 저혈당이 오거나 코르티솔이 불안정해질 수 있다. 이런 일이 발생하면 단백질을 더 먹어라(경로 2를 보라). 혹은 증상이 개선될 때까지 단식을 중단하라.

이 경로는 다음과 같은 사람들에게 유익하다 :

· **지방에 적응하는 과정에 있는 사람**
· **이 방식으로 지방에 적응을 한 후 최소 30일 동안 몸 상태가 매우 좋은 사람**
· **활동량이 적은 사람**
· **체중 감량을 원하는 사람**
· **호르몬 불균형이 없는 사람**
· **폐경기나 폐경 후 여성**
· **유산소 운동 선수**
· **의료진이 엄격한 케토제닉 식단을 권한 경우**

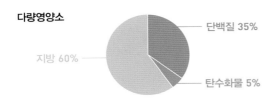

케토 경로 2 : 중지방/고단백

다량영양소

- 단백질 35%
- 지방 60%
- 탄수화물 5%

팻연료 방식 : 강력 케토 pk

이 방식은 탄수화물 보충을 포함하지 않는다. 혈당을 조절하고 코르티솔을 낮추는 데 도움이 된다. 활동적인 라이프에 맞는다. 유산소 운동이나 무산소 운동에 모두 효과가 있을 수 있다. 하지만 케톤이 줄어들 가능성이 있다. 또한 무산소 운동에 집중한다면, 운동에 필요한 에너지가 제공되지 않아 훈련/운동에 영향을 줄 수 있다.

완전 채식주의자이거나 일반 채식주의자라면 단백질이 높고 탄수화물이 극도로 낮은 이 방식이 맞지 않는다.

나는 이 방식이 과도기적인 방식이라고 생각한다. 처음부터 경로 2로 시작하는 걸 권하지 않지만, 경로 1이 효과가 없다고 느낀다면, 특히 혈당이 오르락내리락하거나(떨림, 불안, 긴장, 짜증, 혼돈, 현기증, 메스꺼움) 코르티솔이 불균형해지면(불면, 초조, 피곤하지만 흥분된 느낌), 경로 2가 좋은 대안이 될 수 있다. 하지만 이 경로로 시작해도 효과가 매우 좋아 계속 이 방식만 고수하는 사람들도 있다.

이 방식은 다음과 같은 사람들에게 유익하다 :

- 저혈당인 사람
- 경로 1로 지방에 적응한 후에도 혈당이 불규칙하거나 코르티솔이 불균형한 사람
- 경로 1에서 효과를 보지 못하고 탄수화물 보충에 관심이 없는 사람
- 경로 1에서 계속 배가 고픈 사람
- 체중 정체를 극복하려고 애쓰는 사람

잠깐만요! 이 방식은 인슐린에 의존하는 당뇨병 환자에게는 맞지 않을 수 있다.

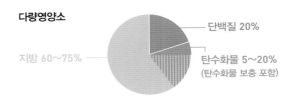

케토 경로 3 : 경로 1에 탄수화물 보충이 포함

다량영양소

- 단백질 20%
- 지방 60~75%
- 탄수화물 5~20% (탄수화물 보충 포함)

팻연료 방식 : 완전 케토 fk
적응한 지방 연소 afb
매일 지방 연소 dfb

경로 3은 탄수화물 보충이 포함된 경로 1로 보면 된다. 매일 혹은 1주에 두 번, 또는 1주에 한 번씩 탄수화물이 잠시 지방을 대신한다. 특히 밤이 좋다(54쪽을 참고하라).

이 방식의 장점은 기본적으로 탄수화물 보충의 장점이라고 할 수 있다. 이 경로에서는 경로 1, 2에서 자주 경험하는 제약감이 줄어든다. 또한 갑상선 호르몬을 활성 형태(active form)로 전환시키듯이, 포도당이 필요한 과정에 포도당을 제공한다. 그리고 인슐린 저항성(5장)으로 나타날 수 있는 증상들을 개선한다. 근육을 키우는 데도 아주 좋다.

하지만 결핍과 제약감에서 벗어나려고 탄수화물 보충을 한다면 폭식을 조장할 수 있다. 따라서 건강한 탄수화물을 먹지 않으면 가스와 복부 팽만이 발생할 수 있다.

이 방식은 다음과 같은 사람들에게 유익하다 :

- 지방에 적응한 사람
- 탄수화물이 필요한 무산소 운동선수
- 호르몬이 불균형한 사람
- 가임기 여성
- 부신 기능 저하증이 있는 사람
- 치유를 목적으로 체중 감량을 원하는 사람
- 체중 정체를 극복하려고 애쓰는 사람

잠깐만요! 이 방식은 인슐린에 의존하는 당뇨병 환자에게는 맞지 않을 수 있다.

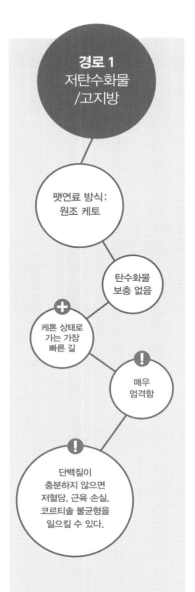

경로 1
저탄수화물
/고지방

팻연료 방식:
원조 케토

탄수화물
보충 없음

케톤 상태로
가는 가장
빠른 길

매우
엄격함

단백질이
충분하지 않으면
저혈당, 근육 손실,
코르티솔 불균형을
일으킬 수 있다.

 유익한 경우

당뇨병, 지방에 적응하는 과정, 비활동적인 사람, 유산소 운동 마니아, 호르몬 불균형이 없는 사람, 체중 감량을 원하는 사람

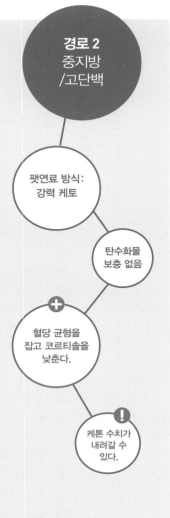

경로 2
중지방
/고단백

팻연료 방식:
강력 케토

탄수화물
보충 없음

혈당 균형을
잡고 코르티솔을
낮춘다.

케톤 수치가
내려갈 수
있다.

 유익한 경우

경로 1로 지방에 적응한 후 혈당 불안정이나 코르티솔 불균형을 경험하는 사람. 경로 1이 효과가 없고 탄수화물 보충을 원치 않는 사람. 경로 1로 계속 배가 고픈 사람. 체중 정체를 극복하고자 하는 사람.

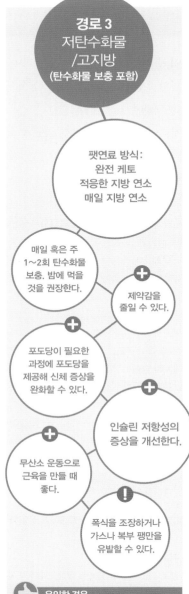

경로 3
저탄수화물
/고지방
(탄수화물 보충 포함)

팻연료 방식:
완전 케토
적응한 지방 연소
매일 지방 연소

매일 혹은 주
1~2회 탄수화물
보충. 밤에 먹을
것을 권장한다.

제약감을
줄일 수 있다.

포도당이 필요한
과정에 포도당을
제공해 신체 증상을
완화할 수 있다.

인슐린 저항성의
증상을 개선한다.

무산소 운동으로
근육을 만들 때
좋다.

폭식을 조장하거나
가스나 복부 팽만을
유발할 수 있다.

 유익한 경우

지방에 적응한 사람, 무산소 운동선수, 가임기 여성, 몸을 치유하기 위해 체중을 줄이고 싶은 사람. 체중 정체를 극복하려고 애쓰는 사람. 호르몬 불균형이나 부신 장애를 겪는 사람

팻연료 방식

이 방식들을 자기 몸에 맞는 케토 방식을 개발하기 위한 초안이라고 생각하라. 케토 경로는 다량영양소의 구성에 초점을 맞추는 반면, 팻연료 방식은 케토 경로의 전략이 하루하루 어떻게 이루어지는가를 넓은 관점에서 보여 준다. 경로 3(탄수화물 보충이 포함된)에 관심이 있다면, 탄수화물 보충을 얼마나 자주 하는가에 따라 선택할 수 있는 방식이 세 가지 있다.

적어도 2주 동안 한 가지 팻연료 방식을 시도해 보고 결과가 어떤지 보라. 이 방식이 자신에게 맞지 않다면, 필요에 따라 방식을 바꿔라.

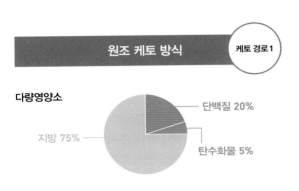

케토의 핵심이자 모든 팻연료 방식의 기본으로 저탄수화물, 중단백질, 고지방 접근법이다. 이 방식은 케토 경로 1을 따른다. 이 방식으로 효과를 볼 수 있는 사람들의 목록은 케토 경로 1에 나온다.

원조 케토의 식사 : 이 책에 수록한 모든 레시피가 효과가 있지만, 원조 케토 마크가 붙은 레시피에 집중하라. 팻폭탄을 권하며, 매일 로켓연료 라떼(418쪽)를 즐겨 마셔라. 지방에 적응한 후에는 간헐적 단식이 꽤 쉬워질 것이다.

탄수화물이 더 필요하다고 생각되면 완전 케토 방식으로 갈아타라. 단백질이 더 필요하다고 생각되면 강력 케토 방식으로 바꿔라.

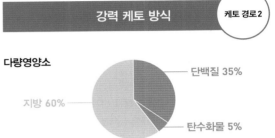

이 방식은 원조 케토 방식보다 단백질이 더 많고 지방은 더 적다. 케토 경로 2를 따른다. 이 방식으로 효과를 볼 수 있는 사람들의 목록은 케토 경로 2에 있다. 이 방식은 탄수화물 보충에는 관심이 없으나 케토 경로 1이 잘 맞지 않는 사람에게 좋은 선택이다.

언제나 이 방식만을 고수하고 싶지 않다면, 탄수화물 보충 대신에 단백질 보충을 이용하면서, 한 끼 혹은 하루만 이 방식의 다량영양소 비율을 지키면 된다.

강력 케토의 식사 : 이 책에 수록한 모든 레시피가 효과가 있지만, 강력 케토 마크가 붙은 레시피에 집중하라. 매일 로켓연료 라떼를 즐겨 마셔라. 지방에 적응한 후에는 간헐적 단식이 꽤 쉬워질 것이다. 단백질이 인슐린 수치를 급상승시킬 수 있기 때문에 한 끼의 음식량을 줄이는 게 더 나을 수 있다.

탄수화물이 더 필요하다고 생각되면, 완전 케토 방식으로 갈아타라. 단백질을 많이 먹을 수 없거나 단백질이 케톤 상태에 이르는 데 방해가 된다면, 원조 케토 방식으로 바꿔라.

완전 케토 방식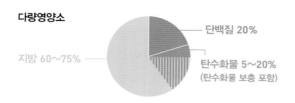

케토 경로 3

다량영양소

단백질 20%
지방 60~75%
탄수화물 5~20%
(탄수화물 보충 포함)

이 방식은 지방에 적응한 후에 아주 좋다. 아직 지방에 적응하지 않았다면 원조 케토나 강력 케토로 시작하라(지방에 적응했는지 아닌지를 알려면 3장의 케톤 테스트 항목을 보라). 완전 케토 방식에서는 탄수화물 보충을 주 1회 한다. 원한다면 무산소 운동과 탄수화물 보충을 병행할 수 있다.

누구에게 맞을까? : 주 1~3회 무산소 운동을 하거나 비활동적인 생활을 하면서 건강 불균형을 겪지 않는 사람들. 운동을 하며 살을 빼고 싶거나, 체중 정체를 극복하고 싶거나, 혈당이 일정치 않거나, 인슐린 저항성이 있을 때 좋다.

완전 케토의 식사 : 이 책에 수록한 레시피가 모두 효과가 있다. 탄수화물 보충을 하고 싶다면 탄수화물 보충에 관한 설명이 포함된 레시피를 찾아라(209쪽 참조).

탄수화물 보충 : 지방에 적응하고 나면, 주 1회 탄수화물 보충을 시작하라. 되도록 밤이 좋다. 처음에는 체중 0.45kg당 탄수화물 1g으로 시작하는 게 좋다. 주 2~3회 탄수화물 보충이 필요하다고 생각되면, 적응한 지방 연소 방식으로 바꿔라. 주 3회 이상 탄수화물 보충이 필요하다고 생각되면, 매일 지방 연소 방식으로 바꿔라.
탄수화물 보충과 운동을 병행하고 싶다면, 운동 후에 먹는 셰이크에 바나나 반 개를 추가하라. 하지만 오후에 운동을 한 뒤, 지방 대신 탄수화물을 먹는 탄수화물 보충 저녁 식사를 하는 게 가장 좋다.

> **잠깐만요!** 탄수화물 보충 방식은 신체 활동의 정도와 건강 불균형 등에 좌우된다. 선택하는 탄수화물의 종류는 각자에 달렸다. 나는 고구마, 감자와 같은 구석기 식단에 가까운 음식을 좋아하지만, 때로는 백미도 먹는다. 6장에 내가 좋아하는 탄수화물 보충 음식을 소개한다.

적응한 지방 연소 방식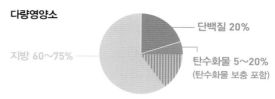

케토 경로 3

다량영양소

단백질 20%
지방 60~75%
탄수화물 5~20%
(탄수화물 보충 포함)

이 방식은 지방에 적응한 후에 아주 좋다. 지방에 아직 적응하지 않았다면 원조 케토나 강력 케토로 시작하라.
적응한 지방 연소 방식에서는 탄수화물 보충을 주 2~3회 한다. 원한다면 무산소 운동과 탄수화물 보충을 병행할 수 있다.

누구에게 맞을까? : 주 3~7회 무산소 운동을 하며 건강 불균형 문제가 없는 사람들. 운동으로 체중 감량을 하고 싶을 때에도 좋다. 경미한 염증이나 에너지 기복, 과민대장증후군과 같은 소화 장애처럼 호르몬 상태에 영향을 미치지 않는 경미한 건강 불균형이 있는 경우에 이 방식이 적합하다. 건강 불균형이 미미하고 비활동적이라면, 원조 케토나 완전 케토 방식이 더 나을 수 있다.

적응한 지방 연소의 식사 : 이 책에 수록한 레시피가 모두 효과가 있다. 탄수화물 보충을 하고 싶다면 탄수화물 보충 방식이 포함된 레시피를 찾아라.

탄수화물 보충 : 지방에 적응하고 나면, 주 2~3회 탄수화물 보충을 시작하라. 되도록 밤이 좋다. 체중 0.45kg당 탄수화물 0.5g으로 시작하는 게 좋다. 주 3회 이상 탄수화물 보충이 필요하다고 생각되면, 매일 지방 연소 방식으로 바꿔라.
탄수화물 보충과 운동을 병행하고 싶다면, 운동 후에 먹는 셰이크에 바나나 반 개를 추가하라. 하지만 오후에 운동을 한 뒤, 지방 대신 탄수화물을 먹는 탄수화물 보충 저녁 식사를 하는 게 가장 좋다.

> **잠깐만요!** 체중 감량을 위해 탄수화물 보충을 하면서 적응한 지방 연소나 완전 케토 방식을 따른다면, 탄수화물 보충 후에 체중이 조금 늘 수 있다. 하지만 그럼으로써 체중 정체에서 해방되어 체중이 계속 빠질 수 있다. 정체되었던 체중 아래로 체중이 빠질 때까지 기다렸다가 다시 탄수화물 보충을 시작하라.

다량영양소

- 단백질 20%
- 지방 60~75%
- 탄수화물 5~20% (탄수화물 보충 포함)

이 방식에서는 지방에 완전히 적응할 때까지 기다리지 말고 곧바로 저녁에 탄수화물 보충을 시작하기 바란다. 이 방식으로는 전통적인 의미의 케톤 상태를 경험하지 않을 가능성이 높다. 다시 말해, 몸이 지방을 태울 준비는 할 수 있겠지만, 첫 1~2주 안에 케톤이 생성되지 않을 수 있다. 저녁에 먹는 탄수화물에 적응하게 되면서, 초기에 많이 먹었던 탄수화물의 양이 점점 줄면서 지방 적응이 확실히 자리를 잡는다. 원한다면 탄수화물 보충과 무산소 운동을 병행할 수 있다.

누구에게 맞을까? : 건강이 불균형한 사람들(예를 들어, 갑상샘 불균형이나 부신 장애), 아이들, 다른 방식이 너무 혹독하게 느껴지는 경우, 완전 채식주의자, 칸디다균 보균자(지방 섭취가 너무 많으면 균이 증폭할 수 있기 때문에, 이 방식에서는 지방 섭취량을 다소 줄일 수 있다). 체중 감량과 함께 몸을 치유하고 싶거나 천천히 진행하고 싶은 사람에게도 이 방식이 적합하다.

매일 지방 연소의 식사 : 이 책의 레시피가 모두 잘 맞는다. 탄수화물 보충을 하고 싶다면 탄수화물 보충에 관한 설명이 포함된 레시피를 찾아라. 탄수화물을 매일 밤 먹기 때문에 탄수화물을 조금만 먹어도 된다.

탄수화물 보충 : 케토 식단으로 바꾸자마자 매일 밤 탄수화물 보충을 시작하라. 탄수화물 보충이 필요하다는 느낌이 드는 한, 계속 보충하라! 체중 0.45kg당 탄수화물 0.25g으로 시작하는 게 좋다. 몸이 점점 지방을 잘 연소하게 되면, 탄수화물을 줄여도 된다. 처음 시작할 때만큼 탄수화물이 필요치 않다는 걸 알게 될 것이다. 밤에 탄수화물을 보충하지 않고서도 3~4일을 견딜 수 있게 되면, 적응한 지방 연소 방식으로 바꿔라. 탄수화물 보충과 운동을 병행하고 싶다면, 운동 후에 반드시 탄수화물 보충을 하라. 오후에 운동을 한 후에, 지방 대신 탄수화물을 먹는 탄수화물 보충 저녁 식사를 하는 게 가장 좋다.

탄수화물 보충 팁

- 지방을 제거하지 않은 채 식사에 탄수화물을 추가하지 마라! 탄수화물 보충은 야간 식사에서 지방을 탄수화물로 대체하는 것이지, 이미 지방이 든 음식에 탄수화물을 추가하는 것이 아니다. 탄수화물 보충으로 효과를 보지 못한다면, 탄수화물 보충 식사에 지방이 너무 많은 탓에 과식이 되었을 가능성이 높다.

- 여성의 경우, 대개는 양이 적을수록 좋다. 몸무게 0.45kg당 0.25g의 탄수화물로 시작해 점점 양을 늘려라. 멋진 저녁 식사와 과일 디저트로 시작하면 좋다.

- "밤에 탄수화물을 많이 섭취하면 좋다"가 핵심이 아니다. 탄수화물 보충이 효과가 있는 이유는 하루 종일 저탄수화물 식사를 하기 때문이다.

- 이 책의 많은 조리법에 탄수화물 보충을 쉽게 할 수 있도록 탄수화물 보충 방법을 추가했다.

- 연인과 헤어지고 난 뒤 폭식을 거듭한 경험이 있는가? 탄수화물 보충을 계획하지 마라. 내키는 대로 해 보라. 언제든 저녁에 탄수화물이 당기면 먹고, 그렇지 않으면 먹지 마라.

팻연료 방식

케토 경로1 — 원조 케토

단백질 20%
지방 75%
탄수화물 5%

저탄수화물, 중단백질, 고지방

케토 다이어트의 핵심이며
모든 팻연료 방식의 기초

~~탄수화물 보충~~

👍 적합한 대상

- 아직 지방에 적응하지 않은 사람
- 건강 불균형 문제가 있고 비활동적인 사람
- 인슐린 저항성이 있는 사람
- 유산소 운동 마니아
- 호르몬 불균형 문제가 없는 사람
- 갱년기와 폐경기 여성

🍴 식사 방식

 ck 원조 케토 마크가 있는 레시피를 찾아라.

 FAT 팻폭탄을 많이 먹어라.

매일 로켓연료 라떼(418쪽)를 즐겨 마셔라.

 ➕ ~~탄수화물 보충~~ 탄수화물 보충 마크가 있는 조리법을 피하라.

케토 경로2 — 강력 케토

단백질 35%
지방 60%
탄수화물 5%

중지방, 고단백질, 저탄수화물

~~탄수화물 보충~~

👍 적합한 대상

- 저혈당이나 기타 혈당 이상이 있는 사람(52쪽 참조)(이 방식은 인슐린 의존 당뇨병 환자에게는 적합하지 않을 수 있음)
- 원조 케토가 맞지 않다고 느끼고 탄수화물 보충에 관심이 없는 사람
- 체중이 더 이상 줄지 않는 사람

🍴 식사 방식

 pk 강력 케토 마크가 있는 레시피를 찾아라.

 매일 로켓연료 라떼(418쪽)를 즐겨 마셔라.

 소식(小食)이 인슐린 억제에 도움이 될 수 있다.

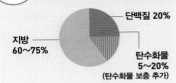

| 케토 경로3 | 완전 케토 | 적응한 지방 연소 | 매일 지방 연소 |

완전 케토

단백질 20%
지방 60~75%
탄수화물 5~20%
(탄수화물 보충 추가)

지방에 완전히 적응한 후에
적합하다
(먼저 경로 1이나 경로 2를 이용하라)

탄수화물 보충
주 1회, 항상 밤에

 적합한 대상

· 건강 불균형 문제가 없는 사람
· 혈당 이상이 있는 사람
· 적당히 활동적인 사람(무산소 운동 주 1~3회)
· 비활동적인 사람
· 체중 감량과 운동을 병행하고 싶은 사람
· 체중이 더 이상 줄지 않는 사람

 식사 방식

 ck 매일 먹는 경우, 원조 케토 마크가 있는 레시피를 찾아라.

 FAT 지방 섭취를 늘리려면 팻폭탄/적응에 좋음 마크가 있는 레시피를 찾아라.

➕ 탄수화물 보충 주 1회, 항상 밤에 먹어라. 탄수화물 보충 마크가 있는 레시피를 찾아라.

 원할 경우, 운동 시 바나나 반 개를 먹거나 탄수화물 보충 저녁 식사를 하라.

 1g 체중 0.45kg당 1g의 탄수화물을 섭취하라.

적응한 지방 연소

단백질 20%
지방 60~75%
탄수화물 5~20%
(탄수화물 보충 추가)

지방에 완전히 적응한 후에
적합하다
(먼저 경로 1이나 경로 2를 이용하라)

탄수화물 보충
주 2~3회, 항상 밤에

 적합한 대상

· 건강 불균형 문제가 적은 사람
· 활동적인 사람(무산소 운동 주 3~7회)
· 체중 감량과 운동을 병행하고 싶은 사람
· 체중이 더 이상 줄지 않는 사람

 식사 방식

 ck 매일 먹는 경우, 원조 케토 마크가 있는 레시피를 찾아라.

FAT 지방 섭취를 늘리려면 팻폭탄/적응에 좋음 마크가 있는 레시피를 찾아라.

➕ 탄수화물 보충 주 2~3회, 항상 밤에 먹어라. 탄수화물 보충 마크가 있는 레시피를 찾아라.

 원할 경우, 운동 시 바나나 반 개를 먹거나 탄수화물 보충 저녁 식사를 하라.

 1/2g 체중 0.45kg당 0.5g의 탄수화물을 섭취하라.

매일 지방 연소

단백질 20%
지방 60~75%
탄수화물 5~20%
(탄수화물 보충 추가)

지방에 완전히 적응한 후에
적합하다
(먼저 경로 1이나 경로 2를 이용하라)

탄수화물 보충
매일, 항상 밤에

 적합한 대상

· 건강 불균형 문제가 있는 사람(갑상샘 불균형, 부신 장애, 칸디다증 등)
· 어린이
· 완전 채식주의자
· 다른 방식에 제약을 크게 느끼는 사람
· 몸을 치유하면서 체중을 줄이고 싶은 사람
· 서서히 진행하고 싶은 사람

 식사 방식

 ck 매일 먹는 경우, 원조 케토 마크가 있는 레시피를 찾아라.

 FAT 지방 섭취를 늘리려면 팻폭탄/적응에 좋음 마크가 있는 레시피를 찾아라.

➕ 탄수화물 보충 매일, 항상 밤에 먹어라. 탄수화물 보충 마크가 있는 레시피를 찾아라.

 원할 경우, 운동 시 바나나 반 개를 먹거나 탄수화물 보충 저녁 식사를 하라.

 1/4g 체중 0.45kg당 0.25g의 탄수화물을 섭취하라.

팻연료 방식을 결정하는 방법

다음의 질문들은 당신의 건강 상태, 식습관, 호르몬 상태, 좋아하는 음식, 신체 활동의 정도에 가장 적합한 팻연료 방식을 아는 데 도움이 될 수 있다. 질문의 대답이 "예"라면 해당 질문 옆에 있는 빈칸에 체크 표시를 하라. 각 섹션(건강 상태, 음식과의 관계 등)이 끝나면 점수를 합산하라. 설문을 마친 후에는 각 섹션에서 자신에게 가장 적합한 방식을 알게 될 것이다. 각 섹션마다 다른 팻연료 방식이 나오는 경우, 먼저 나오는 섹션이 더 중요하다는 점을 기억하라. 예를 들어, 건강 상태 섹션에서 매일 지방 연소에 5점을 얻고, 호르몬 상태 섹션에서 원조 케토에 6점을 얻었다면, 매일 지방 연소로 시작하는 것이 좋을 수 있고, 만일 호르몬 불균형에도 몸 상태가 아주 좋다면 호르몬 문제를 해결하기 위해 원조 케토로 전환할 것을 고려하라. 설문 후에 나오는 차트에는 항목이 더 많으므로 특정 문제에 어떤 팻연료 방식이 최선인지 더 상세히 알 수 있다.

잠깐만요! 체중 감량과 음식 선택은 관련이 없다는 것을 눈치챌 것이다. 그 이유는, 체중/지방 감소는 일반적으로 다른 요인들과 함께 호르몬이 정확히 균형을 이룰 때 이루어지기 때문이다. 당신의 몸에 가장 잘 맞는다고 판단한 팻연료 방식으로 최고의 몸 상태를 경험하게 될 것이다. 모든 건강 불균형을 바로 잡은 후에, 원조 케토 방식으로 바꿔 볼 수 있다(아직은 아니라면).

- **ck** = 원조 케토(Classic Keto)
- **pk** = 강력 케토(Pumped Keto)
- **fk** = 완전 케토(Full Keto)
- **afb** = 적응한 지방 연소(Adapted Fat Burner)
- **dfb** = 매일 지방 연소(Daily Fat Burner)

건강 상태	ck 경로1	pk 경로2	fk 경로3	afb 경로3	dfb 경로3
암을 회복하는 중인가요?	☐	■	■	■	■
몇 년간 간헐적으로 1200Cal를 먹는 장기 다이어터인가요?	■	■	■	■	☐
의사가 케토 식단을 권유했나요?	☐	■	■	■	■
모유 수유 중인가요?	■	■	■	■	☐
과민대장증후군, 포드맵(FODMAP) 민감성, 소장 내 세균 과잉(SIBO)과 같은 소화 장애가 있나요?	■	■	■	■	☐
불안증이나 우울증 병력이 있나요?	■	■	■	■	☐
칸디다균을 보유한 병력이 있나요? 아니면 현재 보유하고 있나요?	☐	■	■	■	■
하시모토병이나 관절염, 루푸스와 같은 자가면역질환이 있나요? (심한 피로감을 유발하는 자가면역질환이나 제1형 당뇨병은 제외)	☐	■	■	■	■
다발성경화증이나 섬유 근육통, 만성피로증후군과 같이 심한 피로감을 동반하는 자가면역질환이 있나요?	■	■	■	■	■

	ck 경로1	pk 경로2	fk 경로3	afb 경로3	dfb 경로3
고콜레스테롤 및 고혈압과 같은 심장 건강 문제가 있나요?		■	■	■	■
알츠하이머병이나 파킨슨병과 같은 신경학적 질환이 있나요?		■	■	■	■
이상혈당이나 저혈당증, 제1형/제2형 당뇨병, 또는 인슐린 저항성과 같은 혈당 불안정과 관련한 문제가 있나요?		■	■	■	■
담낭을 떼어 냈나요? 혹은 지방 흡수에 문제가 있나요?	■			■	■
합계					

식습관

	ck 경로1	pk 경로2	fk 경로3	afb 경로3	dfb 경로3
몸무게나 음식 측정에 민감한가요?		■	■	■	■
섭식 장애를 겪은 적이 있나요?		■	■	■	■
요요가 왔을 때 폭식을 했나요?		■	■	■	■
합계					

호르몬 상태

	ck 경로1	pk 경로2	fk 경로3	afb 경로3	dfb 경로3
부신 기능 장애가 있나요?	■		■	■	■
폐경기이거나 폐경 후인가요?				■	■
호르몬 문제가 없으며 가임 연령인가요?			■		
무월경이나 높은 에스트로겐 수치, 낮은 프로게스테론 수치, 낮은 DHEA, 낮은 성욕(다낭성난소증후군을 제외한 모든 것)과 같은 호르몬 문제가 있으며 가임 연령인가요?				■	■
다낭성난소증후군(PCOS)이 있나요?				■	■
하시모토병(치료되었건 치료되지 않았건)이 있나요?			■	■	■
갑상샘 항진증(치료되었건 치료되지 않았건)이 있나요?			■	■	■
갑상샘 저하증(치료되었건 치료되지 않았건)이 있나요?			■	■	
합계					

음식 성향

	ck 경로1	pk 경로2	fk 경로3	afb 경로3	dfb 경로3
팔레오(구석기 식단) 친화적인 탄수화물을 너무 많이 먹으면 이상한 느낌이 드나요?				■	■
단백질보다 팔레오 친화적인 탄수화물을 먹었을 때 느낌이 좋은가요?				■	
지방이나 탄수화물보다 단백질을 먹었을 때 느낌이 좋은가요?		■			■
전에 케토를 시도했거나 현재 케토를 사용하고 있다면, 불과 2주 정도 후에 몸 상태가 최악이 된 적이 있나요?				■	■
전에 케토를 시도했거나 현재 케토를 사용하고 있다면, 전에 느낌이 아주 좋았거나 지금 아주 좋은가요?				■	■

	ck 경로1	pk 경로2	fk 경로3	afb 경로3	dfb 경로3
천천히 그리고 꾸준히 일일 탄수화물 섭취량을 줄이고 싶은가요?	▪	▪			
완전 채식주의 또는 채식주의인가요?	▪				
합계					
신체 활동					
이미 지방에 적응했다면, 주로 유산소 운동을 하나요?		▪	▪	▪	▪
이미 지방에 적응했다면, 주로 무산소 운동*을 하나요?		▪	▪	▪	▪
케토를 처음 시도하는 경우라면 주로 유산소 운동을 하나요?			▪	▪	▪
케토를 처음 시도하는 경우라면 주로 무산소 운동*을 하나요?	▪		▪	▪	
활동량이 매우 적은가요?		▪	▪	▪	▪
합계					

* 무산소 운동은 고강도 인터벌 훈련(HIIT)이나 전력질주, 무거운 근력 훈련, 크로스핏(CrossFit)과 같은 고강도 훈련이다.

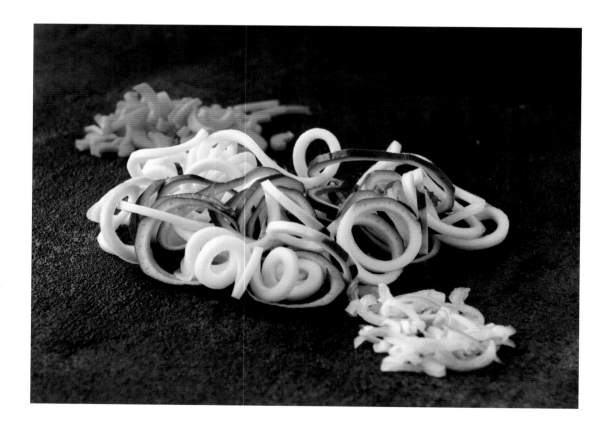

케토 다이어트로 해결하고 싶은 문제가 한두 가지 밖에 없다면 좋은 일이다.

	ck 경로 1	pk 경로 2	fk 경로 3	afb 경로 3	dfb 경로 3
☒ 첫 번째 선택 (두 개 이상 선택하면 동등한 것으로 간주) ☒ 두 번째 선택 ☒ 세 번째 선택					
부신 기능 장애		×			×
불안증 또는 우울증			×	×	×
자가면역질환 (하시모토병, 관절염, 루푸스 – 극도의 피로감을 유발하는 자가면역질환이나 제1형 당뇨병은 제외)	×				
극도의 피로감을 유발하는 자가면역질환(다발성경화증, 섬유 근육통, 만성피로 등)			×	×	×
혈당 불안정(예: 이상혈당, 저혈당, 제1형 또는 제2형 당뇨병이나 인슐린 저항성)	×	×	×		
모유 수유 중					×
암 회복 중	×				
칸디다균 보유자					×
콜레스테롤이나 고혈압 문제	×				
장기 다이어터			×	×	×
소화 문제(예 : 과민대장증후군, 포드맵(FODMAP) 민감성, 소장 내 세균 과잉)	×				
하시모토병(치료되었건 치료되지 않았건)	×				
의사가 케토를 권유했음	×				
식이 장애 병력			×	×	×
갑상샘 항진증(치료되었건 치료되지 않았건)	×				
갑상샘 저하증(치료되었건 치료되지 않았건)			×	×	×
천천히 시작하고 싶은 사람			×	×	×
폐경기 또는 폐경 후	×				
신경학적 문제(예 : 알츠하이머병, 심한 브레인 포그, 치매나 파킨슨병)	×				
다낭성난소증후군(PCOS)	×				
담낭을 제거했거나 지방 흡수 문제가 있음					×
가임기, 호르몬 문제 없음			×	×	×
가임기, 호르몬 문제 있음(예 : 무월경, 높은 에스트로겐 수치, 낮은 프로게스테론 수치, 낮은 DHEA, 낮은 성욕 – 다낭성난소증후군을 제외한 모두)			×	×	×
비활동적인 생활	×				
전에 케토를 시도해서 느낌이 좋지 않다.		×	×	×	×
전에 케토를 시도해서 느낌이 매우 좋았다.	×	pk			
몸무게 측정/음식 계산에 민감함			×	×	×
완전 채식주의자와 채식주의자			×	×	×
주로 유산소 운동(이미 지방에 적응함)	×	×			
주로 무산소 운동(이미 지방에 적응함)	×	×	×	×	
주로 무산소 운동(지방에 적응하지 않음)	×		×	×	
다이어트 → 요요 → 폭식으로 이어짐			×	×	×

체험담

나는 26세의 배우이자 작가이며 유튜버이다.

연극을 전공하기 전에 개인 트레이너 자격증을 따서 트레이너로 일했다. 체육 교육학과 영양학을 공부하면서 고단백, 고탄수화물, 저지방 식단이 신체 건강에 올바른 방법이라고 생각했다. 그리고 나 역시 그것을 실천했다.

몇 년 후, 나는 정상 체중을 15kg 초과했으며 셀 수도 없는 건강 문제(음식 알레르기와 음식 과민증 등)에 시달렸다. 영양사에게 상담을 받고 난 후 나는 체중을 줄이고 건강을 회복하기 위해 운동과 식이요법을 시작했다. 하지만 변화가 없었다. 하루 종일 졸리고 피곤했다. 단순히 피곤한 게 아니라 몸이 천근만근 무겁게 느껴졌다. 또한 전혀 집중을 할 수가 없었다. 내 뇌가 작동하지 않는 느낌이었다. 나는 이상한 두통을 앓았고 하루에 6~8끼(대부분 무지방 단백질과 탄수화물)를 먹었지만, 항상 배가 고팠다. 운동과 다이어트를 했지만 효과를 거의 보지 못했다. 아침에 너무 피곤해서 침대에서 나오기가 힘들었다. 내 몸이 망가진 것 같았다. 나는 영양사에게 몸이 엉망이라고 말했지만, 그는 내게 더 집중력을 기르라고 했고, 모두 심리적인 문제라고 말했다.

어느 날, 한 친구로부터 저탄수화물, 고지방 다이어트를 한다는 이야기를 들었다. 그는 몸이 치유되는 것 같고 낮에는 활력이 넘쳐서 놀라울 정도라고 말했다. 나도 한번 해 보고 싶었지만, 지방을 먹는 것이 두려웠다. 그래서 나는 이전의 식단을 그대로 유지했다. 몇 달 후, 유튜브를 보고 있는데 어떤 동영상이 갑자기 나타났다. 영상에서는 리앤이 저탄수화물, 고지방 식단에 대해 이야기하고 있었다! 친구가 했던 말이 기억나서 동영상을 끝까지 보기로 마음먹었다. 그때 리앤이 "다이어트를 하고 느낌이 썩 좋지 않다면, 그것은 당신에게 맞지 않는 거예요"라고 말했던 것이 기억난다. 나는 케토 식단을 하면 어떤 느낌이 들까 궁금해하며 한번 해 보기로 결정했다. 나는 리앤의 비디오를 전부 보았고, HealthfulPursuit.com의 내용을 모두 읽었으며, 이튿날 슈퍼마켓으로 달려가서 리앤이 권하는 좋은 지방과 단백질을 잔뜩 쇼핑한 후에 고지방 식단을 시작했다.

첫날에 몸 상태가 날아갈 것 같았다. 기운이 펄펄 났고, 잠을 잘 잘 수 있었으며, 집중이 잘 되었고, 수년 만에 처음으로 몸이 무겁게 느껴지지 않았다. 내 몸이 스스로 치유하고 회복한다는 걸 느낄 수 있었다. 그리고 아무리 노력해도 빠지지 않던 체중이 마침내 줄기 시작했다. 몇 달 후, 나는 『팻연료, 리앤의 30일 힐링 프로그램(Fat Fueled, Leanne's 30-day program)』을 읽었다. 이 책은 종합병원이 된 내 몸에게 '대실패'라고 말하는 것 같았다.

케토 플루에 대한 내용을 읽었지만 나에게는 그런 증상이 전혀 없었다. 내 몸은 절박하게 지방이 필요했고, 케토 식단을 먹자마자 내 몸은 치유되기 시작했고 지금까지도 치유가 계속되고 있다. 나는 오랫동안 음식 알레르기 증상을 겪지 않았고 소화계도 어느 때보다 잘 작동한다. 그리고 전에 느꼈던 배고픔이 사라졌다. 이제는 하루에 2~3끼밖에 먹지 않고 끼니 사이에 거의 배가 고프지도 않다. 나는 피곤을 느끼지 않고 몇 시간 동안 일할 수 있다.

케토는 심리적으로도 나에게 영향을 끼쳤다. 내 몸을 사랑하는 법을 배웠고, 마침내 내 몸이 고장 난 게 아니라 제대로 먹지 않은 것뿐이라는 사실을 이해했다.

고마워요, 리앤! 당신은 나와 전 세계 사람들이 자신을 사랑하고 자기 몸에 저항하지 않고 협력할 수 있도록 영감을 주었어요.

루이즈, 상파울루

CHAPTER
3

케토 다이어트 경험하기

이제 나는 다량영양소를 계산하거나 열심히 추적하지 않지만,
지방에 적응하는 과정에서 다량영양소를 이해하는 일이 매우 중요하다는 것을 안다.
앞으로 우리는 다량영양소를 계산하는 방법을 대략 훑어볼 것이다. 그러고 나서
일반적인 영양소 계산과는 다른 새로운 방식을 배워 좋아하는 다른 일들을 할 수 있는 시간을 얻게 될 것이다.
또한 당신이 "그렇게나 많은 지방을 대체 어떻게 다 먹지?"라고 궁금해한다면
내가 즐겨 사용하는 지방 먹기 전략을 알려 주겠다.

이제 시작해 보자!

다량영양소 계산하기

다량영양소란 우리가 매일 섭취하는 탄수화물, 단백질, 지방을 의미한다. 이 책에서는 우리가 목표로 하는 탄수화물, 단백질, 지방의 섭취량을 다량영양소라고 칭한다. 이전 장에서 케토 경로와 팻연료 방식을 소개할 때 설명했듯이, 예를 들어, 지방이 75%라 함은 하루 칼로리 섭취량의 75%가 지방이라는 의미이다.

그렇다면 지방 75%는 정확히 무슨 의미일까? 이 질문에 답을 하려면 수학이 필요한데, 첫 단계는 하루 총 칼로리를 아는 것이다.

현재 당신이 목표하는 칼로리의 양을 선택하라. 나중에 칼로리를 늘릴 수 있다. 지금 케톤 상태에 있다면 체중이 줄고 건강이 개선되므로 섭취하는 칼로리를 늘릴 수 있다.

탄수화물 1g은 4Cal, 단백질 1g은 4Cal, 지방 1g은 9Cal이다. 따라서 아래와 같이 하루에 먹을 수 있는 다량영양소의 그램 수를 알 수 있다.

하루 칼로리

다량영양소 %	1300	1400	1500	1600	1700	1800	1900	2000	2100	2200	2300	2400	2500	2600	2700	2800	2900	3000	3100	3200	3300	3400	3500
	섭취량 그램 수																						
탄수화물																							
5%	16	18	19	20	21	23	24	25	26	28	29	30	31	33	34	35	36	38	39	40	41	43	44
10%	33	35	38	40	43	45	48	50	53	55	58	60	63	65	68	70	73	75	78	80	83	85	88
15%	49	53	56	60	64	68	71	75	79	83	86	90	94	98	101	105	109	113	116	120	124	128	131
20%	65	70	75	80	85	90	95	100	105	110	115	120	125	130	135	140	145	150	155	160	165	170	175
단백질																							
10%	33	35	38	40	43	45	48	50	53	55	58	60	63	65	68	70	73	75	78	80	83	85	88
15%	49	53	56	60	64	68	71	75	79	83	86	90	94	98	101	105	109	113	116	120	124	128	131
20%	65	70	75	80	85	90	95	100	105	110	115	120	125	130	135	140	145	150	155	160	165	170	175
25%	81	88	94	100	106	113	119	125	131	138	144	150	156	163	169	175	181	188	194	200	206	213	219
30%	98	105	113	120	128	135	143	150	158	165	173	180	188	195	203	210	218	225	233	240	248	255	263
35%	114	123	131	140	149	158	166	175	184	193	201	210	219	228	236	245	254	263	271	280	289	298	306
지방																							
55%	79	86	92	98	104	110	116	122	128	134	141	147	153	159	165	171	177	183	189	196	202	208	214
60%	87	93	100	107	113	120	127	133	140	147	153	160	167	173	180	187	193	200	207	213	220	227	233
65%	94	101	108	116	123	130	137	144	152	159	166	173	181	188	195	202	209	217	224	231	238	246	253
70%	101	109	117	124	132	140	148	156	163	171	179	187	194	202	210	218	226	233	241	249	257	264	272
75%	108	117	125	133	142	150	158	167	175	183	192	200	208	217	225	233	242	250	258	267	275	283	292
80%	116	124	133	142	151	160	169	178	187	196	204	213	222	231	240	249	258	267	276	284	293	302	311
85%	123	132	142	151	161	170	179	189	198	208	217	227	236	246	255	264	274	283	293	302	312	321	331

하루 총 Cal × 탄수화물 % = 탄수화물 Cal ÷ 4

= 하루 탄수화물 섭취량(g)

하루 총 Cal × 단백질 % = 단백질 Cal ÷ 4

= 하루 단백질 섭취량(g)

하루 총 Cal × 지방 % = 지방 Cal ÷ 9

= 하루 지방 섭취량(g)

예를 들어 보자. 당신이 하루에 2000Cal를 먹고, 탄수화물 5%, 단백질 15%, 지방 80%를 목표로 한다고 하자.

먼저 각 다량영양소에 할당된 칼로리를 계산한다.

2,000 × 탄수화물 5% = 탄수화물 100Cal

2,000 × 단백질 15% = 단백질 300Cal

2,000 × 지방 80% = 지방 1,600Cal

이제 각 칼로리에서 몇 그램을 얻을 수 있는지 계산한다.

탄수화물 100Cal/4 = 하루 탄수화물 섭취량 25g

단백질 300Cal/4 = 하루 단백질 섭취량 75g

지방 1,600Cal/9 = 하루 지방 섭취량 178g

계산 방식을 아는 것은 어느 정도 중요하지만, 여러분을 좀 편하게 해 주고 싶다. 이전 페이지에 나온 표를 보면 하루 칼로리와 다량영양소 비율, 지방, 단백질, 탄수화물의 그램 수를 알 수 있다.

표에서 각 다량영양소별로 다양한 퍼센트를 선택할 수 있다. 핵심은 3대 다량영양소의 총합(탄수화물%+단백질%+지방%)이 언제나 100%가 되어야 한다는 것이다. 나머지는 당신 선택에 달렸다.

예를 들어, 탄수화물 10%와 단백질 20%를 선택했다면, 10+20+70=100이므로 지방은 70%를 선택해야 한다. 그런 다음 표를 확인하면,

아래와 같이 10/20/70 비율로 1,300Cal를 섭취하는 방법이 나온다.

- **탄수화물 33g**
- **단백질 65g**
- **지방 101g**

다른 예를 들어 보자. 탄수화물 5%, 단백질 35%를 선택한다면, 5+35+60=100이 되므로 지방은 60%를 선택해야 한다. 그러면 5/35/60의 비율로 1,600Cal를 섭취할 때 다음과 같은 결과가 나온다.

- **탄수화물 20g**
- **단백질 140g**
- **지방 107g**

(그렇다, 60% 지방과 35% 단백질을 먹더라도, 그램 수로 하면 지방보다 단백질을 더 많이 먹게 된다. 이는 앞서 설명했듯이 지방의 그램당 칼로리가 단백질보다 많기 때문이다. 그래서 퍼센트는 다량영양소에서 얻는 하루 총 칼로리의 퍼센트를 의미한다.)

다량영양소를 계산하는 방법은 몇 가지가 있다. 앞쪽의 방정식으로 계산하는 방법, 앞쪽 표를 이용하는 방법, 인터넷에서 찾을 수 있는 계산기를 이용하는 방법이다('keto macro calculator 케토 다량영양소 계산기'를 검색하면 여러 개가 뜰 것이다).

케토를 시작할 준비는 되었지만 갑작스럽게 뛰어들기보다는 조심스럽게 시작해 보고 싶은가? 이제부터 그 방법을 알아보자.

다량영양소를 추적하는 네 가지 방법

지금까지 다량영양소를 계산하는 방법을 배웠다. 하지만 케토 다이어트의 효과를 보기 위해 모든 칼로리를 추적하거나 다량영양소 섭취량을 항상 파악할 필요는 없다.

개인적으로 나는 다량영양소 계산에는 별 관심이 없다. 나 역시 오랫동안 미친 사람처럼 다량영양소 계산에 매달렸던 사람이다. 나는 먹는 음식을 추적하고 칼로리를 계산하는 일에 너무도 쉽게 강박적으로 빠져들었다. 지금은 계산에 집착하지 않지만 케토 다이어트를 꽤 잘 실천하고 있다. 감히 말하자면, 우리 대부분은 그동안 당연하다고 여겼던 영양소 따지는 일을 하지 않아도 건강할 수 있다.

하지만 사람은 모두 다르고 필요한 것도 저마다 다르다. 그래서 다량영양소를 따지든 아니든 지방, 단백질, 탄수화물을 적정량 섭취할 수 있는 네 가지 전략을 알려 주고자 한다. 핵심은 자신에게 맞는 전략을 찾는 것이다.

방법 1 : 매 끼니마다 추적한다

전통적인 영양소 추적 방식은 특히 탄수화물을 추적할 수 있기 때문에 케토 식단을 시작할 때 유익할 수 있다. 지금까지 탄수화물 섭취에 대해 생각해 본 적이 없다면, 음식에 든 탄수화물 양을 이해하고 익숙해지는 데 다소 시간이 걸릴 수 있다. 이 방식은 섭취하는 다량영양소와 칼로리를 상세히 파악할 수 있는 최선의 방법이며, 특히 영양소 섭취 비율을 수정해야 하는 사람이라면 도움이 될 것이다.

영양소 추적의 함정은 할 일이 너무 많다는 것이다. 엄두가 나지 않더라도 걱정하지 마라. 영양소를 추적하는 다른 방법들이 이어서 나온다.

여기서 기억해야 할 중요한 사항은, 섭취하는 모든 칼로리, 지방, 탄수화물의 그램 수를 알아야 한다는 것이다. 당신이 먹는 아몬드 버터 한 술은 어떨까? 당신은 이 버터에 든 지방, 단백질, 탄수화물의 그램 수와 칼로리를 알아야 한다. 그리고 이를 각 영양소의 하루 목표량과 비교해야 한다. 따라서 목표하는 탄수화물 섭취량이 33g이라면, 탄수화물이 3g 정도 든 아몬드 버터를 먹고 나면(이것이 첫 번째 음식이라고 가정하자) 나머지 시간 동안에 먹을 탄수화물의 양은 30g이 된다.

이 방식을 선택하는 사람은 MyFitnessPal(한국어 지원), FatSecret App(한국어 지원), My Macros＋, Cronometer, KetoDietApp 같은 칼로리 추적 앱을 이용해 영양소 섭취를 계산하면 된다. 이러한 많은 앱들은 음식의 영양소 자료를 정확하게 알려 주기 때문에, 하루 동안 먹은 음식을 입력하면 하루의 다량영양소와 칼로리 섭취량을 곧바로 볼 수 있다. 또한 각자의 요리법을 앱에 직접 적어 넣어 한 끼의 영양 정보를 입력하거나, 앱에서 바로 요리법과 그에 따른 영양 정보를 구상할 수도 있다.

이 방법에 익숙해지면 다음 쪽의 방법 4로 건너뛰어도 된다. 방법 1은 케톤 상태에 언제 도달했는지 알아채서 다량영양소 수정으로 인한 몸의 변화를 느낄 수 있는 사람에게 가장 적합하다. 이 방식으로 약 30일간 먹은 후에는 자신의 몸을 신뢰하게 되어 4번으로 건너뛸 수 있다.

방법 2 : 추적 미루기

입에 들어가는 음식을 하나도 빼놓지 않고 계산하고 싶지는 않지만 여전히 다량영양소 목표량을 정확히 달성하는지 알고 싶다면 이 방법이 더 낫다. 5일 동안 최대한 저탄수화물, 고지방으로 먹으면서 먹은 음식을 모조리 적어라. 5일 후에 일일 다량영양소 퍼센트를 계산해 주는 칼로리 추적 앱에 매끼 먹은 음식을 적어 넣어라. 모든 음식을 입력하면 자신의 다량영양소 섭취량을 알 수 있다. 이 방법을 이용하면 자신의 식사를 강박적으로 추적하고 집착할 위험 없이 다량영양소의 문제점이 무엇인지 이해하는 데 도움이 될 것이다.

영양소 추적을 미루는 데 익숙해지면, 먹는 음식을 일일이 기록하지 않고도 동일한 혜택을 누릴 수 있는 방법 4로 건너뛰어도 된다. 몸은 최선이 무엇인지 알고 있음을 믿고 인체 과정을 신뢰하라.

방법 3 : 식단을 따른다

권하건대, 무작정 다량영양소 지침을 따르면서 목표치에 도달하는지 매일 걱정하는 대신에, 식단 계획을 짠 후에 매일 배고픔의 정도를 평가해서 그에 따라 유연하게 대처하기 바란다. 계산할 건 아무것도 없다. 각 팻연료 방식마다 다양한 식단이 마련되어 있다. 무엇을 먹을지 걱정하지 않고 다량영양소를 계산하지 않아도 되는 장점 이외에도, 이 방식의 커다란 장점은 내키는 대로 먹거나 먹지 않아도 된다는 점이다. 식단을 먹거나 미루거나 건너뛰는 것은 순전히 당신이 배가 고픈지 아닌지에 달렸다. 따라서 영양소 추적에서 오는 불안감을 느낄 필요가 없다. 하루 목표량을 걱정하지 않고 먹거나 먹지 않을 수 있는 유연성이 생긴다.

12장의 식단은 풍부한 선택지를 제공하므로, 처음 시작하면서 음식 추적을 하지 않아도 된다. 자신

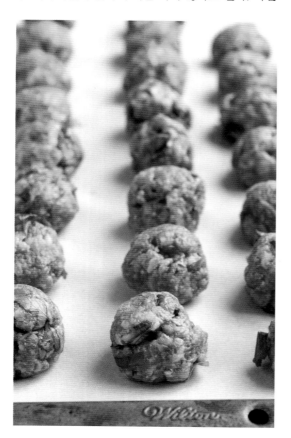

에게 효과가 있는 식단을 발견하면(영양적 케톤 상태에 도달했는지 알 수 있는 방법은 3장 '케톤 테스트' 참조), 자신의 몸에 가장 잘 맞는 식단 스타일을 대략적으로 알게 될 것이다.

방법 4 : 한 끼 접시 사용하기

이 방법은 영양소를 추적해도 별 효과가 없거나, 어떤 음식에 탄수화물이 많고 이 음식을 지방으로 어떻게 바꾸는지 확실히 알고 있는 사람에게 좋다. 이 방식은 다량영양소를 계산하고, 추적하고, 과도하게 집착하지 않으면서 영양적 케톤 상태의 장점을 누리는 데 도움이 된다. 이는 눈대중으로 다량영양소를 담을 수 있는 접시를 사용하는 방법이다. 눈대중으로 접시의 1/4을 단백질로, 접시의 대부분을 지방으로 채우는 것이다. 접시에 음식을 담으면서 평소에 한 끼에 필요한 지방이 몇 큰술이 될지 상상해 보라. 이 방식을 성공으로 이끄는 열쇠는 머리를 굴리지 말고 몸으로 느끼는 것이다. 너무 많이 생각하지 마라. 예시를 보고 싶다면 https://writinghouse.co.kr/132에서 '한 끼 접시' PDF를 다운받아 내가 평소에 이용하는 한 끼 접시의 사진들을 보기 바란다.

어느 정도의 양을 선택하든 먹기 전에 자신에게 질문을 던져 보라. 정서적인 이유로 먹고 싶은가? 정말 목이 마른가?(놀랍게도 우리는 이러한 신호들을 매우 자주 혼동한다) 혹은 정말로 배가 고픈가? 이러한 질문들을 계속 던지며 자신의 몸에 귀를 기울임으로써 언제 배고프고, 언제 배가 부르며, 언제 정서적인 욕구를 다른 방식으로 채우지 못하고 음식에서 위안을 찾으려 하는지 알게 될 것이다.

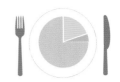

방법 1 : 매 끼니마다 추적한다	방법 2 : 추적 미루기	방법 3 : 식단을 따른다	방법 4 : 한 끼 접시 사용하기
다량영양소와 칼로리 목표량을 직접 설정한다 (칼로리 섭취량 방정식 참조). 칼로리 섭취량 표를 사용하거나 온라인 계산기를 사용한다.	다량영양소와 칼로리 목표량을 직접 설정한다 (칼로리 섭취량 방정식 참조). 칼로리 섭취량 표를 사용하거나 온라인 계산기를 사용한다.	다량영양소를 고려한 케토제닉 식단 계획 (12장)을 따른다.	접시에 담은 지방, 단백질, 탄수화물의 양을 눈대중으로 추정한다.
먹는 모든 음식의 다량영양소와 칼로리 함량을 추적한다. (칼로리 추적 앱)	고지방/저탄수화물 식단을 5일 동안 섭취하고 노트에 먹은 것을 모두 적어 둔다.	➕ 배고픔의 정도를 평가해 필요에 따라 식사를 하거나, 미루거나 건너뛸 수 있다.	➕ 추적을 좋아하지 않거나 이미 탄수화물을 지방으로 대체하는 방법을 아는 사람에게 좋다.
➕ 초보자에게 특히 유용한 이유는, 탄수화물 섭취량을 알고 어떠한 조정이 필요한지 이해할 수 있기 때문이다.	5일 후에 다량영양소 비율을 계산하는 앱에 먹은 음식의 총합을 입력한다. (칼로리 추적 앱)	➕ 다량영양소를 추적하는 것보다 덜 불안하고 융통성이 더 있다.	한 끼 접시에 대해 자세히 알고 싶으면 다음 쪽을 참조하라.
❗ 질릴 수 있다.	다량영양소 섭취량을 평가해 필요에 따라 조정한다.		
	➕ 섭취량과 추적에 집착하지 않고 다량영양소의 문제가 어디에서 비롯되었는지 아는 데 도움이 된다.		

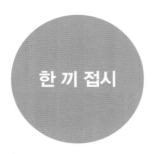

한 끼 접시

다량영양소 계산으로 미쳐 버릴 것 같다면, 눈대중으로 음식을 접시에 담는 것이
숫자에 스트레스를 받지 않고 올바른 방향으로 갈 수 있는 훌륭한 방법이다.
아래 그림에서 각 방식마다 매 식사의 한 끼 접시를 볼 수 있다. 당신이 탄수화물
보충(완전 케토, 적응한 지방 연소, 매일 지방 연소)을 요구하는 방식 중 하나를 따르고
있다면, 매일 아침과 점심 식사 그리고 탄수화물 보충을 하지 않는 날의
저녁 식사에는 원조 케토의 접시를 이용하라. 저녁에 탄수화물 보충을 하는 날에만
이 방식들의 저녁 접시를 이용하라.

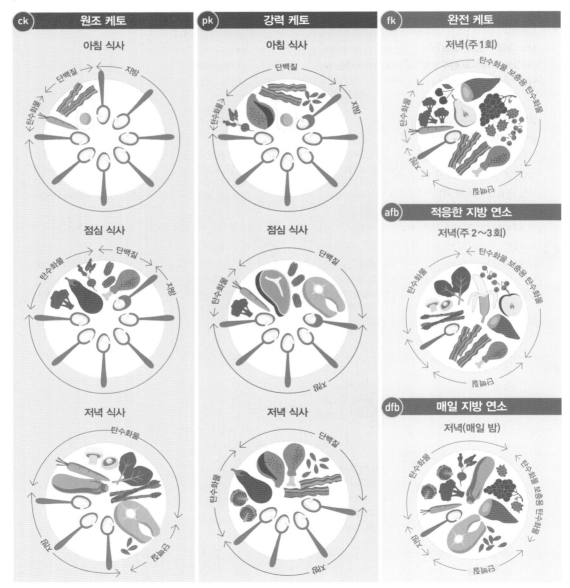

섬유질의 모든 것

우리는 탄수화물 섭취가 적을수록 케톤 상태에 빨리 도달해 지방을 연료로 태우기 시작한다는 것을 알고 있다. 하지만 조금 주의해야 할 것이 바로 섬유질이다.

섬유질은 탄수화물이지만 다른 탄수화물처럼 혈당과 인슐린을 자극하지 않는다. 그래서 케토 식단을 섭취하는 많은 사람들이 섬유질 섭취량을 신경 쓰지 않는다. 그들은 음식의 탄수화물 총량(g)에서 섬유질 양을 뺀다. 이를 순탄수화물이라고 한다.

총탄수화물 = 섬유질을 포함한 모든 탄수화물
순탄수화물 = 총탄수화물 − 섬유질

개인적으로 내가 순탄수화물 접근법을 좋아하는 이유는 건강한 채소와 과일을 먹을 때 스트레스를 느끼지 않아도 되기 때문이다. 내가 순탄수화물을 계산하기 시작했더니 접시에 케일을 더 담는 게 훨씬 쉽게 느껴졌다. 세상 천지에 케일을 더 먹는다고 손가락질을 받는 곳이 있을까?

하지만 나는 하루에 섭취하는 섬유질의 양에도 신경을 쓴다. 하루 약 30g이 나에게는 딱 좋은 것 같다. 여기에 더해 탄수화물 50g 정도를 더 먹기 때문에 총탄수화물은 80g이지만 순탄수화물은 50g이다.

총탄수화물 계산법을 좋아하는 사람이 있는가 하면 순탄수화물을 계산하고 싶어 하는 사람도 있다. 이는 전적으로 각자에게 달렸다. 내가 발견한 바, 채소를 많이 먹지 않아도 몸 상태가 괜찮고 케톤 상태에 들어가는 데 탄수화물이 적게 필요한 사람들이 대개 총탄수화물 방식을 선택한다. 하지만 야채를 좋아하고 탄수화물 섭취량이 많아도 케톤 상태에 이를 수 있는 사람들은 주로 순탄수화물 방식을 선택한다.

순탄수화물 방식으로 문제가 생길 경우에는 저탄수화물 다이어트 제품을 제거하라. 식품 회사들은 종종 이러한 제품에 섬유질을 추가한 다음 순탄수화물만 계산한다. 따라서 이러한 식품에 '저탄수화물' 표시가 있더라도 1회 분량당 총탄수화물이 30g 이상 들었을 수 있다. 엄밀히 따지면 이것이 순탄수화물 이론에는 맞지만. 내 경험에 비추어 보면 이러한 제품들이 혈당을 치솟게 한다(물론, 일반적으로 포장식품을 피하고 자연식품에 초점을 맞추는 것이 전반적인 건강을 위해 훨씬 더 나은 전략이다).

지금 케토 식단을 먹고 있지만 이전에는 자연식품을 많이 먹지 않았다면, 팻연료 방식을 따르면서 총탄수화물 섭취가 이전보다 더 많아질 것이다. 많은 경우, 자연식품에 많이 든 섬유질 때문에 총탄수화물이 늘기 때문이다. 하지만 이는 괜찮다. 일일 섭취량에 섬유질을 추가하면 인슐린이 급격히 증가하지 않고, 대변의 양이 늘며, 소화기 건강 증진에 도움이 되고, 장내 미생물의 미세한 균형 유지에 도움이 된다. 하지만 섬유질을 추가했을 때 적어도 일시적으로는 케톤 상태를 벗어나는 사람들이 있다. 당신이 그들 중 하나일지도 모른다. 그렇다면, 총탄수화물 계산법을 사용해 보라. 며칠 안에 몸 상태가 아주 좋아질 것이다. 혹은 아마씨나 치아씨를 넣는 조리법을 피하기만 해도 문제가 해결될 수 있다.

체중이 빠지지 않고 케톤 수치가 증가하지 않으며 여러 가지 팻연료 방식을 시도해 보았다면, 총탄수화물과 순탄수화물을 계산해 보라. 그러면 섬유질이 매우 낮은 음식을 선택하면서 총탄수화물을 과하게 섭취하고 있다는 사실을 발견할 수 있다. 이런 경우에는 탄수화물 섭취의 균형이 깨져 케톤 상태에 이를 수 없다. 내가 찾은 최선의 방법은, 섬유질이 풍부한 채소 섭취를 늘려 균형을 맞추는 것이다.

케톤 상태인지 어떻게 알까?

영양적 케톤 상태란 혈액이나 호흡, 소변에서 일정 수준의 케톤이 검출되는 상태를 말한다. 따라서 케톤 측정이 케톤 상태인지 아닌지를 판단하는 표준적인 방법이라고 할 수 있다. 하지만 잠시 후에 언급하겠지만 이것이 유일한 방법은 아니다.

먼저 확실히 짚고 넘어갈 사항은, 지방 적응과 영양적 케톤 상태는 종종 혼용되기도 하지만 사실상 차이가 있다는 점이다.

지방에 적응한 몸은 포도당보다 지방을 선호한다. 몸은 에너지로 지방을 태우고 이를 편안하게 느끼는 데 필요한 효소 과정을 증가시켜 이 상태에 이른 것이다. 몸이 지방에 적응하면, 지방 적응 상태를 유지하면서 케톤 상태를 들락날락하는 것이 가능하다.

케톤 상태가 되면 인체는 지방을 연소시켜 적당한 수준의 케톤을 생성한다. 그렇다면 지방에 적응하지 않고도 케톤 상태가 될 수 있을까? 몸이 지방을 태우는 데 익숙하지 않다면, 여전히 에너지원으로 포도당을 선호한다. 지방을 연소하는 케톤이 혈중에 돌아다니더라도 말이다. 몸이 지방을 선호하는 스위치를 만들어야만 지방에 적응할 수 있다. 다음과 같이 생각해 볼 수도 있다. 케톤 상태가 3일에서 5일 동안 지속되면 몸이 케톤 상태에 이를 수 있지만 지방에는 아직 적응하지 못한 것이다. 3주에서 5주가 지나면 몸이 케톤 상태에 도달해 아마 지방에 잘 적응하게 될 것이다. 예를 들어, 탄수화물 보충을 하면 짧은 기간 동안 혈중 케톤 수치가 낮아질 수 있지만, 인체가 포도당 연소보다 지방 연소를 선호한다는 사실은 변하지 않는다.

명심하건대, 케톤 상태인지 아닌지 알고자 할 때, 케톤 상태에 이르기 위해 검사나 모니터링, 추적을 해야 할지 걱정할 필요가 없다. 지방을 많이 먹고 탄수화물을 적게 먹는다면 아마 큰 어려움 없이 케톤 상태에 이를 것이다. 하지만 처음으로 케톤 상태에 도달하고자 노력할 때는 수치를 아는 것이 도움이 될 수 있다.

스트레스는 지방 연소 모드로 전환하는 몸의 능력에 영향을 줄 수 있다. 이는 케톤 상태에 이르고자 노력할 때 특히 중요하다. 따라서 이 기간 동안에는 스트레스를 줄이려고 노력하라(5장의 조언을 참조하라).

케톤 테스트

케톤체는 소변과 호흡, 혈액에서 발견될 수 있으며, 케톤 수치를 측정하는 도구가 각기 다르다. 또한 각 도구마다 측정하는 케톤체의 종류도 다르다.

테스트가 반드시 필요한 것은 아니지만 도움이 될 수 있다. 케토 식단을 시작했을 때 나는 하루에 한 번씩 시간을 달리해서 혈중 케톤을 검사해 기록했으며, 케톤 수치가 증가하거나 감소한 이유에 대한 가설을 세웠다. 나는 이를 30일 동안 지속했는데, 무엇이 내 케톤 수치를 올리고 내리는지에 대한 많은 아이디어를 얻기에 충분한 시간이었다. 이 동안에 영양적 케톤 상태가 어떤 느낌인지 알았기 때문에 나는 이제 더 이상 케톤 테스트를 하지 않는다. 내가 케톤 상태가 확실하다고 느끼면 좋은 것이고, 케톤 상태가 아니라고 느끼더라도 그렇게 된 원인과 케톤 상태로 다시 돌아가려면 어떻게 해야 할지를 안다. 이러한 정보를 알고 있는 이유는 첫 30일 동안 혈중 케톤 테스트를 했기 때문이다.

하지만 케톤 수치가 올라갔다고 해서 반드시 체내 지방이 더 많이 감소했다고는 볼 수 없다. 예를 들어, 당신이 지방을 많이 섭취해서, 케톤 상태에 이르고 케톤 수치가 측정되기에 충분한 양이지만, 양이 너무 많아 몸이 지방 저장고를 태울 수 없다고 하자. 이 경우에는 체지방이 아니라 식이 지방이 에너지원이다. 자연적인 지방 감소를 유도하는 가장 중요한 요인은 식욕 균형과 대사 문제의 치유, 그리고 긍정적인 활동으로 스스로를 돌보는 것이다.

혈액 테스트
테스트 대상 : 베타-하이드록시부티레이트

혈중 케톤 검사는 가장 신뢰할 수 있고 정확한 방식이며, 비용 또한 가장 비싸다. 재사용할 수 있는 측정기의 가격은 약 28달러이고, 1회용 검사지의 가격은 1~4달러다. 매일 두 번 테스트하면 측정기 비용을 제외한 검사지 비용만 월 240달러가 된다. 내가 가장 좋아하는 혈액 케톤 측정기는 애보트(Abbott)사의 '프리시전 엑스트라 블러드 글루코스 & 케톤 모니터링 시스템(Precision Xtra Blood Glucose & Ketone Monitoring System)'으로 대부분의 약국에서 구입할 수 있다. 혈당과 케톤 수치를 한번에 테스트할 수 있다.

혈중 케톤을 측정할 때 우리는 0.5~3.0mmol/l의 결과를 원한다. 수치가 이 범위 내에 있다면 케톤 상태라는 의미다. 3.0mmol/l을 넘을 필요는 없다. 내 고객의 수치가 3.0보다 높은 경우는 종종 음식을 충분히 먹지 못하거나 탈수 상태일 때다. 며칠 동안 아침 공복 측정치가 3.0mmol/l 이상이 나왔다면, 더 많이 먹고 마시기 바란다.

알다시피, 케톤 수치가 0.5~3.0mmol/l일 때가 케톤 상태이다. 이때 인체는 지방을 태워 상당량의 케톤을 생성한다. 케톤 수치가 3~5일 동안 지속적으로 0.5에서 3.0mmol/l 사이에 있다면 지방에 잘 적응하고 있는 것이다.

탄수화물 보충을 시작하고 싶다면, 일반적으로 5~7일 동안 케톤이 0.5~3.0mmol/l로 측정될 때까지 기다리거나, 10~15일간 원조 케토 팻연료 방식을 따르는 것이 가장 좋다. 순서는 상관없으나 많은 경우 이 두 가지가 거의 동시에 일어난다.

호흡 테스트
테스트 대상 : 아세톤
(아세토아세테이트의 분해로 인한)

소변 테스트
테스트 대상 : 아세토아세테이트

대부분 사람들의 경우, 호흡 케톤 검사는 신뢰성이 높고, 혈액 검사보다 비용 면에서 훨씬 효율적이며, 소변 검사지보다 훨씬 정확하다. 재사용이 가능한 최고의 케톤 호흡 측정기는 케토닉스(Ketonix)라는 회사의 제품이다. 이 측정기는 여러 번 사용할 수 있으며 별도의 검사지가 필요 없다. 가격은 모델에 따라 149~169달러이다. 검사 방법은, 15초에서 30초 동안 느리고 안정적인 속도로 자연스럽게 숨을 내쉬기만 하면 된다. 몇 초 있다가 여러 색깔의 등이 깜박이며 검사 결과가 나타난다(www.ketonix.com).

케토닉스로 측정에 성공하기 위한 비결은, 처음 구입해서 약 1시간 동안 측정값이 같은 범위 내에 올 때까지 15~20분에 한 번씩 측정하는 것이다. 이 과정에서 테스트 기술을 익힐 수 있다. 즉, 입김을 불어 넣는 방식에 따라 결과가 달라지므로, 한 가지 방식을 익혀 그 방식을 고수하면 테스트할 때마다 각 수치들을 정확히 비교할 수 있다.

혈중 케톤과 호흡 케톤은 수분과 알코올 섭취량과 같은 여러 요인에 의해 영향을 받을 수 있으므로 상관관계가 없다.

케토닉스(Ketonix) 호흡 케톤 측정기는 색깔로 케톤 수치를 나타낸다. 케톤이 없거나 극소량일 때는 파랑색, 소량일 때는 녹색, 중간 정도의 양일 때는 노란색, 양이 많을 때는 빨간색 불이 들어온다. 최신 모델은 각 색깔이 1~10번 깜박여 범위 내 케톤 수준을 나타낸다. 예를 들어, 녹색 불이 10번 깜박인다면, 소량 그룹의 최상위, 즉 노란 그룹(중간 정도의 양)보다 1단계 전이라는 뜻이다.

소변 케톤 검사는 정확도가 가장 떨어진다. 문제는 소변을 통해 배설되는 잉여 케톤체만 검출된다는 점이다. 몸이 케토에 계속 적응하면서 케톤체를 더 효율적으로 사용하게 되므로 많은 양의 케톤체를 소변으로 배출하지 않을 것이다. 이런 경우 소변으로 나오는 케톤의 양이 줄어들 수 있지만, 혈액이나 호흡 케톤을 측정하면 여전히 케톤 상태임을 알 수 있다.

소변 케톤 검사를 하는 경우, 검사지의 색상이 변하는 것으로 케톤이 있고 없음을 알 수 있다. 색상이 짙을수록 케톤 수치가 높은 것이다. 검사지의 색깔을 보고 케톤 수치를 극소량, 소량, 보통, 많음으로 나눌 수 있다. 많은 검사지의 경우 가장 높은 수치가 160mg/dl로 '많음' 수준이며, 이때 검사지는 짙은 자주색(가지색)으로 나타난다.

테스트의 대안

시간이나 돈을 들여 케톤을 측정하고 싶지 않다면, 지방에 적응했는지를 보고 자신의 상태를 판단할 수 있다. 이 방식으로 혈중 케톤 수치를 알 수는 없지만, 몸이 팻연료를 선호하는지는 알 수 있다. 이는 케톤 상태에 있다는 좋은 징후이다.

아래 중 세 가지 이상의 징후가 있는 경우, 몸이 지방에 적응한 상태로 바뀌었을 가능성이 높다.

· 끼니를 걸러도 화가 나지 않는다.
· 3, 4, 5시간 동안 간식을 먹지 않아도 괜찮다.
· 마지막 식사 후 2~3시간 후에 탄수화물이 마구 당기지 않는다.
· 고탄수화물 음식보다 고지방 음식이 당긴다.
· 운동 능력 정체를 극복하기 위해 탄수화물이 필요하지 않다.
· 오후에 기운이 확 떨어지는 일 없이 하루 종일 안정되게 에너지를 유지한다.
· 생각이 더 명료해지고 집중력이 좋아지는 것 같다.
· 더 이상 케토 플루에 걸리지 않는다.

탄수화물 보충에 관심이 있다면, 위의 징후 중 3개 이상이 나타날 때까지 기다려라. 일반적으로 이러한 징후들은 원조 케토 팻연료 방식을 시작하고 약 10~15일 후에 나타난다. 처음부터 탄수화물 보충을 하기 시작했다면, 매일 지방 연소 팻연료 방식으로 이 징후들이 나타나기까지 30일 이상 걸릴 수 있다.

케톤 테스트를 하려고 하는가? 몇 가지 요령이 있다.
· 테스트 직전에 MCT 오일을 먹지 마라. 수치가 감소한다.
· 케톤 농도는 대개 아침에 낮고 저녁에 높다.
· 케톤 농도는 대개 유산소 운동 직후에 더 높다.
· 케톤 농도는 대개 무산소 운동 직후에 더 낮다.
· 테스트할 시간을 정해 항상 그 시간에 검사하라.
· 개인의 호르몬의 상태와 호르몬 주기가 케톤 수치에 영향을 미칠 수 있다.
· 케톤 수치가 낮게 나오면, 지방이 듬뿍 들어간 요리법을 더 찾아라.

케토 식단을 시작하면 어떤 일이 생길까?

케토 식단을 시작하고 나서 내가 새로운 식습관에 적응하는 5단계 과정을 거치고 있음을 깨달았다. 식습관을 바꾸는 사람들이 이러한 단계를 거치는 일은 꽤 흔한 것 같다. 물론 케토 식단을 섭취하면서 염려되거나 미심쩍은 점이 있다면 반드시 의사와 상의하라.

1단계 : 변화	지방을 먹는 것이 두렵다.	도움이 될 만한 자료(이 책처럼)를 찾는다.	케토를 연구 조사한 후 좋다고 느끼지만, 여전히 좀 겁이 난다.	고지방/저탄수화물 식단을 시도해 보고 자신이 지방을 충분히 섭취하지 않는다는 것을 깨닫는다.	팻폭탄(6장)을 알게 된다. 모든 게 만사형통이다.

2단계 : 분명한 이해	다량영양소를 이해하려고 노력한다.	다량영양소와 영양소 추적에 좌절한다.	그래서 한 끼 접시를 사용한다.	기분이 좋다.	탄수화물 섭취를 이해하려고 노력한다. 얼마나 조금 먹어야 하지? 채소는 어느 정도 먹어야 하는 거야?

3단계 : 증상	위산 역류가 생긴다.	소화 효소를 복용하기 시작한다.	위산 역류가 사라진다.	케토 플루에 걸린다. (5장)	미네랄 농축액과 전해질 파우더를 먹기 시작한다.	케토 레모네이드(23장)와 더 많은 녹색 채소, 아보카도를 먹기 시작한다.
	근육 경련이 사라진다.	매일 밤 마그네슘을 복용한다.	근육 경련이 생긴다.	브레인 포그가 사라진다.	지방을 더 먹는다.	브레인 포그가 생긴다.	케토 플루가 사라진다.

4단계 : 축복	강력한 공복통 : 사라진다.	소화 : 순조롭다.	에너지 : 증강	체중 : 감소	기분 : 안정적

5단계 : 개선과 탐구	자연스러운 간헐적 단식	내가 가장 좋아하는 케토 음식은?	탄수화물 섭취를 이해하려고 노력한다 : 탄수화물 보충이 필요할까? 일주일에 몇 번? 하루에 탄수화물을 얼마나 먹으면 될까?	식사 시간을 바꿔 최적의 에너지를 유지한다.

지방 섭취를 늘리는 방법

지금쯤 당신은 아마 "그렇게 많은 지방을 대체 어떻게 먹지?"라고 궁금해할 것이다. 장담하건대, 2주 동안 이 방식으로 먹고 나면, 자기도 모르게 지방 섭취 전략을 짜고 있을 것이다. 그때까지 자기가 좋아하는 음식에 영양가 있는 지방을 추가하는 몇 가지 요령과 쉬운 방법을 알아보자.

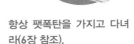

견과류와 씨앗

샐러드와 채소에 치아씨, 껍질 벗긴 햄프시드 및/또는 참깨를 뿌려라.

좋아하는 견과류/씨앗을 물에 담갔다가 볶은 다음(지침은 9장 참조) 작은 팩에 나눠 담아 간단한 스낵용으로 이용한다. 먹기 전에 코코넛 오일과 소금을 넣어라.

항상 팻폭탄을 가지고 다녀라(6장 참조).

케토 머핀(14장)과 빵(21장)에 견과류나 씨앗, 코코넛 버터를 뿌려라.

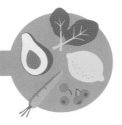

농산물

베이컨 구운 기름을 샐러드에 떨어뜨려라.

코코넛 오일을 먹기 위해 채소를 찐다.

아보카도에 올리브 오일, 소금, 칠리 파우더를 뿌려 간식으로 먹어라.

고지방을 맛있게 먹기 위해 코코넛 휘핑크림에 카카오 파우더를 뿌리고 무알콜 스테비아를 넣는다. 그 위에 베리를 얹으면 평소에 먹던 푸딩을 까맣게 잊을 수 있다.

채소를 구울 때 항상 베이컨 기름을 사용하라.

수지(tallow)나 라드(lard)와 신선한 향신료를 혼합한 후 MCT 오일을 넣는다. 섞어서 차게 만든 후에 모든 음식에 허브 버터로 사용하라.

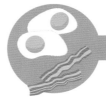

달걀

엄청난 양의 코코넛 오일이나 모아둔 베이컨 기름, 녹인 지방으로 달걀을 스크램블하라(지침은 9장 참조).

달걀, 닭고기, 샐러드, 빵, 튀긴 채소 등에 아보카도 오일 마요네즈를 올려라. 노른자를 따로 챙겨 두라. 달걀 흰자만 필요한 요리인 경우, 노른자를 얼려 크고 밝은 스크램블을 만들 때 사용하거나 로켓연료 라떼에 추가하라.

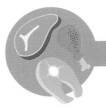

육류와 해산물

단백질 요리에 케일 파테(15장)를 딥으로 사용하라.

쇠고기 양지머리에는 자연적인 황금색 지방층이 있다. 요리 후에는 팬에 오일을 더 넣고 팬에 남은 양지 썬 것을 바삭하게 더 익힌다.
돼지껍질을 아보카도나 아보카도 오일 마요네즈와 함께 즐겨라.
통닭을 굽기 전에 코코넛 오일로 문질러서 그 육즙으로 그레이비를 만들어라.

볶을 때는 언제나 베이컨 기름이나 수지, 라드, 오리 기름을 이용하라.

유리병에 향신료 3큰술을 넣고 올리브 오일이나 아보카도 오일 1컵을 추가하라. 일주일간 재운 다음 샐러드드레싱이나 딥, 재우는 양념으로 사용하라.

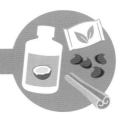

찬장 음식

로켓연료 라떼(23장)는 가장 쉽게 지방 섭취량을 올리는 방법이다. 아침 식사나 간식, 취침 시간 음료로 아주 좋다.

초콜릿 칩 한 줌과 코코넛 버터나 만나 한 큰술을 섞어라.

타히니와 알갱이 없는 계피와 무알콜 스테비아를 섞어라. 숟가락으로 떠먹는다.

단식과 케톤 상태 : 강력한 한 쌍

'단식'이라는 단어는 두려움을 준다. 내가 초등학교 3학년 때, 학급 차원에서 우리 반이 후원하는 아이에게 기부하기 위해 단식을 하기로 약속한 적이 있다. 우리는 수업 후에 피자 파티를 할 때까지 물만 마시며 금식을 해야 했다. 아이들은 모두 정말로 잘 해냈다. 나만 빼고… 나는 9시 35분(오전)까지 견디다가 급기야 가방에서 동전을 꺼내 슬그머니 자동판매기로 달려가 가장 기름진 군것질거리를 선택했다.

그때부터 나는 단식을 두려워했다. 하루 종일 굶는 건 말할 것도 없고 아침 식사를 건너뛰는 건 꿈도 꾸지 못했다. 나는 저혈당이었기 때문에 먹지 않고 오랜 시간 버틸 수 있는 사람이 아니라고 생각했다. 그게 전부였다. 하지만 돌이켜 보면, 내가 단식을 할 수 없었던 이유는 내가 매일 6~8회의 식사에 의존하며 주로 포도당만 연소하는 사람이었기 때문이다.

나처럼 단식에 속지 말기 바란다. 단식은 생각처럼 그리 두려운 것이 아니다. 사실 단식은 굉장한 것이다. 간헐적 단식(IF:Intermittent Fasting)은 16~24시간 동안 별 고통 없이 음식을 먹지 않는 방식이며 케톤 상태에서는 16~24시간 음식 없이 지내는 것

이 쉽다. 혈당치가 안정되어 3~4시간마다 식사를 할 필요를 별로 느끼지 못한다. 혈당이 오르락내리락하지 않기 때문에 몸은 혈당 보충을 위해 먹으라는 신호를 보내지 않는다.

이를 요약하자면 영양적 케톤 상태에서는 체지방에 저장된 에너지에 무제한으로 접근할 수 있다는 얘기다. 물론 식이 지방도 인체 연료로 사용되지만, 음식을 먹지 않을 때에도 몸에 저장된 연료가 항상 공급된다. 즉, 지방을 연소하며 단식하는 것은 쉽고 자연스럽다. 여분의 연료가 필요하지 않으면 배가 고프지 않기 때문이다.

또한 분노나 현기증, 가벼운 우울감, 피로와 같이 배고플 때 흔히 나타나는 증상을 경험하지 않는다.

잠깐만요! 체중 감량을 위해 케토 다이어트를 하면서 간헐적 단식과 칼로리 제한을 함께 시도할 계획이라면, 그만두기 바란다. 둘 중에 하나만 선택하라. 간헐적 단식과 칼로리 제한을 병용하면 건강 상태가 불균형해지고 신체의 지방 적응력에 영향을 미쳐서 큰 고생을 하게 될 것이다.

단식에 관심이 있는가?
단식을 연장하는 로켓연료 라떼 사용법을 자세히 알고 싶다면 23장을 참조하라.

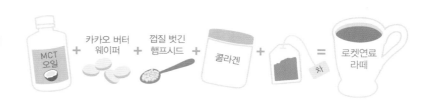

단식의 수많은 혜택 :

- 대사 저하(칼로리 제한 식단으로 발생) 없이 체중 감소
- 안정적인 혈당
- 인슐린 민감성 향상 및 인슐린 수치 감소
- 체지방 감소
- 혈압, 콜레스테롤 수치 및 중성지방 감소
- 염증 감소
- 케톤 수치 증가로 인한 많은 혜택(1장 참조)
- 근육 성장과 지방 연소를 돕는 성장 호르몬 수치 증가
- 자유라디칼로 인한 손상이 감소해 노화 지연
- 포도당(암세포의 연료) 제한과 단식을 병행하면 암 위험 감소

잠깐만요! *제발 더 많이, 더 오래 단식할수록 결과가 좋을 것이라고 생각하지 마라. 단식은 팻연료를 균형 있게 공급하는 라이프스타일의 일부가 되어야 한다. 단식으로 기분이 좋지 않거나 억지로 단식하고 있다면, 중단하고 자신의 몸에 귀를 기울여라.*

나의 반(反) 단식 메시지

나는 방금 단식이 매우 좋다고 이야기했지만, 이제 정반대의 말을 하려고 한다. 왜일까? 우리가 모두 다르기 때문이다. 우리는 다른 사람과 다를뿐더러 어제의 나, 내일의 나와도 다르다. 단식이 내 몸과 찰떡궁합일 때도 있지만, 완전 케토 아침 식사를 하지 않으면 9시를 넘길 수 없는 날도 있다.

내가 느끼기엔 많은 사람들이 다소 극단적인 사고방식을 가지고 있는 것 같다. 단식에 몰두하다 보면 우리는 그 혜택을 매일 얻으려고 한다. 그것이 형편없는 수면, 끝없는 허기, 케톤 감소(몸에 가해지는 스트레스 때문에), 에너지 저하, 호르몬 불균형 등일지라도 말이다. 단식이 좋다고 생각하면 우리는 그것을 해야 한다고 생각해, 어떤 대가든 지불하고 만다.

그렇다면 단식을 어떻게 해야 할까? 내 몸의 소리에 귀를 기울여야 한다.

오늘은 단식할 기분이 아닌가? 하지 마라. 로켓연료 라떼와 푸짐한 샐러드, 베이컨, 달걀 등으로 아침 식사를 하라. 몸에 맞게 하라.

로켓연료 라떼는 음식으로 치지 않는다! 단식 중 아침에 로켓연료 라떼를 마셔 몸에 영양분과 연료를 보충하라.

특히 몸이 호르몬 불균형(갑상샘, 부신, 성 호르몬 등)을 치유하는 중에 몸을 단식 상태로 몰고 가면 상황이 악화될 수 있다. 나도 이런 경험을 했기 때문에 나는 느낌이 좋을 때만 단식한다. 오늘 나는 16시간 동안 단식 중인데 음식은 생각조차 나지 않는다. 하지만 어제는 아침부터 밤까지 맘껏 케토 음식을 먹었다. 그럴 때가 있다.

부신 기능 저하, 갑상샘 저하증 또는 낮은 성 호르몬과 같은 불균형을 치유하고자 케토제닉 다이어트를 실시하는 경우에는, 간헐적 단식을 건너뛰거나, 편안하거나 완전히 자연스럽다고 느낄 때 길어야 16시간 단식을 하는 것이 가장 좋다.

또한 단식 중에 정신적, 정서적 건강에 주의를 기울이는 것이 중요하다. 식이 장애 병력을 지닌 나에게는 엄격한 간헐적 단식이 정말로 효과가 없었다. 나는 갖가지 음식들을 상상하고 남은 시간을 계산하

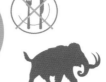

초보자를
위한
간헐적 단식

16시간 단식	24시간 단식	혈거인(Cave man) 방식	줄였다 늘리는 방식
빈도수 일주일에 3~5일	빈도수 일주일에 2~3일	빈도수 일주일에 3~5일	빈도수 일주일에 2~4일
방식 16시간 단식하고 8시간 먹는다. 예 : 첫날 오후 9시에 식사를 중단하고, 둘째 날 오후 1시에 식사를 시작하라.	방식 24시간 단식한다. 예 : 첫날 오후 5시에 식사를 중단하고 둘째 날 오후 5시에 식사를 시작한다.	방식 하루 종일 단식하고 밤에 한 번 많은 양을 먹는다.	방식 첫날에는 칼로리를 줄이고, 둘째 날에는 평소대로 먹는다.
잠깐만요! 이 방식으로 칼로리를 크게 줄이지 못할 수 있지만 케톤을 늘리는 데 필요한 시간을 벌 수 있고 소화기관이 잠시 휴식을 취할 수 있다.	잠깐만요! 하루 종일 굶는다는 느낌 없이 총 칼로리 섭취를 줄인다.	잠깐만요! 하루 단식은 '투쟁 또는 도피' 반응처럼 에너지를 증가시키고 지방 연소를 자극하는 데 도움이 된다. 밤에 먹으면 인체 조직이 회복되고 성장하는 토대가 마련된다(야간 식사에 대한 자세한 내용은 2장 참조).	잠깐만요! 칼로리를 적게 먹는 날에는, 총 칼로리가 평소의 20%이어야 한다. 많은 사람의 경우 이는 하루 약 400~500Cal이다.
자연스러운 칼로리 감소 매일 섭취량을 비교하면 알 수 있다. 식사를 할 수 있는 8시간 동안에 배가 고프면 먹고, 섭취하는 칼로리를 너무 걱정하지 마라.	자연스러운 칼로리 감소 일주일간의 총 섭취량을 보면 알 수 있다. 식사 시간대에 배가 고프면 먹고 섭취하는 칼로리를 너무 걱정하지 마라.	자연스러운 칼로리 감소 매일 섭취량을 비교해 보면 알 수 있다. 식사 시간대에 먹고, 섭취하는 칼로리를 너무 걱정하지 마라.	자연스러운 칼로리 감소 전체 주간 섭취량을 보면 알 수 있다. 칼로리를 제한하지 않는 날에는 배가 고플 때 먹고 섭취하는 칼로리를 너무 걱정하지 마라.
난이도 : I	난이도 : III	난이도 : II	난이도 : III
매일 실시하기에 좋으며 노력이 거의 필요 없을 정도로 아주 쉽다.	단식을 중단하고 싶은 유혹이 심하겠지만 굴복하지 마라!	단식을 중단하고 싶은 유혹이 심하겠지만 굴복하지 마라!	칼로리를 줄이는 날에는 식사를 두 끼의 작은 식사로 나누어 식사 간격을 길게 해서 먹는다.

탄수화물 보충 식사로 단식을 중단하는 것은 많은 사람들에게 탁월한 전략이다.

하루에 한 끼만 먹는 방식이 자신 없다면, 이 한 끼를 아주 푸짐하게 먹어라. 식사 시간대 안에서 첫 식사를 하고 두 시간쯤 후에 두 번째 식사를 하라. 이 전략은 특히 긴 단식 후에 먹는 탄수화물이 몸에 맞지 않는다고 느낄 때 도움이 된다.

며 다음번 식사에 집착하는 나 자신을 발견했다. 단식 시간을 너무 자주 계산한 나머지 꿈에 나오기 시작했다. 적어도 일주일에 세 번 시계와 단식 일정이 나오는 악몽을 꾸었다. 마침내 예정된 시간에 단식을 끝내고 나서는 몸을 가누지 못할 때까지 먹어 댔다. 내 몸에 귀를 기울이는 일을 잊은 채, 무엇을, 언제, 얼마나 먹을지를 결정했다.

당신 역시 다이어트나 음식 제한이 힘에 부치거나 당신의 아름다운 삶의 한 시점에서 몸과 음식이 전면전을 벌인 적이 있다면, 간헐적 단식에 질려 버릴 수도 있다.

당신에게 겁을 주고 싶지는 않다. 단식에는 이점이 많다. 그러나 단식을 매일 할 필요가 없다는 점을 명심하라. 흐름을 따라가라. 자신의 몸에 귀를 기울여 케토 간헐적 단식 방식을 만들면, 잠재적인 위험을 피하면서 간헐적 단식의 혜택을 누리고 그것을 자신의 삶을 단순화하는 도구로 사용할 수 있다.

잠깐만요! 간헐적 단식의 일부 혜택은 22~24시간 단식 동안에만 얻을 수 있지만, 이는 케톤 상태가 아닌 사람들에게만 해당될 수 있다. 포도당 연료를 사용하는 사람이 간헐적 단식을 20~24시간 실시하면 인체가 케톤 생성을 시작하자마자 간헐적 단식의 혜택을 경험하게 된다. 인체가 지방에 적응해 이미 케톤을 생성 중인 사람은 단 16~18시간 만에 혜택을 볼 수 있다.

투약 중이거나, 제2형 당뇨병이 있거나, 임신 중이거나, 모유 수유 중이거나, 저체중인 경우, 간헐적 단식이 좋은 전략인지 먼저 담당 의사와 상의하라.

여성들이여, 주목하라 : 단식, 호르몬, 방탄커피

내가 간헐적 단식을 처음 시작했을 때 방탄커피가 엄청난 인기를 끌고 있었다. 잘 모르는 사람들을 위해 설명하자면, 방탄커피는 버터와 MCT 오일, 커피를 섞어 아침 식사 대신에 마시는 것이다. 단식 날 아침에 지방을 듬뿍 넣은 음료가 좋다고 생각하는 이유는 다음과 같다. 영양이 풍부한 목초 버터와 건강한 포화지방을 몸에 공급하는 동시에 혈당이 안정되고, 배고픔이 줄어 단식을 연장할 수 있고, 케톤체가 증가하기 때문이다. 이는 오랜 시간 굶지 않고 간헐적 단식을 연습할 수 있는 한 방법이다.

나는 버터를 먹지 못하기 때문에 유제품 없이 코코넛 오일과 MCT 오일, 커피를 섞어 음료를 만들었다. 이 음료는 맛은 좋았지만 마신 지 며칠이 지나자 오한이 나기 시작했다. 매일 이것을 마시고 나면 가슴이 두근거리고, 점점 어지러움을 느꼈으며, 곧바로 무기력 상태가 되었다. 게다가 식욕이 서서히 증가해 음료를 마시고 30분도 못 가 배가 고팠다. 이러한 증상은 몇 주 동안 계속되었다. 나는 커피 대신에 허브차와 코코넛이 들지 않은 지방을 선택했지만 증상이 좋아지지 않았다.

나는 이 경험을 바탕으로 방탄커피를 마시는 간헐적 단식에 대한 동영상을 만들었다. 이것은 현재 내가 운영하는 유튜브 채널인 '건강한 추구(Healthful Pursuit)'에서 가장 인기가 높은 동영상 중 하나이다. 내가 이 증상들을 이야기하기가 무섭게 많은 여성들이 자신의 증상을 나에게 말하기 시작했다. 알고 보니, 많은 사람들이 이 문제로 고생을 하고 있었다.

그렇다면 어떻게 우리가 단식의 혜택을 누리고,

방탄커피를 즐기며, 이런 증상들을 피할 수 있을까? 내가 방탄커피에 천연 단백질과 탄수화물 음식을 조금 추가했을 때 내 증상이 완화된다는 사실을 깨달은 순간 해결책이 떠올랐다. 지방만 든 커피가 내 몸에 보내고 있던 "위험해! 지방만 들어오고 있잖아!"라는 메시지 대신에, 이 음료는 "괜찮아, 우리에게는 지방, 단백질, 탄수화물이라는 연료가 있어. 모두 안전해"라는 메시지를 보냈다. 그리고 이 음료가 공급한 연료는 내 인슐린 수치가 그것을 처리하기 위해 치솟을 만큼 많은 양이 아니었기 때문에, 단식을 안전하게 지속할 수 있었다. 로켓연료 라떼는 이렇게 탄생했다(23장에 요리법이 나온다).

그날부터 나는 지방 커피에 탄수화물 3g과 단백질을 10g 이내로 넣기 시작했다. 그리고 이틀도 지나지 않아 내 몸의 느낌이 확 달라졌다. 내가 그렇게 오랜 기간 동안 지방만 넣은 음료를 먹으며 고통스러워했다는 사실이 믿기지 않았다.

천연 탄수화물과 단백질 식품을 방탄커피에 소량 넣으면 포만감을 느끼게 하는 렙틴이라는 호르몬에 영향을 준다. 내 생각으로는, 지방만 먹으면 렙틴이 정신을 못 차려 인체가 다소 혼란을 겪는 것 같다. 저탄수화물 다이어트를 할 때 렙틴 민감도가 변화할 수 있다고 한 것을 기억하는가? 내 생각에는, 아침에 지방만 든 음료를 마시면 내 몸의 렙틴 수치가 떨어져, 배가 부른데도 더 먹고 싶어지는 것 같다. 알다시피, 아침에 탄수화물 섭취를 조금 늘리면 렙틴에 더 민감해져 포만감이 더 오래간다. 연구자들에게 달려가 내 이론을 검증하고 싶지만, 그런 일은 일어나지 않을 것이다.

나뿐만 아니라 '건강한 추구' 커뮤니티의 수많은 사람들이 로켓연료 라떼를 마시며 단식을 해서 대단한 결과를 얻었으니, 당신도 그러기를 바란다. 하지만 먼저 자가 테스트를 해 보기 바란다. 아침에 지방만 든 커피를 마셔 보라. 목초 버터와 MCT 오일을 넣은 원조 방탄커피, 혹은 유제품에 민감하다면 카카오 버터/오일이나 목초 기(ghee)를 넣은 커피이다. 한 이틀 정도 이 커피를 마신 후에 로켓연료 라떼로 바꾸어라. 느낌이 어떤지 보라. 혈당과 케톤 수치를 검사하는 사람이라면, 케톤 수치가 늘고 혈당치가 떨어졌을 것이다.

나는 정말로 여자들이 남자들보다 다양한 단식 경험을 한다고 생각한다. 단식이 여성 호르몬에 영향을 미치지 않는다고 주장하는 연구 결과들이 있지만, 이 연구들이 일상에서 여성들에게 적용되지 않을 수 있는 두 가지 이유가 있다.

첫째, 14일 단식(가장 많이 연구하는)은 여성의 전반적인 호르몬 균형에 큰 영향을 미치지 않을 가능성이 높다. 장기 단식 연구들에서는 이슬람교도들이 일출에서 일몰 때까지 금식하는 1개월의 라마단 기간 동안 단식하는 사람들만을 연구하는 경향이 있다. 연구자들이 적어도 3개월 동안 간헐적 단식을 하고 있는 여성들을 조사한다면 호르몬 변화를 포착할 가능성이 더 높다.

두 번째는, 다수의 단식 연구들이 비만 여성을 대상으로 이루어진다는 점이다. 지방 세포는 에스트로겐이라는 성 호르몬을 만들고, 이 호르몬과 다른 호르몬들을 저장한다. 따라서 단식하는 비만 여성들은 체지방을 연료로 사용하게 되므로 지방 세포가 줄어들기 시작해, 에스트로겐을 점점 덜 생산하게 된다. 하지만 그와 동시에 지방 세포가 줄면서 저장된 호르몬이 혈류에 방출되어 버려진다. 이 과정이 안정화되는 데 수개월이 걸릴 수 있기 때문에, 연구 기간 내내 이 여성들의 혈액을 검사한 결과는 전반적인 호르몬 상태를 제대로 반영하지 않을 가능성이 높다.

방탄커피에 대한 내 경험에 비춰 보면, 일부 여성들은 아침에 지방만 먹으면 몸이 부정적인 반응을 보일 수 있다. 가임기의 여성이 아침에 지방만 먹은 후에 오후까지 단식하고, 저칼로리 다이어트(케토제닉 다이어트나 다른 종류)를 병행한다면, 자양분 부족으로 인해 성 호르몬의 균형이 깨져 불임/난임에 이를 수 있다. 자연의 관점에서 보면 여성의 몸은 아기를 만드는 복잡한 생명체다. 아이를 기르려면 엄청난 양의 영양소와 칼로리가 필요하며, 몸이 아이를 지원할 영양분이 충분치 않다고 믿는다면, 생식기관은 스스로를 보호하기 위해 작동을 멈춘다. 지방 섭취량이 건강에 매우 중요하지만, 단백질과 탄수화물의 균형 역시 중요하다.

많은 여성들이 성 호르몬에 전혀 영향을 받지 않고 방탄커피, 단식, 칼로리 제한을 병행하는 방식을 몇 주나 몇 달, 심지어 몇 년까지도 지속할 수 있지만, 그 정도로 운이 따라 주지 않는 사람들도 있다. 만약 당신이 최근에 방탄커피 방식을 채택하고 곧바로 증상이 나타났다면, 몸이 이 방식을 좋아하지 않는다는 신호일 수 있다. 로켓연료 라떼로 바꾸고 단식 중에 칼로리를 제한하지 않는 간헐적 단식을 이용하면, 몸은 영양분이 풍부하니 임신하기 안전하다는 신호를 받을 것이다(비록 임신을 원하지 않더라도, 몸이 임신하기에 안전하다고 느끼는 것은 중요하다).

케토 다이어트와 운동

유산소 운동을 하든 무산소 운동을 하든, 케토 식단은 운동에 아주 좋다.

유산소 운동은 본질적으로 심장과 폐를 강화하는 목적을 지닌 심혈관 운동이다. 무산소 운동은 일차적으로 근육의 힘과 질량을 키우는 데 좋다(HIIT와 같은 무산소 운동을 한 사람은 심혈관계에 확실한 혜택을 얻을 수 있지만). 운동마다 사용하는 연료의 종류가 제각기 다르기 때문에, 운동에서 최대의 효과를 보기 위해서는 어떻게 먹어야 좋을지 알아볼 필요가 있다.

유산소 운동

무산소 운동

유산소 운동		무산소 운동
장거리 달리기, 자전거 타기, 춤, 크로스컨트리 스키, 수영	활동	단거리 경주(자전거나 달리기) 근력 운동, 고강도 인터벌 훈련
오랜 시간 할 수 있다.	기간	짧고 집중적인 운동
폐와 심장을 강화한다.	장점	힘과 근육을 키운다.
탄수화물(포도당/글리코겐)이나 지방	연료 공급원	탄수화물(포도당/글리코겐)
ck 원조 케토 **pk** 강력 케토*	가장 적합한 팻연료 방식	**ck** 원조 케토 **fk** 주 1~3일 운동한다면 완전 케토 **afb** 주 3~7일 운동한다면 적응한 지방 연소
프로그램에 따라 효과가 있을 수 있다.	단식	프로그램에 따라 효과가 있을 수 있다.

* 강력 케토로 좋은 결과를 얻는 유산소 운동 선수가 있는가 하면, 그렇지 않은 선수도 있다. 원조 케토로 시작해(탄수화물 보충이 언제 필요한지 알려면 2장을 보라) 증상이 나타나면 강력 케토로 바꿔라.

유산소 운동

유산소 운동을 할 때 선택할 수 있는 연료 방식은 세 가지다.

선택 1 : 지방에 적응하지 않은 상태
포도당에만 의존하며 제한된 혈당 관리를 하면서 자주 먹는다.

- 고강도 훈련 전에 탄수화물을 많이 먹는다.
- 운동 중에 젤, 팩, 젤리 등으로 포도당 연료를 재공급한다.
- 지방 연소로 절대 전환되지 않는다.
- 갑작스런 피로감과 에너지 저하에 대한 두려움이 운동 전과 도중, 후의 연료 선택을 좌우한다.

선택 2 : 지방에 적응하지 않은 상태
혈당을 관리하면서
포도당과 지방산에 의존한다.

- 자연식품(팔레오 식단처럼)으로 영양소를 섭취한다.
- 낮은 혈당으로 인해 지방산이 신속하게 동원되어 연료원을 매우 효율적으로 전환할 수 있다.
- 운동 중에 팔레오 친화적인 탄수화물 연료원을 재공급해야 할 수도 있다.
- 지방산이 산화되면서 남은 포도당이 운동 후 회복을 돕는다.

선택 3 : 지방에 적응한 상태
지방산에만 의존하며
혈당 관리가 저절로 된다.

- 저탄수화물, 고지방 다이어트를 따른다.
- 선택 1보다 400% 더 효율적으로 지방 저장고에 접근한다.
- 운동 중에 연료를 재공급할 필요 없이 몇 시간 동안 지방으로 버틸 수 있다.
- 체력과 체지방 감소를 위한 최고의 연료 선택이다.
- 지방산이 산화되면서, 포도당신생합성(gluconeogenesis)을 통해 생성된 포도당이 운동 후 회복을 돕는다.

보다시피, 선택 1과 2는 이상적이지 않으며, 지방을 효율적으로 태우지 않으므로 몸이 이용할 수 있는 저장된 에너지를 사용하지 않는다. 또한, 혈당의 기복이 심해 운동 능력에 영향을 줄 수 있다. 하지만 선택 3을 이용하면 운동 중에 지방을 연소시켜 체력을 향상시키고 체지방을 줄이며 운동 후 근육 손상을 줄일 수 있다.

무산소 운동

무산소 운동을 할 때 연료를 공급받는 방법은 한 가지 선택밖에 없다. 포도당이다. 단백질이나 지방은 무산소 훈련 과정에서 대사되지 못하므로 모든 연료가 포도당에서 나와야 한다. 따라서 탄수화물을 적게 먹으면 저장된 포도당인 글리코겐이 없을 수 있기 때문에 문제가 발생할 가능성이 존재한다. 포도당신생합성이 이 과정에서 엄청난 도움을 줄 수 있지만, 무산소 운동을 하는 경우 지방 적응 기간이 까다로운 문제가 될 수 있다.

그렇다면 케톤 상태에서 무산소 운동을 할 수 없다는 뜻일까? 전혀 그렇지 않다. 일단 지방에 적응하면 운동을 힘 있게 밀어붙이도록 포도당신생합성이 필요한 모든 것을 제공할 것이다. 그러나 어떤 경우에는 그렇지 않다.

전통적인 케토제닉 다이어트와 고단백 케토제닉 다이어트(팻연료 방식에서는 원조 케토와 강력 케토)가 지방 적응과 훈련을 하는 동안 잘 작동하지 않을 수도 있다. 근육의 글리코겐 저장량을 줄일 수 있기 때문이다. 즉, 이 방식들에서는 무산소 훈련에 효과적일 만큼 포도당이 충분하지 않을 것이다. 적어도 지방에 적응해서 포도당신생합성이 포도당 손실을 보상할 수 있을 때까지 그렇다.

케토 식단을 처음 사용하는 사람으로서, 훈련 초기에 오는 에너지와 체력/근력 저하를 원치 않는다면 완전 케토나 적응한 지방 연소 방식이 맞을 것이다.

케토 식단을 처음 사용하는 사람으로서, 훈련 초기에 오는 에너지와 체력/근력 저하를 원치 않지만 장기적으로 좋아질 가능성이 있다면, 원조 케토가 가장 맞을 것이다.

이미 케토 식단으로 운동을 잘 하고 있다면, 그대로 하라.

이미 케토 식단을 먹으면서 원조 케토 방식에 어려움을 겪고 있다면, 단백질은 필요에 따라 포도당으로 전환될 수 있기 때문에 고단백 케토 다이어트를 무산소 훈련에 사용할 수 있다는 연구 결과가 있다. 개인적으로 나에게는 이 방식이 전혀 도움이 되지 못했다. 그러나 한번 해 보고 싶다면 강력 케토가 가장 좋은 방법이다. 그러나 더 나은 계획은, 내 견해로는 탄수화물 보충을 하는 것이다. 이것은 탄수화물을 많이 먹는 것과는 다르다. 실제로 무산소 훈련 전에 많은 탄수화물과 함께 고지방 식단을 먹으면 고강도 훈련 중에 운동 능력이 떨어진다고 밝혀졌다. 하지만 주기적으로 탄수화물을 먹어 글리코겐 저장고를 채우는 탄수화물 보충을 하면 놀라운 일이 벌어진다고 밝혀졌다(탄수화물 보충을 올바로 하는 방법과 누가 혜택을 얻을 수 있는지 자세히 알고 싶다면 1장을 참조하라).

무산소 운동 프로그램을 실시하면서 근육량을 대폭 늘리기 위해 탄수화물 보충을 사용했던 내 개인적인 경험에 비추어 보면, 이 방식은 기대를 저버리지 않았다. 활력이 크게 상승했고, 근육이 쉽게 생겼으며, 6~7일에 한 번씩 탄수화물로 글리코겐 저장고를 꽉꽉 채우자 세상을 다 가진 듯 느껴졌다. 이 전략을 더 자세히 알고 싶다면 2장을 참조하라.

긍정적 활동 만들기

근육을 키우고 훈련하며, 전략과 방식을 조정해 큰 성공을 이끌어 내는 스포츠의 세계는 아름답다. 그러나 나는 이 세계의 추한 면도 보았다.

어떤 사람들은 인생에 유익하며 기분을 상승시키는 운동 일정과 훈련 프로그램을 건전한 정신 상태로 유지할 수 있지만, 나는 그런 사람이 못 되었다. 나는 마라톤 훈련, 경쟁 수영, 자전거 타기, 무거운 역기 들기, 춤추기를 광적으로 열심히 했다. 식스팩을 유지시킨다는 운동이라면 뭐든 했다. 나는 저체중이었고, 심한 영양실조, 우울증, 무월경을 겪었으며, 음식과 운동에 집착했다.

10번째 장거리 달리기를 끝내고서 내 몸에 문제가 나타나기 시작했다. 엉덩이와 무릎을 만지기만 해도 통증이 느껴졌다. 트레이너와 함께 2시간 동안 실내 자전거를 탄 날을 결코 잊지 못할 것이다. 그날 나는 무릎의 염증이 너무 심해 다리를 움직일 수가 없었다. 나는 자전거에서 내려와 운동 매트를 집어 들고 코어 운동을 시작했다. 코치가 집에 가라고 했으나 거절했다. 나는 하루라도 건너뛸 수가 없었다. 훈련을 계속해야 했다. 어차피 코어 운동을 할 때는 무릎을 안 쓸 텐데 뭐가 문제야?

이렇듯 파괴적인 행동을 수년간 하고 나서야 나는 내 몸을 내버려 두는 법을 배울 수 있었다. 운동 강박에서 회복하는 과정에서 1년 동안 모든 운동을 끊었다. 6개월 동안, 아침에 스트레칭을 하고, 걷고 싶을 때 걷고, 많이 잤다. 나머지 6개월 동안에는 일주일에 한두 번 하타 요가를 했다. 그리고 지금은 긍정적 활동을 한다.

나는 강박적으로 운동했던 시절에 느꼈던 스트레스와 기대를 줄이기 위해 긍정적 활동을 했다. 이것은 정말로 좋았다. 내가 하고 싶은 걸 할 수 있었고, 자기혐오를 일으키는 혹독한 운동 일정과 훈련 프로그램 없이 내 몸을 기분 좋게 느낄 수 있었다.

나의 긍정적 활동은 내가 즐기면서도 '운동'이 되는 활동으로 이루어진다. 나는 운동 프로그램이 따로 없다. 그저 우리 지역에서 진행되는 모든 활동의 일정과 내가 할 수 있는 일의 목록만 있으면 된다. 어느 날에 무슨 활동을 하는지는 내 기분과 날씨, 그날의 일과에 달려 있다.

예를 들어, 이번 월요일에 나는 아침에 요가 수업에 갔고 저녁에는 남편과 커피숍까지 1시간 정도 걸었다. 화요일 아침에는 우리 도시의 가장 큰 언덕으로 차를 타고 올라갔다. 정상에 이르렀을 때 차가운 로켓연료 라떼를 마셨다. 수요일에는 여동생과 두 시간 동안 스탠드업 패들보드를 탔다. 목요일에는 꽤 피곤해서 정원에서 어슬렁거리며 잡초를 뜯으며 음악을 듣기로 했다. 금요일인 오늘 나는 30분간의 산책으로 하루를 시작했고 점심시간에 또 하고 싶을

것 같다. 내일 아침에는 친구와 함께 댄스 수업에 갈 예정이다.

내 목록에 있는 모든 활동은 내가 좋아하는 일이지 내가 해야 한다고 생각하는 일이 아니다. 달리기, 자전거 타기 또는 무거운 역기 들기는 내가 싫어하기 때문에 목록에 없다. 하고 싶지 않은 일을 하고 즐겁지 않은 사람들을 만나기에는 인생이 너무 짧다. 하고 싶지 않은 일을 억지로 한다면 결국 몸에서 비롯되는 모든 불행을 치유할 수 없을 것이다.

긍정적 활동을 습관 들이고 싶다면, 시작하는 데 도움이 되는 몇 가지 요령을 알려 주겠다.

1. 하고 싶은 신체 활동을 모두 기록하라.
2. 각 활동 옆에 왜 그것을 좋아하는지 적는다. 예를 들면 : "나는 물 위에 떠 있을 수 있어서 스탠드업 패들보드를 좋아한다. 물 위에 있으면 마음이 평온해진다." 또는 "나는 스튜디오에서 다른 사람들과 교류하는 느낌이 좋아서 요가가 좋다." 또는 "내 몸을 알고 나를 자유롭게 하는 데 도움이 되기 때문에 춤을 추고 싶다."
3. 이제 참고 사항을 적는다. 활동을 위해 등록한 곳이 있는가? 함께 즐기고 싶은 사람들이 있는가?
4. 주말 같은 때에 이러한 활동 중 하나를 해 볼 계획을 세우고, 기분이 어떤가 보라!

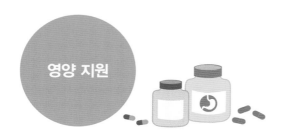

영양 지원

 음식　　　 추천하는 제품

영양 보충제

오랫동안 나는 자연식품 옹호자였다. 문제는 그것이 나에게 충분하지 않았다는 것이다. 내 몸을 유심히

어디에 좋을까

 전신　　 소화　　 면역　　 호르몬　　 활력

 항염　　 뼈와 관절　　 뇌와 신경

시간

 아침　　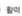 저녁

점심　　자기 전

뼈의 강도

 채소, 견과류 및 씨앗, 연어, 정어리

프로토콜의 본 스트렝스 포뮬라
(Protocol Bone Strength Formula)

영양소: 비타민 C, 비타민 D3, 비타민 K2, 티아민, 칼슘, 인, 마그네슘, 아연, 구리, 망간, MCHA, 글루코사민 칼륨 황산 복합체, 속새, 붕소

커큐민

 강황

오가니카의 커큐민
(Organika Curcumin)

효소

 사과 식초나 레몬즙(식전에)

나우푸드의 슈퍼 엔자임(효소)
(NOW Foods Super Enzymes)

요오드

 대구, 크랜베리, 달걀, 해조류, 딸기, 칠면조

퓨어 인캡슐레이션스의 포타슘 아이오다인
(Pure Encapsulations Potassium Iodine)

마그네슘

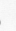 아보카도, 다크 초콜릿, 짙은 녹색 채소, 생선, 견과류 및 씨앗

비바 랩스의 마그네슘 비스글레시네이트 킬레이트(Viva Labs Magnesium Bisglycinate Chelate)

자기 전에 복용하는 게 가장 좋지만 하루에 1000mg 이상 복용한다면 나누어서 복용할 수 있다.

종합비타민

 다양한 자연식품

퓨어 인캡슐레이션스의 위민스 뉴트리언츠(Women's Nutrients)

많은 경우 영양소의 균형이 맞지 않고 품질이 형편없을 수가 있어서 나는 종합비타민을 좋아하지 않는다.

니아신(비타민 B3)

 아보카도, 쇠고기, 닭고기, 간, 버섯, 돼지고기, 연어, 칠면조

나우푸드의 플러시-프리 니아신
(Flush-Free Niacin)

자기 전에 복용하는 게 가장 좋지만 하루에 1000mg 이상 복용한다면 나누어서 복용할 수 있다.

오메가3

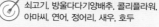 쇠고기, 방울다다기양배추, 콜리플라워, 아마씨, 연어, 정어리, 새우, 호두

손리서치의 크릴 오일(Thorne Research Krill Oil)(식물 원료), 예스 페어런트의 에센셜 오일(Yes Parent Essential Oil), 바린스의 오메가 스월 오일(Barleans Omega Swirl Oil)
(아이에게 좋다)

프로바이오틱스

 발효식품: 케피어, 김치, 사워크라우트, 신 피클

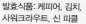 나우푸드의 프로바이오틱스-10 500억(Probiotic-10™ 50 Billion)

나는 탄수화물을 보충할 때 프로바이오틱스를 먹기 좋아한다. 몸에 맞으면 공복에도 먹을 수 있다.

들여다본 결과, 많은 중요한 영양소 수치가 위험한 수준으로 낮다는 걸 발견했다. 그래서 나는 영양 보충제를 내 치유 과정에 합류시켰고 당신도 아마 그래야 할 것이다.

하지만 자연식품이 필수영양소의 주요 공급원이 될 수 없거나 되어서는 안 된다는 의미는 아니다. 우리 몸은 자연식품으로 영양을 얻도록 설계되었다. 또한 어떤 음식들을 함께 섭취하면 한 가지 음식만 먹거나 보충제를 섭취했을 때보다 영양소를 더 많이

섭취할 수 있다. 예를 들어, 녹색 채소에 든 비타민은 지용성이므로 올리브 오일과 함께 섭취하면 흡수가 더 잘 된다.

나는 내 몸에 부족한 주요 영양소를 섭취하기 위해 보충제가 필요하다. 동시에 매일 먹는 음식을 통해 그러한 영양소를 섭취하려고 애를 쓴다. 그래서 독자들 스스로 영양 섭취의 균형을 이룰 수 있도록, 아래의 표에 각 영양소가 든 식품이나 보충제를 열거했다.

셀레늄

 쇠고기, 브라질 너트, 대구, 닭고기, 양고기, 굴, 연어, 정어리, 가리비, 해바라기씨, 칠면조

💊 나우푸드의 셀레늄(Selenium) (L-Selenomethionine)

비타민 A

 대구 간유, 난황, 초유 버터, 간

💊 그린패스처스의 코드리버오일(Green Pastures Fermented Cod Liver Oil)

베타카로틴은 비타민 A로 전환되기가 어렵기 때문에 포함하지 않았다.

비타민 B 콤플렉스

 닭고기, 짙은 녹색 채소, 해산물, 시금치, 칠면조

💊 나우푸드의 코엔자임 B콤플렉스 (Co-Enzyme B-Complex)

비타민 B12

 쇠고기, 게, 달걀, 간, 고등어, 갑각류

💊 솔가의 설하 메틸코발라민(Solga Sublingual Methylcobalamin)

B12 주사의 경우, 시아노코발라민을 피하되, 메틸코발라민이 더 잘 흡수되고 유지되므로 의사와 상의하라.

비타민 C

 피망, 브로콜리, 칠레, 케일, 딸기, 토마토

💊 퓨어 인캡슐레이션스의 아스코르브산 캡슐(Buffered Ascorbic Acid Capsules)

운동 직후 복용하지 마라. 운동으로 얻은 인슐린 민감성에 영향을 줄 수 있다.

비타민 D

대구 간유, 달걀노른자, 간, 버섯, 연어, 정어리

💊 메타제닉스의 액상 비타민 D3 (Metagenics D3 Liquid)

비타민 D의 가장 좋은 공급원은 햇빛이다. 하루 10~20분 동안 최대한 넓은 면적으로 피부를 햇빛에 노출하라.

비타민 K2

브로콜리, 방울다다기양배추, 콜리플라워, 근대, 콜라드, 케일, 상추, 파슬리, 시금치

💊 라이프 익스텐션의 슈퍼 K 위드 어드밴스트 K2 콤플렉스(Life Extension Super K with Advanced K2 Complex)

바이텍스

  아보카도, 코코넛, 짙은 녹색 채소, 달걀노른자, 발효식품, 아마씨, 햄프시드, 허브차, 연어, 정어리, 호두

💊 네이처스웨이의 버드나무 열매(Nature's Way Vitex Fruit(Chasteberry))

허브 체이스트베리로 만든 보충제이므로 이를 함유한 음식은 없지만, 호르몬 균형을 맞추기 위해 비슷한 특성을 가진 음식을 열거했다.

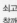 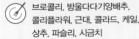

아연

   쇠고기, 캐슈, 양고기, 호박씨, 참깨, 새우, 칠면조

💊 나우푸드의 아연 글리시네이트 (Zinc Glycinate)

전해질

지방에 적응하면서 글리코겐 저장고가 고갈되면, 글리코겐과 함께 저장되었던 물이 신장을 통해 배설되어 초기에 전해질 불균형이 발생한다. 또한 총 탄수화물 섭취량이 50g 미만일 경우, 케토 플루에 걸리지 않으려면 더 많은 양의 전해질이 필요하다(5장 참조).

달리 말해, 강하고 자신감 넘치는 케토제닉 전사로서 살다 보면 전해질 보충이 크게 도움이 됨을 알게 될 것이다. 내가 그랬듯이 말이다. 전해질은 나트륨과 마그네슘, 칼륨을 포함하는 미네랄의 한 종류이다. 이 미네랄의 수치를 관리하면 저탄수화물 다이어트로 인한 많은 부작용을 성공적으로 피할 수 있다(전해질 불균형을 극복하는 방법을 자세히 알고 싶으면 5장을 참조하라).

잠깐만요! 전해질 섭취를 늘리기 전에, 신장 질환이 있거나, 이뇨제를 복용 중이거나, 고혈압 약을 복용하거나, 대용 소금을 피하라는 권유를 받았거나, 심부전이 있는 경우, 의사와 상의하라.

우선 나트륨을 살펴보자. 케토 다이어트에서 나트륨은 인슐린과 관련해 무척이나 중요하다. 알다시피 케토제닉 다이어트를 하면 전반적인 인슐린 요구량, 즉 인슐린 수치가 감소한다. 인슐린이 낮으면 나트륨이 신장을 거쳐 혈액으로 쉽게 걸러져 나와 소변 형태로 배출된다. 무슨 얘기냐 하면, 인슐린 수치가 낮아지면 (전반적인 건강에 대단히 좋지만) 나트륨 수치에 영향을 미치므로 나트륨을 더 많이 섭취해야 한다는 이야기다 (다양한 종류의 소금에 대한 정보는 6장 참조).

현대 사회에서 마그네슘은 우리에게 가장 부족한 미네랄 중 하나이다. 알코올 섭취, 높은 스트레스, 영양가 낮은 식품, 칼슘 보충제 남용, 소화 요인 등으로 인해 마그네슘 결핍이 생길 수 있다. 여기에 더해 케토 식단을 섭취하면 마그네슘 결핍이 심화된다. 마그네슘 결핍은 현기증, 피로, 근육 경련, 고혈압, 쇠약 등의 특징이 있다.

마그네슘 결핍을 유발하는 요인들이 칼륨 결핍도 유발할 수 있다. 칼륨 결핍의 징후에는 변비, 우울증, 피부 문제, 고혈압이 포함될 수 있다. 전해질 파우더에 많은 돈을 쓸 수도 있지만, 마트에서 파는 전해액 믹스의 이점을 훨씬 뛰어넘는 건강 전해질 음료를 만들 수도 있다. 나는 파우더보다 전해질 함유량이 높고 진짜 재료로 만드는 케토 레모네이드의 팬이다. 레시피는 23장을 참조하라.

또한 다음 식품들은 전해질이 풍부하다. 케토제닉 다이어트에 케토 레모네이드와 함께 이러한 식품을 추가하면, 문제가 해결될 것이다.

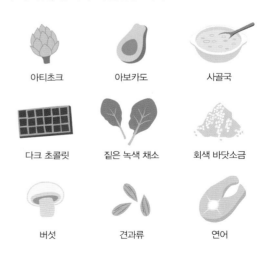

아티초크	아보카도	사골국
다크 초콜릿	짙은 녹색 채소	회색 바닷소금
버섯	견과류	연어

이 음식들이 거의 모두 케토 파워 식품 목록(6장)에 포함된 것이 전혀 놀랍지 않다.

CHAPTER 4

생활 속 케토 : 장보기, 외식, 여행

예산과 식구 수, 이용하는 마트에 상관없이 케토 식단을 만들 수 있다.
이번 장에서는 여행을 포함해 어디서든 케토 식단을 먹을 수 있는 팁과 전략을 알려 준다.

식비

케빈과 나, 두 마리 반려견 렉시와 페블스 이렇게 우리 4인 가족은 매달 식비로 780달러를 쓴다. 나는 기본적으로 우리가 먹는 음식으로 강아지 밥을 만들기 때문에, 이 비용에는 강아지들의 식비도 포함된다. 솔직히 말해, 강아지들이 하루 동안 내가 먹는 양보다 더 많이 먹는 경우가 많다.

이 금액이 많아 보일지 모르지만, 미국 농무부에 따르면, 두 명의 어린 자녀를 둔 4인 가족의 한 달 식료품비는 저렴하게 먹었을 때 약 715.20달러이다. 내가 우리 가족(4인)을 위해 유기농과 non-GMO, 양질의 식품을 구매한다는 점을 감안하면, 이 식비는 축하받을 금액이라고 말하고 싶다.

인정하건대, 우리 집 식비 예산은 종종 빠듯하다. 양질의 음식을 먹는 것은 케빈과 나에게 중대한 의미가 있기 때문에, 우리는 덜 중요한 것들을 줄였다. 예를 들어, 체육관 무제한 회원권, 한 번도 본 적 없는 케이블 TV, 새 차 등이 그렇다. 299km의 주행거리를 자랑하는 나의 2004 포드 이스케이프에 올라탈 때마다, 나는 다음 식사 때 먹을 아보카도 오일, 마요네즈를 뿌린 목초 버거와 유기농 양상추, 토마토의 맛이 얼마나 환상적일지 생각한다.

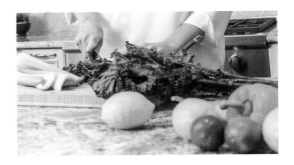

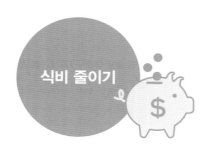

식비 줄이기

채소를 직접 발효하라. 콜드웰바이오퍼먼테이션 (Caldwell Bio Fermentation) 또는 바디에콜로지(Body Ecology)의 종균 배양을 사용하라. 12kg 이상의 채소를 발효할 때 좋다.

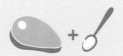
살코기를 사서 건강한 오일로 요리한다(목록은 85쪽에).

오일을 직접 렌더링한다.

목초 버터, 기, 카카오 버터/오일 대신 코코넛 오일을 사용한다.

항상 가격이 싼 견과류와 씨앗을 사라(7장 참조).

아이들을 봐 주거나, 잔디를 깎거나, 강아지를 산책시키는 대가로 집에서 키운 암탉의 달걀 12개를 매주 줄 수 있는 친구를 찾는다.

케토 군것질거리를 가게에서 사지 말고 직접 만들어 먹는다.

가금류 대신에 붉은 고기를 선택한다.

최소한 처음 시작할 때는 그동안 먹던 음식과 비슷한 음식을 선택하라. 그래야 음식을 버리거나 쉽게 질리지 않는다.

잘 생각하고 식품을 구매하라. 사용하지 않을 음식은 사지 마라.

마트의 가장자리에서 구매하라. 중간 구역은 비싼 음식들이 있는 곳이다.

레스토랑에서 저녁 식사 약속을 잡는 대신 좋아하는 공원으로 피크닉을 가라.

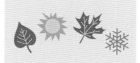
제철 음식을 먹어라. 제철 음식은 보통 가격이 저렴하다.

직거래 장터를 이용하라. 많은 경우 유기농 인증을 받지 않고 유기농으로 재배하기 때문에 비용이 저렴하다.

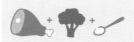
화사하고 반짝이는 제품들에 한눈을 팔지 마라. 지방이 많은 단백질과 저탄수화물 채소, 식용유 1개, 향신료 2개를 담아라. 이거면 될 것이다.

구매 목록을 만들어 충실히 지켜라!

여행 시 알아 둘 점

가장 유용한 방법은 여행 또는 외출 중이거나 저녁 식사를 만들고 싶지 않을 때 끼니를 해결하는 방안을 마련하는 것이다. 이 내용을 읽고 여러 가지 방법과 요령을 배운다면 어디를 가든 마음 든든할 것이다.

로켓연료 라떼와 함께 여행하기

나는 휴가를 갈 때 반드시 로켓연료 라떼(418쪽)의 재료를 챙긴다.

잠깐만요! *자기만의 여행용 로켓연료 라떼 비법이 있다면 모든 사람이 볼 수 있도록 해시태그 #로켓연료라떼를 사용하여 온라인에 공유하라!*

커피나 차와 같은 뜨거운 음료를 가지고 다니려면 다음과 같은 것들이 필요하다.

재료를 섞을 수 있는 믹서
(아래 중 한 가지 선택)

- 전동 핸드 우유 거품기
  (11장 참조)
- 내열 셰이커(병)
- 밀폐 여행용 보온병

지방(아래 중 한 가지 선택)

- MCT 오일(여행용 용기 또는 캡슐)
- 코코넛 오일
- 카카오 버터/오일 웨이퍼(작은 비닐 봉지에 넣어)

감미료(아래 중 한 가지 선택)

- 무알콜 액상 스테비아
- 휴대용 스테비아

커피나 차를 마시기 힘들 것 같은가? 인스턴트커피, 티백, 또는 포시그마틱푸드(Four Sigmatic Foods)의 차가티 가루, 버섯 커피, 버섯 엘릭서를 챙겨라. 뜨거운 물만 부으면 된다!

단백질
(아래 중 한 가지 선택)

- 바이탈프로틴스(Vital Proteins)의 콜라겐 펩타이드 스틱팩
- 단백질 파우더를 1인용 비닐봉지나 스푼과 함께 대형 용기에 넣는다(이미 1인용 봉지에 들어 있다면 행운). 단백질 파우더에 이미 감미가 되어 있다면 스테비아는 필요 없을 것이다.

탄수화물

- 견과나 씨앗 버터 휴대용(나는 코코넛 버터, 부드러운 아몬드 버터, 해바라기씨 버터 봉지를 좋아한다)

성분 표시를 보고 견과와 씨앗 버터의 설탕 함량을 확인하라. 무가당 제품을 선택하라.

로켓연료 라떼 만드는 법
모든 재료를 머그에 넣기만 하면 된다. 우유 거품기를 사용하는 경우, 섞일 때까지 거품을 낸다. 셰이커나 여행용 머그를 사용하는 경우, 흔들어 혼합한다. 여행용 밀폐 머그를 흔든 후에 열면 뜨거운 라떼가 터져 나와 옷을 전부 버릴 수 있으니 주의하라.

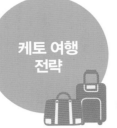

케토 여행 전략

앞으로 비행기나 기차, 혹은 자동차를 타든 언제나 케토와 함께하는 여행이 될 수 있도록 아래와 같이 여행 전략을 제시한다.

비행기 : 집으로 돌아갈 때

호텔이나 크루즈 여행 (주방 사용 불가능)

콘도나 친구/가족 방문

캠핑 (취사 장비 사용 가능)

간식

매일 먹는 음식

주방을 사용할 수 있는 곳에서 집으로 돌아오기

부패하지 않는 간식

에픽(EPIC) 상표의 바 또는 군것질거리
음료수에 넣을 콜라겐 펩타이드 비닐팩
휴대용 아몬드 버터나 코코넛 버터
마카다미아 너트
포크라인즈(돼지껍질 과자)
다크 초콜릿 바
휴대용 차와(또는) 커피
연어캔
볶은 아몬드
쿠키 반죽
팔레오 그래놀라
아마 크래커
해조류 칩
냉동 건조 베리
견과류 믹스
호박씨

여행에 적합한 음식

페이퍼 타월에 싼 바삭한 베이컨
팻폭탄
셀러리 스틱과 아몬드 버터나 타히니
채 썬 코코넛에 신선한 베리와 거품 낸 코코넛 밀크 곁들임
간편한 여행 음식 예 : 올스파이스 머핀(14장), 치킨 바삭(15장), 햄 샐러드 샌드위치(18장)

주방을 사용할 수 없는 경우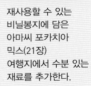

여행을 위한 로켓연료 라떼 재료(이전 쪽 참조)
익힌 야채에 뿌릴 1회용 코코넛 오일 여러 개
샐러드와 야채, 다른 모든 음식을 위한 MCT 오일, 올리브 오일 또는 아보카도 오일
식사나 간식에 추가할 휴대용 올리브 간식
찬 음료에 추가할 콜라겐 펩타이드 – 간편한 단백질 섭취를 위해 흔들어 마신다.
샐러드, 야채, 견과 버터 등을 위한 껍질 벗긴 햄프시드

주방을 사용할 수 있는 경우

마트를 이용할 수 있는 경우

재사용할 수 있는 비닐봉지에 담은 아마씨 포카치아 믹스(21장) 여행지에서 수분 있는 재료를 추가한다.
작은 용기에 넣은 좋아하는 향신료 다섯 가지
올리브 오일
코코넛 오일 또는 유리병에 넣은 목초 고기 비계(형편상 적합한 비닐봉지에 넣은)
사과 식초

마트를 이용할 수 없는 경우

열에 안정적인 오일 (예: 코코넛 오일)과 샐러드에 넣을 오일 (예: 올리브 오일)
케일, 호박, 오이, 무와 같이 아이스박스에 넣어도 되는 채소 (채소를 지퍼락에 넣으면 물이 생겨 물러 버린다.)
1회분으로 나누어 냉동한 육류
질경이 칩, 감자, 고구마처럼 휴대하기 좋은 탄수화물 보충 음식

여행 팁

- 어디를 가든 차갑거나 뜨거운 음료의 온도를 유지시키는 보온병은 쓸모가 아주 많다. 나는 스웰(S' well) 물병을 좋아한다.

- 지역 건강식품점에서 여행용 제품을 찾을 수 없는 경우, 대부분 온라인으로 주문할 수 있다.

- 소포장된 차와 커피는 비행기로 여행할 때 좋다. 승무원에게 뜨거운 물을 요청하면 모든 준비는 끝이다. 소포장된 차와 커피로 목적지에 도착해서 로켓연료 라떼를 만들 수도 있기 때문에 매우 유용하다.

- 여행 기간에 따라 집에서 목적지까지 가는 시간 동안에 단식을 고려하라.

- 나는 주로 에코런치박스(ECOlunchbox)의 스텐 도시락에 비행기에서 먹을 음식을 싼다. 도시락에 음식을 8컵까지 담을 수 있어 남편과 함께 먹으면 양이 딱 맞는다.

- 주방을 사용할 수 없어 대부분의 음식을 싸 가야 한다면, 충분한 양의 지방을 섭취하기가 어려울 수도 있다. 아보카도 오일, 코코넛 오일, MCT 오일, 올리브 오일, 올리브 같이 식사에 추가할 수 있는 지방을 가져가면 도움이 될 수 있다.

- 주방을 사용할 수 있다면, 목적지에 도착했을 때 건강식품점에 들러 신선한 야채와 고기, 몇 가지 탄수화물 보충 음식을 사라.

- 아침에 로켓연료 라떼를 셰이크할 거품기나 뚜껑 달린 컵을 잊지 말고 챙겨라.

케토, 레스토랑 이용하기

케토 식단을 처음 먹기 시작했을 즈음 나는 여름 내내 여행을 하고 있었다. 많은 경우 식당에서 식사를 했고, 어디에 있든 어디를 가든 이동 중에도 케토 식사를 정말로 잘 만들어 먹었다.

나는 식당에서 케토 친화적인 식사를 주문하는 데 문제가 있었던 적이 없었다(물론, 샌드위치를 미리 만들어 놓는 가게는 제외하고 말이다). 외식이 반드시 절망스럽거나 복잡하지는 않다. 사실, 꽤 즐겁다. 아래는 식당에 가서 이용할 수 있는 유용한 정보이다.

일반적인 팁

- 좋은 식당일수록 대체 음식을 쉽게 만들 수 있다.
- 글루텐-프리 메뉴가 있는 식당을 찾고 당류 대신 지방을 먹어라.
- 육류와 함께 곡물 없는 채소 요리를 선택하라.
- 지방을 추가하라. 아보카도, 베이컨, 달걀 프라이, 마요네즈, 올리브 오일, 올리브를 요청하라.
- 지방을 싸 가지고 다녀라. 코코넛 오일이 최고의 선택이다.
- 소스와 드레싱을 잘 살펴라. 많은 경우 설탕이 듬뿍 들었다.
- 식사할 때 물이나 6장 식품 목록에 소개한 저탄수화물 음료 중 하나를 선택하라.
- 아침 식사의 경우, 식당에서 달걀과 베이컨을 제공하면 대개는 문제가 없다. 오믈렛은 더할 나위 없는 메뉴다.

식사 팁

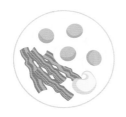

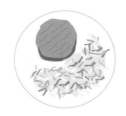

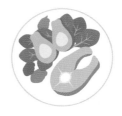

아침 식사 : 반숙 달걀 프라이 4개와 베이컨 2줄, 집에서 만든 마요네즈(올리브 오일로 만든) 또는 올리브 오일

점심 식사 : 메뉴에서 지방이 가장 많은 버거와 함께 코울슬로 2인분(주로 유제품이 들지 않은) 또는 코울슬로에 당분이 너무 많다면 시금치가 주재료인 곁들임 샐러드

저녁 식사 : 메뉴에서 지방이 가장 많은 스테이크(아래 참조)나 연어 구이, 또는 올리브 오일을 넣은 짙은 색 고기 + 아보카도와 녹색 채소 곁들임

레스토랑 음식

파스타 : 파스타 면 대신에 채소(루꼴라나 시금치, 호박)를 깔아 달라고 하라. 토마토소스에 설탕이 첨가되었는지 잘 살펴라.

샐러드 : 과일이나 말린 과일 또는 곡류 대신에 아보카도와 베이컨을 더 달라고 하라. 드레싱으로는 오일과 식초가 가장 좋다. 콥 샐러드는 언제나 최고다. 옥수수나 치즈를(유제품을 먹지 않는 경우) 빼 달라고 하라.

단백질 : 연어나 오리, 양고기, 돼지갈비 같은 지방이 많은 단백질을 선택하라. 지방은 독소가 저장되는 곳이므로 고기의 질이 의심스럽다면 살코기를 선택하고 대신 아보카도 오일이나 올리브 오일과 같은 식물성 지방을 첨가하라.

스테이크 : 지방이 가장 많은 스테이크는 필레 미뇽(filet mignon), 뉴욕 스트립(New York strip), 티본(T-bone), 립아이 스테이크(rib-eye steak)이다. 유제품 알레르기가 있는가? 곁들임 야채에 버터를 넣지 말아 달라고 하라.

초밥 : 밥만 빼고 다 먹어라. 쌀 대신 아보카도를 넣어 초밥을 말아 달라고 요청하라.

버거 : 패티에 고기만 들었는지 확인한 다음(귀리나 밀, 또는 다른 재료가 들어가지 않게), 빵을 양상추로 바꾸어 달라고 요청하라. 감자튀김 대신에 곁들임 샐러드로 바꿔 달라고 하라.

닭고기 : 석쇠나 브로일러나 오븐에 구운 것을 선택하라.

윙 : 빵가루나 쌀가루, 감자녹말 등을 입히지 않았는지 확인하라. 식물성 오일을 피하고 싶다면, 튀길 때 비계를 사용하는 식당이 아니라면 윙을 먹지 마라.

멕시칸 요리 : 토르티야나 쌀, 콩이 없는 요리를 요청하라. 과카몰리는 생 채소와 함께 나올 수 있으며 고기 모듬은 항상 훌륭한 선택이다. 엔칠라다는 함께 요리한 토르티야와 분리되지 않기 때문에 대개 적당치 않다. 로메인 상추 위에 올린 타코 필링을 먹어 보라.

인도 음식 : 밀가루가 많이 들지 않은 카레 요리를 주문하라. 빵이나 밥 대신 신선한 채소 스틱으로 바꿔라. 야채 카레에는 고탄수화물 재료가 가득하니 조심하라. 콜리플라워나 버섯 바지(bhaji), 닭고기 코르마(korma)(유제품 포함), 샤히 파니르(shahi paneer)(유제품 포함), 치킨 쇼르바(shorba)를 시도해 보라.

중국 음식 : 모든 중국 음식에는 소스뿐 아니라 설탕이 들어갔을 가능성이 높기 때문에 고르기가 까다롭다. 나는 물기 없이 고기(오리는 항상 안전하다)를 빨리 볶아 생 콩나물이나 신선한 샐러드 위에 얹은 요리를 주문한다.

타파스* : 일반적으로 타파스 요리는 탄수화물이 적고 고기가 많다. 빵이 주재료인 요리는 피하고 육류와 채소로 만든 타파스 요리를 찾아라.

* 타파스 : 여러 가지 요리를 조금씩 담아 내는 스페인식 음식 – 옮긴이

카페 : 무가당 코코넛 밀크나 아몬드 밀크, 무가당으로 우린 차(뜨겁거나 차가운)가 있는지 물어보라. 내가 가장 좋아하는 것은 코코넛 밀크로 만든 디카페인 아메리카노 미스토(우리 캐나다인들이 주문하는, 우유를 조금 넣은 커피)이다. 나는 카페에서 음식을 주문하면서 지금까지는 운이 좋은 적이 없었다. 당신이 내일 카페에 갔는데 팻폭탄을 판다면 미쳤다고 생각하지 않을까?

리앤의 작업은 나에게 놀라운 자료였다. 내가 리앤을 발견한 건 몇 주 동안 방탄 다이어트를 실행하고 나서였다. 케토 식단에 관한 자료가 많이 돌아다니는 건 확실하지만, 대다수는 남성에게 초점이 맞춰져 있다. 리앤의 방식이 좋은 이유 중 하나는 여성을 위한 것이라는 점이다. 그녀가 알려 주는 내용 중에 내가 가장 좋아하는 부분은 바디 이미지에 관한 내용과 케토제닉 다이어트이다. 그녀의 말을 따르면, 칼로리와 다량영양소 그리고 스트레스를 유발하는 사소한 것들에 스트레스를 받지 않게 된다. 나는 마지막 한 방울까지 영양소를 계산하는 대신에 내 접시가 어떤 모습이어야 하는지에 집중할 수 있게 되었다.

리앤의 접근법은 자유롭고 평범한 방식 중 하나이다. 그녀의 요리법은 놀랍고 간단하며 따라 하기가 아주 쉽다. 내 생각에는, 케토제닉 라이프스타일을 선택한 많은 사람들이 같은 음식을 반복해서 먹는 경향이 있다. 하지만 리앤은 우리에게 너무나 많은 재미와 즐거움을 안겨 주는 많은 요리법과 선택지를 제공한다. 나는 먹는 게 정말 좋다. 나는 몸 상태가 아주 좋고, 음식을 가려야 한다는 강박이 없어졌으며, 무엇보다 내 몸에 무엇이 필요하고 또 필요하지 않은지 알기 위해 몸에 귀 기울이는 방법과 이 모든 것이 동시에 일어난다는 사실을 배웠다. 해박한 지식, 인생을 즐겁게 바라보는 시각, 그리고 타인의 판단에 얽매이지 않는 멋진 생활 방식을 가진 리앤에게 영원히 감사한다.

애넷, 미주리

케토제닉 라이프에 대한 리앤의 안내서인 『케토 다이어트』를 읽고 나서야 내가 처음으로 뭔가를 이해한 것 같다. 나는 평생 동안 강박적인 섭취와 강박적인 다이어트 사이를 오가며 체중과 힘든 싸움을 벌여 왔다. 4세 때 엄마에 의해 처음으로 저지방 다이어트를 강요당했고, 초등학교 시절에는 친구들과 그룹 다이어트에 참여했으며, 무릎 수술(합병증과 함께)을 했고, 요요 때문에 80kg였던 체중이 120kg으로 늘어났으며, 우울증으로 입원을 했고, 자살 경향이 있었으며, 잘못된 식습관에 지배당하고 있었다. 자신과 자신에게 맞는 책을 발견하는 것은 낯선 사람들의 바다에서 친구를 찾는 것과 같다.

리앤, 손을 내밀어 줘서 감사해요. 당신의 투쟁과 통찰력, 실수, 성공 그리고 아마도 가장 중요할지 모르는 당신의 따뜻한 철학을 공유해 줘서 감사해요. 모든 사람의 몸이 다르기 때문에(내가 체중 감량을 하려면 탄수화물을 15g 이하로 유지해야 하는 것 같이) 올바른 균형을 찾기 위해서는 가벼운 실험이 필요하다고 했던 리앤의 친절한 조언이 너무나 중요한 이유는, 다른 사람들과 똑같이 먹고도 같은 결과를 얻을 수 없던 자신을 더 이상 탓하지 않을 수 있기 때문이다. '날씬한 나'를 사랑하도록, 그저 날씬한 것뿐 아니라 태어나서 처음으로 건강하고, 활력 넘치며, 긍정적인 나를 사랑할 수 있게 도와준 당신과 당신이 내 손에 쥐어 준 도구에 진심으로 감사해요. 고마워요, 리앤.

킴, 시드니

CHAPTER
5

문제 해결하기

생활 방식을 바꿀 때 우리는 종종 새로운 도전에 직면한다. 케토도 마찬가지이다.

이번 장에서는 지방을 더 많이 섭취하기 시작할 때 발생할 수 있는 몇 가지 일반적인 문제를 설명한다.

변화하고자 하는 당신의 의지를 꺾으려는 게 아니다. 고지방 라이프스타일로 바꿔야 하는 이유를

당신 스스로 잘 알 것이며, 변화의 과정 중에 겪을 수 있는 어려움보다 그 혜택은 훨씬 더 크다.

따라서 문제가 발생했을 때 당신이 그 이유와 대처 방안을 찾을 수 있도록 도구와 정보를 제공하고자 한다.

역설적이게도 이러한 어려움을 겪으면서 우리는 전인적인 건강에 한 발짝 더 다가갈 수 있으며,

삶을 개선시키는 긍정적인 활동을 생각해 낸다. 케토는 체중 감량에서 그치지 않고,

자신의 몸을 알고 몸이 속삭이는 소리에 귀 기울이는 방법을 터득할 수 있게 한다.

마음을 열어 몸이 가장 잘 알고 있다는 생각을 받아들인다면, 몸이 무엇을 필요로 하는지

본능적으로 아는 능력이 개발된다. 특히 상황이 좋지 않을 때에는 더욱 도움이 될 것이다.

케토로 인한 증상이 우려된다면, 의사와 상의하여 자신의 요구에 맞는 계획을 세우기 바란다.

체중 정체

적응 못함

체중
정체

칼로리 섭취량을 낮추고 또 낮춰서, 지방 85%를 포함해 하루 1,200Cal를 섭취하는 다이어트를 6주간 실시해도 체중에 변화가 없다는 말을 나는 여성들로부터 너무나 자주 듣는다.

당신이 어떤 이야기를 들었는지 모르지만, 지방을 엄청나게 섭취하든, 케톤이 아주 높게 측정되든, 케토 식단의 성공이 항상 지방 섭취량에 달린 것은 아니다. 케토 다이어트에서 이러한 요인들이 지방 적응에 중요한 역할을 하지만, 문제에 부딪혔을 때 살펴볼 유일한 요인은 아니다. 다른 여러 가지 것들이 주범일 수도 있다.

스트레스

 지방에 적응하지 못하는 가장 큰 원인일 수 있는 스트레스부터 시작해보자. 지방에 적응을 하려면 사소한 일들로 자신을 소모하지 않으면서 자연스럽게 스트레스에 대처할 능력을 지닌 냉철한 사람이어야 한다.

스트레스가 많은가? 스트레스가 많은 라이프스타일이 체중 감량이나 케톤 상태에 도달하는 능력, 빠진 체중을 유지하는 능력에 어떤 영향을 미치는지 나보다 더 잘 아는 사람이 있을까? 2014년에 나는 케토 다이어트로 호르몬 상태가 개선되어 9kg을 뺐고, 노력 없이 2년 동안 그 체중을 유지했다. 그러다 2016년 초에 내 인생에 스트레스가 쏟아져 들어와 NKOTBSB[다시 돌아온 뉴키즈언더블럭(New Kids on the Block)/백스트리트보이즈(Backstreet Boys)] 월드 투어처럼 9kg이 다시 증가했다.

식단에는 변화가 전혀 없었지만 체중이 무섭게 불어났다. 케톤을 측정하니 거의 검출이 되지 않았다. 하지만 내가 스트레스로 둘러싸이지 않은 날에는 몇 주, 심지어 몇 개월 동안 먹고 있던 식단으로도 케톤이 훨씬 더 높게 측정되었다. 바뀐 것이라고는 나의 환경뿐이었다. 흥미롭게도, 스트레스가 많던 기간이 끝나자마자, 한 것도 없는데 체중이 줄었고 케톤 상태와 지방 적응이 저절로 복구되었다.

스트레스가 체중 증가에 영향을 미치거나 체중 감량을 불가능하게 한다는 건 사실이다. 정신적이든(다른 사람들이 자신을 어떻게 생각하는지 걱정하거나, 중요한 프레젠테이션을 준비하거나, 아이들을 제시간에 축구 연습에 데려다 주는 일 등), 신체적이든 스트레스는 지방에 적응을 하고 지방 연소 모드를 유지하는 능력에 영향을 미친다.

만성 스트레스로 인해 지방에 완전히 적응하지 못했다면, 팻연료 방식을 바꾸거나 칼로리를 줄이거나 다량영양소를 조절해도 소용이 없을 것이다. 문제는 스트레스를 받으면 생성되는 호르몬인 코르티솔이다. 코르티솔은 혈당을 치솟게 해 근육이 스트레스라는 호랑이에게서 도망칠 연료를 만들게 한다. 이는 짧은 시간 동안에는 호랑이를 따돌리는 데 도움이 되지만, 코르티솔이 만성적으로 상승하면 높은 혈당을 관리하기 위해 인슐린이 증가한다. 이 과정이 과도하게 지속되면 세포에 인슐린 저항성이 생겨 포도당이 저장되지 않고 혈류에 남는다. 이 상태에서 지방에 적응하거나 이 적응 상태를 유지한다면 운이 좋은 것이다.

스트레스가 지방 적응 능력에 영향을 미치는 이유는 무엇일까? 명심하자. 인슐린은 몸에 저장된 지방을 태우지 말라고 지시한다. 따라서 만성 스트레스로 인슐린 수치가 증가하면 혈당 대신 지방을 연소하라는 지령이 전달되지 않는다.

코르티솔을 자극하지 않는 평온한 환경을 조성하는 일은 여자들에게 특히 어려울 수 있다. 우리는 만성 스트레스 상태에서 사는 경우가 많아 인슐린의 기복이 심해짐으로써 지방 저장고에 접근하기가 어려워진다. 그러나 처음 케토 식단을 먹고 10일 안에 지방 저장고에 접근해야 한다. 그래야 효율적으로 지방을 주 연료로 사용할 수 있다.

단백질을 충분히 섭취하지 않아도 코르티솔이 영향을 받는다. 포도당이 필요한 신체 기능에 적절한 포도당을 생성하는 과정인 포도당신생합성을 기억하는가?(자세한 내용은 1장 참조) 단백질을 충분히 먹지 않으면, 근육의 아미노산이 대신 사용될 수 있다.

코르티솔은 포도당신생합성을 위해 근육을 분해하는 데 사용되므로 단백질 섭취가 충분하지 않으면 코르티솔 수치도 증가할 수 있다. 이는 케토제닉 다이어트에 잘못 접근해서 좋은 몸 상태와 원하는 결과를 거의 얻지 못하게 되는 하나의 예이다. 지방 연소 모드에 있고 싶다면 코르티솔의 불필요한 증가와 근육의 붕괴를 피하기 위해 단백질을 충분히 섭취하는 것이 중요하다.

음식 스트레스도 한몫을 한다. 케토의 경우, 단식을 자연스럽게 하지 않고 억지로 하는 것이 스트레스가 될 수 있다. 3장을 보면 단식을 억지로 하지 말아야 하는 이유를 알 수 있다.

스트레스를 줄이는 데는 의외로 운동을 줄이는 것이 크게 유효할 수 있다. 칼로리를 줄이고, 간헐적 단식을 하고, 운동을 하는데도 지방 적응이 불가능하게 느껴진다면, 매일의 스트레스에 더해 몸에 가하는 온갖 신체적 스트레스로 인해 코르티솔이 불균형해졌기 때문일 가능성이 높다. 이는 지방 적응력에 영향을 미칠 뿐 아니라, 근육 생성을 저해한다는 사실을 아마 알고 있을 것이다. 반복하지만 그래서 코르티솔이 중요하다. 코르티솔은 단백질 합성을 감소시키므로, 운동을 해도 근육이 생기지 않는다.

다음은 내가 제안하는 스트레스 줄이는 방법이다.

1. **스트레스를 주는 운동을 중단하라. 신체 스트레스를 가중시키고 원하는 결과를 얻지 못한다면, 안 하느니만 못하다.**
2. **셀프케어를 시작하라.**
3. **케토 식단을 유지하고 계속 간헐적 단식을 해서 인슐린을 줄여라.**
4. **3을 따르기로 결심했다면, 칼로리 제한을 중단할 생각**

을 하라. 배가 고프면 몸이 이끄는 대로 따라가라.
5. **매일 지방 연소 방식을 실천해서 음식 스트레스를 줄여라. 30일 후 원조 케토 방식으로 전환해 지방에 적응할 수 있는지 확인하라.**

정신적 스트레스와 신체적 스트레스를 모두 줄임으로써 코르티솔 반응을 향상시켜 인슐린을 낮추고 포도당신생합성 경로를 간접적으로 개선할 수 있다. 그러면 지방에 적응하게 되는(그리고 유지하는) 엄청난 현실을 맞이한다.

열심히 노력하고 칼로리에 올인한다

정신적, 육체적 스트레스와 밀접하게 관련되는 것이 음식 스트레스다. 머리말에서 칼로리 섭취가 줄어 대사가 느려지면 어떠한 일이 벌어지는지 이야기했다. 이런 일은 종종 체중이 더 이상 빠지지 않고 정체되는 경우에 일어난다. 대사가 느려지면 인체의 기본 과정을 유지하기 위한 연료가 덜 필요하다. 예를 들어, 하루에 2,000Cal 대신 1,800Cal만 필요하다고 하자. 이는 과거에는 체중을 줄이기 위해 하루에 1,800Cal를 섭취했지만, 이제는 1,600Cal를 섭취해야 한다는 의미다. 하지만 결국에는 대사가 더욱 느려질 것이다. 악순환이 발생하는 것이다.

자신을 너무 다그치면 앞으로 나아가기가 어려울 수 있다. 어쩌면 당신의 삶이 다이어트와 계산, 추적, 음식에 대한 걱정만 하다 끝나 버릴 수 있다. 당신은 "이 다이어트도 꽝이네"라고 생각할지 모른다. 관심사를 좀 바꿔 보는 게 어떨까?

건강이나 영양, 다이어트 대신 몸과 관련이 없는

단체나 커뮤니티에 참여해 보라. 뜨개질 모임이나 외국어 수업, 북클럽을 찾아보라. 다음 식사 말고 기다려지는 무언가가 있을 때 음식으로 인한 스트레스가 크게 준다는 사실에 당신은 놀랄 것이다.

몸의 신호를 무시한다

당신의 몸에 필요한 것은 내 몸이나 샐리의 몸에 필요한 것과 다르다. 저기 있는 조는 어떨까? 그 남자는 또 완전히 다르다. 어떤 하나의 다이어트가 모든 사람에게 엄청난 성공을 가져다주리라고 추측하는 것은 우스꽝스러운 일이다. 당신은 당신에게 맞는 걸 해야 한다. 많은 사람들이 다이어트를 하면서 문제를 겪는 이유는 자신의 몸에 귀를 기울이지 않아서이다. 케토 다이어트도 예외가 아니다.

단식이 당신에게 좋을 수도 있고 그렇지 않을 수도 있다. 아침에 로켓연료 라떼를 마시고 굉장한 느낌이 들 수도 있고 아닐 수도 있다. 1일 1식이 큰 효과를 줄 수도 있고 고문일 수도 있다.

다음은 내가 목격한 사람들이 가장 많이 겪는 몸의 신호와 그 대처법이다.

- **끊임없이 배가 고프다.** 야채 양을 늘려 보라. 이럴 때 내가 좋아하는 채소는 케일, 양배추, 방울다다기양배추, 로메인 상추이다. 저탄수화물 채소로 배를 채우면, 지방 함량이 높고 활력이 생기며 양이 적은 전통적인 케토제닉 식사로 인한 허기를 덜 느낀다.
- **배가 전혀 고프지 않다.** 이는 체중 감량에 좋은 신호이며 7~10일 즈음 지방에 완전히 적응하기 바로 전에 시작된다. 그러나 빠질 체중이 별로 없는 경우, 간헐적 단식이

몸에 그다지 맞지 않다고 느끼거나 전반적인 영양 섭취가 걱정된다면 탄수화물 보충을 포함하는 팻연료 방식으로 전환해 보라. 탄수화물 보충을 한 이튿날에 굉장한 허기를 느끼지는 않지만, 식욕을 회복하는 데 도움이 될 수 있다.

가장 중요한 것은 몸이 당신에게 속삭이는 소리에 귀를 기울이는 일이다.

칼로리 계산과 단식

이 두 가지 전략 중에 한 가지만 사용해야 한다. 두 가지를 동시에 사용하면 건강을 해칠 수 있고, 체중 정체와 영양 결핍, 호르몬 불균형 등을 유발할 수 있다. 나는 훨씬 쉽고 스트레스가 적은 단식에 손을 든다(단식에 관해 더 자세히 알고 싶다면 3장을 보라).

믿음이 부족하다

우리 대부분은 지방을 먹으면 살이 찌고, 칼로리를 계산해야 하며, 몸은 신뢰할 것이 못 되고, 마가린만이 안전한 지방이라고 '알고' 자랐다. 지금까지도 이와 같은 조언이 판치고 있기 때문에 이러한 믿음을 깨기가 어렵다. 케토제닉 식단을 먹기 시작하면 이 오래된 믿음이 도전을 받기 때문에, 깊은 의심이 생겨 케토 방식에 몰두하지 못하게 될 수도 있다.

마음은 강력한 것이다. 당신이 무언가가 효과가 없다고 생각한다면 아마 효과가 없을 것이다. 당신이 이 책을 읽고 당신의 성공을 방해하는 오래된 믿음과 행동을 포기하는 데 도움을 받기를 바란다.

나는 '주문 외우기(만트라)'를 권하고 싶다. 전통적으로 만트라는 명상 상태의 집중을 돕기 위해 단어나 소리를 반복하는 것이지만, 사고방식을 바꾸는 데에도 사용할 수 있다. 좀 우습게 들릴지 모르지만, 그 타당성을 입증하는 만트라 연구가 있다. 다음은 내가 지방 섭취와 체중 감량, 칼로리, 운동을 둘러싼 과거의 신념에서 벗어나고자 사용했던 몇 가지 주문이다.

내가 가치 있는 사람이기를.

평화롭기를.

충분한 영양을 섭취하기를.

자유롭게 내 몸의 느낌대로 살기를.

행복하기를.

정신적 고통이나 괴로움에서 벗어나기를.

기회에 마음을 열기를.

이런 주문을 하루 종일 계속 읊어 보라. 나는 샤워를 하거나 먹거나 걸어 다닐 때 외우기를 좋아한다. 주문 외우기는 정말로 경이롭다.

지원 네트워크가 없다

  외로운 나머지 존재감을 느끼고자 소셜미디어로 향해 봐야 다른 사람의 행동과 자기를 비교해서 자기혐오에 빠지게 되므로 염증 반응과 대사에 부정적인 영향을 줄 수 있다. 그래서 지방 적응에 실패하거나 체중을 감량하지 못할 수도 있다. 그보다는 사람들을 직접 만나서 힘을 얻는 방식이 큰 도움이 될 수 있다.

나는 요즘에 잘나가는 부정적인 행동을 부추기는 다이어트 단체를 찾아보라고 권하지 않는다. 대신 친구들과 어울리고 자신의 몸에 가장 잘 맞는 방법을 찾는 데 도움이 될 사람과의 관계를 키워 보라고 말한다. 강하고 긍정적인 관계를 맺어 건강을 향상시키기 위한 노력이 지원받는 느낌이 든다면, 염증이 줄고 대사가 촉진되며 스트레스가 감소할 수 있다.

나에게는 서로 격려하고 긍정적인 사람들이 모인 페이스북의 비공개 그룹이 있다. ketodietbook.com을 검색하라. 홈페이지에 있는 양식에 세부 정보를 입력하면 그룹에 가입하는 방법을 확인할 수 있다.

비현실적인 목표

 케토 식단으로 9kg을 감량했음에도 나는 성이 차지 않아 9kg을 더 빼겠다는 목표를 세웠다. 하지만 목표 체중을 단 2kg 남겨 놓고 체중이 멈춰 버렸다. 1kg을 빼고 나면 "다이어트는 죽을 맛이야!"라고 말하기도 전에 곧바로 2kg이 찌는 일이 반복되었다.

사람은 제각기 몸이 다르며 2kg을 더 뺀다고 내가 더 행복하거나 건강해지지 않는다는 사실을 받아들이지 않은 상태에서 나는 목표 체중을 정했다. 사실, 탐욕스러운 나의 목표 때문에 나는 건강에 해로운 행동을 많이 해야 했다. 그리고 목표에 도달하고 나면 그것을 유지하기가 엄청나게 어려웠다. 하루 1시간 운동이 2시간이 되었고, 1,200Cal가 1,000Cal가 되었다. 나는 단식을 했고 영양 보충제를 먹었다. 끔찍했다.

내 몸이 할 수 있는 것들은 많다. 나는 누구도 본 적 없는 엄청난 허벅지를 만들 수 있다. 나는 춤을 아주 잘 출 수 있고, 대부분의 사람보다 머리카락이 빨리 자라며, 1분 넘게 물구나무를 설 수도 있다. 하지만 나는 엉덩이뼈 하나를 제거하는 수술을 하지 않고는 7사이즈 아래의 옷을 입을 수 없고, 식스팩을 키울 수 없으며(빌어먹을 유전자), 마라톤에서 우승할 수 없다.

당신의 몸이 정말로 잘하는 일이 있고, 거의 할 수 없는 일도 있다. 만약 당신이 체중 정체를 극복하기 위해 이 책의 모든 전략을 실천하고 의사와 호르몬 균형에 관해 이야기한 후에도 체중계의 눈금이 꿈쩍도 하지 않아 좌절에 빠졌다면, 당신의 목표 체중이 현실적인지 아닌지 평가할 시점이 온 것일지 모른다.

어쩌면 당신이 목표하는 체중이나 원하는 체형이 당신이 할 수 있는 일에 들어 있지 않아, 이젠 그것을 받아들일 때가 되었는지 모른다. 매일 감사하는 연습을 하면서, 인생에 관해서건 몸에 관해서건 다섯 가지 감사할 일들을 적어 보기를 권한다. 당신의 몸은 오늘 다음과 같은 놀라운 일들 중 하나를 했을 것이다 :

· 더 강해졌다.
· 새로운 신체 기술을 배웠다.
· 언덕 꼭대기까지 올라갔다.
· 감염을 물리쳤다.
· 상처를 치유했다.
· 성적 쾌감을 느꼈다.
· 좋아하는 음악을 감상할 수 있었다.

이러한 일들에 집중함으로써 현재의 몸 상태에 감사할 수 있게 된다.

잘못된 음식을 먹는다

 표준적인 케토제닉 식단은 유제품과 정제된 오일, 일반적으로 사육한 동물성 단백질, 인공색소, 향료 및 감미료, 바, 레토르트 음식 등으로 가득 찰 수 있다. 이러한 음식들을 먹으면 지방에 적응하는 일이 어려워지고, 염증이 증가하며, 쉽게 빠질 체중이 빠지지 않을 수 있다.

당신의 방식이 유제품(애석하지만 버터를 포함해)이나 감미료(스테비아조차도 일부 사람들에게 영향을 미칠 수 있다), 조리된 육류, 식품 바, 순탄수화물이 적다고 광고하는 식품 보조제를 포함하는 경우(순탄수화물과 총탄수화물의 차이점은 3장 참조), 2주 동안 이러한 식품을 끊는 것이 좋다.

좋은 소식을 듣고 싶은가? 『케토 다이어트』의 모든 내용이 자연식품으로 케토 식단을 먹는 방법을 알려주므로 이러한 장애물을 극복하는 데 도움을 될 것이다.

아니면 자신도 모르는 식품 알레르기와 식품 민감성이 있을 수 있다. 자신에게 민감한 음식을 섭취해서 몸에 염증이 생겼다면, 체중 감량을 기대하기 힘들다. 그리고 웬만큼 예민하지 않는 한, 식품 민감성을 오랜 시간 알아채지 못할 수 있다. 언젠가는 발견하겠지만 말이다. 식품 민감성은 여드름, 위통, 위산 역류, 속쓰림, 변비, 생리 불순, 안구 건조, 두통 등으로 나타날 수 있다. 이런 종류의 증상이 나타날 때 우리는 대개 먹는 음식이 범인이라고 생각하지 않는다.

음식이 문제인지 확실치 않다면, 견과류, 씨앗, 달걀, 유제품, 어패류, 땅콩과 같은 흔한 알레르기성 식품을 6~8주 동안 끊은 다음 2~3일에 한 번 이 음식 중 하나를 다시 먹어 보고 몸 상태를 살펴라. 이 책에 수록한 요리법에 일반적인 알레르기 유발 물질을 표시했으므로 현재의 건강 상태와 식품 민감도에 적합한 레시피를 쉽게 찾을 수 있을 것이다.

또한 의사에게 면역글로불린 E(Immunoglobulin E) 혈액 검사를 요청할 수도 있다. 이 검사로 알레르기 반응과 관련된 항체를 확인할 수 있으므로 알레르기 반응이나 민감성이 자신에게 문제인지 아닌지 알 수 있다. 신체 염증 수준의 영향을 직접 받는, 혈액에서 발견되는 단백질인 고감도 C 반응성 단백질(hs-CRP)을 검사하는 것도 도움이 될 수 있다. 이 수치가 높으면 염증이 증가된 상태이고, 낮으면 염증은 우려할 사항이 아니다.

몸은 몇 시인지 모른다

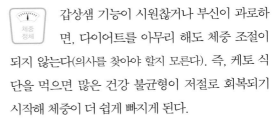 24시간 생체리듬의 균형은 대사 과정을 조절하는 데 정말로 중요하므로, 체중 감소와 전반적인 건강에 도움이 된다. 내 경우에는 조심하지 않으면 이에 관한 문제가 꼭 발생한다. 그래서 나는 밤에 쉬이 잠이 들고, 아침에 개운하게 깨며, 하루 종일 충분한 에너지를 유지하기 위해 다음과 같은 일을 한다.

· 일어나자마자 햇빛을 쏘인다(실제로 혹은 풀스펙트럼 램프로).
· 일몰 후에 전자 기기를 사용하면 스크린이 뿜어내는 블루라이트가 24시간 생체리듬을 방해할 수 있으므로, f.lux와 같은 블루라이트 차단 프로그램을 설치하여 디스플레이의 색을 하루의 시간에 맞춰 조절한다.
· 같은 이유로, 해가 진 후에 TV를 시청할 때 블루라이트 차단 안경을 착용한다.

· 전화기를 침실에 놓지 않는다.
· 자기 전에 명상한다.
· 자기 전에 초콜릿을 먹지 않는다.

불균형이 문제다

갑상샘 기능이 시원찮거나 부신이 과로하면, 다이어트를 아무리 해도 체중 조절이 되지 않는다(의사를 찾아야 할지 모른다). 즉, 케토 식단을 먹으면 많은 건강 불균형이 저절로 회복되기 시작해 체중이 더 쉽게 빠지게 된다.

신체 문제를 해결하기 위해 의사의 치료를 받으면서 케토 식단을 따르는 것은 전혀 잘못이 아니다. 일거양득이라고 여겨라!

케토 플루

우리 대부분은 지금껏 인체에 탄수화물 연료를 공급해 전신(세포에서 장기, 뇌, 신경계에 이르는)의 효소 과정을 증가시키고 호르몬 반응을 조절해 왔다. 우리가 이 과정을 지방 연소로 바꿔 몸에 팻연료를 공급한다면 적응할 시간이 필요할 수 있다. 다른 시각으로는 이를 탄수화물 중단으로 생각할 수도 있다.

일부 사람들은 이 적응 기간에 경증에서 중증에 이르는 통칭 '케토 플루' 증상을 경험한다(운 좋게도 증상 없이 부드럽게 넘어가는 사람들도 있다).

나를 포함해 케토 플루를 경험한 많은 사람들은 우선 식단을 범인으로 지목한다. 아이러니하게도 누구는 케토 플루를 경험하고 누구는 경험하지 않는 이유에 대한 일반적인 이론 중 하나는, 케톤 상태에 이르기 전에 탄수화물에 얼마나 많이 의존했느냐가 중요하다는 것이다. 탄수화물 의존도가 높을수록 증상이 심하다는 얘기다.

지방 적응 과정을 두 번 겪은 사람으로서 나는 두 번째가 처음보다 훨씬 더 쉽다고 말할 수 있다. 왜냐하면 전처럼 탄수화물을 많이 섭취하지 않았기 때문에 크게 바꿀 것이 없었기 때문이다.

다른 이유 때문에 케토 플루를 경험하는 사람들도 있다. 주로 스트레스, 비타민과 무기질의 불균형한 섭취, 전해질 결핍과 탈수증 때문이다(글리코겐에는 많은 양의 물이 저장되어 있으며, 글리코겐 저장고가 고갈되면 물이 방출되고, 물과 함께 전해질도 빠져나간다).

케토 식단을 처음 시도할 때에는 케토 플루를 미리 예방하는 것이 중요하다. 다음과 같이 준비하면 별 문제가 없을 것이다.

· **스트레스를 줄인다.**
· **영양 보충제를 복용한다.**
· **전해질의 중요성을 이해한다.**
· **케토 레모네이드(23장)를 마신다.**
· **매일 적어도 회색 바닷소금 1작은술을 먹는다.**
· **물을 많이 마신다.**
· **땀을 많이 흘리는 운동을 한다면 특히 신경을 쓴다.**
  – 로켓연료 사골국을 마신다(23장).
  – 전해질이 풍부한 식품을 섭취한다.

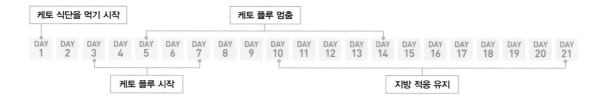

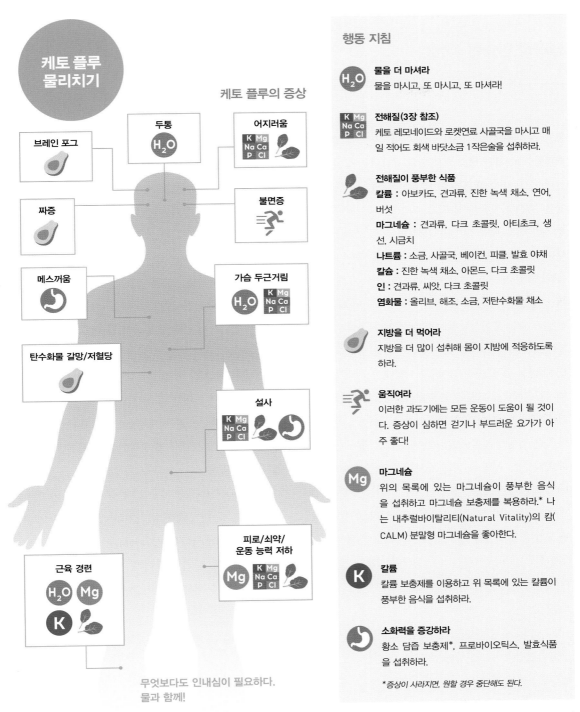

케토 플루 물리치기

케토 플루의 증상

브레인 포그

두통
H_2O

어지러움
K Mg Na Ca P Cl

짜증

불면증

메스꺼움
H_2O

가슴 두근거림
K Mg Na Ca P Cl

탄수화물 갈망/저혈당

설사
K Mg Na Ca P Cl

피로/쇠약/운동 능력 저하
Mg K Mg Na Ca P Cl

근육 경련
H_2O Mg K

무엇보다도 인내심이 필요하다.
물과 함께!

행동 지침

물을 더 마셔라
물을 마시고, 또 마시고, 또 마셔라!

전해질(3장 참조)
케토 레모네이드와 로켓연료 사골국을 마시고 매일 적어도 회색 바닷소금 1작은술을 섭취하라.

전해질이 풍부한 식품
칼륨 : 아보카도, 견과류, 진한 녹색 채소, 연어, 버섯
마그네슘 : 견과류, 다크 초콜릿, 아티초크, 생선, 시금치
나트륨 : 소금, 사골국, 베이컨, 피클, 발효 야채
칼슘 : 진한 녹색 채소, 아몬드, 다크 초콜릿
인 : 견과류, 씨앗, 다크 초콜릿
염화물 : 올리브, 해조, 소금, 저탄수화물 채소

지방을 더 먹어라
지방을 더 많이 섭취해 몸이 지방에 적응하도록 하라.

움직여라
이러한 과도기에는 모든 운동이 도움이 될 것이다. 증상이 심하면 걷기나 부드러운 요가가 아주 좋다!

마그네슘
위의 목록에 있는 마그네슘이 풍부한 음식을 섭취하고 마그네슘 보충제를 복용하라.* 나는 내추럴바이탈리티(Natural Vitality)의 캄(CALM) 분말형 마그네슘을 좋아한다.

칼륨
칼륨 보충제를 이용하고 위 목록에 있는 칼륨이 풍부한 음식을 섭취하라.

소화력을 증강하라
황소 담즙 보충제*, 프로바이오틱스, 발효식품을 섭취하라.

*증상이 사라지면, 원할 경우 중단해도 된다.

중요 사항 : 당뇨병 환자이거나 고혈압 약을 복용 중인 환자의 가슴 두근거림은 약물 치료가 필요하다는 신호일 수 있다(당뇨병 환자는 케토에 적응하는 동안 혈당을 정기적으로 측정해야만 저혈당을 예방할 수 있다). 증상이 나타나면 담당 의사와 상담하라.

생리적 인슐린 저항성

모든 사람에게 일어나는 일은 아니지만 저탄수화물 식단을 섭취하면 생리적 인슐린 저항성을 경험할 수 있다. 그 이유는 포도당이 필요한 신체 부분의 포도당을 보존하기 위해 말초 조직이 인슐린 저항 상태로 돌입하기 때문이다. 따라서 혈류에 포도당이 떠다녀도 체내 특정 조직(보통은 포도당을 기꺼이 사용했을)의 특정 세포가 그 포도당을 붙잡기 위해 그 조직에 인슐린 저항성이 생긴다. 1장에서 배웠듯이, 병적인 인슐린 저항성에서는 혈당이 계속 높아지기 때문에 세포가 인슐린 신호에 반응하기를 멈춰 인슐린 수치 역시 끊임없이 높아진다. 늑대가 나타났다고 소리친 양치기 소년의 이야기처럼 세포는 잦은 인슐린 신호에 더 이상 주의를 기울이지 않는다. 생리적 인슐린 저항성은 다르다. 인체는 포도당이 반드시 필요한 신체 부분을 위해 포도당을 보존한다. 이는 케토 식단과 포도당신생합성으로 인한 탄수화물 결핍에 대한 일반적인 생물학적 반응이다. 이를 적응성 포도당 절약 또는 당뇨병의 반대라고 생각하라.

생리적 인슐린 저항성의 전형적인 징후는 공복 혈당(혈당기로 측정)이 종종 100mg/dl 이상으로 상승하는 것이다.

나는 케토제닉 식단을 6개월 정도 먹고 나서 이를 경험했지만, 내 고객 중에는 겨우 2~3주 정도 후에 경험한 사람들도 있다.

열에 아홉은, 생리적 인슐린 저항성으로 인해 경험하는 증상은 유일하게 아침에 포도당 수치가 올라가는 것이다. 하지만 대부분의 의사들은 이것이 정상적이고 무해하다고 말한다. 증상이 없는 사람들은 보통의 케토제닉 식단으로 체중 감량을 할 필요가 있다. 이럴 경우, 인슐린 민감성이 향상되어 일이 술술 풀린다.

그러나 저탄수화물 식단으로 칼로리가 감소하고 단백질이 부족하며(포도당신생합성에 영향을 미침), 이미 꽤 마른 몸에 간헐적 단식(1장 참조)을 강행하면, 인슐린 민감성이 감소해 생리적 인슐린 저항성의 느낌이 그다지 좋지 않을 수 있다. 개인적으로 나는 이를 경험할 때 기분이 정말로 나빴다. 그때 탄수화물 보충을 이용해 문제를 해결하면서 엄청난 도움을 받았다. 생리적 인슐린 저항성을 경험하면서 느낌이 좋다면, 탄수화물 보충 없이 하던 대로 하면 된다. 아무 문제가 없다.

탄수화물이 생리적 인슐린 저항성에 도움이 되는 이유가 뭘까? 병적인 인슐린 저항성과는 달리, 생리적 인슐린 저항성이 생기는 이유는 오직 탄수화물 섭취량이 매우 낮기 때문이다. 탄수화물을 조금 보충하면 인체가 사용할 포도당이 더 생기며, 증상이 있다면 곧 사라진다.

여드름

케토 식단으로 피부가 놀랍도록 좋아질 수 있다. 아니면 더 나빠진다. 당신이 피부가 좋아지는 쪽이라면, 만세! 많은 전문가들이 여드름을 없애기 위해 케토 다이어트를 권장하기 때문에, 당신은 운 좋은 그 부류에 속한다.

만약 당신이 하룻밤 사이에 나타나는 낭포성 여드름이나 턱과 턱선에 퍼진 작은 여드름의 희생자라면, 이야기를 해 보자.

케토 식단을 섭취할 때 여드름이 생기는 이유는 몇 가지가 있다. 하나는 먹는 음식이나 지방에 적응하는 과정 때문에 생기는 것이므로 케토 식단 자체와 직접 관련이 있다. 또 하나는 감소한 체중 때문이다. 어느 쪽이든 당황할 필요가 없다. 나에게 해결책이 있다. 아래 차트를 보면, 어떤 상황인지를 이해하고 피부 반응을 완화시키기 위한 몇 가지 요령을 알 수 있다.

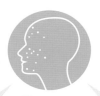

원인
식단 변화
식단 변화로 지방 생산이 변함으로써 여드름이 생길 수 있다.

해야 할 일
- 천연 보습제를 사용한다.
- 얼굴 마사지를 받는다.
- 물을 마신다.
- 툴시 차(tulsi tea)를 마신다.
- 햇빛을 쏘인다.
- 아연 보충제를 복용한다.
- 비타민 A 보충제를 복용한다
- 홀리 바질 보충제를 복용한다.

원인
지방을 연료로 사용해서
저장된 체지방이 흘러넘치면서 지방 세포에 있던 독소와 에스트로겐이 방출된다. 한편, 남성이 체중 감량을 위해 케토 식단을 먹는 경우, 안드로겐 수치가 증가해 여드름이 유발될 수 있다.

해야 할 일
- 클로렐라 보충제 복용
- 의사는 피임약을 권할 수 있지만 먼저 호르몬 요법에 대해 물어보라.

원인
해독 과정
독소가 방출되면 여드름이 생긴다.

해야 할 일
- 프로바이오틱스 보충제를 복용한다.
- 밀크시슬 보충제를 복용한다.
- 원적외선 사우나를 이용해 독소를 제거한다.

원인
식품 민감성
전반적인 염증이 증가해 여드름이 발생한다. 보통 장 건강과 관련이 있다.

해야 할 일
- 견과류, 씨앗, 달걀, 유제품, 어패류, 땅콩과 같은 일반적인 알레르겐을 제거한다.
- 가짓과 음식을 제거한다.
- 감미료 에리스리톨과 같은 옥수수로 만든 제품을 피한다.
- 어유 및 프로바이오틱스 보충제를 복용한다.
- 사골국을 먹거나 뜨거운 음료에 보충제를 추가해 젤라틴을 섭취한다.

❌ 하지 말아야 할 일	✅ 해야 할 일

• 뾰루지를 뜯는다.
• 독한 화학약품 세정제를 사용한다.
• 외부에서만 문제를 해결할 수 있다고 가정한다.
  음식도 중요하다.
• 하루에 2번 이상 얼굴을 씻는다(운동을 하는 경우
  3번)
	• 부드러운 클렌저를 사용한다.
	• 정기적으로 각질을 제거한다.
	• 숯이나 진흙 팩을 사용한다.
	• 티트리 오일로 국소 트리트먼트를 한다.
	• 사과 식초와 물을 1:3 비율로 섞은 토너를 만들어
	  사용한다.
	• 침을 맞는다.

변비

내가 완전 채식에서 팔레오 식단으로 바꾸자 최악의 변비 증상이 나타났다. 그러나 2주 후에 내 몸은 수습이 되어 정상으로 돌아왔다. 세상에나, 나는 오히려 정상보다 나은 상태가 되었다.

식단을 바꾸면 많은 경우 소화 기능이 변화한다. 걱정할 것은 없다. 좀 성가실 뿐이다.

아래는 이러한 과도기에 나타나는 증상을 완화하는 방법이다.

• 케토 레모네이드를 마신다(23장).
• 소금에 절인 양배추, 김치, 워터 케피어, 피클(발효, 저온 살균)과 같은 발효식품을 섭취한다.
• 아침에 MCT 오일을 2큰술 이상 먹는다.
• 아침에 치아 푸딩을 먹는다.
• 물을 많이 마신다(특히 아침에 일어나자마자).
• 낮에는 마그네슘 보충제, 저녁에는 산화마그네슘을 복용

한다.
• 비타민 C 보충제를 복용한다.
• 프로바이오틱스 보충제를 복용한다.

변비가 케토로 전환하는 과도기에 나타나는 증상일지라도, 일부 케토 음식은 변비를 유발한다. 특정 식품이 염려되는 경우, 다음을 해 보라.

• **이틀간 견과류, 씨앗 또는 견과/씨앗 버터를 먹지 않는다.**
• **저섬유질 식단**(표준적인 미국 식단)에서 전환한 경우 더 악화되지 않도록 채소를 천천히 늘린다.
• 섬유질이 풍부한 식단(자연식품 완전 채식 식단)에서 전환한 경우, 아보카도, 아마, 치아, 코코넛, 콜라드, 겨잣잎, 꽃상추와 같은 섬유질이 많은 음식으로 케토 식단을 채우는 데 집중하라.
• 유제품이 포함되지 않은 케토 방식을 따른다(유제품 끊기에 대해 자세히 알고 싶다면 8장 참조).
• 견과류나 씨앗, 달걀, 유제품, 어패류, 땅콩과 같은 음식에 민감한지 확인하려면 6주에서 8주 동안 이런 음식을

끊은 후 2일마다 한 가지씩 다시 섭취하면서 어떤 일이 일어나는지 보라. 정상적인 몸 상태를 유지하려면 이러한 음식 중 일부를 완전히 피해야 한다는 걸 알 수 있을지 모른다.

이 중 많은 것들을 실천하면 인체가 팻연료에 적응하면서 건강을 회복하는 데 도움을 받을 수 있다.

구취

케토 식단을 먹은 사람이 모두 구취를 경험하는 건 아니지만, 입 냄새가 난다면 스스로 알게 될 것이다. 또는 남편이 친절하게 말해 줄 것이다. 구취는 지방에 적응하는 과정에서 1~2주 정도 지속되는 일시적인 현상이니, 걱정하지 마라.

저탄수화물 다이어트로 몸이 케톤을 생산하기 시작하면 케톤체의 한 종류인 아세톤이 방출된다. 입에서 과일맛과 매니큐어와 같은 냄새가 난다면 구취의 희생자가 된 것이다. 아세톤은 체취도 변화시킬 수 있다.

2주 후에도 구취가 사라지지 않는다면, 다음과 같이 몇 가지 대처 방안이 있다.

- 케토 레모네이드(23장)를 마셔 수분을 보충하라.
- 구강 위생을 청결히 유지한다. 구취는 폐에서 올라오지만, 그렇다고 입안을 상쾌하게 유지하지 못할 이유는 없다. 혀 클리너와 치실을 사용하고, 식사 후 바로 양치질을 하라.
- 신경이 쓰인다면 신선한 민트잎을 씹거나 박하 에센셜 오일 한 방울을 혀에 떨어뜨린다.

- 아침에 물 ½컵(120ml)과 사과 식초 2큰술을 섞어 마신다.
- 매일 지방 연소, 적응된 지방 연소 또는 강력 케토 방식으로 전환하여 지방 연소 모드를 유지하라. 하지만 인체가 생성하는 케톤의 양이 줄어들 수도 있다. 케토제닉 다이어트의 이점을 유지하기 원한다면, 간헐적 단식을 늘려 이러한 변화를 상쇄할 수 있다.

두피 문제 : 비듬, 가려움증

변비와 마찬가지로 케토로 인한 두피 문제는 두 가지 이유로 발생할 수 있다. 첫 번째 원인으로 식단의 변화를 생각해 볼 수 있다. 이 경우라면, 몸이 새로운 식단에 적응하면 증상이 사라진다.

증상이 사라지지 않거나, 식단의 변화 때문에 생긴 문제가 아니라고 생각한다면, 두피 가려움증과 어깨에 내리는 비듬으로 인한 당황스러움을 줄이기 위해 몇 가지 살펴볼 것들이 있다.

- 집 안의 온도를 너무 덥지 않게 적당히 유지하라.
- 머리를 따뜻하게 해서 차가운 겨울 공기로부터 보호하라.
- 마늘과 자몽씨 추출물 보충제를 복용하라.
- 티트리 오일 제품을 두피에 직접 사용하라.
- 요가를 시작해 염증을 줄여라(두피 문제가 있을 때 핫요가는 피하는 것이 상책이다).
- 칫솔과 기타 모발 도구를 자주 닦아라.
- 아침에 물 ½컵(120ml)과 사과 식초 2큰술을 섞어 마셔라.
- 물과 꿀을 1:9로 섞어 머리에 꿀팩을 한다. 하루 한 번 해당 부위에 바른다.

건선과 만성 자가면역질환에 시달리고 시중에 나온 온갖 의료용 샴푸를 시도해 보았던 나는 케토제닉 다이어트가 이 모든 증상을 완전히 없앴다고 말할 수 있다. 건선은 내가 민감한 음식, 즉 견과류, 씨앗, 곡물 또는 유제품을 먹을 때만 재발한다.

식품 민감성도 문제가 되는 경우라면, 먹는 음식을 살펴보라.

- 이틀간 견과류나 씨앗, 견과/씨앗 버터를 끊어 보라.
- 유제품이 없는 케토 방식을 실시하라(유제품 끊기에 대해 자세한 내용을 알고 싶다면 8장 참조).
- 견과류, 달걀, 유제품, 씨앗, 생선, 조개류, 땅콩과 같은 음식에 민감한지 알아보려면 6주에서 8주 동안 식단에서 제거한 후 2일마다 한 가지씩 다시 먹어 보라.
- 모든 곡물 제품과 그 파생물을 제거하라.
- 술을 마신다면, 2주 동안 금주한 후 증상이 호전되는지 보라.
- 뭘 해도 효과가 없다면 칸디다균이 범인일 수 있다.

케토제닉 다이어트는 일반적으로 칸디다균에 악영향을 주지 않는 편이고 균의 갑작스런 재발을 줄이는 데 도움이 되지만, 설탕과 케톤이 칸디다균을 자극하기 때문에 섭취하는 지방의 양도 균의 번식을 유발할 수 있다. 몸이 케톤을 너무 많이 생산하는 경우, 며칠 동안 지방 섭취를 줄일 수 있는데(가장 쉬운 방법은 로켓연료 라떼 대신 고형식이나 간헐적 단식을 이용하는 것이다), 그런 후에 증상이 호전되는지 보라. 증상이 개선되는 경우, 매일 지방 연소 방식이 가장 적합할 수 있다.

탈모

처음 케톤 상태를 시도할 때 나는 가급적 조금씩 먹었고, 배고픈 상태에서 잠자리에 들었으며, 아무리 배고파도 간헐적 단식을 했고, 하루에 최대 3시간 운동을 했고, 예외 없이 하루 20g 이하의 탄수화물과 50g의 단백질을 섭취했다. 이런 방식으로 6개월이 지나자 머리카락이 하루에 한 움큼씩 빠졌다. 매일 아침 베개를 보면 밤사이 귀신이 찾아와 머리카락을 절반 정도 뽑아 놓고 간 것 같았다. 보충제를 복용해 봤지만 탈모는 6개월간 지속되었다. 그러나 탄수화물 보충을 시작하고 원조 케토에서 적응한 지방 연소 방식으로 바꾸자 며칠 만에 탈모는 멈췄고, 2개월 후에는 모발이 정상으로 돌아왔다.

돌이켜 생각해 보면, 다음과 같은 행동들이 탄수화물 보충의 대안이 될 것이라 생각된다. 충분히 먹고, 배고플 때는 간헐적 단식을 강행하지 않으며, 힘든 운동을 줄이고, 원조 케토 방식을 유지하면서 탄수화물과 단백질 섭취량을 좀 더 유연하게 허용하는 것이다. 현재는 완전 케토 방식을 따르면서 충분히 먹고 긍정적인 활동을 하는데 탈모가 발생하지 않는다.

케토제닉 다이어트에서 탈모는 급속한 체중 감소나 엄청난 칼로리 감소가 원인이거나, 케토로 바꾸는 과정에서 나타나는 일시적인 증상일 수 있다. 대부분의 탈모는 원인이 발생한 3~6개월 후에 감지된다. 예를 들어, 저탄수화물 다이어트로 바꾼 후 3개월째에 탈모를 알아챌 수 있다. 케토 식단과 함께 발생하는 탈모에는 여러 가지 이유가 있어서 해결책도 다양하다. 다음 도표를 참조하라.

원인
칼로리 제한

지속 기간
실행할 때까지
해결책
- 하루 종일 만족할 만큼 충분한 양을 먹는다.
- 억지로 하는 간헐적 단식을 중단한다.

원인
체중 감소

지속 기간
약 3개월
해결책
- 저탄수화물로 인한 탈모를 해결하기 위한 아래의 단계를 따른다.
- 영양 결핍으로 인한 탈모를 해결하기 위한 아래의 단계를 따른다.

원인
많은 운동량

지속 기간
실행할 때까지
해결책
- 받아들인다.
- 강력 케토나 완전 케토, 적응한 지방 연소, 매일 지방 연소로 바꾼다.

원인
낮은 탄수화물

지속 기간
약 3개월. 탈모 부위에 잔머리가 보일 때까지
해결책
- 인내하라.
- 강력 케토나 완전 케토, 적응한 지방 연소, 매일 지방 연소로 바꾼다.
- 머리칼을 강화하기 위해 비오틴과 콜라겐 보충제를 이용한다.
- 사골국을 먹는다.

머리가 빠지는 이유

그리고 해결책

원인
영양 결핍

지속 기간
실행할 때까지
해결책
- 12장의 식사 계획과 조리법을 따른다.
- 강력 케토나 매일 지방 연소 방식으로 바꾼다.
- 병원 혈액 검사를 통해 무엇이 결핍되었는지 찾는다.
- 하루 종일 만족할 만큼 충분히 음식을 섭취한다.
- 간헐적 단식을 중단한다.
- 단백질을 충분히 섭취하고 있는지 확인한다.

원인
건강 불균형

지속 기간
실행할 때까지
해결책
- 병원에 간다.
- 어떤 팻연료 방식이 가장 도움이 될지 결정한다(2장 참조).

원인
심리적 스트레스

지속 기간
실행할 때까지
해결책
- 108쪽을 참조해 스트레스를 줄인다.
- 병원에 간다.
- 강력 케토나 매일 지방 연소 방식으로 바꾼다.

알코올 내성 저하

중대한 경고 : 케토 식단을 먹으면 알코올 내성이 크게 낮아진다. 술을 생전 처음 마신 것처럼 느껴진다 (물론 음주 허용 연령인 경우).

케토제닉 다이어트를 하는 동안 알코올 내성이 약 절반으로 감소되는 이유는 명확하지 않다. 이를 바꿀 수 있는 방법은 정말로 없으니, 케톤 상태에 있다는 좋은 신호라고 생각하라.

케토 다이어트와 알코올에 관해 더 자세히 알고 싶다면 6장을 보라.

콜레스테롤 상승

콜레스테롤 수치 상승을 우려한다면 1장을 참조하라.

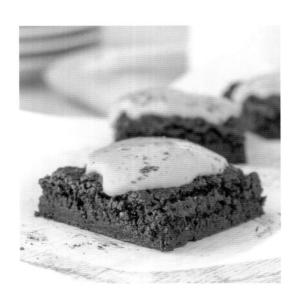

불면증

잠을 잘 잔다면 더 바랄 게 없다! 하지만 나를 포함한 일부 사람들은 저탄수화물 식단을 시작하고 불면증을 경험한다.

내 경우에는 건강한 수면을 유지하기 위해 원조 케토 방식을 피하고 완전 케토나, 적응한 지방 연소, 매일 지방 연소 방식을 따라야 했다. 그리고 항상 충분히 먹도록 신경을 썼다. 이 두 가지가 수면에 놀라운 효과를 가져왔다.

다음은 증상을 완화하는 몇 가지 방법이다.

- **카페인 섭취를 줄인다.** 케토 식단을 섭취할 때는 지방을 많이 넣은 커피나 무가당 초콜릿, 카카오 파우더 등을 먹기 때문에 전보다 카페인 섭취량이 증가할 수 있다. 로켓 연료 라떼를 허브티나 디카페인 커피로 만들고 초콜릿은 아침에만 먹거나 이따금 간식으로만 먹어라.
- **취침하기 한 시간 전에 뜨거운 목욕이나 샤워를 한다.**
- **밤에는 운동을 삼간다.**
- **매끼마다 마그네슘을 복용한다.**
- **멜라토닌을 복용한다.** 하지만 일시적인 해결책으로만 이용하고 장기간 복용하지 않는 게 최선이다. 또한 많은 사람이 멜라토닌 알레르기가 있을 것이다. 알레르기 시험을 해 보고 싶다면 집에서 하고(처음에 할 때 비행기에서 하지 마라!) 처음에는 소량으로 하는 게 좋다.
- **반드시 충분히 먹어라.** 허기에 시달리거나 간헐적 단식을 억지로 하면, 불면증이 생길 수 있다.
- **113쪽의 24시간 주기 생체리듬에 관한 조언을 실천하라.**
- **강력 케토나 완전 케토, 적응한 지방 연소, 매일 지방 연**

소 방식으로 바꿔라. 특정한 인체 과정에서는 포도당이 필요하다. 특히 갑상샘 호르몬 전환과 적혈구 해당과정(당분해)에서 그렇다. 탄수화물을 충분히 섭취하지 않으면, 몸이 단백질에서 탄수화물을 만들어 내기도 한다. 하지만 단백질 섭취가 충분하지 않으면 이 과정 중에 코르티솔이 치솟아 불면증이 생기고 체중이 빠지지 않으며 다른 증상이 나타날 수 있다.

케토 발진

케토 식단을 수년간 섭취해도 케토 발진(케토 래시)이 일어나지 않는 사람들도 있다. 다행히도 소수의 사람에게만 발진이 발생한다. 하지만 당신이 그런 운 없는 사람 중 하나라면 무슨 소용이랴.

색소성양진(prurigo pigmentosa)이라고도 하는 케토 발진은 붉고 가려운 발진이 우툴두툴 돋기 시작해서 때로는 큰 물집이 잡혔다가 결국 병변이 남을 수 있다. 뜨거운 물이 닿거나 운동을 하면 발진이 악화될 수 있으며, 탄수화물 섭취를 늘리면 즉시 완화된다(케토 식단을 중단하지 않고 치료할 수 있는 방법이 있으니 계속 읽으라).

애석하게도 케토 발진의 원인이나 일부 사람에게만 발생하는 이유를 연구한 자료는 별로 없다. 의심되는 원인은 많은 경우 케톤의 생성과 연관된다. 예를 들면, 표준적인 케토제닉 다이어트, 단식, 체중 감소, 임신(임신한 여성은 케토 식단을 섭취하지 않을 때에도 수면 중에 케톤 상태에 들어가는 경우가 많다), 거식증 등 목록은 끝이 없다. 하지만 우리는 케토 다이어트로 인한 발진만 다루므로 이야기의 범위를 좁혀 보자.

내가 케토 발진이 발생한 고객들을 여러 명 만나서 그들의 증상과 건강 상태, 불균형을 검토한 바, 아주 많은 경우에 발진의 발생과 다음 사항이 분명히 연관되었다.

- 칸디다균 자연 소멸
- 곰팡이 감염
- 장내세균의 불균형
- 헬리코박터 파이롤리균 감염
- 단식(이로 인한 깊은 케톤 상태)

다른 다이어트에 비해 유독 케토제닉 다이어트에서 이러한 증상들이 악화되는지, 혹은 단순히 이 다이어트를 할 때 증상이 더 자주 발생하는지는 확실치 않다.

다른 한편으로는, 원인이 불분명한 케토 발진의 수수께끼를 우리가 완전히 잘못 보고 있을 가능성이 있다. 알다시피, 케토제닉 다이어트를 하면 아세톤 케톤체가 땀으로 배출될 수 있다고 알려져 있다. 매우 활동적인 사람이라면 케톤체 배출로 인해 발진이 발생했을 가능성이 높지만, 역시 추측일 뿐이다.

원인이 무엇이든, 내버려 두면 2주 정도 후에 발진은 대개 사라진다. 저절로 사라질 때까지 못 기다린다면 다음을 시도해 보라.

- 급격한 온도 변화를 피하라.
- 편안한 의복을 입으라.
- 과도한 발한을 일으키지 않는 운동을 선택하라. 땀을 흘리면 곧바로 샤워를 하고 천연 비누를 사용하라.
- 원조 케토에서 강력 케토나 완전 케토로 바꿔라.
- 간헐적 단식을 중단하라.

의사는 항생제나 항진균제, 항히스타민제를 권할 가능성이 높지만, 연구 결과에 따르면, 약물 복용을 중단하면 발진이 다시 나타난다.

몇 주 안에 발진이 싹 사라져 케토 라이프를 자신 있게 이어 나가길 기원한다.

적응했지만 여전히 미흡함을 느낀다면

이번 장에서 설명하는 많은 증상과 부작용은, 케토 식단을 섭취하고 첫 30일 동안 지방에 적응하는 과정에서 발생한다. 그러나 2개월이나 4개월, 6개월 후에도 몸 상태가 좋지 않다면 어찌해야 할까?

이번 장에서 설명한 증상 중 하나라도 나타나면 제시한 해결책을 읽어라. 이 제안들은 도움이 될 가능성이 매우 높다. 그러나 도움이 되지 않는다면, 당신을 위한 마지막 메시지를 전하겠다. 이는 내가 당신을 직접 만나 방탄커피를 마시며 몇 시간 동안 당신의 건강에 대해 이야기하는 방법을 제외하고는, 내가 알려 줄 수 있는 마지막 기법이기 때문에 공감을 얻기를 바란다(여러분을 만나면 좋겠지만, 슬프게도 모두와 만나는 것은 불가능하다. 이 일을 좀 더 일찍 시작했어야 했다는 슬픈 깨달음).

노력을 해도 증상이 좋아지지 않는다면, 살을 빼거나 망가진 몸을 치유하거나 식습관을 바로잡기를 절실히 원한 끝에 케토 다이어트를 발견했을 때처럼 자신을 바꿔야 한다. 뭔가 옳지 않다고 느끼면 그 느낌을 존중해야 한다. 아무리 책을 많이 읽고 블로그를 뒤지거나 전문가와 대화를 나눠도 답을 찾지 못할 것이다.

나는 당신에게 답을 줄 수 없다. 당신의 친구도 답을 주지 못한다. 케톤 상태를 설명하는 책에는 당신을 위한 답이 없다. 이 때문에 당신이 혼자라고 느끼기보다는 오히려 스스로 해결할 수 있는 기회를 얻게 된다. 답은 당신이 알고 있다.

만일 당신이 6개월 동안 원조 케토 식단을 먹고 탈모가 생기고, 피곤하며, 수행 능력이 크게 떨어졌다면, 누군가는 하던 대로 하라고 말하고 또 누군가는 팻연료 방식을 바꾸라고 말할지 모른다. 당신은 어떻게 하고 싶은가? 내가 바라는 게 딱 하나 있다면, 당신이 이 책을 읽고 자신의 몸에 무엇이 맞는지 아는 것이다. 지난 몇 달 동안 당신이 지방을 많이 섭취했다면 몸에 무엇이 그리고 언제 필요한지를 아는 감각이 예민해졌을 가능성이 높다. 이는 대단한 것이다. 그 감각을 활용해 몸을 잘 돌보라.

어쩌면 당신은 다이어트와 전혀 무관한 무엇이 필요할지도 모른다. 이를테면, 저녁 시간의 만남, 여자들만의 야간 외출, 스파에서 하루 보내기, 공원에서 홀로 산책하기, 음악 더 듣기, 창의적인 활동, 소음 감소, 사람들과의 교류, 더 많은 자유 시간, 집 안 청소, 집 떠나기, 집에 있기, 좋은 책, 새 옷, 페인트 칠하기 같은 것들 말이다.

당신은 팻연료 방식을 바꾸거나, 운동량을 줄이거나, 더 많이 먹거나, 칼로리 계산을 멈추거나, 자신의 몸을 무한 긍정하거나(내가 강력히 추천하는 것), 자신에게 높은 기준을 세우지 않거나, 자신의 몸을 받아들이거나, 인생의 경이로움에 감사함을 느끼거나, 다량영양소 계산을 중지하거나, 칼로리 추적 앱을 삭제하거나, 내 팟캐스트(healthfulpursuit.com/podcast)를 듣고 영감을 얻을 수도 있다. 또는 사회에 불만을 토로하기로 결심하고 다이어트에 신경을

_끄_거나(어제 그랬다), 좋아하는 음식을 싸 들고 특별한 장소로 가서 즐기거나, 아이들과 물풍선 던지기 놀이를 할 수도 있다.

우리는 자신의 몸을 다스릴 수 있다. 나는 케토 다이어트가 삶을 바꿀 수 있다고 진정으로 믿지만, 이렇게 느끼지 못한다 해도 열심히 노력하지 않았거나 잘못되었다는 의미는 아니다. 어쩌면 몸이 정말로 필요로 하는 것에 귀를 기울이지 않아서 효과를 보지 못하는 것일지 모른다.

몸에 저항하는 대신 시간을 내어 몸에 협력하라. 그러면 어딘가 멋진 곳에 닿을 것이다.

PART 2

케토 식단 따라 하기

좋은 음식과 나쁜 음식, 그리고 최악의 음식

당신이 모든 미디어에서 자유로운 삶(내가 너무나 질투하는 삶)을 살지 않은 한, 십중팔구는
여러 해 동안 먹어야 할 음식과 먹지 말아야 할 음식에 대해 이런저런 이야기를 들어 왔을 것이다.
저지방, 저탄수화물, 고단백질 식단에 통곡물을 먹어라, 당을 피하라, 팔레오(구석기) 식단을 먹어라 …
그리고 이제는 지방을 엄청나게 많이 먹으라고 한다. 무슨 일일까?
1장에서부터 지방이 우리 몸에 얼마나 좋은지 알았을 것이다.
그리고 아마도 지방이 친구나 가족에게 얼마나 놀라운 일을 했는지 직접 보았을 것이다.
하지만 당신은 케토 식단에서 정확히 어떤 식품이 가장 좋고
또 어떤 식품을 피해야 하는지 더 많이 알고 싶을 것이다.
특히 우리가 지금까지 건강에 좋은 식품으로 알고 있는 유제품, 콩과 식물, 곡물에 관해서는
더욱 그럴 것이다. 이번 장에서는 특정 식품에 대해 이야기하고, 케토 식단으로 최상의 결과를 얻기 위해
자신에게 맞는 식품을 선택하는 방법을 설명한다.
이번 장에서 당신은 스스로 케토 식단을 만드는 방법을 배울 것이다.
이 식단은 혹독하다는 느낌이 들지 않아야 계속 지킬 수 있고 지긋지긋하지 않을 것이다.

뭘 먹고, 먹지 말아야 할까

나는 몸을 컵으로 생각하고 싶다. 매일 우리는 이 컵을 채우기 위해 음식을 먹지만, 컵에 꼭 들어맞는 음식은 많지 않다. 자, 하루가 끝날 무렵 꽉 찬 이 컵에서 영양가 없는 음식을 모두 덜어 냈다고 상상해 보라. 이제 음식은 절반으로 줄었다. 몸에 한 컵 가득 영양소를 제공하지 않고 필요한 양의 절반만 제공한 셈이다. 필요한 영양소의 절반만 얻은 몸은 시간이 지나면서 결핍 증상이 나타나기 시작할 것이다. 컵이 영양소로 가득 차 있지 않다면 인체는 현 상태를 유지하기 위해 우선순위가 떨어지는 신체 과정들을 건너뛰어야 한다. 이는 소화 과정과 근육 형성, 호르몬 조절 등이 늦춰질 수 있다는 의미다.

우리의 목표는, 몸에 영양을 공급하는 이 중요한 음식 컵에 영양가 낮은 음식이 들어올 자리를 없애 몸이 균형과 온전함을 유지하고 행복하게 만드는 것이다. 영양가 낮은 음식이란 곡물, 당분, 가공식품,

유제품, 콩과 식물, 녹말(과하게 먹을 때), 과일(과하게 먹을 때)이다(와우, 리앤이 당분과 유제품을 같이 취급했다고? 그렇다, 자세한 이야기는 나중에 할 것이다).

내 몸을 컵으로 봄으로써 나는 몸에 영양분을 제공하는 자연음식을 먹는 것이 얼마나 중요한지를 깨

몸이 음식에 어떻게 반응하는지 알아내는 일이 혼란스럽고 논리적으로 이해되지 않는다면, '먹어도 되는 음식'에 속한 음식을 주로 먹고 '가끔 먹어도 되는 음식'에 속한 음식은 소량 먹는다.

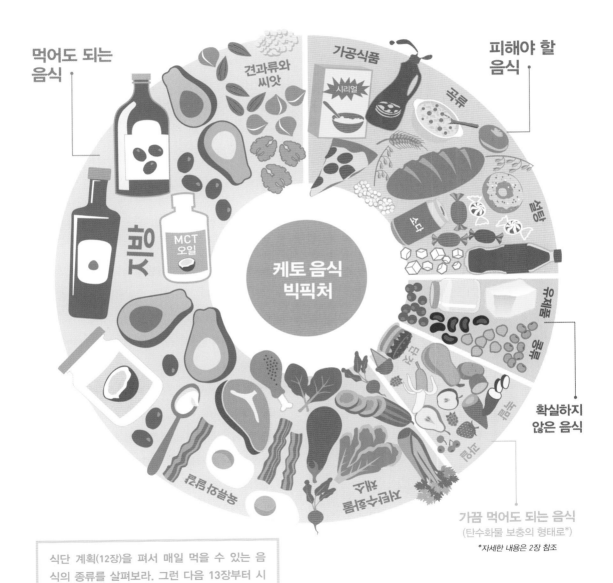

먹어도 되는 음식

견과류와 씨앗

지방

MCT 오일

케토 음식 빅픽처

가공식품

시리얼

피해야 할 음식

곡류

소다

설탕

유제품

콩류

과일

확실하지 않은 음식

채소

지방수치가 높은

농공류 채소

가끔 먹어도 되는 음식
(탄수화물 보충의 형태로*)

*자세한 내용은 2장 참조

식단 계획(12장)을 펴서 매일 먹을 수 있는 음식의 종류를 살펴보라. 그런 다음 13장부터 시작하는 조리법을 살펴보라.

닿는 데 도움을 받았다. 아몬드 가루와 카카오 파우더, 천연 감미료로 만든 '건강한' 초콜릿 케이크에는 영양소라고 할 만한 게 별로 없지만, 내 컵에서 이것은 간 목초 쇠고기와 녹색 채소, 부순 아몬드만큼의 자리를 차지한다. 케이크가 그만한 가치가 있는지 없는지를 평가할 때 나는 이 케이크의 30%와 이 쇠고기 요리의 100%가 내 컵에 담겼다고 상상한다. 맛난 음식을 즐기고, 케이크가 먹고 싶으면 먹으라고 말하는 사람은 내가 처음일 것이다. 인생은 균형이 중요하다. 그러나 주로 어떠한 영양소로 내 컵을 가득 채울 것인가에 신경을 쓰면 내 몸에 어떻게 영양소를 제공할 것인가라는 질문에 자신에게 정직하게 답할 수 있다.

나의 케토 접근법에서 자연식품의 놀라운 효과를 강조하는 이유도 이 때문이다. 당신의 컵이 최대한 가득 차기를 바라니까 말이다.

확실하지 않은 음식과 피해야 할 음식 이해하기

케토를 위한 팻연료 방식에서는 너무 많이 먹으면 안 되는 음식들이 있다. 1장에서 이야기했듯이 이 방식은 팔레오와 케토를 결합한 것이다. 즉, 우리는 인체에 영양을 공급하는 진짜, 자연식품에 초점을 맞추고 영양소가 부족한 음식은 피한다.

유제품

치즈, 우유, 아이스크림, 요구르트

너무 많은 사람들이 유당이나 유청(whey), 카세인에 알레르기 반응을 보이거나 민감하기 때문에, 한 달 동안 모든 유제품을 중단해 볼 가치가 있다. 그러면 치유할 시간을 얻게 되고, 30일 후에 다시 먹어 보면 그 효과를 분명하게 알 수 있다. 하지만 유제품에 민감하지 않더라도 영양이 더 풍부한 음식으로 컵을 채우기 바란다.

소의 젖은 인간이 아닌 송아지를 키우기 위한 것이었다. 통념과는 달리, 우유 자체는 뼈의 강도를 높이지 않는다. 우유에는 인체가 칼슘을 흡수할 때 필요한 비타민 D가 부족하다(전지 우유에 미량이 들어 있다). 사실상 유제품을 소화하기 위해서는 뼈를 만드는 데 필수적인 필수영양소와 미네랄을 사용해야 하므로 뼈 형성에 해로울 수 있다. 유제품은 또한 전립선암, 난소암, 제1형 당뇨병 및 다발성경화증의 위험 증가와 관련이 있다. 다음과 같이 그럴 만한 많은 이유가 있다.

- 유청 단백질은 인슐린 수치를 높여 혈당의 불균형을 유발한다.
- 카세인 단백질은 임신부의 태반에 영향을 미치고, 암세포의 성장을 촉진하며, 여드름을 유발하는 인슐린 성장 인자(IGF-1)를 증가시킨다.
- 유제품은 신체의 염증을 증가시키고 면역체계 반응에 영향을 줄 수 있다.
- 우유에 든 천연 호르몬(송아지의 성장을 자극하기 위한)은 불필요한 체중 증가로 이어질 수 있다.
- 유제품은 품질에 따라 호르몬 균형과 생식력에 영향을 줄 수 있다. 낙농 제품에서 발견되는 호르몬에는 프로락틴, 멜라토닌, 성장 호르몬, 갑상샘 자극 호르몬, 에스트로겐, 프로게스테론 등이 있다.

그러나 모든 유제품이 똑같이 만들어지는 건 아니다. 목초 기와 버터의 장점과 그것이 케토제닉 생활에 미치는 영향을 알고 싶다면 8장을 보라.

콩과 식물

콩, 렌틸콩, 땅콩, 대두, 완두콩

콩과 식물에 내성이 있다면 일주일에 몇 번 섭취해도 괜찮다. 유제품과 마찬가지로 치유할 시간을 주기 위해 30일 동안 콩류를 완전히 제거한 다음 서서히 다시 먹어 보라. 가능하다면 발효된 콩과 non-GMO 식품을 선택하라.

하지만 유제품과 마찬가지로, 콩류를 잘 견딘다 해도 이를 피해야 할 몇 가지 이유가 있다. 우선, 콩류보다 영양가가 훨씬 풍부한 식품이 천지에 널려 있다. 콩류는 일반적으로 탄수화물이 꽤 많다(빠른 구글 검색을 통해 저탄수화물 콩과 식물의 목록을 쉽게 찾을 수 있지만). 또한 콩류에는 세포막과 결합하여 소화 기능을 방해하고, 성장을 방해하며, 소장 내벽에 손상을 입히고, 골격근에 큰 피해를 줄 수 있는 단백질의 일종인 렉틴이 풍부하다(그러나 콩과 식물에 든 렉틴의 대부분은 조리 시 제거된다). 땅콩 렉틴에는 익혔건 안 익혔건 세포 재생, 염증의 증가, 장기 손상에 영향을 주는 독성 곰팡이가 많이 들었다. 또한 죽상경화증, 간 질환, 암, 소화 장애, 자가면역질환 등의 위험을 증가시킬 수 있다.

피트산(phytic acid)은 많은 콩과 식물에서 발견되는 반 영양소로, 주요 영양소의 흡수를 훨씬 어렵게 만든다(자세한 내용은 9장 참조). 장내에서 피트산 분해에 도움이 되는 효소가 생산되지만 장내 박테리아가 손상되면 이 효소가 충분하지 않을 수 있다. 따라서 피트산의 영향이 더 클 수 있다. 케토 식단에 콩과 식물을 포함시키려면 먼저 물에 담가 피트산의 30~70%를 제거하라. 물에 담그는 방법은 9장을 참조하라.

마지막으로 콩과 식물에는 소화 기능에 영향을 줄 수 있는 포드맵(FODMAP : 장에서 잘 흡수되지 않고 남아 발효되는 발효성 올리고당, 이당류, 단당류, 당알코올(polyols))이 들었기 때문에, 콩과 식물을 자주 먹으면 장을 상당히 자극할 수 있다.

곡물

옥수수, 퀴노아, 밀, 귀리, 쌀, 빵

케토 식단에서 곡물의 첫 번째 문제는, 탄수화물 함량이 매우 높아서 케톤 상태에서 벗어나게 할 가능성이 높다는 것이다. 또한 소화 장애를 일으킬 수 있는 단백질인 글루텐을 함유한다. 셀리악병이 있는 사람은 글루텐을 전혀 견디지 못하지만, 셀리악병이 없는 사람이라도 29%는 항글리아딘 IgA라고 불리는 항체를 갖고 있다. 장에서 나오는 이 항체는 글루텐의 성분인 글리아딘을 제거한다. 따라서 셀리악병이 없더라도 인체가 글루텐을 위협으로 인식해 반응할 수 있다.

내가 곡물 섭취를 중단하자 과민대장증후군(IBS)이 완전히 사라졌다. 정말로 100% 사라졌다.

곡물에 든 섬유질의 이점은 사람들이 말하듯이 그리 좋은 것만은 아닐 수 있다. 섭취한 섬유질은 세포에 부딪쳐 세포가 파열한다. 위험한 일이다. 곡물에는 비타민과 미네랄이 포함되어 있지만 이는 케토 친화적인 채소와 같은 다른 식품에서 쉽게 얻을 수 있다.

콩이 그렇듯이, 많은 곡물에 든 독성 곰팡이와 렉틴은 물에 담가 놓을 때나 발아 과정에서만 감소한다. 나는 곡물과 함께 발아/발효 빵을 팻연료 식단에 포함해도 괜찮냐는 질문을 자주 받는다. 나는 몸에 정말로 좋다고 느끼는 한 괜찮다고 생각한다. 그런 경우라면 탄수화물 보충을 할 때 이를 추가하고 결과가 어떤지 보면 된다.

설탕

테이블 설탕, 아가베 즙, 고과당 옥수수 시럽, 흑설탕, 설탕이 든 제품

모든 종류의 설탕은 탄수화물이 상당히 많아서 케톤 상태에서 벗어나게 할 가능성이 높다. 설탕에는 한 점의 희망도 없다. 설탕에는 필수영양소가 거의 없고, 인슐린과 혈당 조절에 영향을 미치며, 지방으로 쉽게 전환되고, 비알코올성 지방간 질환을 유발할 수 있으며, 암 위험을 크게 증가시킨다(암세포는 설탕을 먹고 번성한다).

탄수화물 보충을 실시하는 경우 메이플 시럽과 꿀을 케토 식단에 포함할 수 있다(2장 참조). 하지만 특별한 상황에 대비해 남겨 두기를 강력히 권한다. 일단 먹으면 자꾸 먹고 싶어지니까 말이다.

가공식품

아스파탐과 같은 인공 감미료, 일반적인 케이크와 쿠키, 그래놀라 바, 칩, 단백질 바, 식사 대체품(셰이크 등), 크래커 등 포장된 간식

가공식품에는 탄수화물이 상당히 많아 케톤 상태에서 벗어날 가능성이 높다. 가공식품에는 많은 경우 체중 증가, 비만, 심장병 및 제2형 당뇨병으로 이어질 수 있는 정제된 곡물이 들어간다. 또한 종종 건강에 해를 끼치는 트랜스지방과 좋지 않은 소금이 다량 포함된다. 가공식품에서 흔히 볼 수 있는 고농축 옥수수 시럽이나 아가베도 인슐린과 혈당에 영향을 준다. 실제로 앞에 열거한 곡물과 설탕의 문제를 살펴보면, 많은 경우 가공식품에도 적용된다는 것을 알 수 있다. 가공식품은 또한 필수영양소가 매우 적고 과식하기가 쉽다.

저탄수화물 방식에 적합할 수 있는 저탄수화물 가공식품이 시중에 나와 있지만, 위에서 언급한 많은 문제가 이러한 식품에 적용된다. 이러한 식품에는 종종 영양소가 없으며, 포만감을 주지 않고, 값이 너무 비싸며, 여전히 탄수화물 함량이 높아서 케톤 상태에서 벗어날 가능성이 크다. 불용성 식이 섬유를 엄청나게 많이 먹어 순탄수화물을 낮출 수는 있지만 (3장 참조), 그럼에도 지방에 적응하는 능력에 영향을 줄 수 있다.

식품의 질

먹는 음식의 종류만 중요한 것이 아니다. 음식의 재배 방식도 중요하다. 시중에서 살 수 있는 식품들을 빨리 훑어보면서 전반적인 건강을 위해 최선의 선택이 무엇인지 알아보자.

유기 농산물

유기 농산물에는 살충제, 화학비료, 산업용제, 방사선 요법, 유전자 변형이 없다. 이런 것들에 영향을 더 받는 농산물이 있다. 일부 농산물의 경우 껍질을 먹으면 농약 수치가 높아지므로 대체로 유기농을 구입하는 것이 좋다. 다음은 유기농 제품의 구매를 권하는 농산물이다.

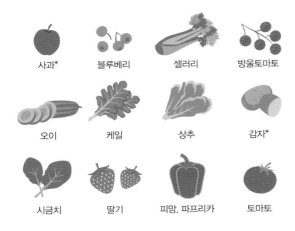

사과*	블루베리	셀러리	방울토마토
오이	케일	상추	감자*
시금치	딸기	피망, 파프리카	토마토

*탄수화물 함량이 높아 보통 선택적인 탄수화물 보충에 이용한다.

목초를 먹고 자란 / 방목한 / 유기 축산물

케토 식단에서는 동물성 지방을 많이 먹기 때문에 반드시 품질 좋은 식품을 먹는 것이 중요하다. 품질이 좋다는 것은 무엇보다도 동물들이 자유롭게 돌아다니며 천연의 먹이를 먹었다는 의미다. 소는 목초와 다른 식물을 먹고, 가금류는 곤충과 식물을 먹는다.

일반적으로 거세한 수소는 생후 몇 개월간 목초지에서 보낸 후에, 사육장으로 보내져 옥수수, 콩 단백질 보충제, 항생제 및 성장 호르몬을 포함한 기타 약물을 엄청난 양으로 주입받는다. 이 방식이 경제적으로 합리적인 이유는, 송아지를 가능한 한 빨리 540kg까지 키운 후에, 도살해서 더 많은 송아지가 들어올 공간을 확보하는 게 목표이기 때문이다. 안타깝게도, 곡물로 만든 사료는 소의 소화기관과 맞지 않는다.

소는 곡물이 아닌 목초와 다른 식물을 먹으며 진화했다. 소가 곡물 위주의 먹이를 먹으면 기관에 염증이 생기고 장내세균이 불균형해질 수 있고, 이로 인해 대장균 문제가 발생할 수 있다. 소에게 주입되는 약물과 사육 환경으로 인해 각종 독소가 소의 지방에 쌓인다.

일반적으로 가금류는 우리 안에 갇혀서 곡물을 먹는다. 이 동물들에게 종종 항생제 치료를 하지만, 미국식품의약국은 가금류를 성장 호르몬으로 치료하는 것을 금지한다. 우리 안에 갇힌 가금류는 운동을 하지 못하며 자연적인 먹이인 곤충과 식물을 먹을 수 없다.

닭과 마찬가지로 돼지도 합법적으로 호르몬으로 치료할 수 없지만, 일반적으로 사육되는 돼지는 항생제 치료를 받을 수 있고, 곡물(종종 유전자 변형된) 위주에다 폐기물, 화학 첨가제, 기타 위험한 성분을 함유한 사료를 먹는다. 또한 돼지는 비좁은 우리 안에 갇혀 지낸다.

일반적으로 사육한 동물에 대한 대안이 몇 가지 있다. '방목', '우리 없이 사육', '올 내추럴(all-natural)', '목초지 사육', '유기농' 등이다. 이 표시들은 모두 다른 의미를 지닐 수 있지만, 미국식품의약국은 '방목'과 '유기농' 표시만 사용을 허용했다.

방목 인증을 받으려면 가금류가 우리 밖을 나가야 한다(하지만 우리 밖에 있어야 하는 최소 시간을 지정하지 않았기 때문에, 동물이 우리 밖을 나간다고 해서 식물을 먹는다는 의미는 아니다).

유기농 인증을 받으려면 동물이 우리 밖을 나가야 하고, 항생제나 호르몬 치료를 받지 않아야 하며, 유기농 사료(유전자조작된 제품을 포함하거나 농약을 사용할 수 없다는 의미)를 먹어야 한다. 이는 반드시 소가 목초를 먹고 자랐다는 의미는 아니다. 그리고 소가 목초를 먹었다고 해서 반드시 유기농 축산물인 것도 아니다.

허용된 표시는 아니지만 '사육'과 '인도적 사육'이

라는 용어는 찾아볼 가치가 있다.

내가 가축 사육장에서 본 광경과 일반적으로 사육한 육류에 관해 읽은 자료를 고려해서 나는 목초를 먹고 자란 유기농 쇠고기, 목초지에서 자란 유기농 닭고기와 달걀, 지역의 목초지에서 좋은 대우를 받고 자란 돼지고기를 선택한다. 목초 사육한 지방산은 오메가-3, 복합 리놀레산(암에서 천식, 심혈관 질환에 이르는 다양한 건강 문제를 도와줄 수 있다), 포화/단일불포화지방(7장 참조)이 더 풍부하다. 이 지방산에는 항산화 물질과 영양소가 더 풍부하게 들었다.

그러나 유기농과 목초 육류는 대개 더 비싸다. 하지만 최고급 육류를 살 형편이 아니어도 괜찮다. 지방에 쌓일 수 있는 독소를 피하기 위해 살코기를 구매해서, 코코넛 오일이나 아보카도 오일과 같은 식물성 지방을 추가하라.

이 장의 식품 목록에 열거한 품목을 선택하여 저탄수화물, 고지방 식단을 유지하고, 자연식품과 녹색 채소를 선택하라.

해산물의 경우, 나는 양식보다는 자연산 생선을 선호한다. 양식 생선에는 비타민 D가 적으며, 오메가-6가 높아 과도한 염증을 유발할 수 있어, 당뇨병, 심혈관 질환, 알츠하이머병의 위험을 높일 수 있다. 그리고 오메가-3가 훨씬 적다.

케토 파워 식품

나는 이 음식들을 케토 파워 식품이라고 부르며, 적어도 하루에 2~3번 이 음식들을 먹으려고 노력한다. 이러한 음식은 케토를 지원하고, 에너지를 증강하는 발전소 역할을 하며, 호르몬 균형을 돕고, 큰 돈 들이지 않고 영양소 섭취를 늘린다.

사과 식초(가열·여과하지 않은 것)

매우 좋은 이유 : 인슐린 민감성을 향상시킨다. 지방 감소를 돕는다.

이용법 : 채소를 빨리 볶아 식초를 뿌린다. 이것으로 샐러드드레싱을 만든다. 간 쇠고기와 야채 볶음 위에 끼얹는다.

좋아하는 상표 : 브래그(Bragg)

아보카도

매우 좋은 이유 : 심혈관 위험 요인을 낮춘다. 염증을 감소시킨다.

이용법 : 얇게 썰어 소금과 칠리 파우더를 뿌린 후에 숟가락으로 먹는다. 코코넛 밀크, 코코넛 오일, 카카오 파우더 한 스푼과 혼합한다. 으깨서 레몬과 스테비아를 조금 추가한다.

블루베리(탄수화물 보충에 최고)

매우 좋은 이유 : 자유라디칼로 인한 손상으로부터 보호한다. LDL 산화를 낮춘다.

이용법 : 저녁 식사 때 탄수화물 보충을 쉽게 하려면 구운 닭 샐러드에 추가한다. 바닐라 엑스트랙트를 떨어뜨린 코코넛 밀크에 넣어 섞는다. 견과/씨앗의 밀크, 콜라겐, 스테비아 한 방울과 섞어 먹는다.

사골국

매우 좋은 이유 : 염증을 감소시킨다. 수면을 개선한다.

이용법 : 실리콘 얼음 틀에 얼리면 그때그때 편하게 사용할 수 있다. 머그잔에 넣고 가열하거나 요리에 넣는다. 야

채 볶음에 넣는다. 저녁에 탄수화물 보충 요리를 할 때 사용한다.

좋아하는 상표 : 사골국을 만들 시간이 없다면 따뜻한 음료에 젤라틴을 추가하거나 젤리를 만들면(22장) 비슷한 건강 혜택을 누릴 수 있다. 내가 가장 좋아하는 브랜드는 바이탈프로틴스(Vital Proteins)의 콜라겐 단백질 쇠고기 젤라틴이다.

브로콜리

매우 좋은 이유 : 콜레스테롤을 낮춘다. 암 위험을 감소시킨다.

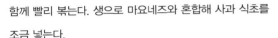

이용법 : 간 쇠고기와 신선한 허브와 함께 빨리 볶는다. 생으로 마요네즈와 혼합해 사과 식초를 조금 넣는다.

잠깐만요! *브로콜리는 갑상샘종 유발 물질이므로 갑상샘에 손상을 입힐 수 있다. 대사 건강이 우려된다면, 브로콜리를 익혀서 먹는 것이 가장 좋다.*

코코넛 오일

매우 좋은 이유 : 대사를 증강한다. 배고픔과 음식 갈망을 줄인다.

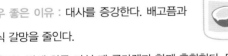

이용법 : 밤에 차를 마실 때 콜라겐과 함께 혼합한다. 말린 허브를 넣어 가열한 후, 용기에 넣어 식힌 다음 허브 버터로 사용한다.

좋아하는 상표 : 나우푸드(NOW Foods)와 초우즌푸드(Chosen Foods) 코코넛 오일 스프레이

다크 초콜릿(100% 생 카카오 및/또는 무설탕 제품)

매우 좋은 이유 : 항산화 물질이 풍부하다. 심혈관 위험을 감소시킨다.

이용법 : 코코넛 버터로 즐긴다. 신선한 딸기 위에 살짝 올

린다. 팻폭탄에 추가한다.

좋아하는 상표 : 기디요요(Giddy YoYo)의 100% 초콜릿 바와 릴리스스위트(Lily's Sweets)의 무가당 초콜릿 칩

달걀노른자

매우 좋은 이유 : 지구상에서 가장 영양가 있는 음식. 건강한 콜레스테롤 수치를 올린다.

이용법 : 세상 어디에도 없는 화사한 스크램블드에그를 만든다. 홀랜다이즈 소스를 만들어 채소 위에 살살 뿌린다. 로켓연료 라떼에 추가한다.

발효식품

매우 좋은 이유 : 눈 건강을 증진시킨다. 소화 작용을 향상시킬 수 있는 장내 미생물의 균형을 촉진한다.

이용법 : 낮에 언제고 발효 음료를 마신다. 샐러드나 버거에 사워크라우트나 홀스래디시(서양고추냉이), 김치, 피클을 넣거나 일품요리 위에 올린다.

좋아하는 상표 : 버비스Bubbies(사워크라우트), GT's(곰부차), 와일드브라인Wildbrine(김치), 케비타Kevita(워터 케피어)

잠깐만요! *저온살균하지 않은 사워크라우트와 김치를 선택하라. 살아 있는 세균이 필요하다.*

아마씨

매우 좋은 이유 : 소화 기능의 균형을 유지한다. 허기와 음식 갈망을 줄인다.

이용법 : 아마씨 시나몬 번 머핀(14장)이나 아마씨 포카치아(21장)를 만들 때 넣는다.

좋아하는 상표 : 밥스레드밀(Bob's Red Mill)

잠깐만요! *아마씨에는 갑상샘에 해로울 수 있는 황 화합물을 흡착하는 물질이 들었다. 갑상샘 건강을 개선하려면 가끔씩 간*

식으로 아마씨를 먹어라. 또한, 하루에 2큰술만 먹어도 효과가 크다. 아마를 먹어 본 적이 없다면, 조금씩 먹기 시작해 점점 양을 늘려라.

마늘

매우 좋은 이유 : 면역체계를 강화한다. 항진균성이며 칸디다 치료에 탁월하다. 혈당 균형을 유지한다. 고혈압과 관련한 산화 스트레스를 줄인다.

이용법 : 모든 요리에 넣는다.

목초 쇠고기 수지

매우 좋은 이유 : 지방 감소를 돕는다. 풍부한 양의 항산화 물질을 제공한다.

이용법 : 방울다다기양배추 구이와 호두 '치즈'(21장)나 수지 허브 버터 스테이크(17장), 봄베이 슬로피 졸린(17장) 등을 요리할 때 사용한다.

좋아하는 상표 : 에픽

케일

매우 좋은 이유 : 콜라겐 합성에 도움이 되는 비타민 C가 풍부하다. 뼈를 튼튼하게 한다.

이용법 : 사골국을 넣고 빨리 볶아 식혀 먹는다. 샐러드 재료로 사용한다. 올리브 오일, 사과 식초, 소금을 뿌려 150℃ 오븐에서 10~15분 구워 케일 칩을 만든다. 절대로 생으로 먹지 말고, 뜨거운 물에 20~30초 데친 후에 샐러드나 스무디, 생 케일이 필요한 다른 요리에 넣는다. 케토 밀크셰이크(23장)에 한 줌 넣는다.

간

매우 좋은 이유 : 눈 건강에 좋다. 대사를

돕는다. 영양분이 매우 풍부하다.

이용법 : 내가 간을 먹는 유일한 방법(15장)을 만들거나 푸드프로세서에 넣고 간 쇠고기를 볶기 전에 넣는다.

좋아하는 상표 : 간을 별로 안 좋아하는가? 특유의 향 없이 간의 이점을 얻으려면 바이탈프로틴스의 쇠고기 간 캡슐을 사라.

생 코코넛 과육

매우 좋은 이유 : 건강한 소화 기능을 돕는다. 포도당 내성의 균형에 좋다.

이용법 : 코코넛 과육을 그대로 먹는다. 물과 섞어 되직한 코코넛 밀크를 만든다. 잘게 썰어 야채와 함께 빨리 볶아낸다. 샐러드에 넣는다.

저항성 녹말(RS)(탄수화물 보충에만 사용)

매우 좋은 이유 : 일반적인 녹말과 달리 저항성 녹말은 소화에 저항해 혈당이나 인슐린을 덜 자극한다. RS는 장내세균의 먹이가 되어 불안, IBD(염증성 장 질환), 우울증, 비만 등을 개선하는 다양한 장내 미생물을 유지하는 데 도움을 준다. 칼로리가 적어 인슐린이나 포도당에 영향을 미치지 않는다.

이용법 : 저항성 녹말에는 많은 형태가 있다. 내가 가장 좋아하는 요리는 익혀서 식힌 감자 또는 쌀이다.

잠깐만요! *이 음식을 데울 수 있지만 55℃를 넘지 않아야 한다. 최선의 선택은 샐러드를 만드는 것이다.*

정어리

매우 좋은 이유 : 뼈의 건강을 증진시킨다. 심장 건강에 좋은 영양소가 풍부하다.

이용법 : 정어리 튀김 쌈(20장)을 만들 때 참치 샐러드처

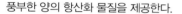

럼 마요네즈에 버무리거나 좋아하는 오일로 굽거나, 또는 베르데 시저샐러드와 바삭한 케이퍼(16장)와 함께 낸다.

해조류

매우 좋은 이유 : 소화기 건강에 유익하고 갑상샘 건강을 유지한다.

이용법 : 부수어서 콜리플라워 라이스(21장) 위에 뿌린다. 스시롤처럼 신선한 채소를 싼다. 좋아하는 샌드위치 속을 싸는 용도로 사용한다.

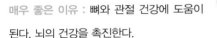 *잠깐만요!* 해조류를 너무 많이 먹으면 칼륨이 과해 신장에 문제가 생길 수 있다. 식사 때 해조류를 여러 접시 먹지 않는다면 괜찮다.

태평양 야생 연어

매우 좋은 이유 : 뼈와 관절 건강에 도움이 된다. 뇌의 건강을 촉진한다.

이용법 : 바삭한 연어 스테이크와 달콤 양배추(20장)나 오이와 훈제 연어 샐러드(16장), 연어 케이크와 딜 크림소스(20장)에 넣는다.

잠깐만요! 야생 연어는 양식 연어보다 염증을 일으키는 오메가-6가 적고, 칼로리가 낮으며, 오염 물질이 적고, 마그네슘과 칼륨이 더 많다.

팻폭탄

지방을 두려워했고 이를 '폭탄'이라는 단어와 결합하는 것이 무서웠던 25살의 내 자아가 지금의 내게 주먹을 휘두르고 있다. 과거의 내 자아여, 이제 긴장을 풀어… 이건 굉장한 것이니까.

도대체 팻폭탄이 뭘까? 지방이 매우 높고, 탄수화물이 낮고, 단백질이 적당한 간식을 말한다. 실제로 지방 함량이 매우 높아서 칼로리의 85% 이상을 지방이 차지한다.

팻폭탄은 달콤하거나 맛이 좋을 수 있다. 달콤한 팻폭탄은 보통 코코넛이나 초콜릿, 견과 버터, 씨앗 버터, 기, 카카오 버터, 코코넛 오일에 천연 감미료(예 : 에리스리톨 또는 스테비아)를 섞어 만든다. 풍미가 있는 팻폭탄은 많은 경우 동물 기름이나 라드, 베이컨, 아보카도, 닭 껍질, 그리고 향신료와 같은 재료로 만든다.

팻폭탄은 수프에서부터 껍질, 볼, 쿠키, 바, 덩어리 등 다양한 형태가 있다. 달콤한 팻폭탄은 종종 실리콘 틀을 이용해 만든다. 이 틀은 모양과 크기가 다양해 만드는 재미가 있지만 꼭 필요한 것은 아니다. 실리콘 틀이 필요한 모든 요리법으로 견과 초콜릿 캔디를 만들 수 있는데, 재료를 틀에 붓는 대신 구이판으로 옮겨 굳힌 다음 부수면 된다.

팻폭탄은 구세주가 될 수 있다. 케토 여행을 처음 시작할 때 특히 그렇다. 이 작은 에너지원은 달콤한 간식처럼 느껴지지만 영양이 풍부하고 만족감을 주는 지방이 가득하다. 특히 이동 중에 편리하다. 달콤한 팻폭탄을 몇 개 챙기면 외출 준비 끝!

다음 모임에서 팻폭탄을 애피타이저로 준비하고 사람들의 반응을 보라. 내 친구들과 가족은 팻폭탄을 아주 좋아한다. 그들은 항상 나에게 '기름기 많은 그거'를 갖다 달라고 부탁한다.

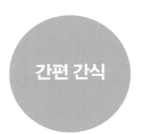

간편 간식

10년 전에는 마가린을 넣은 짭조름한 크래커, 대추 모양 사탕, 초대형 소다 슬러시 같은 간식을 가장 좋아했다. 이제는 아래의 20가지 고지방 간식을 아주 자랑스럽게 생각한다. 각 간식은 몇 가지 재료를 그냥 그릇에 담은 것에 불과하다. 그래서 대부분 요리가 필요 없다.

올리브 오일, 소금,
후추를 뿌린
아보카도 반쪽

햄으로 싼
아보카도 조각

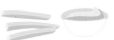

히카마 튀김과
아보카도 오일 마요네즈

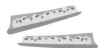

앤츠 온 어 로그
(셀러리 위에 견과류 버터나
씨앗 버터를 바르고 참깨를 올려놓는
후식, 참깨는 생략 가능)

견과나 씨앗 버터를 넣은
카카오 버터 웨이퍼
(얇은 과자)

삶은 달걀

카카오 파우더와 소금,
스테비아를 뿌린 아몬드

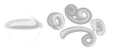

돼지껍질(선택 : 아보카도
오일 마요네즈를 찍어 먹는다)

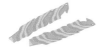

베이컨으로 싼
오이 스틱

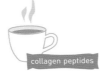

콜라겐 펩타이드를
넣은 차

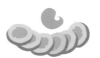

타히니에 찍어 먹는
오이 조각

훈제 굴

올리브

영양 효모와 MCT 오일,
소금을 뿌린 호두

쇠고기 육포와
마카다미아 너트

피클

코코넛 크림과 견과

해바라기씨

햄프시드

치아시드를 넣은
아몬드 버터

식품 목록

식품을 종류별로 분류해 보자. 나는 많은 선택지를 제공하기 위해 이 엄청난 목록을 만들었다. 그러니 케토 다이어트 방식에 제약이 있다는 건 말이 안 된다.

지방

파워 식품

아보카도
쇠기름(우지)
코코넛 오일
다크 초콜릿 (100% 생 카카오
및/또는 무설탕)
아마씨

오일

아몬드 오일 ❄
아보카도 오일 ❄
목초 버터 `유제품`
카카오 버터/오일
카놀라유 `다불포화` ❄
닭 껍질 기름, 방목
코코넛 오일
오리 지방, 방목
아마씨 오일 `다불포화` ❄
기, 목초 `유제품`
거위 지방, 방목
헤이즐넛 오일 ❄
햄프시드 오일 `다불포화` ❄
라드, 목초지 사육
마카다미아 너트 오일 ❄
MCT 오일
올리브 오일 ❄
팜유 ❄
야자핵 오일 ❄
동물 기름/쇠(양) 기름, 목초
호두 기름 `다불포화` ❄

견과류/씨앗*

아몬드
브라질너트
캐슈 `탄수화물`
치아씨
코코넛
헤이즐넛
햄프시드
마카다미아 너트
피칸
잣 `탄수화물`
피스타치오 `탄수화물`
호박씨 `탄수화물`
참깨 `탄수화물`
해바라기씨 `탄수화물`
호두

그 밖의 자연식품

아보카도
베이컨
올리브

견과 또는 씨앗 버터 ❗

아몬드 버터
브라질너트 버터
코코넛 버터
헤이즐넛 버터
햄프시드 버터
마카다미아 너트 버터
피칸 버터
해바라기씨 버터 `탄수화물`
타히니 `탄수화물`
호두 버터

> `잠깐만요!` 많은 종류의 동물성 단백질 역시 좋은 지방 공급원이 될 것이다.

`다불포화` 다불포화지방산이 높기 때문에 적게 사용하는 것이 좋다.

`탄수화물` 탄수화물이 높아 적게 사용하는 것이 좋다.

`유제품` 유제품에 민감한 사람은 삼가는 것이 좋다.

❄ 가능한 냉압착유 권장

❗ 설탕, 글루텐, 방부제 및 유제품을 주의하라!

* 다양한 가루와 밀크 형태도 좋다. 견과와 씨앗은 65℃의 물에 담갔다가 볶으면 가장 좋다.

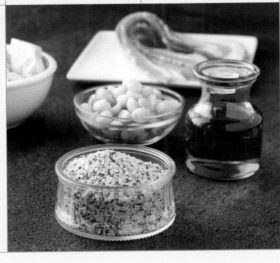

단백질

파워 식품 〰〰
달걀
간 💧
자연산 태평양 연어
정어리

🐻 쇠고기 〰〰
양지
간 쇠고기, 30% 지방
간(肝) 파테
뉴욕 스트립 스테이크
페퍼로니 ❗
포터하우스 스테이크
프라임 립 스테이크
립 로스트/립 아이/립
로스트
소시지 ❗
스커트 스테이크
티본 스테이크

많은 정육점 주인들이
첨가물 없이 페퍼로니와
소시지를 직접 만든다.

🐷 돼지고기 〰〰
베이컨, 사이드 또는
슬래브
간 돼지고기
페퍼로니 ❗
돼지고기 분말(간 돼지 껍질)
돼지껍질
돼지고기 어깨살
소시지 ❗
돼지갈비

🥫 단백질 파우더 〰〰
쇠고기 젤라틴
콜라겐 펩타이드
달걀 단백질 ✔
달걀 흰자 단백질
기(유장) 단백질
농축분말 유제품

🐟 해산물
게 💧
청어
가재 💧
고등어
마린 콜라겐
자연산 연어
정어리
오징어 💧
송어

🦞 양고기(램) 〰〰
허리살
등심
갈빗살

어두운 색
고기를 선택하라!

🌲 야생 동물
들소
엘크
염소
양고기(머튼)

🥚 가금류* 〰〰
달걀
간(肝) 파테 💧 ❗
껍질
허벅지살, 껍질 포함
통으로, 껍질 포함
날개, 껍질 포함

🌿 식물성 단백질**
아마란스
햄프시드
콩류
기장
귀리
완두콩
식물성 단백질 파우더
퀴노아
스피루리나
템페 🌿
두부 🌿
와일드 라이스

식물성 단백질에
건강한 지방을 추가해
케토 친화적인
단백질을 만들어라.

🌿 유기농
〰〰 목초를 먹거나 목초지
에서 자란 것이 가장 좋다.
✔ 무호르몬
유제품 유제품에 민감한
사람은 삼가는 게 좋다.

❗ 설탕, 글루텐, 방부제 및
유제품을 주의하라!
💧 고지방은 아니지만 케토
친화적인 음식으로 자주 제
공된다.
* 닭, 칠면조, 오리, 타조 및

꿩을 포함한다.
** 팻연료 방식은 아니지만
효과가 있을 경우 포함시킬
수 있다. 또한 탄수화물 함
량이 높으므로 적게 먹어라.

농산물 : 채소와 과일

탄수화물이 매우 적은 식품에서 매우 많은 식품까지 망라했다.
명심하건대, 몸에 맞는다고 느낀다면 케토의 성공을 위해 케일을 셀 필요는 없다!

⚡ 파워 식품
채소
브로콜리
마늘
케일 탄수화물 🌿
과일
아보카도
블루베리 탄수화물 🌿
생 코코넛

탄수화물 탄수화물이 많음
🌿 유기농
GMO non-GMO

🥦 가벼운 탄수화물 – 맘껏 즐겨라
채소
아티초크 고갱이
루꼴라
아스파라거스
녹색 피망 🌿
청경채
브로콜리
양배추
케이퍼
콜리플라워
셀러리 🌿

근대
콜라드
오이 🌿
무
가지
꽃상추
회향(펜넬)
마늘
콜라비
양상추
버섯

오크라
래디시
대황
샬롯
시금치 🌿
적근대
순무
주키니 GMO
과일
올리브
토마토 🌿

🍓 탄수화물 많은 식품 – 적게 먹어라
채소 탄수화물
아티초크
비트
방울다다기양배추
버터컵 스쿼시
당근
셀러리악
히카마
케일 🌿
양파
호박

루타바가
스파게티 스쿼시(국수호박)

과일 탄수화물
블랙베리
크랜베리
레몬
라임
라즈베리
딸기 🌿
수박

선택적 탄수화물 보충

탄수화물 보충 아이디어와 음식을 준비하는 방법을 더 알고 싶다면
https://writinghouse.co.kr/133에서 '탄수화물 보충 레시피' PDF를 내려받기 바란다.

 녹말

도토리 스쿼시	녹색 플랜틴
마란타(애로루트)	카보차 스쿼시
카사바 밀가루	파스닙
카사바/유카 뿌리/마니옥	감자
델리카타 스쿼시	고구마
녹색 바나나 밀가루	타피오카 녹말
	백미*
	참마

과일

사과 🌱	대추	멜론
살구	무화과	오렌지
바나나	포도	배
체리	키위	

감미료

코코넛 슈가
저온살균하지 않은 꿀
메이플 시럽
야콘 시럽

* 팻연료 방식은 아니지만 효과가 있을 경우 포함시킬 수 있다. 🌱 유기농

기타

 파워 식품

사과 식초
사골국
발효식품(김치, 사워크
라우트, 콤부차, 워터
케피어)
해조류

음료

아몬드 밀크
라이트 / 전지 코코넛
밀크
커피
스테비아로 단맛을 낸
소다
탄산수
차

 유제품*

목초 버터
목초 기

찬장 품목

카카오닙스
카카오 파우더
스테비아로 단맛을 낸
초콜릿 칩
천사채
레몬 엑스트랙트
레몬즙
영양 효모
바닐라 엑스트랙트

간식

달지 않은 코코넛 칩
다크 초콜릿(100% 생 카
카오 및/또는 무가당)
케일 칩 `탄수화물`
고기 스틱, 팔레오밸리
(Paleovalley) 사
달지 않은 견과/씨앗 버터
피클 ❶
허용되는 지방으로 조리한
돼지껍질
해조류 칩 ❶
무가당 육포, 에픽 사의 바
와 군것질거리

향신료

올스파이스 파우더	카레 가루
월계수잎	마늘 가루 `탄수화물`
흑후추	생강 가루
케이준 시즈닝	바닷소금 또는 히말라
카르다몸	야 암염
카옌페퍼	육두구, 간 것
칠리 파우더	양파 가루 `탄수화물`
오향분 `탄수화물`	붉은 고춧가루
계피, 간 것 `탄수화물`	양념 소금
정향, 간 것	훈제 파프리카 가루
코리앤더(고수씨) 가루	강황
커민	바닐라 파우더

감미료**

에리스리톨
나한과(monk fruit) 엑
스트랙트
무알콜 스테비아
자일리톨

신선한 허브

바질	민트	세이지
대파	오레가노	타라곤
고수잎	파슬리	타임
딜	로즈마리	

양념

아보카도 오일 마요네즈
발사믹 식초 `탄수화물`
코코넛 아미노스
피시 소스
홀스래디시
핫소스
머스터드
토마토소스 ❶
화이트 와인 식초

`탄수화물` 적게 먹는 것이 가장 좋다. 양이 많으면 탄수화물 섭
취량이 많아질 수 있다.
❶ 설탕, 글루텐, 방부제 및 유제품을 주의하라.

* 팻연료 방식에 포함되지 않지만 몸에 맞는다면 포함시킬 수
있다. 목초로 키운 고품질의 제품을 선택하라.
** 액체 형태가 가장 좋다. 탄수화물이 많은 말토덱스트린과
포도당이 없기 때문이다.

감미료

여러 종류의 감미료에 관해 이야기하기 전에 설탕을 먹지 않는 것에 관해 이야기하고 싶다. 얼마간 고지방, 저탄수화물 식생활을 해 왔다면, 자신이 예전만큼 단 음식을 찾지 않는다는 걸 알아챘을 것이다. 특히 몸의 소리에 귀를 기울이는 단계까지 왔다면 말이다. 하지만 그동안 케토와는 정반대의 생활, 이를테면 단 음식을 입에 달고 살았거나 매일 외식을 해 왔다면 일상에서 설탕을 한꺼번에 제거한다는 목표는 현실성이 떨어진다. 우리는 실행 가능한 목표를 세워야 한다.

당신이 케토의 세계에 처음 발을 들여놓는다면, 시간을 두고 자신에게 어떠한 방식이 효과가 있는지 파악하라. 나는 여전히 가끔씩 설탕을 먹는다. 사실 내가 블루라이트 차단 안경을 쓰고 바닥에 다리를 꼬고 앉아 이 글을 쓰고 있는 지금 시각은 밤 11시이며, 내 옆에는 메이플 시럽을 넣어 달게 만든 홈메이드 허브 차이라떼가 큰 컵으로 놓여 있다. 핵심은 내가 탄수화물을 좀 섭취해도 되는 이유를 알고 있다는 것이다. 즉, 지금은 늦은 시각이라 탄수화물이 내 수면을 도울 것이고, 내가 탄수화물을 충분히 먹은 지도 며칠이 지났다(야간 탄수화물 섭취와 탄수화물 보충에 대해 더 알고 싶다면 2장을 보라).

아래에 열거한 감미료는 모두 케토 친화적이며 특히 케토 라이프스타일에 적응하면서 삶에서 맛있는 음식을 즐기는 데 도움을 줄 수 있다. 다시 말해, 이 식품들에 든 성분이 '케토에 무해'할 뿐 아니라 단 음식 위주의 식생활에서 벗어나는 데 크게 도움이 될

것이다. 단 것이 너무나 당긴다면 신선한 베리 한 접시 또는 키위를 잘라 채 썬 코코넛을 올려 먹어라. 내 경험에 의하면, 단맛이 나는 모든 자연식품은 아래 열거한 감미료로 만든 단 음식보다 언제나 더 낫다. 단 음식은 덜 먹을수록 덜 찾게 된다.

제과점에 가서 전통적인 감미료 중에서 무엇을 골라야 할지 난감하다면, 현미 시럽(곡물에 민감하지 않다면), 덱스트로오스(포도당)(옥수수에 민감하지 않다면), 메이플 시럽 중에서 선택하라. 이러한 감미료에는 많이 섭취할 경우 간 손상을 일으키고, 인슐린 저항성의 위험이 증가하며, 노화를 촉진하고, 염증을 자극하고, 장내세균의 과증식을 유발하는 과당이 아주 적게 들었다. 그리고 메이플 시럽에는 미네랄과 영양소가 풍부하다.

자, 이제 케토 친화적인 감미료를 검토해 보자. 최선의 선택을 할 수 있는 충분한 정보를 얻을 것이다. 이들은 천연 감미료이며 자일리톨과 말티톨만이 혈당에 영향을 줄 수 있다. 전반적으로 이러한 감미료는 자일리톨과 말티톨까지 모두 백설탕, 아가베 즙 등과 같은 다른 감미료에 비해 혈당에 미치는 영향이 훨씬 적다.

에리스리톨　　　　　　　　평가 : ★★★★☆

다른 당알코올과는 달리 에리스리톨은 소장에서 분해된다. 이 물질은 결장에 도달하지 않기 때문에 다른 당알코올이 일으킬 수 있는 소화 장애가 발생하지 않는다. 이는 소화 불균형을 가진 사람들에게 훌륭한 선택이 될 수 있다.

주의 사항 : 신장 질환이 있는 경우 에리스리톨을 섭취하기 전에 의사와 상담하라. 또한 이는 옥수수에

서 추출한 것이므로 옥수수에 민감한 사람이라면 다른 감미료를 선택하는 게 좋다.

이눌린　　　　　평가 : ★★★★☆

일반적으로 치커리 뿌리에서 추출한다. 포드맵(FODMAP)에 민감하다면 주의하라. 내가 생각하는 이눌린의 장점은 설탕처럼 캐러멜화되어 베이킹이 즐거워진다는 점이다. 또한 완하제 효과가 있으므로 스테비아와 같은 다른 감미료와 혼합해 희석하는 것이 가장 좋다. 이눌린은 종종 스테비아와 혼합해 베이킹 재료로 사용된다.

말티톨　　　　　평가 : ★☆☆☆☆

맛이 설탕과 매우 비슷해, 시중에서 파는 많은 무설탕 제품의 성분으로 들어간다. 일반적으로 복부 팽만, 설사, 복부 통증과 같은 소화 문제를 일으킬 수 있다. 나에게는 말티톨과 얽힌 절대 못 잊을 사건이 있다. 나는 평범한 감초 캔디인 줄만 알고 레드바인스(Red Vines)를 사서 영화관에 들어갔다. 영화를 보면서 나는 한 봉지를 다 먹었고, 결국 화장실을 들락거리다 마지막 네 번째에는 거의 기다시피 좌석으로 돌아온 후에야 내가 당뇨용(말티톨로 단맛을 낸) 감초 캔디를 샀다는 것을 깨달았다. 그 후로 나는 이걸 쳐다보지도 않는다. 여기에 열거한 모든 감미료 중에 말티톨이 혈당을 높일 가능성이 가장 높다. 설사를 일으키는 이 물질을 이 목록에 포함시키고 싶지도 않다.

나한과(Monk Fruit)　　평가 : ★★★★★

구하기 어렵지만 아시아 시장에서는 구하기 쉽다. 그냥 먹는 게 가장 좋다. 아니면, 먹기가 꺼려지는 다른 많은 재료들과 섞어 먹어도 된다.

스테비아　　　　　평가 : ★★★★★

혈압과 염증을 내린다고 밝혀졌지만 아직은 이를 뒷받침하는 연구가 많지 않다. 100% 순수 스테비아를 사용하거나 다른 감미료와 혼합할 수 있다. 나는 무알코올 알사탕이나 부순 무가공 스테비아잎을 즐겨 먹는다.

자일리톨　　　　　평가 : ★★★☆☆

에리스리톨 같은 설탕 알코올로 혈당을 높이지 않는다. 처음 자일리톨을 먹고 배가 아팠다면 처음에 너무 많은 양을 먹었을 가능성이 높다. 우리 몸에는 자일리톨을 분해하는 효소가 있지만, 사용하지 않으면 효과를 내는 데 시간이 좀 걸린다. 이 효소가 충분하지 않으면 복통이 생길 수 있다. 또한 품질이 낮은 자일리톨일 가능성도 있다. 자작나무에서 추출한 북미 자일리톨이나 호박에서 추출한 자일리톨(자작나무 알레르기가 있는 경우)을 찾아라. 이런 제품에는 옥수수가 들지 않았다.

　반려 동물을 위한 주의 사항 : 자일리톨은 개에게 매우 유독하다. 절대로 먹이지 마라!

알다시피, 수크랄로스와 아스파탐, 사카린은 합성물질이므로 이 목록에 포함시키지 않았다. 이러한 합성 감미료로 우리 몸이 치유되고 큰 도움을 받을 거라고 생각하지 않는다. 수크랄로스를 넣은 저탄수화물 식품을 자신도 모르게 많이 먹고 있다면, 그러한 제품을 피해야 한다는 강력한 신호다.

알코올

술은 적당히 마시면 좋은 것이다. 가끔 술을 마시면 다음의 위험을 줄일 수도 있다.

- 관상동맥 심장 질환
- 제2형 당뇨병
- 뼈 위축증
- 인지 장애
- 발기부전

하지만 내가 "가끔"과 "~ 수도 있다"라고 말했음을 주목하라. 나라면 뼈를 튼튼하게 한다는 명목 하에 친구들과의 술 파티를 계획하지는 않을 것이다. 그리고 알코올이 주는 모든 건강 혜택(그보다 훨씬 더 많은 것)은 고지방 케토제닉 식습관으로도 얻을 수 있다.

또한 체중 감량이 필요하거나 지방에 적응하려고 노력하는 경우에 술을 마시면 진행 속도가 느려질 수 있다. 내가 말하는 "~일 수 있다"는 "~일 것이다"라는 의미다. 이유는 다음과 같다. 알코올은 탄수화물이나 지방보다 먼저 첫 번째로 연소되는 연료이다. 그렇다고 해서 지방 연소가 완전히 멈추는 건 아니지만, 알코올이 다 소모될 때까지 연소가 중지된다. 따라서 알코올이 다 타면 곧바로 지방 연소를 회복하거나 지방 적응 과정이 계속된다. 하지만 일부 사람은 술을 마시면 며칠 동안 체중 감량이 멈출 수 있다. 혹은 체중 감량이 시작되는 사람들도 있다!

술이 몸에 잘 맞지 않거나, 마시던 술을 언제 멈춰야 할지 모르거나, 지방 연소 모드로 전환하려는 경우라면, 나는 알코올을 피할 것이다. 내 경우에는 아주 오랫동안 술을 마시지 않고 있다.

그래도 술을 마실 작정이라면…

- 드라이 샴페인이 너무 드라이하다고 느끼는가? 무알콜 스테비아 한 방울을 넣어라. 무가당이지만 단맛을 낼 수 있다.
- 알코올은 탈수 작용을 하기 때문에 술을 마시기 전이나, 마시는 중이거나, 마시고 난 후에 반드시 물을 더 마셔라.
- 한동안 고지방/저탄수화물 케토제닉 다이어트를 해 왔다면 이제 살이 빠졌을 것이다. 지방에 적응한 후에 처음 술을 마실 때 주의하라. 몸이 전처럼 알코올을 처리하지 못할 수도 있다.
- 유기농 적포도주는 항산화 성분이 많고 독성 곰팡이가 적다. 즉, 더 좋은 술이다.
- 위스키, 버번, 브랜디, 스카치, 코냑, 보드카, 진, 럼주에 섞을 저당분 재료 : 워터 케피어, 콤부차, 스테비아로 단맛을 낸 제비아 소다, 미네랄워터, 시트러스 에센셜 오일, 레몬즙, 라임즙, 소다워터, 무가당 크랜베리주스, 코코넛 밀크, 탄산수, 오이즙, 수박 슬라이스. 또한 위의 술에 신선한 허브를 넣어 향을 내거나, 스테비아로 풍미를 돋우고 자연스러운 단맛을 낼 수 있다.
- 화이트 와인은 레드 와인보다 페놀과 항산화 물질이 적다.
- 라이트 맥주는 뭐가 다를까? 알코올 함유량이 다르다. 알코올 5% 이하는 '라이트'로 간주한다.
- 라이트 맥주는 화이트 와인처럼 페놀과 항산화 물질이 적다.
- 대부분의 맥주와 흑맥주에는 글루텐이 들어 있다. 글루텐을 피하거나 셀리악병인 경우에는 대신 발효 사과술(hard cider)를 마셔 보라.
- 발효 사과술에는 항산화 물질이 꽤 많지만, 상당량의 당분을 함유한 '드라이' 사과술은 주의하라.
- 맥주의 색이 옅을수록 탄수화물이 적다는 통념이 있지만, 애석하게도 맥주의 색과 탄수화물 함유량에 항상 상관관계가 있지는 않다.

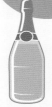

술 고르는 방법

때때로 친구들과 술을 즐기는가?
가장 인기가 좋은 술과
그것들이 고지방, 저탄수화물 케토제닉
생활에 미치는 영향을 살펴보자.

술의 상표와 종류가 너무 많기 때문에 칼로리와 탄수화물, 당분의 함유량을 명시했다. 많은 기업들이 제품의 영양 정보를 공개하기를 꺼린다. 시중에서 얻을 수 있는 정보를 바탕으로 함유량을 명시했지만, 상표에 따라 이 범위를 벗어나는 경우도 있을 것이다.

샴페인
분량 : 4액온스(120ml)
칼로리 : 90 **탄수화물** : 1.6g **당분** : 0.8g
최선의 선택 : 브뤼 나튀르(brut naturé), 브뤼(brut)

보드카, 진, 클리어/다크 럼주
80프루프 (40% 알코올) 기준
분량 : 1액온스(30ml)
칼로리 : 64 **탄수화물** : 0g **당분** : 0g
최선의 선택 : 온더락, 허브향 보드카와 물, 미네랄워터와 레몬 슬라이스를 넣은 진, 럼주, 제비아(Zevia) 콜라

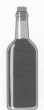

레드 와인
분량 : 5액온스(150ml)
칼로리 : 125 **탄수화물** : 3.8g **당분** : 0.9g
최선의 선택 : 카베르네 소비뇽, 메를로, 피노 누아

하드 사이다(발효 사과술)
분량 : 12액온스(350ml)
칼로리 : 99~200 **탄수화물** : 1~30g **당분** : 1~24g
최선의 선택 : 벌머스 오리지널(Bulmers Original), 머큐리 드라이(Mercury Dry), 스트롱보 로 캅(Strongbow Low Carb)

위스키, 버번, 브랜디, 스카치, 코냑
80프루프(40% 알코올) 기준
분량 : 1액온스(30ml)
칼로리 : 64
탄수화물 : 0g
당분 : 0g

연구 결과, 버번, 아르마냑 브랜디, 코냑의 항산화 작용이 밝혀졌다.

최선의 선택 : 온더락, 제비아 콜라를 넣은 위스키, 사과 식초와 물, 스테비아를 넣은 브랜디, 제비아 진저에일과 라임즙을 넣은 스카치, 물과 레몬즙, 스테비아를 넣은 코냑

일반 맥주
크래프트 맥주와 IPA는 탄수화물이 많아 생략했다.
분량 : 12액온스(350ml)
칼로리 : 150 **탄수화물** : 9~13g **당분** : 0~10g
최선의 선택 : 라인베커 엑스트라(Rhinebecker Extra), 산 미구엘

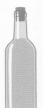

화이트 와인
분량 : 5액온스(150ml)
칼로리 : 120 **탄수화물** : 3.8g **당분** : 1.4g
최선의 선택 : 샤르도네, 피노 그리지오, 소비뇽 블랑

흑맥주
분량 : 12액온스(350ml)
칼로리 : 200 **탄수화물** : 20~25g **당분** : 10~15g
최선의 선택 : 브루클린 드라이 흑맥주, 기네스 드라우트

라이트 맥주
분량 : 12액온스(350ml)
칼로리 : 104 **탄수화물** : 6g **당분** : 0.3g
최선의 선택 : 벡스 프리미어 라이트, 버드와이저 셀렉트, 쿠어스 라이트, 미첼롭(Michelob) 울트라, 밀러 제뉴인 드래프트

열대 음료(UMBRELLA DRINKS)
당분이 많다는 걸 보여 주기 위해 포함시켰다.
당분이 너무 많다!
분량 : 12액온스(350ml)
칼로리 : 300~780 **탄수화물** : 30~90g
당분 : 13~85g

코코넛 제품

견과류와 유제품 등을 대신해 사용할 목적으로 내가 코코넛 제품을 처음 조사하기 시작했을 때 종류가 너무나 많아 혼란스러웠다. 코코넛 오일과 코코넛 버터의 차이점은 뭘까? 코코넛 만나(Manna)는 또 뭐지? 코코넛 밀크는? 코코넛 밀크와 코코넛 오일의 차이점은 뭘까? 자, 이제 모두 설명할 것이다.

　코코넛은 유제품을 먹지 않는 나의 케토 식생활의 구세주 역할을 했다. 이제 당신에게도 같은 일이 일어나기를 바란다.

코코넛 밀크

크리미한 이 밀크는 간 코코넛 과육을 걸러 내서 만든다. 오일은 대부분 제거된다. 오일을 제거하지 않은 코코넛 밀크는 2% 우유나 전지 우유가 필요한 조리법에 적합하며, 저지방 코코넛 밀크는 탈지나 1% 우유가 필요한 조리법에 적합하다. 유제품 우유와 동량으로 코코넛 밀크를 넣어라.

코코넛 버터/만나

상온에서 굳으며 약간 섬유질이 있는 코코넛 버터는 간 코코넛 과육으로 만든다. 땅콩으로 땅콩버터를 만드는 방식대로 코코넛으로 코코넛 버터를 만든다. 화이트 초콜릿의 대체품으로 훌륭하다.

코코넛 워터

코코넛 워터는 코코넛을 쪼개면 얻을 수 있다. 코코넛 안에 든 물을 의미하며 코코넛의 '유장'이라고 할 수 있다. 탄수화물 함량이 약간 높고 지방 함량이 낮기 때문에 스무디의 재료로 아주 좋고, 전해질 함량이 높아 스포츠 음료의 좋은 대체품이 될 수 있다. 그러나 탄수화물과 당분 함량을 주의하라.

코코넛 크림

휘핑크림 같이 되직한 이 고지방 제품은 코코넛 밀크처럼 코코넛 과육을 갈아서 걸러 내 만들지만, 그대로 두면 오일이 대부분 걸쭉해진다. 거의 모든 조리법에서 크림과 동량으로 사용할 수 있다. 코코넛 크림을 구매해도 되지만, 전지 코코넛 밀크 캔으로도 얻을 수 있다. 캔을 최소 24시간 동안 저온에 놓아두면, 맨 위에 크림이 굳는다. 이것을 숟가락으로 뜨면 된다!

채 썬 코코넛

이름 그대로 코코넛 과육을 채 썰어 말린 것이다. 내 조리법에서는 잘게 채 썬 코코넛은 밀가루 대신 사용하고, 길게 채 썬 코코넛은 홈메이드 그래놀라와 간식의 기본 재료로 사용한다.

코코넛 가루

탈수해서 간 코코넛 과육으로 만든 것으로, 매우 건조한 무곡물 저탄수화물 분말이다. 너무 건조하기 때문에 코코넛 가루로 베이킹하고 요리하는 일이 어려울 수 있다. 비법은 반드시 달걀(또는 무달걀 대체품)을 충분히 사용하는 것이다. 은은한 코코넛 향이 달콤하거나 짭조름한 베이킹 식품에 부드럽게 배며, 닭고기나 생선, 기타 단백질 음식을 멋지게 코팅한다.

코코넛 오일

상온에서 굳으며, 코코넛 과육에서 추출한 지방이다. 코코넛 오일과 코코넛의 비율은 올리브 오일과 올리브의 비율과 동일하다. 버터와 동량으로 사용하라.

MCT 오일

MCT는 '중간 사슬 중성지방(medium-chain triglycerides)'의 약자로 MCT 오일에 풍부하게 들었다. 코코넛 오일과 팜유를 원료로 하는 무취, 반투명한 이 액체는 많은 경우 케톤 생산을 늘리기 위해 사용한다. 직접 만든 샐러드드레싱에 사용하거나, 익힌 요리에 뿌리거나, 로켓연료 라떼에 넣어라. 160℃ 이하의 온도에서 요리하는 데 적합하다.

코코넛 밀크
- 크리미하다.
- 기름을 제거한 코코넛 과육을 갈아서 걸러 낸다.

채 썬 코코넛
- 코코넛 과육의 조각
- 코코넛 과육을 채 썰어 말린 것

코코넛 버터
- 상온에서 굳는다.
- 간 코코넛 과육으로 만든다.

코코넛 오일
- 상온에서 굳는다.
- 올리브로 올리브 오일을 만드는 방식대로 코코넛으로 코코넛 오일을 만든다.

코코넛 워터
- 액체
- 코코넛의 유장

코코넛 가루
- 매우 건조한 밀가루의 대체품
- 코코넛 과육을 갈아서 말린 것

코코넛 크림
- 휘핑크림처럼 되직한 크림이다.
- 코코넛 과육의 기름을 제거하지 않고 갈아서 걸러 낸다.

발효식품

발효식품을 장 건강을 오래 유지하기 위한 입장권이라고 생각하라. 발효식품이 장내 미생물총의 균형에 필요한 장내세균에 먹이를 제공하기 때문이다. 그리고 장내 건강은 여러 가지 면에서 몸 전체의 건강을 좌우한다. 발효식품과 케토제닉 다이어트로 장이 건강해지면 다음과 같은 혜택을 누릴 수 있다.

· **행동과 기분이 안정된다.**
· **긍정적이고 질병 없는 삶을 살 가능성이 높다.**
· **혈당이 조절된다.**
· **비만의 위험이 감소한다.**

발효식품에는 비타민 B군과 비타민 K2(동맥 플라크 감소)를 비롯해 영양소가 가득하다. 발효식품은 감염을 막고(감기와 독감의 계절에 좋다), 칸디다균 및 다른 효모의 성장을 억제하며, 인체 균형을 유지하고, 중금속과 기타 독소를 배출해 몸을 해독하는 데 도움을 준다. 어떤 식품이든 발효를 하면 알레르기의 위험이 줄어든다. 예를 들어, 유제품을 잘 소화시키지 못하는 사람들도 요구르트는 쉽게 소화한다. 매 식사마다 발효식품을 섭취하면 프로바이오틱스 보충제를 대체할 수 있어 돈을 절약할 수 있다.

발효식품을 먹어 본 적이 없다면, 매끼마다 1큰술로 시작해 ⅓컵(120ml) 정도까지 양을 늘려라.

채소에서 차나 물, 우유에 이르기까지 무엇이든 발

효할 수 있다. 상점에서 발효식품을 구입하는 경우 '저온살균되지 않은', '발효된', '생', '유기농'과 같은 표시를 찾아라.

또한 Culture for Health, Nourishing Days 같은 사이트에서 알려 주는 지침을 보고 집에서 직접 음식을 발효할 수 있다. 상점에서 구입한 발효식품과 집에서 발효하기 위한 효모의 종균 배양균은 품질이 천차만별이므로 고품질 원료를 찾는 것이 중요하다. 내가 가장 좋아하는 상표는 콜드웰바이오퍼먼테이션(Caldwell Bio Fermentation)과 바디에콜로지(Body Ecology)이다.

발효에 사용된 당분의 대부분은 발효 과정에서 소모되지만 최종 제품에 일부가 여전히 남아 있다. 발효식품을 구입하는 경우 반드시 성분 표시를 읽어라. 집에서 만들면 최종 결과물에 남은 당분의 양을 정확히 알 수는 없지만, 발효 시간이 길수록 당분의 양이 줄어든다.

발효

발효 과정을 거치면 식품에 자연 보존력이 생길 뿐 아니라 건강상의 이점도 증가한다.

초산 발효 : 세균은 알코올을 섭취한 후에 발효된 액체를 남긴다. 예 : 식초

젖산 발효 : 땅/토양에서 자란 모든 것들에서 발견되는 젖산균뿐만 아니라 유제품에 자연적으로 존재하는 균주를 사용한다. 예 : 김치, 사워크라우트, 피클(일반적인 종류가 아님), 요구르트*, 치즈*

공생 발효 : 박테리아와 효모는 설탕을 먹이 삼아 술을 만든다. 예 : 워터 케피어, 콤부차

효모 발효 : 효모는 설탕을 먹고 탄산가스를 만들므로, 발효 시간에 따라 거품이 발생한다.
예 : 맥주, 포도주, 사워도우 빵**

발효 가능한 식품

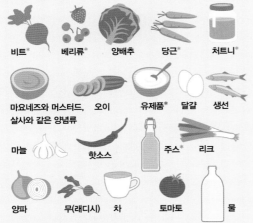

비트*	베리류*	양배추	당근*	처트니*
마요네즈와 머스터드, 살사와 같은 양념류	오이	유제품*	달걀	생선
마늘	핫소스		주스*	리크
양파	무(래디시)	차	토마토	물

* 탄수화물이 많으니 적게 먹어라.
* 팻연료 방식에 포함되지 않지만 몸에 맞으면 포함시킬 수 있다.

발효식품의 장점

- 장내세균의 좋은 먹이가 되어 장이 건강해진다.
- 건강한 장 = 소화력 향상, 기분 안정, 혈당 제어, 비만 위험 감소
- 비타민 B군과 비타민 K2가 풍부하다.
- 비발효식품보다 알레르기를 덜 유발한다.
- 감염을 막는 데 도움이 된다.
- 칸디다균을 억제한다.

소금

소금에 대한 두려움을 극복할 때가 되었다. 세포를 통해 영양분을 전달하고, 혈압을 조절하고, 균형 잡힌 혈당을 유지하는 등 인체가 기능하기 위해서는 소금이 필요하다. 이제 우리가 가공식품을 삼가고 자연식품을 먹을 것이기 때문에 소금 섭취량이 필요량보다 부족할 수 있다. 우리는 음식에 소금을 넣을 수 있고, 그래야 한다. 나는 음식에 소금이 충분하다고 생각할 때에도 소금을 더 넣는다. 물과 차, 커피에도 소금을 넣는다.

하지만 잠깐! 모든 소금이 같은 방식으로 만들어지는 건 아니다.

테이블 소금

심하게 가공을 하기 때문에 소금의 좋은 성분이 대부분 제거된다. 보통 표백과 가열 과정을 거치고 덩어리짐을 방지하기 위해 규산칼슘을 넣는다. 그러니 테이블 소금을 먹지 마라.

요오드 테이블 소금에는 인체에 필요한 요오드가 들어 있다. 그러나 요오드가 풍부하고 테이블 소금보다 가공을 훨씬 적게 한 회색 바닷소금이 있다.

테이블 소금 1g을 먹을 때마다, 바닷소금에 비해 이 소금을 중화하는 데 23배나 많은 체내 세포액이 사용된다. 따라서 인체 조직에 수분이 넘쳐 신장 문제, 담석증, 관절염, 통풍, 셀룰라이트가 생길 수 있다. 그렇다면 어떻게 해야 할까? 장을 볼 때 나트륨을 넣지 않은 식품을 구입해서, 집에서 건강한 소금을 넣어라. 식당에서 외식할 때도 마찬가지이다. 요

리를 주문할 때 소금을 넣지 말아 달라고 요청할 수 있는 식당이 많기 때문에, 소금을 싸 가지고 가서 직접 넣으면 된다.

코셔 소금

테이블 소금보다 가공은 조금 덜 하지만 영양 성분은 비슷하다. 고기를 요리할 때 나트륨 향이 강한 바닷소금 대신 이 소금을 사용하는 사람들이 많다. 하지만 전반적으로 이 소금은 이점이 없다. 그래서 나는 사용하지 않는다.

바닷소금

증발된 바닷물이나 지하 소금 광산에서 직접 수확한 바닷소금은 대개 가공을 최소화한다. 독특한 풍미가 날아가지 않게 하려면 요리를 마친 후에 사용하는 것이 가장 좋다. 바닷소금에 대해 내가 우려하는 점은, 바다의 오염이 점점 심해져 바닷소금의 순도를 100% 확신하지 못한다는 것이다. 하지만 테이블 소금보다 훨씬 안전하고 건강한 선택이다.

이 책에 수록한 요리법을 포함해, 나는 요리에 회색 바닷소금을 사용한다. 미네랄이 풍부하고 불순물이 거의 없다.

히말라야 소금

다른 형태의 소금에서는 잘 발견되지 않는 미네랄이 가득한 히말라야 암염은 밝은 핑크색으로 유명하며, 급속도로 인기가 높아지고 있다. 이 소금이 생긴 지는 2억 5천만 년이 넘었으며, 이는 독소와 오염 물질이 전혀 없다는 의미다.

히말라야 암염은, 가공법으로 인해 다른 소금보다 불소가 더 많을 수 있다는 사실을 알기 전까지 내가 항상 사용하던 소금이다. 불소는 요오드를 방해하고 갑상샘을 억제해, 대사를 늦추고 성 호르몬 균형에 영향을 줄 수 있으므로 피하는 게 좋다. 하지만 나는 매일 사용하는 히말라야 암염의 불소 등급을 자세히 알지 못했다. 그래서 지금은 자주 마시는 케토 레모네이드에 샌프란시스코 솔트 컴퍼니의 히말라야 소금을 사용하고 있다.

히말라야 암염을 몸이 금방 알아보고 활용할 수 있는 인체 친화형 보충제라고 생각하라. 케토 레모네이드에 주재료로 넣은 이유도 그 때문이다.

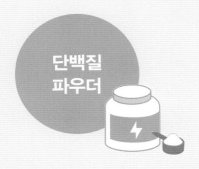

단백질 파우더

균형 잡힌 단백질 섭취의 위력을 인정했다면(2장을 다시 읽어라), 단백질 파우더와 그 영향에 대해 이야기할 때가 되었다. 단백질 파우더는 다음과 같은 경우에 도움이 된다.

· 연어, 목초 쇠고기 등으로 섭취할 수 있는 단백질보다 더 많은 단백질이 필요하다.
· 단백질을 많이 먹으면 몸 상태가 좋지만 항상 목초 먹인 육류를 사기에는 비용이 부담된다.
· 위산이나 담즙 생성과 같은 소화 기능이 나빠졌다.
· 일이 바빠 균형 잡힌 식사를 하기가 쉽지 않다.
· 여행을 즐기기는 하지만 음식이 마땅치 않다.
· 건강 상태를 전반적으로 향상시키는 단백질 음식을 찾고 있다.

그렇지만 모든 단백질 공급원을 단백질 파우더로 대체할 수 있다는 얘기는 아니다. 나는 품질을 고려하지 않은 채 천연 단백질 식품을 수준 이하의 단백질 파우더로 대체하거나, 훌륭한 목초 쇠고기와 같은 천연 단백질 공급원을 섭취할 수 있음에도 단백질 파우더에 너무 많이 의존하는 사람들을 많이 보았다. 품질이 최우선이다. 단백질 파우더에 관한 한 특히 그렇다. 물론 단백질만 든 분필 가루 같은 파우더를 사용할 수도 있고, 단백질뿐만 아니라 비타민과 미네랄, 필수영양소를 균형 있게 제공하는 건강 단백질 파우더를 선택할 수도 있다. 단백질 파우더와 최선의 선택법을 더 자세히 알고 싶다면 healthfulpursuit.com/proteinpowder을 방문하라. 내가 여러분 모두를 위해 마련한 방대한 무료 정보를 얻을 수 있다.

특히 강력 케토 방식의 경우, 단백질 목표량에 도달하고 싶다면 단백질 파우더를 사용하는 것이 좋다. 가까운 영양제 가게에 가서 이리저리 선반을 뒤지고 다니지 말고, 내가 healthfulpursuit.com/proteinpowder에 제공한 자료를 참고해 자신에게 필요한 사항, 취향, 예산에 기초해 무엇을 선택

단백질 파우더 사용 방법

· 스무디나 케토 밀크셰이크에 추가한다.
· 코코넛 밀크, MCT 오일, 무알콜 스테비아가 든 셰이크에 넣는다.
· 차가운 차 또는 뜨거운 차에 섞어 젓는다.
· 요리법에서 요구하는 밀가루 양의 4분의 1을 파우더로 대신한다.
· 아보카도 푸딩을 만들 때 추가한다.
· 팻폭탄을 만들 때 섞는다.
· 혼합 '아이스크림'을 만든다! 아몬드 밀크 ¾컵 (180ml), 얼음 15개, 바닐라 단백질 파우더 1큰술, 무가당 코코아 파우더 2큰술, 치아씨 2작은술, 무알콜 스테비아 1~2방울을 혼합해 먹는다.
· 로켓연료 라떼를 만들 때 콜라겐 대신 사용한다. 단백질이 10g을 넘지 않도록 주의하라. 그렇지 않으면 단식이 중단될 것이다.

할지 확실히 알고 나서 구입하라.

모든 단백질 분말은 '보충제' 범주에 속하므로 내용물에 대한 정부의 규제가 아주 약하다. 따라서 합성대사스테로이드, 수은, 납 또는 비소와 같은 독성 성분을 피하기 위해 단백질 파우더의 원료를 아는 것이 특히 중요하다. 이 책에서 명시한 '목초'와 '무호르몬'이라는 표시는 질 좋은 단백질 파우더를 찾는 데 큰 도움이 되지만, 회사 자체의 평판을 반드시 확인하기 바란다.

콜라겐은 인체의 결합 조직에서 발견되는 섬유질 형태의 단백질로, 근육과 뼈, 인대와 같은 인체 조직을 지지한다. 나이가 들면서 콜라겐이 점점 줄어 피부에 크고 작은 주름이 생긴다.

흔히 '콜라겐'이라 불리는 콜라겐 펩타이드는 차갑거나 뜨거운 음료에 첨가할 수 있으며, 차가운 액체에서 겔 상태가 되지 않으며 어떤 식으로든 질감이 변하지 않는다. 반면에 콜라겐을

함유한 젤라틴은 차가운 액체에서 겔처럼 되므로, 뜨거운 케토 음료(로켓연료 라떼)나 젤리(아이스티 레모네이드 젤리)를 만들기에 좋다.

어떤 형태를 선택하든 모든 콜라겐은 펩타이드(짧은 사슬 아미노산)로 구성된다. 이러한 천연 펩타이드는 생체 이용률이 높고, 소화가 가능하며, 냉수에 용해된다. 가장 강력하고 영양이 풍부하며 소화가 잘 되고, 아무 맛도 나지 않는 단백질 파우더를 구할 수 있다는 뜻이다! 유일한 차이점은 젤라틴 제품은 '겔' 상태가 되고 콜라겐만 함유한 제품은 그렇지 않다는 것이다.

콜라겐을 이용하면 다음과 같은 효과를 기대할 수 있다.

· **뼈와 관절이 튼튼해진다.** 콜라겐은 운동과 스포츠 활동 후에 연료를 재공급하는 데 필수적인 2대 연골 구성 요소인 프롤린과 글리신의 공급원이다.
· **빛나는(주름 없는) 피부.** 수분을 공급하고 깊은 주름을 방지하며 피부 건강을 유지시킨다.
· **살이 빠진다.** 케토 친화적인 순단백질 97%로 구성되어 포만감을 준다. 단백질 파우더 대신 사용할 수 있다.
· **성장 호르몬 분비를 자극하여 숙면을 돕는다.**

내가 좋아하는 상표는 콜라겐과 젤라틴 모두 바이탈프로틴스이다.

 탄수화물이 매우 적고 어떠한 지방이라도 추가할 수 있는 달걀 단백질 파우더는 저탄수화물 식단을 이용하는 사람들에게 꿈의 가루다! 유제품도 들어 있지 않아 유청(웨이)에 알레르기가 있는 사람에게 최선의 선택이다.

안타깝게도 흰자와 노른자가 모두 들어 있는, 영양가가 높은 달걀 단백질 파우더는 구하기 어려울 것이다. 하지만 방목된 달걀의 흰자 단백질 파우더는 우리에 갇혀 살던 암탉이 낳은 달걀로 만든 일반적인 파우더보다 비타민 A, B, D, E의 함유량이 높다.

달걀 단백질 파우더를 매일 자주 즐기는 사람이라면 탈모, 우울증, 피부 문제와 같은 비오틴 결핍 증상을 보일 수 있다. 날달걀의 흰자에 인체의 비오틴 사용 능력을 방해하는 단백질이 들었기 때문이다. 그리고 공장식 축산으로 생산된 달걀을 사용한 경우에는 살모넬라균과 항생제 사용 등과 같은 위험이

있다. 그러나 대체로 달걀 단백질은 단백질 파우더의 훌륭한 공급원이다.

내가 좋아하는 달걀 단백질 파우더는 팔레오프로(Paleo Pro)와 나우푸드 제품이다. 다른 단백질 파우더 제품과 비교한 건강상의 이점과 특징을 포함해 내가 가장 많이 선택하는 이유를 더 자세히 알고 싶다면 healthfulpursuit.com/proteinpower을 방문하라.

 우선, 식물에 단백질이 얼마나 많이 들었는지는 건너뛰고, 실제로 스테이크보다 브로콜리에 단백질이 더 많다고 상상해 보자. 단백질 함유량이 더 높다고 해서 인체가 그 단백질을 모두 사용할 수 있는 건 아니다.

체내 생성이 불가능해 음식에서 얻어야 하는 8가지 필수아미노산이 있다. 대부분의 식물성 단백질 식품은 필수아미노산이 비교적 적거나 전혀 없다. 그러나 당신이 선택한 단백질 파우더에 필수아미노산이 모두 들었다고 하자. 가장 먼저 점검할 것은 아미노산의 균형이다(성분 표시가 붙어 있을 것이다). 권하건대, 성분표에서 류신, 라이신, 티로신에 이어 이소류신, 시스테인, 트레오닌, 발린을 보기 바란다. 트립토판의 양이 가장 적어야 한다. 이 모든 영양소들이 이 순서대로 나열되었다면, 단백질 파우더가 적어도 몸에 필요한 아미노산을 매일 적정량 공급한다고 볼 수 있다(동물성 단백질도 섭취하는 경우 이런 걱정은 안 해도 된다. 필수아미노산 요구량을 매우 쉽게 충족시킬 수 있다).

따라서 식물성 단백질 파우더에는 적절한 비율로 모든 필수아미노산이 들어 있다. 그러나 애석하게도 유청, 콜라겐, 달걀과 같은 다른 단백질 파우더보다는 여전히 인체 이용률이 낮다. 즉, 섭취하는 모든 것들을 인체가 적극적으로 사용할 수 없다는 의미다. 일부는 낭비되며 성분표에 표시된 양을 전부 얻지 못한다.

다음은 인체의 단백질 이용률을 백분율로 나타낸 표이다(1 = 100%).

PDCAAS 수치는 식품의 단백질의 생체 이용률을 측정하는 하나의 방법이다. 하지만 저 수치는 아미노산의 균형이 가장 필요한 어린이의 아미노산 요구량을 계산한 것이다. 노인들은 단백질에서 필요한 영양소를 흡수하는 능력이 떨어지므로,(무엇보다도 장내세균의 변화로 인해) PDCAAS 수치보다 적은 양을 얻을 것이다.

단백질	PDCAAS*
달걀	1.00
카세인	1.00
유청 단백질	1.00
콩 단백질 파우더	1.00
완두콩 단백질 파우더	0.89
야채	0.73
콩과 식물	0.70
쌀	0.50

* 아미노산 점수로 환산한 단백질 소화력

표에서 알 수 있듯이 콩 단백질을 제외한 동물성 단백질의 생체 이용률은 식물성 단백질보다 우수하다. 식물에는 영양소 흡수에 영향을 미치는 영양소가 들어 있기 때문이다. 그러나 견과류와 씨앗을 물에 담가 두거나 곡물을 발아 혹은 발효시키면 영양소 흡수를 방해하는 물질이 감소해 단백질 흡수율을 높일 수 있다.

따라서 식물성 단백질을 섭취하려면 먼저 모든 필수아미노산이 적절하게 함유되었는지 확인한 다음, 곡물이나 견과류, 씨앗이 어떻게 가공되었는지 살펴라. 애초에 물에 담그거나 발아/발효시키지 않았다면 단백질 흡수율에 영향을 미칠 수 있으며, 장기간에 걸쳐 위장에 해를 끼칠 수 있다.

식물성 단백질 파우더를 선택하는 사람들에게 내가 추천할 수 있는 브랜드는 제뉴인헬스(Genuine Health)의 발효 채식 프로틴플러스(fermented vegan proteins+)이다. 여기에 당신이 좋아하는 식물성 단백질 파우더 상표가 보이지 않는 이유를 더 자세히 알고 싶다면 healthfulpursuit.com/proteinpowder를 방문하라.

카세인과 유당, 유청에 알레르기가 있어 유제품을 먹지 않는 나에게는 유청(우유에 들었다) 단백질 파우더는 아예 엄두를 낼 수도 없다(유감이지만 웨이는 굉장한 유제품이다). 유당 알레르기가 있는 남편은 유청만큼은 잘 처리할 수 있다. 유제품에 과민하거나 유제품을 먹으면 음식 갈망이 증폭되는 사람에게는 유청을 권하고 싶지 않다. 또한 유청이 인슐린과 혈당을 올릴 수 있기 때문에 케토 식단에 적응 중인 사람에게도 나는 유청을 권하지 않는다.

그러나 유제품을 먹어도 괜찮고 몸에 잘 맞는다고 느낄 경우 유청 단백질 파우더가 효과적일 수 있다. 어떤 단백질 가루가 자신에게 적합한지 자세히 알고 싶다면 healthfulpursuit.com/proteinpowder을 방문하라. 유청 단백질과 기타 단백질 가루 제품을 꼼꼼히 정리해 놓았다.

유청(웨이) 단백질

내 몸에 맞게 식단 조절하기

케토 식단을 조절해 과당 흡수 장애나 자가면역 치료법, 가짓과 민감성, 완전 채식과 관련한 요구를 충족시키고 싶다면, 당신은 번지수를 제대로 찾았다.

포드맵(FODMAPs)

포드맵은 발효성 올리고당(Fermentable Oligosaccharides), 이당류(Disaccharides), 단당류(Monosaccharides), 폴리올(Polyols)의 두문자어다. 일부 사람에게는 이러한 탄수화물과 당알코올이 복통, 메스꺼움, 설사, 변비, 복부 팽만을 포함한 과민대장증후군의 증상을 유발할 수 있다. 포드맵이 포함된 케토 음식/탄수화물 보충 음식으로는 마늘, 양파, 아스파라거스, 콜리플라워, 셀러리, 해조류, 버섯, 샬롯, 아보카도, 가공육, 피클, 감미료, 탄수화물 보충 감미료(메이플 시럽, 꿀), 타히니, 아마씨, 치아씨, 아몬드 밀크 등이 있다.

5가지 팻연료 방식 모두에서 포드맵이 풍부한 음식을 피할 수 있다. 저포드맵 음식을 '매일 한 끼 접시(3장 참조)'에 포함시키기만 하면 된다. 하루에 세 번, 녹색 채소와 육류, 지방을 먹는다고 생각하라. 신뢰할 수 있는 포드맵 식품을 찾고 있다면 ibsdiets.org에서 공유하는 정보를 권한다.

AIP (자가면역 치료법)

자가면역 치료법(Autoimmune protocol)은 로렌 코데인(Loren Cordain)과 롭 울프(Robb Wolf) 박사가 개발했으며, 이들은 특정 음식이 자가면역질환을 앓는 사람에게 염증을 일으키는 경향이 있다고 설명한다. 이러한 음식에는 유제품, 달걀, 가짓과, 견과류, 씨앗이 포함된다. 케토 다이어트는 몇 가지 예외를 제외하면 AIP 친화적이다.

달걀
쿠키나 케이크, 제과류와 같이 달걀이 들어가는 요리를 할 때, 젤라틴 달걀(일반 달걀과 동일한 양)을 사용해 보라. 젤라틴 달걀을 만들려면 작은 냄비에 물 $\frac{1}{4}$컵(60ml)을 넣고, 젤라틴 1큰술을 물 표면에 골고루 뿌린다. 냄비를 5분 동안 그대로 둔다. 5분 후에 불에 올려 1분 동안 또는 질감이 부드러워질 때까지 휘젓는다. 케이크나 쿠키 반죽, 제과류를 만들 때 혼합하라. 달걀이 들어가는 요리라면, 달걀을 생략하라. 달걀 없는 마요네즈는 13장을 보라.

견과류와 씨앗
다양한 형태의 코코넛은 요리 시 견과류와 씨앗을 대체할 수 있다. 아마씨만 넣는 요리법을 조심하라.

가짓과
다음 쪽에 나오는 조언을 확인하라.

과당
탄수화물 보충을 실행한다면, 과당(과일에

든 당) 섭취를 하루에 20g 이하로 제한하라.

감미료

자일리톨, 에리스리톨, 스테비아 등 이 책의 요리법과 모든 케토 식단에서 사용하는 감미료가 문제를 일으킬 수 있다. 이미 AIP친화적인 음식을 섭취하고 있다면 가벼운 감미료 정도는 아마 문제가 없을 것이다. 따라서 케토 식단을 섭취하며 설탕을 먹지 않는 것은 식은 죽 먹기일 수 있다!

가짓과 식물

가짓과란 대부분 먹을 수 없거나 유독한 식품군을 의미하지만, 우리가 흔히 먹는 채소 중 많은 수가 여기에 포함된다. 우리가 먹거나 보충제로 이용하는 케토/탄수화물 가짓과 채소로는 아슈와간다, 피망, 부시 토마토, 가지, 고추, 파프리카, 페피노, 피멘토, 감자, 타마릴로, 토마틸로, 토마토 등이 있다. 일부 사람의 경우, 이들 식품을 섭취하면 인체에 과도한 염증을 일으킬 수 있다. 다음은 몇 가지 대체 전략이다.

피망

피망을 생략하고 요리를 끝낼 즈음 케일을 조금 추가할 수 있다. 채소 속을 채우는 요리를 만들 때 피망이 주 재료라면, 속이 빈 주키니 호박을 대신 사용해 보라.

가지

주키니 호박이 완벽한 대체품이다. 가지처럼 얇게 잘라 넣으면 많은 요리법에서 가지

와 비슷한 효과를 낸다.

고추

고추에는 카엔페퍼, 파프리카, 말린 고추로 만든 기타 향신료가 포함된다. 나는 이런 것들을 빼고 커민, 강황 및/또는 오레가노로 대체한다. 매운 소스를 만들 때는 홀스래디시가 좋은 대체품이다.

감자

구운 감자의 대체품으로 무가 아주 좋다. 다진 콜리플라워는 으깬 감자를 대신할 수 있고, 감자 샐러드는 루타바가로 만들면 훌륭하다.

토마토

토마토를 완벽히 대체할 수 있는 식품은 없다. 내가 깨달은 바, 처음에는 토마토를 넣지 않는 조리법을 찾는 것이 상책이다. 토마토 안 들어간 살사를 먹고 "이게 무슨 맛이야!"라고 생각하지 않도록 말이다. 일단 토마토를 먹지 않는 것에 익숙해지면, 다시 토마토가 들어가는 요리법으로 돌아가도 찜찜함 없이 토마토를 생략할 수 있다. 나는 단순히 소스와 스튜에서 토마토를 생략하고 채소와 사골 육수를 더 많이 넣는다. 카레를 만들 때는 토마토 대신 코코넛 밀크를 베이스로 사용한다.

완전 채식

나는 아주 오랫동안 완전 채식을 했지만 내 몸에 전혀 도움이 되지 않았다. 내 경험과 영양 상담을 통해 알게 된 것에 의하면, 완전 채식이 잘 맞는 체질과 맞

지 않는 체질이 있다고 생각된다. 나는 맞지 않는 체질이다.

하지만 아마도 케토 식단을 섭취하면서 완전 채식을 유지하는 게 항상 쉽지만은 않을 것이다. 케토 완전 채식주의자로 성공적으로 전환하는 열쇠는 자신의 몸에 무엇이 최선인지 알고 그것을 받아들이는 것이다. 당신이 진정 완전 채식주의 체질이라면, 당신의 탄수화물 내성이 대부분의 사람들보다 높을 것이다. 다시 말해, 대부분의 사람들보다 탄수화물을 더 많이 섭취하고도 쉽게 케톤 상태에 이를 수 있다.

당신이 나처럼 탄수화물에 민감하다면, 케톤 상태에 도달하려고 노력하면서 상대적으로 많은 양의 탄수화물(케토제닉 다이어트에서는 많은 양)을 섭취하는 것은 거의 불가능하다. 그리고 완전 채식이 확실히 당신에게 최선의 선택이 아닐 수 있다(나는 오랫동안 채식주의자였고 채식이 자신에게 옳지 않다는 것을 인정하는 것이 얼마나 실망스럽고 힘들며 무서운 것인지 십분 이해하기 때문에 이렇게 말할 권리가 있다고 생각한다).

하지만 완전 채식을 했을 때 몸 상태가 가장 좋고, 케토를 한번 시도해 보고 싶다면, 다음의 단계를 밟으면 조절에 도움이 될 수 있다.

1. **저탄수화물 야채를 즐겨 먹어라.**

2. **지방에 관심을 가져라.** 동물성 지방을 제외하면 거의 모든 지방을 다 먹어도 된다.

3. **저탄수화물 단백질을 찾아서 먹어라.** 케토는 고단백질 접근법이 아니므로 아몬드, non-GMO 콩, 브로콜리, 아스파라거스, 마늘, 순무, 녹색 채소, 시금치, 토마토, 병아리콩, 렌즈콩, 네이비콩, 검은콩과 같은 케토 친화적인 식품은 몸에 잘 맞을 것이다.

4. **곡물을 포기하라.** 유사 곡물인 퀴노아는 많은 경우 케토 식품으로 훌륭하다. 이는 곡물보다는 씨앗처럼 생겼다. 곡물에 민감한 사람이라면 퀴노아에도 민감하다. 아마란스도 훌륭한 케토 식품이다.

5. **포장 음식을 갖다 버려라.** 빵, 옥수수 칩, 감자칩, 단백질 바, 프레첼, 크래커, 파스타, 제과류, 팝콘은 피해야 할 식품이다. 대신, 포카치아(21장)와 이탈리안 주키니 구이(15장)를 만들어서 간식으로 먹어라.

6. **햄프시드 단백질 또는 호박씨 단백질을 넣어 제과류를 만들어라.** 탄수화물만큼 많은 섬유소가 들어 있다(순탄수화물과 총탄수화물에 대한 자세한 내용은 3장을 참조하라).

체험담

정말로 나는 성장하면서 체중이나 신체 이미지로 인한 문제를 겪은 적이 없었다. 먹고 싶을 때 먹고 싶은 것을 먹었고, 먹는 걸 좋아했다. 나는 스포츠 따위는 한 적이 없을 만큼 그리 활동적인 스타일이 아니었지만 고등학교 2학년 때 근육 운동에 푹 빠졌다. 학교에서 한나절을 보낸 후에 패스트푸드를 많이 먹기 시작한 탓에 체중이 늘기 시작했다. 이를 계기로 체육관에 다니기 시작했고, 체중은 아주 쉽게 빠졌다. 사실, 지방이 쉽게 빠졌다는 표현이 더 정확할 것이다. 근육이 늘어서 체중계의 눈금은 올라갔지만 체지방이 18%로 떨어지자 기분이 좋았다.

대학에 가서도 나는 이 생활 방식을 유지했고 효과도 있었다. 하지만, 2학년 때 애더럴(Adderall : 암페타민 함유 약품)을 먹기 시작했고 약을 먹은 지 1년 반이 지나자 체중이 68kg에서 52kg으로 떨어졌다.

나는 일주일에 한 끼만 먹었고 일주일에 한 번만 잤으며, 5시간마다 담배를 한 갑씩 피웠다.

이것이 건강에 좋지 않다는 것을 알았지만, 약물이 주는 황홀감이 좋았다. 다만 수업을 마치고 내 차로 걸어가는 동안 토가 나올 만큼 몸이 쇠약하다는 것이 마음에 걸렸다. 한때 튼튼했던 젊은 여성으로서 이는 받아들일 수 없는 것이었다. 그래서 약을 끊었다.

약을 끊고 처음 26일 동안 10kg이 늘었다. 이때가 2008년이었다. 지금 나는 95kg으로 내 생애 최고 체중을 찍고 있다. 그때 이후로 몸무게가 회복되지 않아서다.

나는 올 가을에 친구(먼저 좋은 결과를 얻은 남성 친구)의 추천으로 처음 케토를 시도해서 첫 주에 약 3kg을 뺐다. 그러나 어떤 일을 계기로 나는 오래된 내 식습관으로 돌아갔다.

하지만 결국 케토제닉 식단으로 돌아가기로 결심했고 리앤의 블로그 HealthfulPursuit.com을 발견했다. 그 이후로 나는 완전히 새로운 각도에서 체중 감량을 바라보고 있다. 나는 그 약을 먹는 동안 내 몸에 말할 수 없이 끔찍한 손상을 입혔다. 아직도 그 손상을 치유해야 하며, 상당한 시간이 걸릴 것이라고 생각한다.

그래서 체중계를 창고에 넣고 음식 일지를 쓰기 시작했다. 어렸을 때 스테이크의 지방을 좋아했기 때문에, 어찌 보면 나는 항상 그런 식으로 먹어야 하는 사람이었다. 나는 지금 몸 상태가 좋고, 기운이 나며, 자연스럽게 단식을 하고, 잠자리에 들기 전에 탄수화물을 조금 보충한다(리앤이 가르쳐 준 방법은 전혀 문제가 없고, 실제로 내 몸에 영양을 공급한다). 이제 생각 없이 음식을 먹지 않으며, 이 점에 대해 리앤에게 감사하다. 그녀는 케토 커뮤니티에 놀라운 자료를 제공했을 뿐만 아니라 HealthfulPursuit.com 독자와 함께 만든 지원 체계는 타의 추종을 불허한다.

나는 『케토 비기닝(The Keto Beginning)』을 읽었으며 지금은 『팻연료(Fat Fueled)』를 읽고 있다. 리앤의 팟캐스트를 너무 많이 들어서 입에서 캐나다 억양이 나온다… 농담이 아니다.

리앤, 당신이 한 작업과 자신과의 싸움을 견뎌 낸 강인함, 그리고 너그럽게도 우리 모두에게 그것을 공유해 줘서 감사해요.

에리카, 웨스트버지니아

착한 지방, 나쁜 지방, 피해야 할 지방

당신이 이제 지방을 많이 먹으리라는 건 비밀이 아니다.

따라서 이제 지방 제품에 어떤 진실이 숨어 있는지 정말로 잘 알아야 한다.

말하자면, 꼭 확인해야 할 표시와 피해야 할 제품, 마케팅 속임수 등이다.

많은 기업들이 소비자의 관심을 끌기 위해 번지르르한 언어를 사용하기 때문에, 우리는 제품이 실제보다
더 좋다고 생각한다. 올리브 오일이 좋은 예이다. 판매된 엑스트라-버진 올리브 오일의 70%가
사실 더 싼 오일로 만들어진 때가 있었다는 사실을 아는가? 지난 몇 년 동안 개선이 되었지만
많은 올리브 오일에 여전히 카놀라유나 다른 다양한 오일이 섞여 있을 수 있다.

다른 오일을 첨가한 혼합물은 화학적으로 탈취, 착색되며, 때로는 향까지 첨가된 후,
'엑스트라-버진' 오일로 판매된다. 이럴 수가!

지방이나 오일을 위험하게 만드는 요소 중 하나는 산패나 산화되었는가이다.

지방 물질은 견딜 수 있는 수준보다 더 많은 열, 산소 또는 빛에 노출되었을 때, 산패되어 쩐 내가 난다.

그리고 쩐 냄새가 나는 지방은 염증을 증가시켜 전반적인 인체 건강에 영향을 줄 수 있다.

산화는 지방 또는 오일이 가공되는 과정에서 발생할 수 있다. 즉, 오일이 감당할 수 없거나,
안전하지 않은 방법으로 과도하게 가공되거나, 적절히 저장되지 않은 경우이다.

우리 자신을 위해 확실하고 지식에 근거한 결정을 내리자. 아는 것이 힘이다! 그러니 이제 시작해 보자.

포화지방

자주 먹어라

포화지방은 안정적이고 실온에서 굳으며 요리하기에 좋다. 이 지방은 수년 동안 부당한 평판을 얻었지만, 실제로 우리 건강에 굉장히 유익하다. 심장과 간, 뇌,

신경계 등에 아주 좋다. 지방 요약 표에서 건강 혜택의 목록을 볼 수 있다.

콜레스테롤 수치를 높인다는 이유로 우리는 흔히 포화지방을 두려워하지만 이는 전혀 근거가 없다. 사실, 포화지방이 많은 식단보다는 탄수화물이 많은 식단을 섭취하면 HDL 콜레스테롤이 낮아지고 작은 입자 LDL이 증가해 관상동맥 심장질환의 위험이 높아진다(콜레스테롤은 1장 참조). 다시 말해, 우리 몸에

서 고밀도의 작은 LDL 콜레스테롤 양을 늘리는 것은 포화지방 또는 식이 콜레스테롤이 아니라, 과하게 섭취한 탄수화물이다. 저지방 식단에도 불구하고 미국에서 당뇨병과 비만이 증가한 것은 포화지방이 아닌 탄수화물 섭취가 증가하면서 발생했다.

포화지방의 예

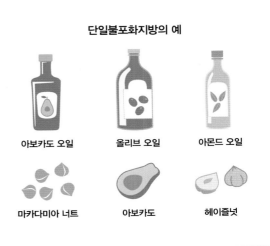

쇠고기　　코코넛 오일　　양고기　　닭고기

버터　　동물 기름　　베이컨

쉽지 않은가? 다양한 살코기(지방이 아닌)를 사서 집에서 건강한 지방을 추가하라.

단일불포화지방의 예

아보카도 오일　　올리브 오일　　아몬드 오일

마카다미아 너트　　아보카도　　헤이즐넛

단일불포화지방(MUFAs)

자주 먹어라

일반적으로 실온에서는 액상이며 냉각되면 고체인 단일불포화지방은 160~177℃의 가벼운 조리에 적당히 안정적이고 적절하다. 최소한으로 가공된 지방이라면('냉압착', '원심분리 추출' 및 '압착과 같은 표시 문구를 찾아라), 세포 손상을 일으킬 수 있는 산화 지방일 가능성은 거의 없다.

단일불포화지방은 여러 가지 건강상의 이점을 제공하는데, 특히 트랜스지방 대신에 사용하면 좋다.

일반적인 곡물 사료를 먹은 육류는 목초를 먹은 육류보다 오메가-6가 높고 오메가-3는 적다. 목초 고기를 사기가

고도불포화지방(PUFAs)

적게 먹어라

고도불포화지방은 항상 액체이다. 이 지방은 가열 중에 산화되기 쉽기 때문에 자연적으로 정제되지 않고 '냉압착', '원심분리 추출' 또는 '압착'이라는 표시가 붙지 않는 한 요리에 적절하지 않다. 최소한으로 가공되거나 자연적으로 정제된 오일을 찾아라. 이런 제품들은 산화되었을 가능성이 낮다.

연어, 송어, 햄프시드, 치아씨, 아마씨와 같이 고도불포화지방을 함유한 식품은, 익을 정도로만 최소한 가열해야 한다.

고도불포화지방인 오메가-3와 오메가-6은 필수지방산으로 간주된다. 체내에서 만들어지지 않지만 정상적인 신체 기능에 필수적인 이 지방은 식품(또는 보충제)을 통해 섭취해야 한다. 오메가-3와 오메

가-6의 섭취 비율이 불균형하면(표준적인 미국 식단에서 오메가-6가 너무 많다는 의미) 대사증후군, 자가면역질환, 과민대장증후군, 염증성 장 질환, 류마티스성 관절염, 암, 정신장애와 같은 염증성 질환이 증가할 수 있다. 오메가-6와 오메가-3의 이상적인 비율은 1:1이다. 표준적인 미국 식단에서의 비율은 일반적으로 10:1에서 25:1 사이다. 포화지방이 높고 가공 오일이 적은 케토제닉 다이어트는 자연스럽게 오메가-3와 오메가-6가 균형을 이룬다.

콩기름과 옥수수기름은 의료 단체에서 권장하는 2대 '심장 건강에 좋은 고도불포화지방'이지만 오메가-6와 오메가-3의 비율은 각각 7:1과 46:1이다. 그리고 이 지방들은 가공 과정에서 산화되므로 자유라디칼과 염증이 생기는 원인이 된다. 좀 더 안전한 고도불포화지방은 최소로 가공되고 냉압착된 것으로 짐작되는 햄프시드 오일, 호두 오일, 아마씨유, 카놀라유이다. 이런 오일은 가열하면 안 된다.

식물성 오메가-3는 인체가 EPA나 DHA와 같은 형태로 전환하기가 더 어렵기 때문에 생선과 같은 동물성 오메가-3를 먹는 게 낫다. EPA와 DHA는 태아 발달, 면역 반응 조절, 염증 감소, 심혈관계 기능 개선에 필수적이다.

을 내려놓고 반대쪽으로 걸어가라.

자연적으로 발생하는 트랜스지방은 풀을 먹인 동물의 유제품과 육류에서 소량으로 발견되며, 이러한 트랜스지방은 실제로 유익하다. 체지방을 줄이고 근육량을 늘리며 잠재적으로 유방암을 예방한다.

사람이 만든 트랜스지방은 식물성 오일에 수소를 첨가하여 상온에서 굳혀 만든다. 인체는 경화되고 완전히 변형된 이 지방을 감지하지 못하므로 세포에서 이를 제거하는 방법을 모른다. 트랜스지방은 심장병에서 제2형 당뇨병 위험 증가에 이르기까지 여러 면에서 건강에 해롭다. 오른쪽 지방 요약 표를 참조하라.

트랜스지방의 위험을 인식한 결과, 많은 소비재가 자취를 감췄다. 대신에 지방이 화학적으로 변형되고 분자가 재배치되는 오일 정제 과정을 통해 생성된, 에스테르 교환 반응 처리된 지방이 인기를 얻고 있다. 하지만 이 지방은 혈당을 높이고 인슐린 생산을 억제할 가능성이 있다.

무서운 이 지방을 피하려면 도너츠와 과자, 버터 스프레드, 상점에서 파는 샐러드드레싱, 기존의 마요네즈 대신 신선한 재료를 선택하라.

트랜스지방

피하라 트랜스지방은 사람이 만든 지방, 특히 경화되거나 부분적으로 경화된 지방에서 주로 발견된다. 상자나 병, 포장지에 '트랜스지방'이라는 표시가 있으면 그 제품

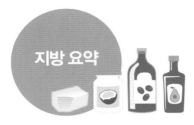

지방 요약

포화지방

최고의 지방.
자주 먹어라.

마음껏
사용하라

건강 혜택

• 심장에 유익하다.
• HDL 콜레스테롤을 증가시킨다.
• 칼슘 섭취가 증가해 뼈에 효과적으로 흡수될 수 있다.
• 독소와 자유라디칼로 인한 손상으로부터 간을 보호한다.
• 알코올 남용으로 인한 염증 후 변화를 회복시킨다.
• 폐의 내부를 코팅해 질병을 막는다.
• 뇌가 최적으로 기능하는 데 필요한 원료를 공급한다.
• 전신의 신경 신호 전달을 개선하여 신진대사를 촉진한다.
• 지용성 비타민 A, D, E, K를 공급하고 운반한다.
• 바이러스, 세포의 세균/진균 파괴 능력을 강화시켜 면역체계를 강화한다.

찬성 / 반대

➕ 콜레스테롤 수치나 심장 질환의 위험을 높이지 않는다.
➕ 살을 찌우지 않는다.
➕ 쉽게 산화되지(세포 손상 유발) 않는 안정적인 지방

단일불포화지방(MUFA)

산화될 가능성이 적은, 최소로 가공된 오일을 찾아라. 자주 먹어라.

건강 혜택

주의 요망!
⚠

• 트랜스지방과 산패한 고도불포화지방 대신 사용하면 체중 감량에 도움이 된다.
• 류마티스 관절염으로 인한 통증 및 뻣뻣함이 감소한다.
• 유방암 위험이 감소한다.
• 심장 질환 및 뇌졸중 위험이 감소한다.
• 탄수화물을 줄이고 지방을 늘리면 복부 지방이 빠진다.
• 혈당 조절이 개선된다.

찬성 / 반대

➕ 고도불포화지방보다 더 안정적이다.
➕ 자연적인 포화지방을 함유한 경우, 열에 안전하다.

트랜스지방

아주 나쁘다. 절대로 먹지 마라.

건강에 미치는 악영향

피하라
☠

• 제2형 당뇨병의 위험이 증가한다.
• 지방 조직이 복부로 재분배되어 심장 질환의 위험이 증가한다.
• 인슐린 저항성을 유발한다.
• 관상동맥 심장 질환의 발병에 기여한다.
• 전신 염증을 유발해 소화를 포함한 많은 인체 과정에 영향을 미칠 수 있다.
• 기억력이 떨어진다.
• 어린이 천식을 일으킬 수 있다.

고도불포화지방(PUFA)

산화될 가능성이 적은, 최소로 가공된 오일을 찾아라. 가끔씩 먹어라.

건강 혜택

주의 요망!
⚠

• 오메가-3는 뼈를 튼튼하게 하고 염증 물질 생성을 줄인다.
• 오메가-6는 뇌와 근육 발달에 필수적이며, 신경계를 지원하고, 기분, 면역체계, 체액 균형에 영향을 미치는 호르몬과 같은 전달물질 생산에 기여한다.
• 오메가-6와 오메가-3의 비율이 1:1이면 염증성 질환에 유익하지만, 오메가-6가 너무 많으면 자가면역질환에서 암에 이르는 염증 질환을 유발할 수 있다.

찬성 / 반대

➕ 오메가-6와 오메가-3의 균형은 건강에 필수적이다.
➖ 콩기름이나 옥수수기름과 같은 일부 불포화지방은 오메가-6와 오메가-3의 비율이 불건강하다.
➖ 고도로 가공하면 산화되기가 더 쉽다.
➖ 가열하면 산화되므로 요리용으로 좋지 않다.

찬성 / 반대

➖ 건강에 극도로 해롭다.
(목초 스테이크에서 발견되는 지방과 같이 자연적으로 발생하는 트랜스지방은 해당되지 않는다.)

실용적인 오일 가이드

케토 여행을 시작한 이래로 나는 줄곧 요리용으로는 수지를, 샐러드용으로는 아보카도 오일을 주로 사용했다. 그 외에는 별로 필요하지 않다. 나는 외골수 성향이 있어서 단순한 걸 좋아한다. 한데 어느 날 밖에서 친구와 함께 커피를 마시던 중 이 친구가 오일과 오일의 고도불포화지방(PUFA) 함유량에 대해 묻는 걸 보고, 아마도 여러분도 이 질문을 하고 싶을 거라고 생각했다.

좋아하는 오일을 고집하는 사람이 나만이 아니라는 걸 안다. 하지만 당신이 즐겨 사용하는 오일이 심각한 자유라디칼 손상을 초래해 염증을 일으키는 경향이 있다면 어쩔 텐가? 지방 섭취량이 케톤을 생성할 정도로 올라가지만 섭취하는 지방의 질이 낮다면, 결과가 그리 즐겁지만은 않을 것이다.

지금까지 나는 당신이 스스로 합리적인 결정을 내리도록 관련 자료의 핵심 내용을 최대한 많이 제시하려고 노력했다. 그리고 당신의 결정은 옆집에 사는 사람의 결정과 다를 수 있다. 이 정보를 이용해 원하는 품질의 식품을 쉽게 찾을 수 있기를 바란다. 나는 개인적인 견해와 내가 선택한 식품, 그리고 그 식품을 선택한 이유를 바탕으로 피드백과 지침을 제공했다.

좋은 식용유를 만드는 성분

오일을 고를 때는 세 가지 사항을 살펴야 하는데, 이것이 오일의 질을 좌우한다.

- **추출과 가공 방법** : 오일을 추출하는 방법은 오일이 건강에 유익한지 해로운지에 영향을 줄 수 있다. 오일이 화학물질로 추출되었나? 헥산과 같은 독성 화학 용매가 포함된 경우 미량의 화학 잔류물이 최종 제품에 남는다. 고열로 추출되었나? 그렇다면, 오일의 원료가 그 온도를 견딜 수 있는 것이었나? 그렇지 않다면 오일이 산화되고 기름 전 냄새를 제거하기 위해 더 정제되었을 가능성이 있다. 추출 및 가공 방법에 대해 자세히 알고 싶다면 뒤에 나오는 '추출과 가공' 표를 참조하라.

- **오메가-6과 오메가-3의 비율** : 오메가-6와 오메가-3의 균형은 전반적인 건강에 중요하다. 우리는 가급적 1:1에 가까운 비율을 원한다. 오일의 오메가-6 함량이 너무 높고 오메가-3가 너무 낮으면 염증이 급증할 수 있다.

  주의사항 : 이는 우선 고도불포화지방이 높은 오일에만 적용된다. 오메가-6와 오메가-3의 비율이 불균형하지만 고도불포화지방이 10%밖에 들어 있지 않다면, 고도불포화지방이 50% 함유된 오일만큼 큰 문제가 아니다. 다양한 오일에서 오메가-6와 오메가-3의 비율 순위는 뒤에 나오는 '오메가와 발연점' 표를 참조하라.

- **발연점** : 안정된 상태에서 열을 견딜 수 있는 오일의 능력을 의미한다. 케이크에 호두 오일과 같은 불안정한 오일을 넣어 177°C에서 굽는다면, 이 오일이 산화되고 산패되어 역겨운 맛이 날 것이다. 하지만 같은 오일을 가열하지 않은 견과류나 씨앗 파테

에 사용하면 맛난 음식을 만들 수 있다. 다양한 오일의 발연점을 알고 싶다면 '오메가와 발연점' 표를 참조하라.

다음은 식용유를 선택할 때 고려해야 할 몇 가지 사항이다.

- 제조일이 수확 날짜에 가깝거나 유효기간이 최소 6개월 이상 남은 오일을 선택하라.
- 투명한 병에 오일을 담으면 빨리 상한다. 플라스틱 병은 빛을 막아 주지만 시간이 지나면서 오일에 플라스틱이 용해될 우려가 있다. 짙은 색 유리 용기에 담긴 오일을 선택하는 것이 가장 좋다.
- 냄비와 프라이팬이 영향을 미칠 수 있다. 철과 구리와 같은 금속은 산화를 촉진하여 산패를 가속화할 수 있다.

발연점

추출/가공법과 마찬가지로 발연점이 건강한 오일과 건강에 해로운 오일을 가른다. 오일을 덜 가공할수록 영양소 함량이 높아지며, 따라서 고열로 가열하지 않는 것이 좋다.

오일에 포화지방과 단일불포화지방이 많을수록 안정적이다. 반대로, 고도불포화지방이 많을수록 고온에서 불안정하다. 이런 오일을 고열로 가열하면 산화작용이 일어나 염증을 일으킬 가능성이 크다.

발연점 이상으로 가열하면 지방이 분해되어 세포를 손상시키는 해로운 화합물인 자유라디칼과 음식에 향과 풍미를 주는 화학물질인 아크롤레인이 나오기 시작한다. 오일에서 연기가 나면 버리고, 냄비를 씻어, 더 낮은 온도에서 다시 가열하라. 팬케이크가 실제로 잘 구워진 것처럼 보일 수 있지만, 오일에서 연기가 날 때는 오일이 손상을 입은 것이며, 어쩌면 암을 유발하는 성분이 생겼을 수도 있다.

뒤에 나오는 표는 달리 언급하지 않는 한 정제되지 않은 오일에 초점을 맞춘다. 정제된 오일은 영양소가 적기 때문에 섭취량을 제한하는 것이 가장 좋지만, 이따금 열에 안정한 지방과 다양한 오일이 필요할 때 조리하거나 베이킹하는 데 좋다.

유제품에 민감한 경우에는 기와 버터가 최선의 선택이 아닐 수 있다. 기는 자연적으로 유청이 없지만 처리 방법에 따라 대부분의 기에는 다양한 양의 카세인과 유당이 포함되어 있다. 고품질의 기를 찾고 있다면, 제품의 카세인과 락토오스 함량이 극소량인지 일일이 검사하는 틴스타푸드(Tin Star Foods) 상표를 추천한다. 포스&하트(Fourth & Heart) 상표도 훌륭하다.

오일이 걱정된다면 냄새를 맡아 보라. 약간이라도 상한 냄새가 나면 사용하지 마라!

카놀라유

많은 사람들이 지금 무슨 생각을 하는지 알고 있다. 잠깐, 뭐라고? 카놀라유를 안전한 식용유 목록에 포함시켰다고? 이 여자 제정신이 아니군.

안다. 나 역시 처음엔 그런 생각을 했으니까. 하지만 적절한 제품을 구매한다면 카놀라유가 다른 많은 오일보다 안전하다. 카놀라유는 오메가-6 : 오메가-3 비율이 적절하고, 단일불포화지방과 고도불포화지방에 대한 포화지방산(SFA)의 분포가 훌륭하므로, 냉압착법으로 생산된 제품을 먹으면 문제가 없다. 이러한 내용들은 일반적으로 확인할 수 있다.

그렇다면 카놀라유가 나쁜 평판을 얻은 이유는 뭘까? 일반적으로 모든 카놀라유는 정제되고, 용매로 추출되며, 고도로 가공된다. 또한 현재 시중에는 유전자가 조작된 카놀라유가 무수히 판매되며, 전 세계 카놀라 수확물의 약 90%가 유전자조작되었다.

그러나 non-GMO이고, 유기농이며, 냉압착되었고, 정제되지 않고 무화학물질/저온 정제된 카놀라유를 얻을 수 있다고 가정해 보자. 그렇다면 어떨까? 좋은 식용유의 요건을 염두에 두고 카놀라유와 다른 오일들을 비교해 보자.

아마씨유와 햄프시드유는 모두 카놀라유가 함유한 바로 그 성분 때문에 건강한 오일로 광고되지만, 많은 경우에 카놀라유가 더 효과적이다. 정제되지 않은 카놀라유의 고도불포화지방 함량은 32%이고, 햄프시드유는 80%이며, 아마씨유는 66%이다. 따라서 카놀라유가 햄프시드유 또는 아마씨유보다 자연적으로 더 안정적이라는 결론이 나온다. 나는 카놀라유를 '승리' 란에 넣을 것이다. 오메가-6 : 오메가-3 비율을 보면, 카놀라유는 2 : 1, 햄프시드유는 3 : 1, 아마씨유는 4 : 1이다. 우리가 알기로 비율이 1 : 1에 가까울수록 건강에 유익하다. 또다시 카놀라유의 '승리'다.

카놀라유는 그 자체로 꽤 좋다고 말할 수 있다. 그러나 좋은 제품을 찾을 수 있는 방법을 알기 위해 무엇이 잘못되었는지 과거를 조금 더 깊게 파헤쳐 보자.

카놀라는 30년 전에 인체에 해로운 것으로 알려진 단일불포화 오메가-9 지방산인 에루크산(erucic acid)을 함유한 유채에서 품종개량되었다. 개량을 거쳐 오면서 수년간 카놀라의 에루크산 함량이 감소했

다. 현재 카놀라유의 에루크산 함량은 2% 미만이다 (다양한 식물에 어떤 특성을 넣어 재배하는 것은 유전자조작과 매우 다르다. 유전자조작은 매우 최근에 개발되었지만, 이는 수천 년 동안 행해졌다).

그렇다. 다수의 카놀라유가 유전자조작된 유채로 만들어진다. 그러나 non-GMO 제품도 구매할 수 있다. non-GMO 프로젝트의 대표자는 다음과 같이 썼다.

제품에 우리 non-GMO 프로젝트의 검증 표시가 있는 경우 업계 최고의 GMO 회피 표준을 사용하여 생산한 제품임이 확실합니다. 우리는 유전자조작되지 않은 유채로 생산한 카놀라유에 non-GMO 표시를 합니다. 수천 년 동안 농부들이 사용해 온 자연 교배 육종 기술은 우리의 기준에 의거해 유전공학으로 간주하지 않습니다.

초정제, 열처리, 화학적 추출, 유전자조작된 카놀라유가 나쁠까? 당연히 그럴 것이다. 내가 무슨 요리를 하든 non-GMO, 유기농, 냉압착, 비정제 또는 무화학/저온 정제 카놀라유를 듬뿍 넣으려고 할까? 그렇지 않다. 조금 더 안전한 고도불포화지방산 함량이 높다는 이유로 햄프시드와 호두, 아마씨 오일을 듬뿍 넣지 않는 것처럼 말이다.

하지만 나는 더는 카놀라유를 험담하지 않으련다.

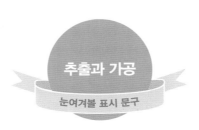

추출과 가공

눈여겨볼 표시 문구

★ = 권장

원료의 질

비유기농		유기농 ★		NON-GMO ★		목초 사육 ★		방목 ★
원료를 재배할 때 사용되는 살충제 및 기타 환경 독소가 오일에 집중되어 있다.	VS	살충제나 화학비료를 사용하지 않는다.	VS	오일을 만드는 데 유전자조작 작물을 사용하지 않는다. 카놀라유, 옥수수유, 면실유, 연어 기름, 콩기름을 주의하라.	VS	목초를 먹고 자란 동물성 지방은 곡물을 먹고 자란 동물에 비해 영양분이 높다. (자세한 내용은 6장 참조) 수지/쇠(양)기름, 버터, 기에 적용된다.	VS	자유 방목으로 자란 동물의 지방은 단순히 '우리 없이' 자란 동물보다 영양분이 높다. (자세한 내용은 6장 참조) 닭 껍질 기름, 오리 지방, 거위 지방에 적용된다.

추출법

착유기 압착		냉압착 ★		원심분리 추출 ★		용제 ☠
외부 열이나 화학물질 없이 압착하거나 가는 방식. 많은 양의 향과 영양소가 그대로 유지되지만 마찰열로 인해 산화될 위험이 있다.	VS	온도를 조절한 압착 방식. 제품이 49℃ 이상으로 올라가지 않는다. 풍미와 영양소가 온전하게 유지되며 산화가 최소화된다.	VS	압착한 후, 원심력을 이용해 분리한다. 풍미와 영양소가 그대로 유지된다. 가공되지 않은 것으로 간주되며 산화가 일어나지 않는다.	VS	260℃로 가열하고 화학 용매인 헥산으로 처리한 다음 다시 처리하여 용매를 제거한다. 맛과 영양소가 아주 적다. 높은 열로 인해 기름 전 냄새가 날 수도 있다. 3~4년의 유통기한, 제품에 '압착', '냉압착' 또는 '원심분리 추출' 표시가 없으면 용제로 추출된 것이다.

❗ 매우 불안정한 지방에 사용할 때는 주의하라.

압착 (코코넛 오일, 올리브 오일, 아보카도 오일의 추출 방법을 설명한 부분을 참조하라)

버진		엑스트라-버진 ★
정제하지 않고 기계로 추출한다. 올리브 오일의 경우 엑스트라-버진보다 산도가 높지만 2% 미만이다.	VS	정제하지 않고 기계로 추출한다. 올리브 오일의 경우 산도가 0.8% 이하이며 '첫 회 냉압착'과 같은 의미이다.

GMO 작물이 몸에 좋지 않다고 입증하는 연구는 없지만, GMO 작물이 안전하다고 입증하는 연구도 없다.

가공*

화학 처리 ☠

비정제 ★		정제
착유기 압착, 냉압착 또는 원심분리 추출 후에 추가 단계 없이 즉시 병에 담는다. 우유 같은 느낌에 맛과 질, 영양소 밀도가 우수하다. 보존 기간이 짧고 정제된 오일보다 발연점이 낮다.	VS	저온과 천연 성분을 이용해 자연적으로 정제된 오일을 찾으라. 영양소는 부족하지만 요리가 즐거워진다. 보통 화학물질로 처리하고 260℃ 이상으로 가열하지만, 자연적으로 정제된 오일은 저온 정제되거나 구연산과 같은 천연 물질을 사용한다. 추출 후에 표백 또는 탈취로 불순물을 제거해 더 안정적이 되는데, 특히 고온 조리 시에 그렇다. 맑은 느낌을 주고 풍미와 영양소가 감소한다. '퓨어'는 정제된 오일과 정제되지 않은 오일을 혼합했다는 뜻이다. '라이트'는 가벼운 맛을 지닌 정제된 오일을 의미한다.

고온 요리에서는 영양소가 풍부하고 자연적으로 열에 안정적인 지방을 사용하고, 정제된(화학적이든 아니든) 오일은 특별한 날을 위해 남겨 두라. 케토 식단에서는 지방을 많이 먹기 때문에 다양한 오일을 구비해 두면 좋다.

* '정제'와 '비정제'가 일반적인 용어이지만 항상 그렇지만은 않다. 기계적으로나 화학적으로 가공했더라도 추출 과정이 최소화된 경우에 '엑스트라-버진'이라고 표시할 수도 있다. 오일이 어떤 가공 과정을 거쳤는지 확실치 않다면 제조사에 전화해서 물어보라.

아래의 오일들은 발연점과 고도불포화지방산 함유량에 따라 위치를 배열했다.
차트에서 위쪽에 위치할수록 요리하기에 더 좋다.

재료의 질 :
유기농 = 🌿
non-GMO = GMO
목초 사료 = ᎳᎳᎳ
방목 = FREE
윤리 기준 = ✅***
목초지 사육 = ▬

추출법 :
냉압착 = ❄
원심분리 추출 = ◎
착유기 압착 = 💧

압착법 :
엑스트라-버진 = EV
버진 = V

가공 :
비정제 = Ø
자연 정제 = R

마음껏 사용하라 👍

이름	발연점	요리 방법	보관	오메가-6 : 오메가-3	포화지방 %	단일불포화 지방 %	고도불포화 지방 %	확인할 것
아보카도 오일 (정제)	271℃	베이킹/ 굽기와 튀기기	6~12개월/짙은 색 병/직사광선을 피하고 서늘한 곳에 두라.	해당 없음*	20	70	10	🌿 | ❄ 이나 ◎ EV 이나 V | R
올리브 오일 (정제)	240℃	베이킹/ 굽기와 튀기기	6~12개월/짙은 색 병/직사광선을 피하고 서늘한 곳에 두라.	해당 없음*	14	74	8	💧 | R
기*	232℃	베이킹/ 굽기와 튀기기	12~24개월/비냉장/남은 것을 냉동실에 보관하면 더 오래 먹을 수 있다.	해당 없음*	51	23	3	ᎳᎳᎳ
야자핵 오일	232℃	베이킹/ 굽기와 튀기기	12~24개월/비냉장/남은 것을 냉동실에 보관하면 더 오래 먹을 수 있다.	해당 없음*	82	11	1	🌿✅ | ❄ 이나 ◎ 이나 💧 R 이나 Ø
레드팜 오일	232℃	베이킹/ 굽기와 튀기기	12~24개월/비냉장/남은 것을 냉동실에 보관하면 더 오래 먹을 수 있다.	해당 없음*	49	37	9	🌿✅ | ❄ 이나 ◎ 이나 💧 R 이나 Ø
헤이즐넛 오일	221℃	베이킹/ 굽기와 튀기기	6~12개월/짙은 색 병/직사광선을 피하고 서늘한 곳에 두라.	해당 없음*	7	78	10	🌿 | ❄ 이나 ◎ 이나 💧 R
수지/쇠(양)기름	205℃	베이킹/ 굽기와 튀기기	12~24개월/비냉장/남은 것을 냉동실에 보관하면 더 오래 먹을 수 있다.	해당 없음*	50	42	4	ᎳᎳᎳ
마카다미아 너트 오일	198℃	베이킹/ 굽기와 튀기기	6~12개월/짙은 색 병/직사광선을 피하고 서늘한 곳에 두라.	해당 없음*	12	71	12	🌿 | ❄ 이나 ◎ 이나 💧 R
닭 껍질 기름 (schmaltz, 슈몰츠)	190℃	베이킹/ 굽기와 튀기기	12~24개월/비냉장/남은 것을 냉동실에 보관하면 더 오래 먹을 수 있다.	해당 없음*	32	46	22	FREE 이나 ▬
오리 오일	190℃	베이킹/ 굽기와 튀기기	12~24개월/비냉장/남은 것을 냉동실에 보관하면 더 오래 먹을 수 있다.	해당 없음*	37	50	13	FREE 이나 ▬
거위 오일	190℃	베이킹/ 굽기와 튀기기	12~24개월/비냉장/남은 것을 냉동실에 보관하면 더 오래 먹을 수 있다.	해당 없음*	32	55	10	FREE 이나 ▬
카카오 버터/오일	188℃	베이킹	12~24개월/비냉장/남은 것을 냉동실에 보관하면 더 오래 먹을 수 있다.	해당 없음*	60	33	3	🌿 | Ø 이나 R
라드/베이컨 오일	188℃	베이킹	12~24개월/비냉장/남은 것을 냉동실에 보관하면 더 오래 먹을 수 있다.	해당 없음*	39	45	11	FREE 이나 ▬
버터*	177℃	베이킹	12~24개월/비냉장/남은 것을 냉동실에 보관하면 더 오래 먹을 수 있다.	해당 없음*	51	23	3	ᎳᎳᎳ
코코넛 오일	177℃	베이킹	12~24개월/비냉장/남은 것을 냉동실에 보관하면 더 오래 먹을 수 있다.	해당 없음*	87	6	2	🌿 | ❄ 이나 ◎ 이나 💧 EV 이나 V | Ø 이나 R
아보카도 오일	177℃	샐러드/ 베이킹	6~12개월/짙은 색 병/직사광선을 피하고 서늘한 곳에 두라.	해당 없음*	20	70	10	🌿 | ❄ 이나 ◎ EV 이나 V | Ø

(올리브 오일 옆) '라이트'나 '퓨어'로 표시됨

이름	발연점	요리 방법	보관	오메가-6 : 오메가-3	포화지방 %	단일불포화지방%	고도불포화지방%	확인할 것
올리브 오일	160℃	샐러드/조리의 마무리	6~12개월/짙은 색 병/직사광선을 피하고 서늘한 곳에 두라.	해당 없음*	14	74	8	🌱ㅣ❄ㅣ📺ㅣ⊘
엑스트라-버진 올리브 오일	160℃	샐러드/조리의 마무리	6~12개월/짙은 색 병/직사광선을 피하고 서늘한 곳에 두라.	해당 없음*	14	74	8	🌱ㅣ❄ㅣ📺ㅣ⊘
아몬드 오일	160℃	샐러드/조리의 마무리	6~12개월/짙은 색 병/직사광선을 피하고 서늘한 곳에 두라.	해당 없음*	8	70	17	🌱ㅣ❄ㅣ⊘
MCT 오일	160℃	샐러드/조리의 마무리	6~12개월/짙은 색 병/직사광선을 피하고 서늘한 곳에 두라.	해당 없음*	97	0	0	다음 쪽의 MCT 오일 안내를 보라.

다음 쪽의 고도불포화지방산에 관한 내용을 보라

주의! 최고 품질을 선택해서 가끔씩만 먹어라. (!)

이름	발연점	요리 방법	보관	오메가-6 : 오메가-3	포화지방 %	단일불포화지방%	고도불포화지방%	확인할 것
카놀라유 (정제)	205℃	베이킹/굽기와 튀기기	2~6개월/짙은 색 병/냉장보관	3:1	7	56	32	🌱 GMO ❄ 이나 ⊙ ㆍ ®
햄프시드유	165℃	샐러드/조리의 마무리	2~6개월/짙은 색 병/냉장보관	3:1	8	12	80	🌱ㅣ❄ㅣ⊘
호두 오일	160℃	샐러드/조리의 마무리	2~6개월/짙은 색 병/냉장보관	5:1	9	23	63	🌱ㅣ❄ㅣ⊘
카놀라유	108℃	샐러드	2~6개월/짙은 색 병/냉장보관	2:1	7	56	32	🌱 GMO ㅣ❄ㅣ⊘
아마씨 오일	108℃	샐러드	2~6개월/짙은 색 병/냉장보관	4:1	9	20	66	🌱 GMO ㅣ❄ㅣ⊘

피하라 ☠

이름	오메가-6 : 오메가-3	포화지방 %	단일불포화지방%	고도불포화지방%	권장 사항
콩기름	8:1	14	23	58	non-GMO이고 열이나 화학물질로 처리되지 않았을 경우에는 대부분의 오일보다 안전하다. 콩과 식물이 원료이므로 팻연료 방식에서 허용하지 않는다.
쌀겨유	21:1	25	38	37	오메가-6 : 오메가-3 비율이 높음. 곡물이 원료이므로 팻연료 방식에서 허용하지 않는다.
맥아유	8:1	19	15	62	열이나 화학물질로 처리되지 않았을 경우에는 대부분의 오일보다 안전하다. 곡물이 원료이므로 팻연료 방식에서 허용하지 않는다.
땅콩기름	32:1	17	46	32	대부분의 오일보다 안전하다. 콩과 식물이 원료이므로 팻연료 방식에서 허용하지 않는다.
참기름	138:1	14	40	42	오메가-6 : 오메가-3 비율이 높음. 고도불포화지방산이 우려된다. 가끔씩 음식에 살짝 뿌리는 용도로 소량 사용할 수 있다.
옥수수유(비정제)	83:1	13	24	59	오메가-6 : 오메가-3 비율이 높음. 고도로 GMO. 고도불포화지방산이 우려된다. 곡물이 원료이므로 팻연료 방식에서 허용하지 않는다.
포도씨유	676:1	10	16	70	오메가-6 : 오메가-3 비율이 높음. 고도불포화지방산이 우려된다.
옥수수유	46:1	13	24	59	오메가-6 : 오메가-3 비율이 높음. 고도로 GMO. 고도불포화지방산이 우려된다. 곡물이 원료이므로 팻연료 방식에서 허용하지 않는다.
해바라기유(비정제)	40:1	10	45	40	오메가-6 : 오메가-3 비율이 높음. 고도불포화지방산이 우려된다.
면실유	256:1	26	18	52	오메가-6 : 오메가-3 비율이 높음. 고도로 GMO. 고도불포화지방산이 우려된다.
홍화유(비정제)	133:1	9	12	75	오메가-6 : 오메가-3 비율이 높음. 고도불포화지방산이 우려된다.
채소 쇼트닝	8:1	18	44	34	재료의 질과 가공 방법이 우려된다.**
마가린, 부드러운 것	3:1	20	47	33	재료의 질과 가공 방법이 우려된다.**
완전 채식주의자용 스프레드	3:1	20	47	33	재료의 질과 가공 방법이 우려된다.**

* 고도불포화지방의 최소 함량, 따라서 오메가-6 : 오메가-3 비율은 중요하지 않다.

** 오메가-6 : 오메가-3 비율은 좋지만 가공 방법과 '버터밀크 파우더 1%' 또는 '천연 향료'와 같은 첨가물, non-GMO 제품이 없어서 피해야 할 지방에 포함했다.

*** 팜유와 야자핵 오일은 삼림 파괴와 오랑우탄 개체 수 감소의 위험이 있기 때문에 논쟁의 여지가 있다. 지속 가능한 제품을 찾아라.

MCT 오일

MCT는 '중간 사슬 중성지방(medium-chain triclyceride)'의 두문자어다. MCT는 다른 포화지방보다 빨리 케톤으로 전환되기 때문에 케토제닉 다이어트에 적합하다.

MCT는 다음과 같은 여러 가지 건강상의 이점을 제공한다.

- 케톤체 생성을 촉진한다.
- 혈당 조절을 개선한다.
- 인지력과 기억력을 향상시킨다.
- 음식 갈망을 줄인다.
- 대사증후군 발병을 예방한다.
- 체중 감량을 촉진한다.
- 장 건강과 영양소 흡수를 개선한다.

MCT 오일의 종류는 여러 가지다. 코코넛 오일과 같이 고도로 포화된 지방에는 다음과 같은 성분이 들어 있다.

- **C6(카프로산)** : 신속하게 케톤으로 전환되지만 장을 손상시킬 수 있다.
- **C8(카프릴산)** : 신속하게 케톤으로 전환된다. 항균 물질이 있어 장 건강을 개선한다. 간이 작용하지 않아도 케톤 생성이 시작될 수 있다.
- **C10(카프르산)** : 에너지로 전환되는 속도가 C8보다 느리다.
- **C12(라우르산)** : 간에서 분해되어 케톤 생산이 상당히 느려진다. MCT(중간 사슬 중성지방)보다 긴 사슬 중성지방이

고도불포화 지방산이 높은 오일

카놀라, 햄프시드, 호두, 아마씨 오일

이 오일들은 오메가-6 : 오메가-3의 비율은 매우 좋지만 고도불포화지방산이 많다. 그리고 오메가 지방산은 전반적인 건강에 좋지만, 고도불포화지방산이 과다하다. 이 오일들을 주의해야 할 지방으로 분류한 이유도 그 때문이다. 하지만 고도불포화지방산이 나쁘다는 것이 아니고 포화지방산만큼 필수적이지 않다는 의미이므로, 자주 섭취해도 된다.

종합하자면, 고도불포화지방산을 많은 양이 아닌 소량 먹으라는 얘기다. 일주일 동안 단일불포화지방산과 포화지방산을 주로 섭취하고, 고도불포화지방산은 요리할 때 조금씩만 추가하라.

또한 이러한 오일의 가공은 매우 중요한데, 특히 고도불포화지방산을 50% 이상 함유한 경우에 더욱 그렇다. 그 이유는 성분이 추출되어 열이나 공기, 빛에 노출되는 순간 산화가 시작되기 때문이다. 오일을 냉압착하더라도 기본적인 가공 과정에서 공기와 빛에 노출된다. 반드시 오일의 원료와 처리 과정을 확인하기 바란다. 이것이 불안정하고 산패한 지방의 섭취를 줄이는 최선의 방법이다.

더 많다.

- **C14** : 대부분 포화지방에서 발견된다. 코코넛 오일의 장쇄지방산이다.

코코넛 오일에서 비율이 높은 포화지방은, 콜레스테롤 수치를 개선하고 여드름 증상을 줄이며 호르몬 수치에 긍정적인 영향을 준다고 밝혀진 C12(라우르산)이다. 그러나 이는 장쇄지방산과 더 유사하기 때

문에 위에서 설명한 MCT의 장점을 많이 제공하지는 않는다.

케톤 생산을 돕고 다방면에서 케토를 지원하는 지방으로는 코코넛 오일보다는 MCT 오일이 정석으로 여겨진다. 케톤 형성에는 C8(카프릴산)이 MCT의 '최고' 형태이다. 케톤 생성을 돕고, 항균성이 있으며, 간의 작용이 없어도 케톤 형성을 시작할 수 있기 때문이다.

그렇다고 코코넛 오일을 완전히 제거하고 '최고의'

MCT 오일만 섭취하라는 뜻은 아니다. 케토 여정에서 적절히 섞어 사용하라. MCT 오일은 정제된 오일이므로 정제되지 않은 코코넛 오일과 팜유에서 발견되는 영양소가 부족하기 때문에, 나는 균형을 위해 정제되지 않은 이러한 오일들을 식단에 포함시킨다. 예를 들어, 나는 요리와 베이킹에 코코넛 오일을 사용하고, 샐러드드레싱과 찬 소스, 매일 먹는 로켓연료 라떼에는 C8 MCT 오일을 사용한다.

케토 지방과 오일의 사용

최고 품질의 요리용 오일을 선택하려면 '오메가와 발연점' 표를 참조하라.

어떤 오일로 어떻게 요리하는지 알고 싶다면, 아래의 내용이 도움이 될 것이다.

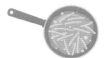

튀김, 최고 205℃
- 정제된 아보카도 오일
- 정제된 카놀라유**
- 수지/쇠(양)기름

베이킹 :
너무 단단하지 않은 지방
- 정제된 아보카도 오일
- 정제된 카놀라유**
- 헤이즐넛 오일
- 정제된 올리브 오일
- 야자핵 오일

로켓연료 라떼
- 아몬드 오일
- 버터*
- 카카오 버터/오일
- 코코넛 오일
- 헤이즐넛 오일
- 마카다미아 너트 오일
- MCT 오일
- 야자핵 오일

견과와 씨앗 파테
- 아몬드 오일
- 정제된 아보카도 오일
- 카놀라유**
- 헤이즐넛 오일
- 햄프시드 오일**
- 마카다미아 너트 오일
- MCT 오일
- 엑스트라-버진 올리브 오일
- 버진 올리브 오일
- 야자핵 오일
- 호두 오일**

오븐에 굽기, 최고 190℃
- 정제된 아보카도 오일
- 닭 껍질 기름
- 오리 지방
- 기, 목초 사육
- 거위 지방
- 헤이즐넛 오일
- 팜유
- 수지/쇠(양)기름

수프와 스튜

- 정제된 아보카도 오일
- 버터*
- 닭 껍질 기름
- 코코넛 오일
- 오리 지방
- 기*
- 거위 지방
- 라드/베이컨 오일
- 팜유
- 수지/쇠(양)기름

풍미 있는 팻폭탄

- 버터*
- 닭 껍질 기름
- 코코넛 오일
- 오리 지방
- 기*
- 거위 지방
- 수지/쇠(양)기름

샐러드드레싱

- 아몬드 오일
- 정제된 아보카도 오일
- 카놀라유**
- 아마씨 오일**
- 헤이즐넛 오일
- 햄프시드 오일**
- 마카다미아 너트 오일
- MCT 오일
- 엑스트라-버진 올리브 오일
- 버진 올리브 오일
- 야자핵 오일
- 호두 오일**

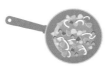

원 팬 요리(금방 볶기)

- 정제된 아보카도 오일
- 닭 껍질 기름
- 오리 지방
- 기*
- 거위 지방
- 헤이즐넛 오일
- 라드/베이컨 오일
- 야자유
- 수지/쇠(양)기름

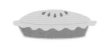

베이킹 : 고형 지방

- 버터*
- 카카오 버터/오일
- 코코넛 오일
- 기*
- 라드

따뜻한 소스

- 정제된 아보카도 오일
- 버터*
- 닭 껍질 기름
- 코코넛 오일
- 오리 지방
- 기*
- 거위 지방
- 라드/베이컨 오일
- MCT 오일
- 야자핵 오일
- 수지/쇠(양)기름

마요네즈

- 정제된 아보카도 오일
- 베이컨 오일
- 카놀라유**
- 헤이즐넛 오일
- 마카다미아 너트 오일
- MCT 오일
- 정제된 올리브 오일

달콤한 팻폭탄

- 버터*
- 카카오 버터/오일
- 코코넛 오일
- 기*

---

* 유제품에 민감한 사람이라면 이 지방/오일이 최선이 아닐 수도 있다. 예를 들어 기는 자연적으로 유청이 없지만 가공 방식에 따라 대부분의 기는 다량의 카세인과 유당을 함유한다.

** 앞에서 설명한 대로 고도불포화지방산 함량이 높으므로 소량을 섭취하라.

천연 지방

내가 지방이라고 말하면 사람들은 베이컨을 생각한다. 지방은 베이컨! 지방은 베이컨! 내가 처음 케토 식단을 시작했을 때는 지방 하면 곧바로 오일이 생각났다. 하지만 오일보다 케톤을 놀랍도록 늘리는 것이 훨씬 많다.

오일 이외에도 아보카도, 올리브, 견과류(아몬드, 마카다미아 너트, 피칸 등), 씨앗(햄프시드, 참깨, 해바라기씨 등), 베이컨, 돼지 어깨살, 달걀노른자, 닭 허벅지살, 연어, 정어리, 쇠고기 양지머리, 스테이크 등이 천연 지방에 속한다. 내가 가장 좋아하는 천연 지방은 모두 6장 식품 목록에 있다.

견과류와 씨앗

견과류와 씨앗은 기막히게 좋은 천연 지방이니 좀 더 자세히 알아보자. 이것들은 하루의 지방 섭취량을 늘리는 훌륭한 방법이며, 단백질 섭취량을 높이며(특히 완전 채식주의자라면), 섬유질 섭취를 늘릴 수 있는 훌륭한 방법이다. 그러나 일부 견과류와 씨앗은 꽤 악랄한 탄수화물 함량을 자랑하므로 특별한 경우에만 먹어야 한다. 1회 분은 한 줌도 안 되는 소량이지만, 견과류나 씨앗을 한 줌만 먹고 끝내는 사람이 있을까? 고탄수화물 견과류나 씨앗을 2~3줌

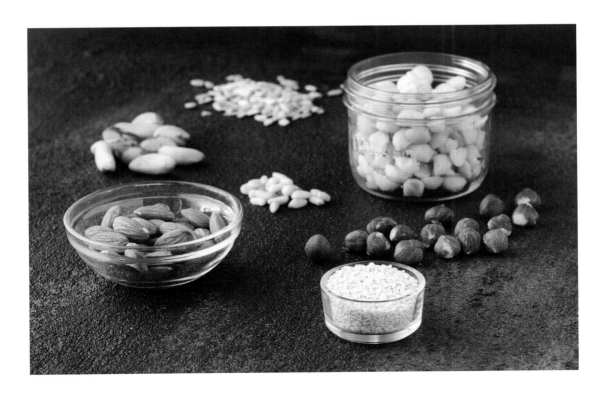

먹는다면 지방에 적응하는 일이 매우 어려울 수 있다. 그리고 그것은 우리가 원하는 바가 아니다.

견과류와 씨앗은 물에 담갔다가 볶는 것이 가장 건강한(그리고 가장 맛있는) 방법이다. 9장에서 그 이유를 확인하라.

다음 장에 이어지는 '케토 견과류와 씨앗' 도표에서 방대한 자료를 볼 수 있다. 아래에 그 도표에 포함된 다양한 항목과 함께 견과류와 씨앗을 선택할 때 고려해야 할 전반적인 사항을 설명했다.

도표에 땅콩이 보이지 않는 이유는, 콩과 식물이면서 케토 친화적이지 않기 때문이다(하지만 도표에 포함된 코코넛이 궁금한가? 미국 농무부에서는 코코넛을 견과류로 분류하지만, 엄밀하게는 핵과류 과일이다. 견과 알레르기가 있는 대부분의 사람이 코코넛에는 반응을 일으키지 않는다).

비용

당신이 나처럼 견과류 킬러라면, 자신이 정확히 얼마나 많은 돈을 깨먹고 있는지 알면 큰 자극이 될 것이다. '케토 견과류와 씨앗' 도표에 적힌 가격은 1인분의 비용이다. 따라서 아몬드 네 줌의 비용이 얼마인지 정확히 알 수 있다. 비용 경쟁에서는 브라질너트, 코코넛, 아마씨, 참깨, 해바라기씨 등이 경쟁력 있다.

칼로리

아직 파악하지 못했을 수 있지만, 나는 체중 감량이나 건강 관리를 위해 칼로리를 계산하거나 추적하는

것을 별로 권장하지 않는다. 성공적으로 체중을 줄이는 과정에서는 칼로리보다 훨씬 더 중요한 요인들이 작용한다. 하지만 사람들이 칼로리라는 단어를 얼마나 좋아하는지 잘 알기에, 도표에 칼로리를 포함했다. 제품이 '저칼로리'라고 해서 그것이 당신의 요구 사항을 충족한다는 의미는 아니다. 호박씨를 예로 들어 보자. 당신은 "지방도 많고 칼로리도 낮으니 일석이조네!" 라고 생각할 수 있다. 그러나 호박씨의 순탄수화물 함량이 10이라는 점을 주목하라. 이 '저칼로리' 호박씨를 몇 줌 먹고 당신은 왜 자기를 제외한 모든 사람들이 지방 적응을 그리도 쉽게 하는지 궁금해하며 내 이름을 저주할 것이다. 동전의 다른 쪽에는 칼로리가 높아서 '나빠' 보이는 브라질너트가 있지만, 이것은 순탄수화물이 2이다! 즉, 냉장고의 브라질너트를 6개를 먹어도, 하루 총탄수화물 중 순탄수화물 2Cal로밖에 계산되지 않는다. 이런 것을 나는 '경쟁력 최강'이라고 부른다.

지방

견과류와 씨앗의 높은 지방 함량이 두렵고 이것들을 먹어서 어떻게 체지방이 줄고 대사가 조절되며 기분이 좋아지는지 궁금하다면 1장으로 돌아가서 다시 한 번 꼼꼼히 읽기 바란다. 그 마음을 충분히 이해한다. 나 역시 처음 케토 식단을 먹기 시작했을 때, 내가 먹는 지방의 양에 당황스러웠다. 하지만 식생활을 바꾸고 30일이 지나고 나니 지방이 그리 나쁘지 않다는 판단이 섰다. 마카다미아 너트에는 지방이 듬뿍 들었기 때문에 고지방 라이프스타일을 추구하는 바쁜 사람에게 딱 들어맞는다.

순탄수화물

3장에서 설명한 순탄수화물이 대단한 이유를 기억하는가? 야채, 과일, 조미료, 견과류, 씨앗과 관련해서 특히 중요하다. 야채, 과일 또는 조미료가 저탄수화물인지 추측하는 것은 꽤 쉬울 수 있지만, 견과류와 씨앗의 경우는 다소 까다롭다. 예를 들어, 해바라기씨가 상대적으로 저탄수화물이라면 호박씨도 그럴 거라고 생각할 수 있다. 하지만 틀렸다. 순탄수화물에 기초해, 저탄수화물 견과류/씨앗의 최고 중 최고는 아몬드, 브라질너트, 헤이즐넛, 마카다미아 너트, 피칸, 호두, 아마씨, 치아씨, 햄프시드이다.

단백질

알다시피 탄수화물을 줄이면 케톤 생성, 지방 연소 상태로 들어갈 수 있지만, 단백질 또한 이에 중요한 역할을 한다. 너무 많은 단백질을 섭취하면 지방 연소 모드에 적응하는 능력에 영향을 줄 수 있다. 견과류와 씨앗의 경우, 단백질 함량을 적어 두는 것이 중요하다. 대부분의 견과류와 씨앗은 1인분의 단백질 함량이 비슷하다(햄프시드 제외).

비율(지방 : 순탄수화물 : 단백질)

비율은 음식이 자신의 식사 스타일과 일치하는지 판단하는 데 도움이 된다. 당신이 지방 70%, 단백질 20%, 탄수화물 10%를 섭취한다고 가정하자. 이는 지방 : 순탄수화물 : 단백질 비율이 7 : 1 : 2라는 뜻이다. 따라서 당신이 이와 비슷한 비율의 견과류/씨앗을 먹는다면 엄청난 효과가 있을 것이다. 예를 들어, 아몬드는 단백질이 필요량보다 약간 많지만 7:1 : 3 비율과 꽤 비슷하다. 실제로 당신에게 필요한 비율에 가깝지 않은 것들은 캐슈, 피스타치오, 호박씨가 유일하다. 그리고 참깨와 해바라기씨가 있다. 이 씨앗들은 함유한 탄수화물에 비해 지방 함량이 낮다. 나는 참깨와 해바라기씨를 넣어 요리할 때 종종 지방을 추가한다.

자, 이제 견과류를 파헤쳐 보자!

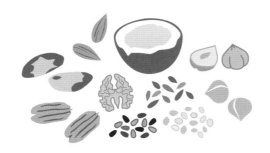

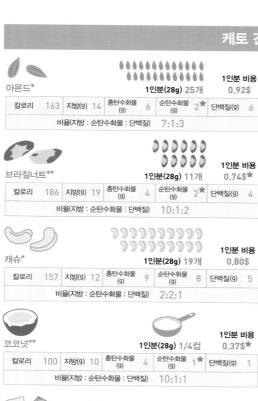

아몬드*
1인분(28g) 25개 — 1인분 비용 0.92$

칼로리	163	지방(g)	14	총탄수화물(g)	6	순탄수화물(g)	2★	단백질(g)	6
비율(지방 : 순탄수화물 : 단백질)					7:1:3				

브라질너트**
1인분(28g) 11개 — 1인분 비용 0.74$★

칼로리	186	지방(g)	19	총탄수화물(g)	4	순탄수화물(g)	2	단백질(g)	4
비율(지방 : 순탄수화물 : 단백질)					10:1:2				

캐슈*
1인분(28g) 19개 — 1인분 비용 0.80$

칼로리	157	지방(g)	12	총탄수화물(g)	9	순탄수화물(g)	8	단백질(g)	5
비율(지방 : 순탄수화물 : 단백질)					2:2:1				

코코넛**
1인분(28g) 1/4컵 — 1인분 비용 0.37$★

칼로리	100	지방(g)	10	총탄수화물(g)	4	순탄수화물(g)	1★	단백질(g)	1
비율(지방 : 순탄수화물 : 단백질)					10:1:1				

헤이즐넛*
1인분(28g) 25개 — 1인분 비용 1.23$

칼로리	178	지방(g)	17	총탄수화물(g)	5	순탄수화물(g)	2★	단백질(g)	4
비율(지방 : 순탄수화물 : 단백질)					9:1:2				

마카다미아 너트**
1인분(28g) 12개 — 1인분 비용 1.54$

칼로리	204	지방(g)	21	총탄수화물(g)	4	순탄수화물(g)	2★	단백질(g)	2
비율(지방 : 순탄수화물 : 단백질)					11:1:1				

피칸*
1인분(28g) (반쪽)19개 — 1인분 비용 1.11$

칼로리	196	지방(g)	20	총탄수화물(g)	4	순탄수화물(g)	2★	단백질(g)	3
비율(지방 : 순탄수화물 : 단백질)					10:1:2				

피스타치오*
1인분(28g) 49개 — 1인분 비용 1.54$

칼로리	159	지방(g)	13	총탄수화물(g)	8	순탄수화물(g)	5	단백질(g)	6
비율(지방 : 순탄수화물 : 단백질)					3:1:1				

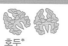

호두*
1인분(28g) (반쪽)13개 — 1인분 비용 1.05$

칼로리	185	지방(g)	18	총탄수화물(g)	4	순탄수화물(g)	2★	단백질(g)	4
비율(지방 : 순탄수화물 : 단백질)					9:1:2				

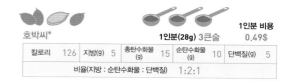

잣*
1인분(28g) 3큰술 — 1인분 비용 1.23$

칼로리	191	지방(g)	19	총탄수화물(g)	4	순탄수화물(g)	3	단백질(g)	4
비율(지방 : 순탄수화물 : 단백질)					6:1:1				

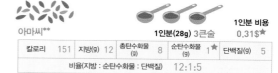

호박씨*
1인분(28g) 3큰술 — 1인분 비용 0.49$

칼로리	126	지방(g)	5	총탄수화물(g)	15	순탄수화물(g)	10	단백질(g)	5
비율(지방 : 순탄수화물 : 단백질)					1:2:1				

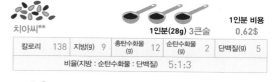

아마씨**
1인분(28g) 3큰술 — 1인분 비용 0.31$★

칼로리	151	지방(g)	12	총탄수화물(g)	8	순탄수화물(g)	1★	단백질(g)	5
비율(지방 : 순탄수화물 : 단백질)					12:1:5				

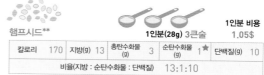

치아씨**
1인분(28g) 3큰술 — 1인분 비용 0.62$

칼로리	138	지방(g)	9	총탄수화물(g)	12	순탄수화물(g)	2	단백질(g)	5
비율(지방 : 순탄수화물 : 단백질)					5:1:3				

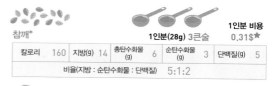

햄프시드**
1인분(28g) 3큰술 — 1인분 비용 1.05$

칼로리	170	지방(g)	13	총탄수화물(g)	3	순탄수화물(g)	1★	단백질(g)	10
비율(지방 : 순탄수화물 : 단백질)					13:1:10				

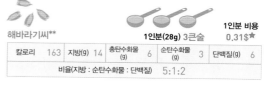

참깨*
1인분(28g) 3큰술 — 1인분 비용 0.31$★

칼로리	160	지방(g)	14	총탄수화물(g)	6	순탄수화물(g)	3	단백질(g)	5
비율(지방 : 순탄수화물 : 단백질)					5:1:2				

해바라기씨**
1인분(28g) 3큰술 — 1인분 비용 0.31$★

칼로리	163	지방(g)	14	총탄수화물(g)	6	순탄수화물(g)	3	단백질(g)	6
비율(지방 : 순탄수화물 : 단백질)					5:1:2				

* 오일 없이 볶은 유기농   ** 익히지 않은 유기농   ★ 경쟁력 우수 항목

곡물과 유제품 끊기

말만 들어도 주눅이 들지 않는가? 하지만 곡물과 유제품을 끊는 것이 자신을 위한 최선의 행동일 수 있다.
소화가 잘 되고, 안색이 맑아지며, 음식 갈망이 줄고, 브레인 포그가 사라지며,
아침부터 에너지가 넘쳐 난다고 생각해 보라. 무슨 이야기인지 알 것이다.
곡물이 팻연료 케토 다이어트에 속하지 않는 것은 확실하다. 일부 사람들에게는 곡물이 탄수화물 폭탄이라는
사실로 충분하지만, 내 경우에는 곡물로 영양소 컵을 채울 수 없었기 때문에
곡물을 끊어야 한다고 생각했고, 5년 동안 먹지 않고 있다.
유제품은 딱 부러지게 말하기 힘들다. 유제품이 몸에 잘 맞는 사람들이 있고 그렇지 않은 사람들도 있다.
유제품이 잘 맞지 않는 사람이라면 계속 읽기 바란다.

유제품 끊기 : 각자의 선택

나는 유제품을 먹으면 여드름, 복부 팽만, 두통, 부비
동 막힘이 발생한다. 유쾌하지 않은 경험이다. 당신
도 비슷한 경험을 하는가?

　많은 사람에게 유제품을 먹지 않는 것은 몸을 위해
올바른 선택이다. 하지만 유제품이 들어가지 않으면
먹을 맛이 나지 않을지 모른다. 치즈 없는 피자를 보
고 누군들 우울한 표정을 짓지 않을까. 다시는 라자
냐를 먹지 못한다고 생각하면 세 배는 더 우울할 것
이다. 하지만 나는 유제품 알레르기 없이 유제품을
즐길 수 있는 방법을 발견했다.

치즈를 넣지 않고 치즈 맛을 내고 싶은가? 당밀에서 자라
는 단세포 미생물로 만든 천연 영양 효모 제품을 사용해
보라. 이는 수확을 해서 세척과 열건조를 거쳐 비활성화시
킨 것이다. 치즈와 비슷한 맛이며 탄수화물이 적고 맛도
좋지만, 치즈처럼 녹지는 않는다. 나는 종종 파르메산 치즈
대신에 사용한다.

다음의 안내와 요령, 간단 레시피 팁을 보고 곧바
로 유제품을 끊지는 못할 것이다. 한동안 유제품을
애타게 그리워할 수 있다. 정확히 3개월 동안 그럴
것이다. 치즈 안에 모유의 단백질처럼 침착함, 소속
감, 사랑을 주입하는 단백질이 들었다는 걸 아는가?
당신이 모유 수유를 받았다면, 생후 1개월 동안 엄마

와 함께한 느낌은 치즈를 먹고 있을 때의 느낌과 똑같다. 우리 중 많은 사람이 치즈를 버릴 수 없다는 건 놀라운 일이 아니다. 그렇지만, 약속하건대 당신이 유제품을 끊고 몸 상태가 나아지기 시작한다면 점점 더 먹지 않게 될 것이다. 하지만 당신이 유제품을 계속 먹는다면, 유제품이 몸 상태를 얼마나 나쁘게 하는지 상기할 수 있다. 그러나 좋아하는 유제품을 먹고 몸 상태가 좋다면, 먹지 않을 이유가 있을까. 자신의 몸에 귀 기울이는 일이 중요하다.

유제품을 넣지 않고 좋아하는 음식을 만들어서 콧물과 염증, 복통에서 벗어나라.
당신의 피부가 고마워할 것이다.

유제품 없이 만드는 방법

집에서 만들기

우유
9장을 보면 집에서 견과류 밀크 만드는 방법을 알 수 있다.

사워크림
분량 : 1컵(240ml)

생 캐슈 1컵(155g)을 6시간 동안 물에 담가 둔다. 고운 거름망에 걸러 헹군다. 신선한 물 1/2컵(120ml), 레몬즙 1/3컵(80ml), 생 마카다미아 너트 1/4컵(40g), 영양 효모 1큰술, 회색 바닷소금 3/4작은술, 간 백후추 1/2작은술을 강력 믹서에 넣는다. 크리미하게 될 때까지 혼합한다.

크림치즈
분량 : 1컵(240ml)

생 캐슈 1.5컵(235g)을 12~24시간 동안 물에 담가 둔다. 고운 거름망에 걸러 헹군다. 사과 식초 2큰술, 레몬즙 2큰술, 신선한 물 2큰술과 함께 강력 믹서에 넣어 부드러워질 때까지 혼합한다. 면보에 싸서 노끈으로 묶은 후에 우묵한 그릇 위에 걸쳐 놓아 밤새 물을 뺀다.

푸딩
분량 : 1컵(240ml)

신선한 하스 아보카도 3개, 바닐라 엑스트랙트 1/2작은술, 회색 바닷소금 1/8작은술, 액상 스테비아 4방울, 레몬즙 1/3컵(80ml)이나 카카오 파우더 1/4컵을 믹서에 넣어 퓌레로 만든다.

기성품

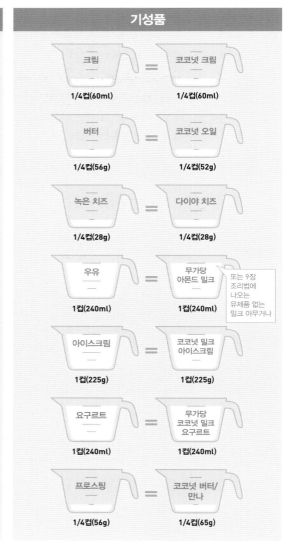

크림 1/4컵(60ml)	=	코코넛 크림 1/4컵(60ml)
버터 1/4컵(56g)	=	코코넛 오일 1/4컵(52g)
녹은 치즈 1/4컵(28g)	=	다이야 치즈 1/4컵(28g)
우유 1컵(240ml)	=	무가당 아몬드 밀크 1컵(240ml)

또는 9장 조리법에 나오는 유제품 없는 밀크 아무거나

아이스크림 1컵(225g)	=	코코넛 밀크 아이스크림 1컵(225g)
요구르트 1컵(240ml)	=	무가당 코코넛 밀크 요구르트 1컵(240ml)
프로스팅 1/4컵(56g)	=	코코넛 버터/ 만나 1/4컵(65g)

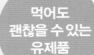

먹어도 괜찮을 수 있는 유제품

유제품 알레르기가 없다면 이것들을 기꺼이 즐겨라.

목초 기
(정제 버터)

- 고온 요리에 적합하다. 발연점 : 232°C
- 고품질의 목초 기의 경우 자연적으로 유청이 없으므로 카세인과 유당도 없다.
- 풍미가 깊고 버터 같은 고소한 향이 난다.
- 최대 3개월 동안 실내 온도에서 안정적이다.

➕ 지용성 비타민 A, D, E, K가 풍부하여 골격, 면역계, 신경계, 심혈관계에 좋다.
➕ 소화관 세포에 영양을 주는 단쇄지방산이 풍부하다.
➕ 체지방과 염증을 줄이고 콜레스테롤 균형을 유지하는 데 도움이 되는 CLA(공액리놀레산)가 높다.

목초 버터

- 가벼운 요리와 베이킹에 최고다. 발연점 : 177°C
- 구매가 용이하다. 거의 모든 식료품점에서 구입할 수 있다 (미국의 경우).
- 냉장 보관해야 한다.

➕ 염증을 감소시키는 단쇄지방산의 풍부한 공급원이다.
➕ 비타민 K2는 동맥의 석회질을 제거하는 데 도움을 준다.
➕ 포화지방은 심장 질환의 위험을 낮추고 HDL : LDL 균형 및 LDL 입자 크기를 개선한다.

곡물에서 해방되기

팔레오 식단에서 고지방 식습관으로 바꾸는 중이라면, 이미 무곡물 식단에 익숙할 것이다. 그러나 아침에 토스트, 점심에 볶음밥, 저녁에 퀴노아 필라프를 먹는다면, 내가 좋은 방법을 알려 줄 것이다. 나는 이를 미화시키지 않을 것이다. 오래된 습관을 바꾸면서 변화에 적응할 일이 생기겠지만, 내가 당신을 도울 것이다.

잠깐만요! 통곡물은 모든 부분이 그대로 남아 있지만, 정제된 곡물은 겨나 싹(배아)을 제거하고 고도의 녹말성 배젖만 남겨 두는 경우가 많다. 통곡물이 건강하다는 말들을 많이 하지만 정제 곡물만큼 몸에 해롭다.

내가 할 수 있는 최선의 충고는 로마가 하루아침에 이루어지지 않았음을 상기하며 천천히 진행하라는 것이다. 곡물을 단칼에 끊어 버리면 아주 짧은 기간에 식단에서 너무 많은 것이 제거되기 때문에 제약감을 느껴 장기적으로 이 방법을 유지할 가능성이 줄어든다. 그러나 케토로의 전환이 어떤 음식이 몸에 잘 맞는지 알아가는 자연스러운 과정처럼 느껴진다면, 계속 유지하기가 더 쉬울 것이다.

식단에서 뭔가를 제거해서 발생하는 문제는 케토에만 국한된 것이 아니다. 즐겨 먹던 음식을 끊는 등 식습관을 바꾸려면 행동 양식을 바꿔야 하기 때문에 힘든 일이 될 수 있다. 항상 해 오던 행동을 바꾸려고 저녁 파티에 초대받았을 때, 주최자가 선호하거나 가리는 음식이 있는지 묻는다면, 먹지 않는 음식을 모두 말해 주는 대신 야채와 고기를 좋아한다고 말하라. 이 방법이 훨씬 간단하다.

식단에서 음식을 제거하는 일을 더 간단하고 쉽게 만드는 두 가지 요소가 있다. 첫 번째는 다른 음식으로 대체하는 것으로, 내가 도움을 줄 수 있는 분야이다. 두 번째는 열정으로, 내가 간접적으로 도움을 줄 수 있다.

다른 음식으로 대체하는 일은 쉽다. 다음 쪽에서 곡물을 저렴한 무곡물 제품으로 대체하는 방법을 알려 준다. 하지만 열정을 불어넣는 일은 좀 더 까다롭다. 자기가 좋아하는 새로운 음식을 시도해서 즐거운 기분을 느끼는 것이 좋다. 정말이지 이것이 핵심이다. 내 경우에는, 곡물을 끊은 이후로 기분이 나아졌을 뿐 아니라, 뻑뻑한 관절, 소화 장애, 브레인 포그, 통제할 수 없는 식욕, 영양 결핍이 부추긴 몸의 염증이 사라졌다고 말할 수 있다. 그러나 새로운 음식이 곡물을 제거하려는 마음에 불을 지피는지는 당신이 무엇을 중요하게 여기는지에 달렸다.

식당에서는 글루텐이 없는 메뉴를 주문하거나, 일반적으로 찐 야채나 샐러드를 곁들인 닭 구이나 스테이크 등을 포함한 메인 요리를 선택하라(식당에서 케토 음식을 주문하는 방법은 4장 참조).

다음은 내가 곡물의 끔찍함을 잊었을 때 찾아보는 목록이다. 사람에 따라 흰쌀, 가끔은 발아 퀴노아나 신선한 사워도우를 먹어도 괜찮을 수 있다. 사람마다 접근 방식은 약간씩 다르다.

어떤 변화이든 고통을 견디면서 주변의 새로운 환경에 익숙해질 때까지 난처한 시기가 있다. 내가 도구와 팁, 사실을 공유함으로써 여러분의 열정이 살아나고 정보와 해결책을 지원받는다는 느낌이 들기를 바란다.

통곡물이든 아니든, 교묘한 식품 마케팅에 속지 마라. 제품에 다음의 것들이 포함되어 있으면 무곡물이 아니다.
가끔 곡물을 섭취할 때 발아, 발효된 곡물을 선택하면 영양소 흡수가 더 잘 된다.

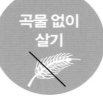

곡물 없이 살기

곡물을 제거하는 방법을 살펴보기 전에 어떤 곡물을, 왜 제거하는지 알아보자.

버려야 할 곡물

BR 보리	BG 벌거	EK 외알밀	FO 통보리	GN 그라노
KT 카무트	RE 호밀	SP 스펠트밀	TR 라이밀	WE 밀
AA (GF) 아마란스	BW 메밀	CN (GF) 옥수수	KW (GF) 카니와	ML 기장
OT (GF) 귀리	QN 퀴노아	RC (GF) 쌀	SR (GF) 사탕수수	TE 테프
WR (GF) 와일드라이스				

대체 식품

			AL 아몬드	AS 사과 소스
CL 콜리플라워	CI 치아씨	CO 코코넛	CF 크리켓 밀가루	FL 아마씨
HM 햄프시드	PW 단백질 파우더	PU 호박 퓌레	SQ 스쿼시	SF 해바라기씨

(GF) 글루텐-프리

곡물이 일으킬 수 있는 증상들

- 무월경
- 자가면역질환
- 수포
- 브레인 포그
- 변비
- 음식 갈망
- 치아 법랑질 마모

- 우울증
- 당뇨병
- 설사
- 피부 건조
- 습진
- 피로감
- 현기증

- 음식 민감성
- 장 염증
- 고혈압
- 콜레스테롤 증가
- 인슐린 저항성
- 식욕 부진
- 간 질환

- 기억력 감퇴
- 근육통
- 근육 소모
- 야맹증
- 건선
- 발진
- 수면 장애

- 류마티스 관절염
- 아동 성장 둔화
- 체중 증가

곡물 대체하기

곡물을 넣지 않는 요령과 요리법

 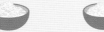

백미나 현미 = 콜리플라워 라이스
익힌 밥 2컵(390g)   1회분
368쪽

샐러드처럼 익힌 퀴노아를 뿌리는 요리에 가장 적합하다

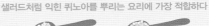 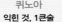

퀴노아 = 껍질 벗긴 햄프시드
익힌 것, 1큰술   1큰술

케이크 반죽 = 표백한 아몬드 가루나 코코넛 가루

396쪽

세인트루이스 쫄깃 구이 '버터' 케이크

 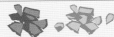

크래커 = 바삭한 고기나 탈수된 저탄수화물 채소

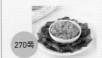

270쪽   266쪽

베이컨 크래커   치킨 바삭

나선형 슬라이스에 관해 자세히 알고 싶다면 9장 참조

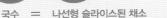

국수 = 나선형 슬라이스된 채소

회전 채칼을 사용하여 호박, 무, 순무, 오이, 브로콜리 줄기 또는 무를 훌륭한 국수 대체 식품으로 만들어라. 탄수화물 보충을 하는 동안 히카마, 당근, 감자, 비트, 파스닙, 고구마와 같은 녹말 채소로 만들어도 재밌다.

 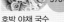

378쪽   382쪽   288쪽

호박 야채 국수   페스토 야채 국수   치킨 누들 수프

빵

오이나 피클 슬라이스를 미니 샌드위치 빵으로 이용한다.
피망을 반으로 잘라 씨를 제거하고 빵으로 사용한다.
큰 로메인 상추잎을 샌드위치 빵으로 사용한다.

310쪽   370쪽   366쪽

봄베이 슬로피 졸린   껍질 바삭 샌드위치 식빵   정어리 튀김 쌈

318쪽

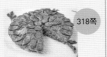

피자 = 고기를 빵으로 사용한다
마이클의 페퍼로니 밋자

 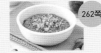

으깬 귀리 = 껍질 벗긴 햄프시드
1컵(100g)   1컵(150g)

262쪽

무곡물 햄프시드 죽

PART 3

주방 안의 케토

CHAPTER
9

케토의 기초

이제 실행 전략, 즉 집에서 직접 케토 음식을 만들어 시간과 에너지, 돈을 절약하는 방법을 배워 보자. 이번 장에서는 견과류 버터, 사골국, 저온 가열로 정제한 지방 등과 같은 대표적인 케토 음식을 준비하기 위한 팁과 요령, 전략, 기술을 알려 준다.

사골국

사골국은 사골의 미네랄과 치유 성분을 우려낸 육수로서 맛이 좋고 마실 수 있다. 오랜 시간 끓인 사골 때문에 영양가 높은 육수가 만들어진다. 뼈를 걸러 내면 사골국물만 남는다.

사골국물은 구입할 수도 있지만 직접 만들면 비용이 절약되고 재료의 질이 보장된다. 사골국에는 소량의 지방, 적당량의 탄수화물이 들었고, 단백질을 충분히 섭취할 수 있기 때문에, 그대로 먹든, 생강이나 마늘, 신선한 허브, MCT 오일, 코코넛 오일, 좋아하는 지방을 첨가하든 식사 대용으로 훌륭하다. 나역시 사골을 이용해 요리하는 것을 좋아한다. 부엌에서 콜리플라워 라이스를 만들거나 양배추를 볶을 때, 혹은 라이스 스튜에 냉동 사골 큐브 몇 개를 집어넣는 것만큼 나를 행복하게 만드는 것도 없다.

사골국을 슬로쿠커나 압력솥으로 만드는 경우, 완성된 사골국물을 냉장고에 넣어 두고 일주일 내내 요리에 사용하라. 지방과 젤라틴, 향신료가 혼합되어 육류와 달걀, 채소를 살짝 볶는 데 적합하다.

사골국이 좋은 이유

사골국을 최고의 건강 상태를 유지하기 위해 인체에 필요한 모든 미네랄이 가득한 마법의 묘약으로 생각하라. 예전에 내가 영양학을 공부할 때 시험에서 특정 미네랄이 풍부한 식품을 묻는 문제가 나오면, 나는 항상 사골국이라고 답을 했고, 항상 그게 정답이었다(아보카도나 간도 항상 정답이었다. 이 세 음식은 모든 사람이 식단에 포함시켜야 할 영양가 높은 자연식품의 대표 격이다. 케토 파워 식품에 대한 자세한 내용은 6장을 참조하라).

PART 3 : 주방 안의 케토

사골국은 당신을 위해 다음과 같은 일을 할 수 있다.

- 셀룰라이트를 줄인다.
- 연결 조직을 개선해 운동 범위가 늘어나 운동 능력을 향상시킨다.

- 모발이 튼튼해지고 잘 자란다.
- 소화계의 균형을 유지한다.
- 치아에 미네랄을 공급해 충치를 예방한다.
- 면역체계를 강화한다.
- 혈당을 조절한다.

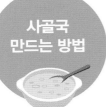

사골국 만드는 방법

기본 재료 선택하기 910g

쇠고기 뼈, 닭 뼈, 쇠꼬리, 오리 뼈,
돼지 뼈, 어린 양 뼈, 거위 뼈, 들소 뼈
생선 뼈 및/또는 머리(아가미 제거된), 모든 뼈가 다 좋다.
조개류

젤라틴 추가(선택 사항)

쇠고기 도가니(쇠고기 사골용)
닭발(닭 사골용)

조리 도구 선택

압력솥   슬로쿠커   곰솥

특별 양념 추가(선택 사항)

 닭 사골에 피시 소스 (2작은술)

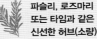 흑후추 (1작은술)

 생강 (2.5cm)

파슬리, 로즈마리 또는 타임과 같은 신선한 허브(소량)

 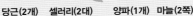

당근(2개)   셀러리(2대)   양파(1개)   마늘(2쪽)

기본 양념 추가

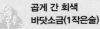 사과 식초 (2큰술)

곱게 간 회색 바닷소금(1작은술)

사과 식초를 추가하면 뼈가 잘 고아진다.

물 넣기

가열

 압력솥 – 4시간 가열한다.

슬로쿠커 – 낮은 열에서 8시간 가열한다. 가끔씩 표면에 떠 있는 불순물을 걷어 낸다.

곰솥 – 처음에는 센불로 끓이다가, 불을 낮추고 뚜껑을 덮은 후에, 생선은 8시간, 닭은 24시간, 쇠고기는 48시간 동안 뭉근히 끓인다. 가끔씩 표면에 떠 있는 불순물을 걷어 낸다.

식히기

- 불에서 내려 내열 용기에 육수를 거른다. 고체 물질은 버린다.
- 육수를 완전히 식힌다.
- 표면에 굳은 지방층을 제거하고 개에게 주든지 버린다.
- 밀폐 용기에 담아 냉장실에 3일, 냉동실에 6개월 보관할 수 있다.

나중에 요리하기 쉽도록 보관하라. 사골국을 실리콘 얼음 틀에 부어서 얼린 후에, 큐브를 냉동실용 봉지에 담는다. 요리할 때 큐브를 사용하라. 큐브 하나의 양은 대략 2큰술이다.

곡물 사료 같은 것으로 일반적으로 사육된 뼈는 어떻게 할까? 뚜껑을 열고 끓이면 표면에 뜨는 불순물을 제거할 수 있기 때문에, 슬로쿠커와 곰솥을 이용하면 가장 좋다.

잠깐만요! 좋은 사골국은 완전히 식었을 때 젤리 같은 질감이 난다. 사골국이 젤로(Jell-O)보다 덜 단단하지만 충분히 젤리 같은 상태라면, 적절한 재료로 충분히 오래 끓인 것이다. 그렇지 않더라도 맛있고 영양가가 높다. 영양가를 높이려면 국이 아직 뜨거울 때 무향 젤라틴 또는 콜라겐 펩타이드를 첨가하면 된다.

- 항산화 물질을 증가시키고, 노화를 늦추며, 세포 손상을 예방한다.
- 새로운 근육 세포의 생성을 촉진한다.
- 장 염증을 줄인다.
- 장의 내벽을 개선해 음식 민감성을 줄인다.

질 좋은 재료가 핵심이다

사골국은 영양이 응축된 혼합물이기 때문에 질이 좋고 영양소가 풍부한 재료로 만드는 것이 중요하다 (재료에 대한 자세한 내용은 6장을 참조하라). 다음은 사골을 구입할 때 찾아야 할 표시 문구이다.

- **소나 들소, 양고기 뼈** : 목초 사육
- **닭고기나 오리, 거위 뼈** : 옥수수-프리, 콩-프리, 방목
- **생선 뼈 또는 머리** : 자연산
- **돼지 뼈** : 목초지 사육

뼈를 얻는 가장 쉬운 방법은 요리를 준비할 때 나오는 뼈를 모아 두는 것이다. 우리 집 냉동실에는 언제나 뼈를 담아 두는 커다란 냉동실용 봉지가 4개 들어 있다. 돼지고기용과 쇠고기용, 닭고기용, 생선용 한 개씩이다. 뼈가 붙은 고기를 요리할 때마다 나는 남은 뼈를 봉지에 넣어 둔다. 봉지가 가득 차면 사골국을 만들 때가 된 것이다.

뼈를 모아 두고 싶지 않거나 사골국물을 좀 더 편하게 만들고 싶다면, 인터넷에서 '목초 먹인 고기'를 파는 정육점(거주 지역)을 빨리 검색하는 것이 가장 좋은 방법이다. 검색 결과에 목초 먹여 키운 소와 관련한 지역의 목장과 상점, 협동조합이 뜰 것이다. 그

러면 그런 곳에 전화를 걸어 위에 설명한 표시 문구에 해당하는 뼈를 판매하는지 물어보라. 좋아하는 건강 식품점의 냉동칸에서도 고품질의 뼈를 찾을 수 있지만 값이 비쌀 수 있다.

지방을 더 늘리고 싶은 날에는, 블렌더에 사골국과 MCT 오일을 넣어 혼합하라.

저탄수화물 국수

나선형 슬라이스란, 야채 필러를 이용하든 국수를 만드는 저렴한 기계인 회전 채칼을 이용하든 채소와 과일을 국수 모양으로 자르는 기술을 의미한다. 회전 채칼은 모양과 크기가 아주 다양하다. 자세한 내용은 11장을 참조하라.

저탄수화물 국수는 오로지 식물로만 만들기 때문에 완전히 글루텐-프리, 곡물-프리, 유제품-프리, 저탄수화물(대부분의 경우), 팔레오, 완전 채식주의 음식이다. 식물을 먹을 수 있다면 이 국수를 먹을 수 있다.

야채 슬라이스 국수의 장점 :

· 좋아하는 파스타 요리의 탄수화물을 줄인다.

· 야채 섭취량을 빠르게 높인다.

· 아이들이 무척 재미있어 해서, 다양한 야채로 만든 다양한 색의 국수를 만들 수 있다.

· 비싼 저탄수화물 국수를 구입할 필요가 없다.

· 제철 음식을 훨씬 더 쉽게 먹을 수 있다.

· 대개 요리할 필요가 없기 때문에 일반 국수보다 훨씬 더 빨리 만들 수 있다.

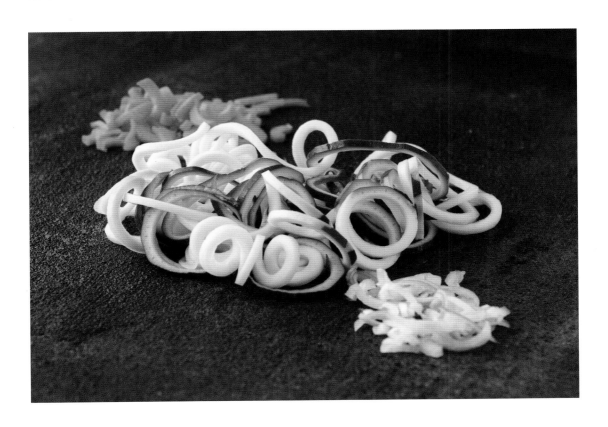

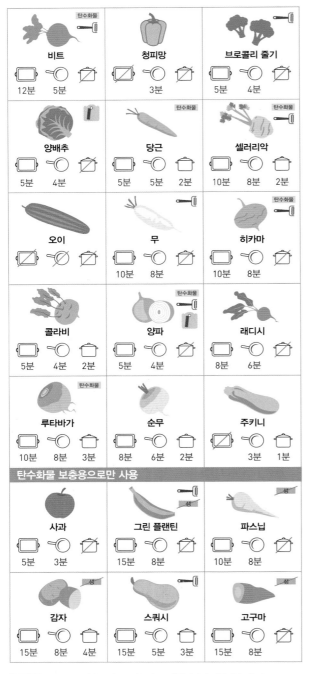

야채	탄수화물	굽기	볶기	끓이기
비트 (탄수화물)		12분	5분	-
청피망		-	3분	-
브로콜리 줄기		5분	4분	-
양배추		5분	4분	-
당근 (탄수화물)		5분	5분	2분
셀러리악 (탄수화물)		10분	8분	2분
오이		-	-	-
무		-	10분	8분
히카마 (탄수화물)		-	10분	8분
콜라비		5분	4분	2분
양파 (탄수화물)		5분	4분	-
래디시		-	8분	6분
루타바가 (탄수화물)		10분	8분	3분
순무		8분	6분	2분
주키니		-	3분	1분

탄수화물 보충용으로만 사용

야채	굽기	볶기	끓이기
사과	5분	3분	-
그린 플랜틴 (생)	15분	8분	-
파스닙 (생)	10분	8분	-
감자 (생)	15분	8분	4분
스쿼시	15분	5분	3분
고구마 (생)	15분	8분	-

탄수화물	탄수화물이 많은 편이므로, 탄수화물 보충용이 아닌 이상 적게 먹는다.
🥄	나선형 슬라이스하기 전에 껍질을 벗긴다.
▮	일자날을 사용한다.
생	생으로 먹지 않는다.

야채 슬라이스

여기에 국수로 만들 수 있는 내가 좋아하는 야채를 소개했지만, 이 밖에도 다른 지역 농산물을 가지고 얼마든지 국수를 만들 수 있다. 다음은 나선형 슬라이스할 야채나 과일을 선택할 때 도움이 되는 간단한 지침이다.

- 물컹하거나 즙이 많은 것보다 단단하고 딱딱한 야채를 선택하라.
- 씨가 가득 찼거나, 속이 비었거나, 패인 자국이 있는 야채를 피하라.
- 길이가 5cm 이상인 제품을 선택하라.
- 모양이 일직선인 야채를 찾아라. 모양이 불규칙한 것은 기계 안에서 꼬이기 때문에 성가신 문제가 발생한다.

야채를 슬라이스하는 (멋진) 방법

야채 국수 요리하기

굽기 : 국수에 녹은 수지 또는 정제된 아보카도 오일을 넣어 뒤적인 후에, 유산지를 깐 구이판 위에 고르게 펴서 205℃에서 명시한 시간 동안 익힌다. 곱게 간 회색 바닷소금을 뿌려 맛있게 먹는다.

볶기 : 녹인 수지 또는 정제된 아보카도 오일을 프라이팬에 두른다. 국수를 넣어 뒤적이며 기름을 고루 묻힌다. 명시한 시간 동안 중불에서 익힌다.

끓이기 : 냄비에 소금물을 넣어 끓일 준비를 한다. 국수를 넣고 명시한 시간 동안 끓인다. 물기를 빼서 헹군 후에 뜨겁게 먹거나 식힌 후에 먹는다.

저탄수화물 국수 이용하는 방법

- 파스타 대신에 사용한다(페스토 야채 국수, 21장).
- 바쁜 아침에 조식으로 먹는다.
- 샐러드 파스타에 넣는다.
- 그린 샐러드에 넣는다.
- 쌈의 속 재료로 이용한다.
- 수프에 넣는다(치킨 누들 수프, 16장).

나만의 국수를 만든다

국수 위에 소스를 끼얹는다.
단백질을 첨가한다.
지방을 뿌린다.
끝!

견과류와 씨앗

좋아하는 동물이 있다면 그것이 지닌 자연적인 방어 기제를 생각해 보라. 예를 들어, 스컹크는 지독한 냄새를 내뿜으며, 아프리카숲청개구리는 포식자의 눈에 띄지 않기 위해 자신의 뼈를 부러뜨릴 수 있으며, 고슴도치의 가시는 쉽게 떨어져 나간다. 이러한 방어기제가 동물계에서만 보이는 건 아니다. 식물 또한 방어기제를 갖고 있는데, 이를 항영양소라고 한다. 식물은 핵과 씨를 통해 번식하므로, 우리가 식물을 먹으면 식물의 번식을 막는 셈이다. 항영양소는 핵과 씨앗을 먹었을 때 덜 유익하고 결국 해가 되도록 함으로써 식물의 번식에 기여한다(우리가 먹지 않게 되므로). 식물에는 다양한 항영양소가 들어 있지만, 나는 소화 건강과 무기질 균형에 가장 큰 위험을 초래하는 피트산에 집중할 것이다.

피트산은 핵과 씨의 껍질에서 발견된다. 피트산을 섭취하면 마그네슘, 구리, 아연, 철, 칼슘의 흡수가 차단될 수 있다. 이는 건강에 즉시 영향을 주지는 않지만 피트산이 풍부한 식품을 장기간 섭취하면 충치와 뼈 손실, 심리적 불균형을 포함하여 건강에 지속적인 영향을 줄 수 있다. 내 이야기가 절망적이고 우울하게 들릴 것이다. 하지만 좋은 방법이 있다. 핵과 씨를 물에 담근 후에 볶으면 피트산 같은 항영양소를 중화시킬 수 있다. 장이 편해질 것이다(곡물이나 콩류는 발아/발효를 시켜 먹을 수 있지만, 이 과정으로 핵과 씨의 피트산은 줄어들지 않을 수 있다). 견과류와 씨앗 밀크는 만드는 과정에서 물에 담그기 때문에 일반적으로 좋은 선택이다. 집에서 만드는 견과류/씨

앗의 버터와 파우더도 마찬가지이다. 만드는 과정에서 견과류와 씨앗을 물에 충분히 담갔다가 볶기 때문이다.

견과류나 씨앗을 그냥 먹으면 소화에 문제가 생기지만, 물에 충분히 담갔다가 볶아(또는 그 과정에서 만들어진 것들을) 먹을 때는 괜찮다면, 가루와 버터, 밀크, 간식을 포함해 상점에서 구입한 제품은 먹지 않는 게 좋다. 상점에서 파는 제품은 피트산이 제거되지 않았을 가능성이 크다(하지만 코코넛은 예외다. 어떻게 먹든 탈이 없을 것이다).

견과/씨앗 밀크

견과/씨앗 밀크는 여과된 물과 원하는 견과류 또는 씨앗을 혼합하여 만든 비유제품 밀크이다. 많은 경우 유제품으로 인한 피해 없이 유제품을 대체할 수 있다. 유제품이 들어 있지 않은 이러한 대체품은 맛

이 좋고, 소화가 잘 되며, 매우 저렴하다.

견과/씨앗 1인분에 든 탄수화물의 양은 수제 견과/씨앗 밀크 1인분에 든 탄수화물의 양과 거의 동일하다. 다양한 견과류와 씨앗에 든 다량영양소의 양은 7장(174쪽)의 도표에서 확인하라.

아마씨와 치아씨를 제외하면 좋아하는 모든 저탄수화물 견과류/씨앗은 밀크를 만들기에 아주 좋다. 나는 아마씨와 치아씨로 만들어 보려고 노력했지만 두 가지 모두 맛이 너무 역겨워서 결코 권하고 싶지 않다.

남은 건더기 사용하기

5단계(오른쪽 그림 참조) 후에 너트 밀크 백에 남은 건더기가 가득할 것이다. 이를 버리는 대신, 아래와 같이 몇 가지 방식으로 재활용하기 바란다.

- **가루를 만든다. 건조판이나 유산지를 깐 구이판에 건더기를 펼쳐 깔고 완전히 건조될 때까지 3시간에서 4시간 동안 65℃에서 건조하거나 굽는다. 가루가 눈송이처럼 손에 쉽게 잡히면 아직 덜 된 것이다.**
- **무곡물 햄프시드 죽 그릇(14장)에 넣어 젓는다.**
- **다음번에 케토 스무디를 만들 때 추가한다.(23장)**

견과/씨앗 버터

견과류와 씨앗으로 만든 버터를 구입해도 되지만, 직접 만들면 돈이 많이 절약되며 설탕과 방부제가 안 들어간 버터가 된다.

견과/씨앗 버터는 많이 먹기 때문에 저탄수화물 견과류와 씨앗으로 만드는 것이 중요하다. 7장의 '케토 견과류와 씨앗' 도표를 보면 다양한 견과류와 씨앗의 다량영양소 정보를 알 수 있다.

아마씨와 치아씨를 주재료로 버터를 만들기는 어렵지만, 다른 씨앗이나 견과류 버터에 첨가하기에는 아주 좋다. 견과/씨앗 버터를 블렌더에 돌리기 직전에 아마/치아씨를 1~3큰술 첨가하라.

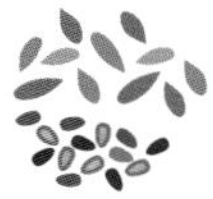

견과/씨앗 밀크 만드는 방법

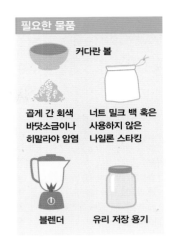

필요한 물품

- 커다란 볼
- 곱게 간 회색 바닷소금이나 히말라야 암염
- 너트 밀크 백 혹은 사용하지 않은 나일론 스타킹
- 블렌더
- 유리 저장 용기

🥣 1단계 : 물 준비하기

따뜻한 정수 2컵(475ml)을 큰 볼에 붓는다.
소금 ⅓작은술을 넣어 녹을 때까지 젓는다.

`잠깐만요!` 코코넛(통이나 채 썬 것)은 물에 담글 필요가 없으니 곧바로 4단계로 건너뛴다.

5단계 : 거르기

블렌더의 내용물을 너트 밀크 백에 넣고 그릇에 건더기를 거른다. 남은 물기를 손으로 가볍게 짜낸다. 밀크를 유리 저장 용기나 다른 냉장 용기에 담는다. 냉장고에서 2~3일 보관할 수 있다.

> 영양소를 추가하려면 5단계를 생략해 밀크에 섬유질 건더기를 그대로 남겨 두면 된다. 건더기는 로켓연료 라떼(23장)나 견과 없는 그래놀라(14장), 스무디에 넣어도 아주 좋다. 하지만 베이킹에는 섬유소 함유량이 달라지기 때문에 적당하지 않다.

밀크에 섞어라!

씻은 블렌더에 거른 밀크를 다시 부어 풍미를 더하는 재미를 느껴라.
다음은 내가 자주 추가하는 것들이다.

- 무알코올 스테비아
- 카카오 파우더
- 곱게 간 회색 바닷소금
- 간 계피
- 간 울금(강황)
- MCT 오일
- 호박 파이 향신료
- 바닐라 파우더

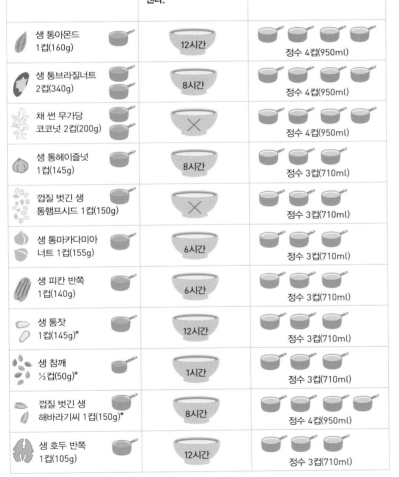

2단계 : 불리기 원하는 견과/씨앗을 아래 명시된 양으로 물에 넣는다. 견과/씨앗이 물에 완전히 잠겨야 한다.	**3단계 : 물에 불려 헹구기** 볼 위에 수건을 덮고 견과/씨앗을 물에 담근다. 불린 견과/씨앗의 물기를 빼서 흐르는 찬물로 헹궈낸다.	**4단계 : 혼합하기** 블렌더에 아래에 명시된 양의 정수와 씻은 견과/씨앗을 넣는다. 부드럽고 크리미해질 때까지 약 1분 동안 고속으로 혼합한다.
생 통아몬드 1컵(160g)	12시간	정수 4컵(950ml)
생 통브라질너트 2컵(340g)	8시간	정수 4컵(950ml)
채 썬 무가당 코코넛 2컵(200g)	✕	정수 4컵(950ml)
생 통헤이즐넛 1컵(145g)	8시간	정수 3컵(710ml)
껍질 벗긴 생 통햄프시드 1컵(150g)	✕	정수 3컵(710ml)
생 통마카다미아너트 1컵(155g)	6시간	정수 3컵(710ml)
생 피칸 반쪽 1컵(140g)	6시간	정수 3컵(710ml)
생 통잣 1컵(145g)*	12시간	정수 3컵(710ml)
생 참깨 ⅓컵(50g)*	1시간	정수 3컵(710ml)
껍질 벗긴 생 해바라기씨 1컵(150g)*	8시간	정수 4컵(950ml)
생 호두 반쪽 1컵(105g)	12시간	정수 3컵(710ml)

* 간식으로 자주 먹기에는 탄수화물이 너무 많지만, 가끔 밀크로 만들어 먹는다면, 케토제닉 다이어트에 곁들이기에 훌륭하다.

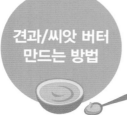

견과/씨앗 버터 만드는 방법

1단계 : 물 준비하기

따뜻한 정수 2컵(475ml)을 큰 볼에 붓는다. 소금 ½작은술을 넣어 녹을 때까지 젓는다.

잠깐만요! 코코넛(통이나 채 썬 것)은 물에 담글 필요가 없으니 곧바로 4단계로 건너뛴다.

필요한 물품

- 커다란 볼
- 유리 저장 용기
- 블렌더
- 곱게 간 회색 바닷소금이나 히말라야 암염

2단계 : 불리기	3단계 : 물에 불려 헹구기	4단계 : 볶기 (건조기)	4단계 : 볶기 (오븐)	5단계 : 혼합하기
원하는 견과/씨앗을 아래 명시된 양으로 물에 넣는다. 견과/씨앗이 물에 완전히 잠겨야 한다.	볼 위에 수건을 덮고 견과/씨앗을 물에 담근다. 불린 견과/씨앗의 물기를 빼서 흐르는 찬물로 헹구어 낸다.	건조기(65℃)나 오븐(135℃)의 온도를 설정한다. 견과/씨앗을 건조기 판이나 테두리 있는 구이판에 넓게 펼쳐 아래 시간 동안 건조한다.		볶은 견과/씨앗을 S자 날이 달린 푸드프로세서 또는 강력 블렌더로 옮겨 부드러워질 때까지 돌린다. 부드러움과 지방 함량을 높이고 싶다면 원하는 오일을 추가한다. 나는 MCT 오일을 가장 좋아한다.
		건조기	오븐	
생 통아몬드 1컵(160g)	12시간	12~24시간	20~30분, 10분마다 뒤적임, 향이 날 때까지	오일 2큰술
생 통브라질너트 2컵(340g)	8시간	18~24시간	30~40분, 10분마다 뒤적임, 향이 날 때까지	오일 ¼컵(60ml)
채 썬 무가당 코코넛 2컵(200g)	×		10~20분, 5분마다 뒤적임, 향이 날 때까지	오일 ¼컵(60ml)
통코코넛 과육 (600g)	×	12~24시간	20~30분, 5분마다 뒤적임, 향이 날 때까지	오일 ¾컵(180ml)
생 통헤이즐넛 1컵(145g)	8시간	12~24시간	20~30분, 10분마다 뒤적임, 향이 날 때까지	오일 2큰술
생 통마카다미아 너트 1컵(155g)	6시간	12~24시간	15~20분, 5분마다 뒤적임, 향이 날 때까지	오일 2큰술
생 피칸 반쪽 1컵(140g)	6시간	12~24시간	20~30분, 5분마다 뒤적임, 향이 날 때까지	오일 2큰술
생 참깨 ⅓컵(50g)*	1시간	8~12시간	10~15분, 5분마다 뒤적임, 향이 날 때까지	오일 1작은술
껍질 벗긴 생 해바라기씨 1컵(150g)*	8시간	8~12시간	15~20분, 10분마다 뒤적임, 향이 날 때까지	오일 2큰술
생 호두 반쪽 1컵(105g)	12시간	12~24시간	20~30분, 5분마다 뒤적임, 향이 날 때까지	오일 2큰술

*간식으로 자주 먹기에는 탄수화물이 너무 많으므로, 드레싱을 만들 때 넣으면 가장 좋다. 한 번에 한 큰술 정도만 넣으면 된다.

햄프시드로 훌륭한 씨앗 버터를 만들 수 있지만, 물에 불리거나 볶을 필요가 없다. 그냥 블렌더에 넣어라! 또한 위에 열거한 견과/씨앗을 블렌딩하기 직전에 햄프시드를 추가해도 된다.

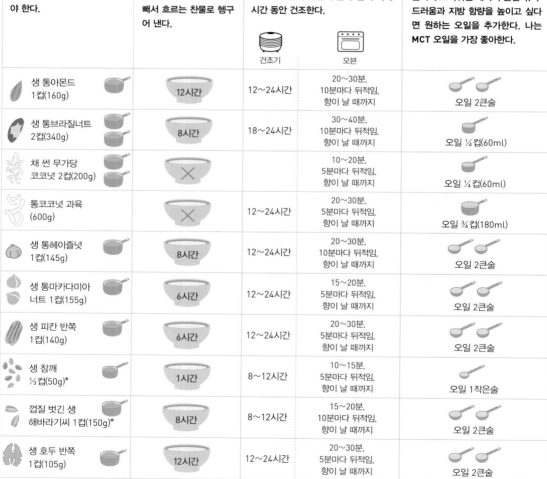

지방을 렌더링하는 방법과 이유

쇠고기 수지, 퓨어 라드, 리프 라드, 오리 지방, 이런 것들이 모두 렌더링한 지방이다. 렌더링한 지방은 고온 요리와 베이킹에 매우 적합하고, 버터를 대신할 수 있으며, 채소 구이에 잘 어울리고, 좋아하는 쿠키를 만들 때 넣으면 입이 떡 벌어질 정도로 풍미가 산다.

지방을 렌더링(rendering)한다는 것은 본질적으로 동물의 지방을 먹을 수 있는 상태로 만드는 일이다. 나는 이를 베이컨을 익히는 일과 비교하고 싶다. 베이컨은 단백질(분홍색 줄무늬)과 지방(흰색 줄무늬)으로 되어 있다. 베이컨을 익히면, 단백질은 그대로 있고, 지방의 일부는 파삭파삭하게 되며, 나머지 지방에서 베이컨 기름이 흘러나와 렌더링한 지방이 된다. 지방을 렌더링하는 것은 다양한 동물의 베이컨 같은 조각을 가열해서, 흘러나온 지방을 모으는 것을 의미한다. 이런 지방은 단백질이 꽤 많은 것에서 거의 없거나 아예 없는 것까지 다양하다.

팔레오 친화적인 소매점에서 렌더링한 지방을 구입할 수 있지만 직접 렌더링할 수도 있다. 당신은 아마도 "내가 직접 지방을 렌더링한다고요? 리앤, 당신 미쳤어요?"라고 생각할지 모른다. 이 일이 복잡해 보였기 때문에 나 역시 케토 식단을 먹은 지 1년 이상 지나고 나서야 지방을 직접 렌더링하는 일에 호기심을 갖게 되었다. 하지만 놀랍게도 준비할 게 별로 없다. 가장 어려운 일은 고품질의 지방을 찾는 것이다. 좋은 재료를 찾았다면, 일이 아주 쉬워진다.

잠깐만요! *렌더링한 동물 지방은 주로 포화지방이다. 포화지방에 대한 자세한 내용은 6장을 참조하라.*

렌더링한 동물 지방은 익힌 요리에 가장 적합하다. 샐러드처럼 차가운 음식에는 적당하지 않다.

비용 따져 보기

돈을 아낄 수 있다면 나는 뭐든 할 수 있다. 렌더링한 지방의 경우, 특히 지방 섭취를 늘리는 중이라면 비용 절감 효과가 크다.

가정에서 라드 360g을 렌더링하는 데 드는 비용은 2.61달러이다. 같은 양으로 이미 렌더링한 지방을 구매하려면 11.44달러 정도가 든다. 렌더링한 수지도 마찬가지다(360g 가격이 3.07달러이며, 같은 양의 구매 가격은 11.44달러이다).

지방을 직접 렌더링하여 거의 75%의 비용을 절약할 준비가 되었는가? 이렇게 말하면, 거부할 수 없을 것이다. 안 그런가?

지방을 어디에서 살까

지방을 렌더링할 때 유일하게 조금 어려운 점이 바로 이 문제이다. 렌더링할 지방의 재료는 대개 거주 지역에 따라 달라질 수 있다.

당신은 품질에 민감한 농부나 정육점, 혹은 버리는

지방을 그냥 주거나 적어도 싸게 판매하는 공급자를 찾고 싶을 것이다. 가장 좋은 방법은 인터넷에서 '목초 사육 정육점〔지역〕'을 검색하는 것이다. 검색 결과에 목초 제품을 파는 목장과 상점, 지역 협동조합의 이름이 뜰 것이다.

지방의 품질에 왜 관심을 가져야 할까? 살충제와 호르몬, 환경오염 물질과 같은 독소가 지방세포에 쌓여 건강에 영향을 줄 수 있기 때문이다. 동물성 지방을 많은 양 섭취하고 있다면 식품에 위험한 화합물이 들어 있지 않은지 확인하는 일이 중요하다.

구매한 식품이 자신에게 적합한지 확인하려면 공급자에게 다음과 같이 질문해 보라. 어느 질문이든 공급자가 "예" 또는 "모른다"라고 답한다면 최선의 선택이 아니라는 신호일 수 있다.

- **사료에 GMO 씨앗이 포함되었나요?**
- **가축에 항생제를 사용했나요?**
- **가축에 호르몬을 사용했나요?**

다음은 내가 렌더링을 위해 최고 품질의 지방을 구매하고자 할 때 사용하는 문구이다.

- **라드 : 목초지 사육(pasture-raised)**
- **쇠고기/양고기 지방 : 목초 사육(grass-fed, grass-finished)**
- **닭고기 또는 오리 지방 : 옥수수−프리, 콩−프리, 방목**

좋은 공급자를 찾았을 때 그가 지방을 어떻게 잘라 줄지 물어보면 단백질을 최대한 제거해 달라고 요청하라. 또한 지방을 작은 조각으로 잘라 줄 수 있다면 도움이 될 것이다.

렌더링한 지방을 채소나 고기구이, 또는 스튜나 수프, 볶음에 사용하라.

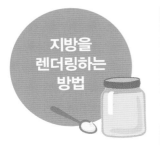

지방을 렌더링하는 방법

렌더링하는 방법은 건식과 습식 두 가지가 있다. 나는 렌더링 과정에서 지방에 물을 첨가하는 습식 렌더링 방식을 그리 좋아하지 않는다. 내가 발견한 바, 물을 첨가하면 최종 결과물의 풍미가 약하고, 자칫 잘못하면 지방이 더 빨리 산패할 수 있다. 다음에 설명한 방법은 건식이다.

지방을 렌더링할 때 집 안에 냄새가 진동할 수 있다. 그래서 나는 주로 냄새를 내뿜지 않는 압력솥을 이용한다.

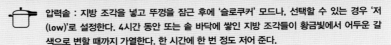

0.5~1kg의 지방을 선택한다

리프 라드(돼지 콩팥 둘레의 지방)
돼지 옆구리 위쪽 (순수)라드
쇠고기 지방(향이 가장 부드러운 콩팥 주위 기름이 바람직함)
양고기 콩팥 주위 지방
닭 껍질과 지방, 오리 지방

지방 자르기

단백질을 모두 제거한다.
지방을 ¼인치(6mm) 정도로 잘게 자른다.

렌더링하기

압력솥 : 지방 조각을 넣고 뚜껑을 잠근 후에 '슬로쿠커' 모드나, 선택할 수 있는 경우 '저(low)'로 설정한다. 4시간 동안 또는 솥 바닥에 쌓인 지방 조각들이 황금빛에서 어두운 갈색으로 변할 때까지 가열한다. 한 시간에 한 번 정도 저어 준다.

슬로쿠커 : 지방 조각을 넣고 ¼컵(60ml)의 물을 넣은 후에 뚜껑을 덮고 4시간 동안 또는 바닥에 쌓인 지방 조각이 황금빛에서 어두운 갈색으로 변할 때까지 가열한다. 한 시간에 한 번 정도 저어 준다.

팬 : 소스팬이나 프라이팬에 지방 조각을 올려 중약불로 바삭해질 때까지 1~2시간 가열한다. 자주 뒤집어 준다.

오븐 : 오븐을 120°C로 예열한다. 지방 조각을 유산지를 깐 테두리 있는 구이판에 올려 바삭해질 때까지 1~2시간 가열한다. 자주 뒤집어 준다.

걸러 내기

내열 용기 위에 체를 얹는다.

렌더링한 지방과 바삭해진 조각을 체 위에 붓는다.
그러면 조각은 체에 걸러지고 지방은 용기에 남는다.
지방을 조금 식히되, 굳히지는 마라. 렌더링한 지방을 유리 저장 용기로 옮긴다.

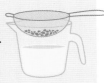

지방을 완전히 식힌 다음 뚜껑을 닫는다. 냉장실에서는 몇 주, 냉동실에서는 6개월 동안 보관할 수 있다.

내가 케토 여행을 처음 시작할 즈음에 리앤의 웹 사이트, HealthfulPursuit.com과 그녀의 저서, 특히 『팻연료(Fat Fueled)』를 만나게 된 것이 얼마나 축복인지 말로 다 표현할 수가 없다. 이러한 풍부한 정보 덕분에 가장 건강하고 균형 잡힌 방식으로 이 생활 방식을 시작했으며, 그 후로 건강은 언제나 내 삶의 중심이었다.

상당한 과체중이었던 나는 슈퍼 건강식과 운동 요법으로 약 25~30kg을 감량했다. 나는 비키니 피트니스 대회에 출전하기 시작했고, 생리가 멈췄으며, 식사 준비와 영양소 계산에 집착하게 되었다. 그 당시 나는 외식하거나 사람들과 어울리기가 두려웠으며 집밥을 먹지 못하면 스트레스를 받았다. 다량영양소 추적에서 완전히 해방된 것은 아니지만, 내가 지금 잘해 나가고 있다는 걸 안다. 나는 몇 시간 동안 빈속이라도 스트레스를 받지 않을 수 있고, 포만감과 만족감을 느끼며, 외식도 할 수 있고, 팻연료 음식을 쉽게 선택할 수 있다. 『팻연료』를 읽은 덕에 내가 스스로를 극단으로 몰아붙이지 않고, 필요할 때 탄수화물을 보충하고, 배고플 때 음식을 먹으며, 과도하게 단식하지 않게 되어 너무나 기쁘다.

리앤에게 정말 감사한다. 철저하고, 신중하며, 따뜻하게 우리에게 그 많은 지식을 전달하는 일이 얼마나 힘든지 상상도 할 수 없다. 나는 운전과 요리, 저녁 식사를 하면서 TV 시청 대신에 그녀의 오디오북과 팟캐스트를 듣는 것을 좋아한다. 그럼으로써 내가 먹는 음식을 다시 한 번 생각하고 감사하게 된다.

조, 빅토리아

리앤의 프로그램은 정말로 내 인생을 180도 바꿔 놓았다. 리앤을 알기 전에 나는 일반적인 건강 불균형으로 2년간 고생했다. 브레인 포그가 있었고, 집중하기가 힘들었으며, 살이 쪄서 빠지지 않았고, 항상 피곤했다. 병원에서 ADD(주의력결핍장애)로 진단을 받고 치료를 받기 시작했다.

약물 치료에도 불구하고 2년 동안 차도를 보지 못하고 있을 때 리앤의 유튜브 채널과 온라인 프로그램인 '팻연료'와 '케토 비기닝'을 발견했다. 나는 '케토 비기닝'을 시작해서 몸 상태가 나아지기 시작했지만, 여전히 뭔가 부족했다. 그때 '팻연료' 프로그램에 등록했고 마침내 내 안의 의사를 발견했다.

나는 하시모토 갑상샘염으로 진단받았는데, 이것이 희소식은 아니었지만 리앤의 프로그램과 정보 덕분에 병의 치료를 돕는 방법을 정확히 알고 있었다. 나는 병을 이겨 낼 수 있다고 믿었다.

'팻연료' 프로그램을 시작한 지 한 달이 지난 지금, 나는 아주 오랜만에 좋은 몸 상태를 느낀다. 리앤에게 무한한 감사를 보낸다.

애슐리, 애리조나

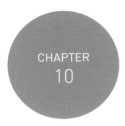

CHAPTER 10

케토 요리하기 : 팁과 요령, 전략

내가 요리를 즐기지 않는다고 말하면 아무도 믿지 않는다.

물론 나는 요리와 식사 준비에 관한 사업체를 성공적으로 운영하고 있지만,

그것이 특히 여름에, 주말에, 장시간 근무 후에, 내 생일에, 무언가를 하기 두려울 때, 다른 계획이 있을 때,

부엌에서 많은 시간을 보내는 걸 좋아한다는 의미는 아니다. 당신도 알 것이다.

기본적으로 나는 다른 사람들이 밖에서 즐기는 동안 부엌에서 시간을 낭비하지 않는다.

이 책에 수록된 조리법을 한두 가지 시도해 보면, 내가 절차나 원칙을 무시하고, 규칙을 따르지 않으며,

최대한 간단하게 요리해서 빨리 먹을 수 있는 요리법을 선호한다는 걸 알게 될 것이다.

이번 장에서는 여러분이 똑같이 따라 할 수 있도록 내가 사용하는 최고의 팁과 요령을 알려 준다.

일품요리

요리법을 따르거나 장 보는 일이 지겨워지고 아이디어도 바닥난 상태라면, 내가 좋은 방법을 알려 주겠다. 나는 이를 일품요리 비법이라고 부르며 매일 사용한다. 내 인스타그램(@healthfulpursuit)을 팔로우하면, 무슨 말인지 정확히 알 것이다.

이 전략은 간단하다 : 그릇/냄비/프라이팬에 모든 재료를 넣고, 10~15분 정도 기다린 후에 먹는 것이다. 기초를 배울 준비가 되었는가? 시작해 보자.

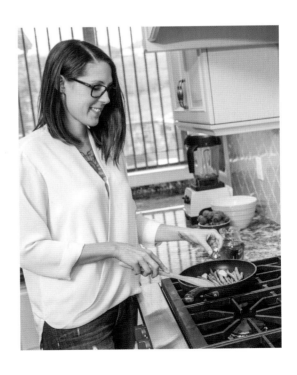

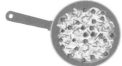 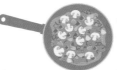 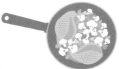

차가운 음식 - 그릇	남은 음식 - 팬	따뜻한 음식 - 그릇	간 육류 - 팬	구이 - 팬
먹고 남은 육류	먹고 남은 육류	익히지 않았거나 익힌 모든 종류의 육류	생고기 간 것 (냉동고기는 해동된 것)	닭 허벅지살, 닭 날개, 생선 살, 돼지고기 안심
+	+	+	+	+
신선하거나 먹고 남은 익힌 녹색 채소, 또는 저탄수화물 채소	신선하거나 냉동한 저탄수화물 채소	신선하거나 냉동한 저탄수화물 채소	신선하거나 냉동한 저탄수화물 채소	브로콜리, 콜리플라워, 당근, 무, 호박과 같이 구이에 적합한 야채
+	+	+	+	+
올리브 오일, 아보카도 오일, 견과 오일, 씨앗 오일, 견과류나 씨앗	라드, 수지, 코코넛 오일, 팜유, 아보카도 오일과 같은 열에 안정적인 지방	라드, 수지, 코코넛 오일, 팜유, 아보카도 오일과 같은 열에 안정적인 지방	라드, 수지, 코코넛 오일, 팜유, 아보카도 오일과 같은 열에 안정적인 지방	라드, 수지, 코코넛 오일, 팜유, 아보카도 오일과 같은 열에 안정적인 지방(녹인 것)
+	+	+	+	+
식초나 마요네즈, 레몬즙, 좋아하는 허브/향신료	좋아하는 허브/향신료	사골국이나 코코넛 밀크 (카레 요리에 아주 좋다), 좋아하는 허브/향신료	좋아하는 허브/향신료, 식초 또는 레몬즙	좋아하는 허브/향신료
모든 재료를 그릇에 담는다. 잘 섞이도록 뒤적여서 먹는다.	볶음팬이나 프라이팬에 모든 재료를 넣어 섞는다. 뚜껑을 덮고 중불로 10분 동안 데운다.	냄비에 모든 재료를 넣는다. 뚜껑을 덮고 중불로 끓인다. 불을 줄이고 10분 또는 생고기가 완전히 익을 때까지 뭉근히 가열한다.	냄비나 프라이팬에 간 고기가 연분홍빛이 돌 때까지 중불로 가열한다. 채소, 지방, 향신료를 넣고 고기가 다 익을 때까지 10분 더 익힌다.	오븐을 205℃로 예열한다. 채소에 녹은 지방을 넣어 뒤적이고 고기에 향신료를 골고루 묻힌다. 야채와 고기를 무쇠 프라이팬에 담아 오븐에서 고기가 완전히 익을 때까지 25~30분 동안 굽는다.
좋은 예	**좋은 예**	**좋은 예**	**좋은 예**	**좋은 예**
식은 치킨 구이, 혼합 녹색 채소, 구운 브로콜리 남은 것, 구운 호두, 마요네즈, 레몬즙	다진 버거 패티, 얇게 썬 양배추, 라드, 소금과 후추	먹고 남은 오리 가슴살, 호박 야채 국수(21장), 다진 파, 오리 지방, 닭 뼈 육수	간 칠면조 고기, 크레미니 버섯, 셀러리, 당근, 코코넛 오일, 간 타임, 로즈마리, 세이지	소금과 후춧가루를 골고루 묻힌 닭 허벅지살, 수지를 넣어 뒤적인 당근과 콜리플라워 꽃 부분
사워크라우트나 피클을 넣어라! 남은 야채가 있는가? 그것도 넣어라.	가열한 음식 밑에 차가운 채소를 깔면 신선함을 가미할 수 있다. 좋아하는 저탄수화물 채소를 잘게 잘라서(오이가 좋다) 올리브 오일과 식초를 넣어 뒤적인다. 익힌 혼합물을 위에 얹는다.	뭐든 좋다! 자신이 좋아하는 샐러드나 음식이 있다면, 그 재료들을 냄비에 넣어 음식에 생명을 불어 넣어라.	간 쇠고기와 홀스래디시는 멋진 조합이다.	구운 팬 요리는 아보카도 오일 마요네즈 (수제 또는 기성품)를 곁들이면 맛있다.

 단백질   채소   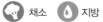 지방   첨가물

기술과 손쉬운 방법

나는 마스터 셰프가 아니다. 나는 찬장을 주방 용품으로 채우지 않으며, 시간을 절약하려고 요리 과정을 줄이고, 너무 비싼 재료는 생략한다. 그리고 요리에 30분(최대!) 이상 소비하는 걸 싫어한다.

이런 요구 사항을 모두 충족시키기 위해 몇 가지 요령을 개발했다. 이 중에는 분명히 당신도 이미 알고 있는 것이 있겠지만, 당신이 깜짝 놀랄 만한 새로운 것도 있기를 바란다.

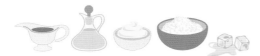

목표 : 요리의 효율성 높이기
행동 : 케토 음식을 빠르고 쉽게 준비하기 위해 항상 냉장고 또는 찬장에 아래의 식품을 구비하라.

- 마요네즈(13장)
- 향신 기름(13장)
- 최고의 케첩(13장)
- 콜리플라워 라이스(21장)
- 잘게 썬 저탄수화물 채소(익힐 채소와 생으로 먹을 채소를 따로 보관한다. 나는 잘게 썬 샐러드용 채소를 가득 담은 용기와 잘게 썬 볶음용 채소를 가득 담은 용기, 이렇게 두 개가 있다.)
- 사골국(9장)

목표 : 요리에 단백질 추가하기
행동 : 콜라겐이나 젤라틴을 넣어 휘젓는다. 딜걀 1~3개, 또는 닭고기를 넣는다.

콜라겐

목표 : 음식 빨리 데우기
행동 : 전자레인지가 건강에 유익한지 위험한지는 밝혀졌다. 하지만 전자레인지로 음식을 데우느냐, 가열할 시간이 없어 먹지 않느냐 중에서 하나를 선택해야 한다면, 나는 전자레인지를 선택할 것이다.

강력 블렌더가 있다면 액상 음식은 블렌더로 가열할 수 있다. 초고속으로 약 2분간 돌려라.

목표 : 비싼 실리콘 몰드 없이 팻폭탄 만들기
행동 : 식혀서 굳혀야 하는 팻폭탄은 무엇이든 실리콘 또는 유산지를 깐 테두리 있는 구이판 위에 부으면 된다. 굳힌 후에 먹기 좋은 크기로 자른다. 또는 실리콘 찜받침이나 실리콘 얼음 틀, 실리콘 머핀 몰드를 사용할 수 있다.

목표 : 콜리플라워 쌀 만들기
행동 : 콜리플라워 머리의 꽃 부분을 잘라낸다. 꽃들을 치즈 강판이나 푸드프로세서의 강판 기능으로 간다. 냉장실이나 냉동실에 보관한다.

목표 : 고기 온도계 생략하기
행동 : 스테이크의 경우 손바닥 테스트를 사용하라(엄지＋검지＝레어, 엄지＋중지＝미디엄, 엄지＋약지＝웰던). 각 손가락을 붙인 후 손바닥을 눌러 봤을 때 느낌이 고기의 굽기 정도와 유사하다. 닭고기의 경우, 칼로 가장 두꺼운 조각을 찔러 보라. 덜 익었을 경우 칼에 분홍빛 즙이 묻어 있고, 다 익었다면 칼에 약간의 습기만 묻어 있다. 칼

이 매우 건조하다면, 너무 익은 것이다. 이럴 땐 지방을 조금 넣으면 된다.

목표 : 양파 썰다 울지 않기

행동 : 양파를 썰 때 입안에 숟가락을 문 채 입을 살짝 벌리거나, 물그릇에 양파를 넣은 상태에서 썬다.

목표 : 식초 대체품 찾기

행동 : 저온살균하지 않은 사워크라우트즙이 효과적이다.

목표 : 삶은 달걀 껍질 쉽게 벗기기

행동 : 물을 끓이기 전에 식초를 넣는다.

목표 : 저렴한 밀폐 용기 찾기
행동 : 유리 저장 용기를 사용하라.

목표 : 오래된 음식 버리지 않기
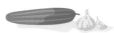
행동 :
마늘 : 한 쪽씩 껍질을 벗겨 얼린 다음, 요리할 때 냉동실에서 꺼내 바로 다진다.
생강과 강황 : 구입해서 냉동한 후, 요리할 때 냉동실에서 꺼내 바로 간다.
오이 : 얇게 썰어 얼린다. 냉동실에서 꺼내 바로 물병에 넣으면 물에서 오이향이 난다.

목표 : 음식 준비 시간을 절약한다.

행동 : 모든 재료를 가위로 자르라. 고기를 자를 때 특히 편리하다.

목표 : 견과와 씨앗 빨리 굽기
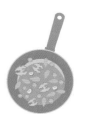
행동 : 견과나 씨앗을 프라이팬에 넣어 중불로 가열하면서, 연한 황금빛이 돌 때까지 자주 뒤집어 준다.

목표 : 아이스티 빨리 만들기

행동 : 뜨거운 물을 평상시의 절반 정도만 사용하라. 티를 큰 내열 용기에서 정해진 시간 동안 우린다. 부족한 물의 125%에 해당하는 얼음을 넣는다. 예를 들어, 1컵(240ml)의 물이 더 필요하면 1¼컵(175g)의 얼음을 넣는다. 아이스 오메가 티(410쪽)와 같이, 좋아하는 레시피에서 얼음을 녹여서 사용하면 된다.

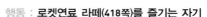

목표 : 단숨에 로켓연료 라떼 만들기

행동 : 로켓연료 라떼(418쪽)를 즐기는 자기만의 방법을 발견했다면, 모든 재료를 혼합하되, 커피나 차는 작은 유리병이나 실리콘 몰드에 붓는다. 유리병의 경우, 냉장한 후 먹기 직전에 국자 같은 것으로 뜬다. 몰드의 경우, 얼음처럼 튀어 나올 수 있도록 얼린다. 음료를 만들 준비가 되면 미리 혼합된 재료와 커피/차를 블렌더에 넣고 혼합한다.

CHAPTER 11

레시피 이용하기

케토에 익숙하지 않은 사람이라면 이 책의 요리법에서 생소한 재료를 발견할 수 있을 것이다.
하지만 걱정하지 마라. 머나먼 이국땅에서 생산된 것처럼 보이지만,
장담하건대 이러한 재료들을 어렵지 않게 구매할 수 있을 것이다. 특히 곧 나올 내용을 읽은 후에는
더욱 그럴 것이다. 이번 장에서는 요리법에 사용된 도구와 재료를 안내한다. 자, 가 보자!

주방 기구와 도구

내가 사용했던 최초의 조리 도구는 부모님이 18년 전에 결혼 선물로 받은 6개 냄비와 프라이팬 세트로, 납을 법랑으로 코팅한 제품이었다.

재미있게도, 아직도 내 부엌에 있는 조리 도구의 수는 동일하다. 나는 거의 모든 면에서 미니멀리스트이다(공예품에 푹 빠져 있어 공예품 재료는 예외이다). 하지만 나는 도움이 되는 도구 몇 개로 자연식품을 위주로 한 케토제닉 라이프가 훨씬 편해진다는 걸 발견했다. 하지만 이러한 도구가 꼭 필요한 건 아니다. 접시 하나와 레인지, 냉장고만 있다면 그걸로 충분하다. 사실, 나는 거의 매일 저녁 도마(때로는 도마 없이 싱크대 위에다 놓고 쓴다. 남편이 좋아하는 방식이다), 칼, 무쇠 팬만 사용한다. 따라서 여러분은 주방 도구에 열을 올리지 않아도 된다. 나도 분명 그러지

않으니까 말이다.

다음에 소개하는 도구들은 건강한 케토제닉 라이프를 조금 더 쉽게 만드는, 내가 아주 좋아하는 주방 기구들이다. 하지만 이러한 기구 없이도 요리할 수 있는 방법과 전략을 수록해서 돈과 공간을 절약할 수 있게 했다.

회전 채칼 ★   ★ 강력 추천

과일, 당근에서 순무, 야채에 이르기까지 뭐든지 국수로 만든다.

비용 :	대체 기구 :
$$$$	야채 필러

다른 선택
키친에이드(KitchenAid) 스탠드 믹서의 회전 채칼 부착 장치
: 기계에 재료를 넣고 믹서를 켜고 나간다.

비용 :	시간 :	버리는 부분 :	국수 크기/모양 :
$$$$	매우 빠름	최소	다양

국수기(Inspiralizer) : 기계에 재료를 넣고 기억자 손잡이를 돌린다.

비용 :	시간 :	버리는 부분 :	국수 크기/모양 :
$$ $$	빠름	최소	다양

줄리앙 필러(Julienne peeler) : 필러와 비슷하지만 칼날에 거친 표면이 거의 없다. 재료를 긁으면 국수 모양이 만들어진다.

비용 :	시간 :	버리는 부분 :	국수 크기/모양 :
$ $$$	느림	중간	가늘고 짧은 국수만 가능

야채 필러 : 채소를 잡고 벗기면 된다.

비용 :	시간 :	버리는 부분 :	국수 크기/모양 :
$ $$$	매우 느림	중간	납작하고 넓은 국수만 가능

나를 비롯한 모든 사람들을 속 터지게 하므로 언급하지 않은 기구: 완전 수동 회전 채칼과 하향식 회전 채칼

최고의 국수로 변신하는 저탄수화물 야채와 과일이 무엇인지 궁금한가? 또는 식사에 국수를 어떻게 이용하는지 알고 싶은가? 9장으로 돌아가라.

너트 밀크 백

견과/씨앗 밀크를 만들기 위한 도구

비용 :	대체 기구 :
$ $$$	속이 비치는 사각 면보 또는 사용하지 않은 나일론 스타킹(발가락 부분이 두껍지 않은 것)

실리콘 몰드와 얼음 틀

사골국을 만들어 얼음 틀에 얼리면 손쉽게 사용할 수 있다. 또는 재미있는 하트나 별, 꽃 모양의 실리콘 몰드로 팻폭탄을 만들어라.

비용 :	대체 기구 :
$ $$$	실리콘 몰드에 넣고 굳히거나 얼리는 대신에 유산지나 실리콘 매트를 깐 테두리 있는 구이판에 붓는다.

무쇠 팬 ★

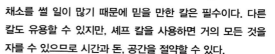

무쇠 팬은 내가 요리할 때 노상 사용하는 도구이다. 요리하거나 가열하거나 바삭하게 굽고 싶다면 무쇠 팬이 답이다. 오븐에 바로 넣을 수도 있다.

비용 :	대체 기구 :
$ $$$	아무 팬이나 사용해도 된다. 다만 굽기 성능과 기능이 같지는 않을 것이다.

오래된 무쇠는 더 매끄럽고 보통 길이 잘 들어 있다. 중고품 가게나 벼룩시장에서 중고를 찾아보라. 새 무쇠 팬은 모든 주방기구 가게에서 팔 것이다.

팬을 길들인 상태로 오래 사용하려면 세제 대신 소금이나 극세사 천으로 세척하라. 어떤 사람들은 무쇠 팬이 길이 잘든 후에는 세제로 닦아도 문제가 없다고 말한다.

좋은 셰프 칼 ★

채소를 썰 일이 많기 때문에 믿을 만한 칼은 필수이다. 다른 칼도 유용할 수 있지만, 셰프 칼을 사용하면 거의 모든 것을 자를 수 있으므로 시간과 돈, 공간을 절약할 수 있다.

비용 :	대체 기구 :
$$ $$	무슨 칼이든 괜찮지만, 무딘 칼은 손을 베는 재앙을 맞을 수도 있다(무딘 칼을 사용하다 엄지손가락 끝을 벤 사람에게 들은 이야기다).

휴대용 전기 우유 거품기

어디에서든 거품이 풍성한 로켓연료 라떼를 만들기 위해

비용 :	대체 기구 :
$ $$$	열에 안전한 셰이크 병이나 여행용 밀폐 머그

잠깐만요! 우유 거품기는 아마도 여행할 때만 사용할 것이다. 여행 중에 로켓연료 라떼를 만드는 방법은 4장을 참조하라.

핸드 블렌더

**수제 마요네즈를 완벽히 만들기 위해.
부드러운 로켓연료 라떼에도 훌륭하다.**

비용 :	대체 기구 :
$$$ $	거품기, 강력 블렌더나 푸드프로세서

강력 블렌더 ★

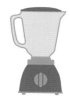

샐러드드레싱, 파테, 부드러운 로켓연료 라떼를 만들기 위해. 일반 블렌더보다 깔끔하게 쓸 수 있고 용량도 크다.

비용 :	대체 기구 :
$$$$	거품기, 핸드 블렌더, 일반 믹서기, 푸드프로세서

로켓연료 라떼에 견과나 씨앗을 추가할 때 강력 블렌더를 사용하면 혼합물이 아주 부드러워진다.

푸드프로세서

견과류 버터를 매우 부드럽게 만들고, 콜리플라워를 쉽게 간다. 펄스(작동과 멈춤 반복-옮긴이) 기능을 이용해 물에 담갔거나/구운 견과류와 씨앗을 밀가루에 섞는다.

비용 :	대체 기구 :
$$$$	강력 블렌더나 수동 강판

푸드프로세서가 있다면 만돌린(만능 커터)이 필요 없다. 많은 경우 푸드프로세서에 만돌린 기능이 있는 부속물들이 따라온다.
강력 블렌더가 있는 경우, 푸드프로세서가 필요하지 않을 수 있다. 콜리플라워 라이스를 만들기 위해 콜리플라워를 많이 갈아야 할 때가 유일하게 가장 아쉽지만, 수동 강판으로 대신할 수 있다.

멀티 쿠커 ⭐

볶기, 압력 조리, 슬로쿠킹을 모두 할 수 있고, 20분 안에 식사를 준비할 수 있다. 지방을 렌더링하기도 아주 쉽다. 때로는 압력솥이라고도 부른다. 기능이 다양한 것을 찾아라.

비용 :	대체 기구 :
$$$$	슬로쿠커로 대신한다(또는 그냥 가스/전기 레인지로 요리).

식재료

이 책의 요리법에서 사용한 재료의 상표가 궁금하거나 익숙하지 않은 재료를 이용하는 요령을 알고 싶다면 다음의 내용이 도움이 될 것이다.

아몬드 버터 : 나는 아몬드 버터를 소스나 드레싱, 딥의 베이스로 즐겨 사용한다. 또한 껍질 바삭 샌드위치 식빵(21장)과 같은 베이킹 요리에서 밀가루 대신 사용하기에 훌륭하다. 내가 좋아하는 상표는 아티사나(Artisana), 바니버터(Barney Butter), 저스틴스

(Justin's), 커크랜드(Kirkland)이다. 특별히 부드러운 아몬드 버터가 필요한 경우에 나는 항상 바니버터의 베어스무스(Bare Smooth)를 사용한다.

아몬드 가루 : 표백해서 잘게 간 것. 내가 좋아하는 브랜드는 바니버터, 밥스레드 밀과 JK 고메(JK Gourmet)이다.

사과 식초 : 저온살균하지 않고 여과되지 않은 생 식초를 구입하라. 나는 브래그 제품을 좋아한다.

아보카도 : 껍질과 씨가 있는 큰 하스 아보카도의 무게는 약 225g이다. 껍질과 씨를 제거한 아보카도 하나의 과육은 170g 정도다.

아보카도 오일 : 향을 거의 추가하지 않고 고열로 조리하는 데 가장 적합하다. 내가 좋아하는 오일은 프라이멀 키친(Primal Kitchen)의 제품이다. 정제되지 않은 아보카도 오일을 구입할 수는 있지만 맛과 향이 좋지 않아서 나는 사용하지 않는다.

베이컨 : 무가공, 무가당 베이컨이 최고다! 이러한 제품은 모든 건강식품점에서 구입할 수 있다. 무가공, 무가당 베이컨을 찾을 수 없다면 설탕/탄수화물이 최소로 함유된 호르몬-프리 베이컨을 찾으라.

베이컨 기름 : 베이컨을 요리한 후 남은 지방을 내열 용기에 부어 상온에 며칠 동안 둘 수 있다.

쇠고기 : 목초를 먹은 쇠고기를 구입하라. 나는 고품

질 동물성 단백질을 주로 부처박스(ButcherBox)에서 구매한다(고기 품질에 대한 자세한 내용은 6장을 참조하라). 이 책의 조리법에서는 지방 함량 25%인 간 쇠고기를 사용했다. 조리법에 명시된 영양 성분을 그대로 따르고 싶다면 정육점 주인에게 지방이 정확히 25%인 쇠고기를 달라고 요청하면 된다. 아니면 성분표에서 지방 함유량을 찾아라.

사골국 : 집에서 만드는 사골국이 최고다(9장 참조). 하지만 직접 만들 시간이 없다면, 케틀 & 파이어(Kettle & Fire), 오소부에노(Osso Bueno), 퍼시픽내추럴푸드(Pacific Natural Foods)를 추천하고 싶다. 나는 이 책의 모든 레시피에 무염 사골국을 사용했다.

카카오 버터 : 초콜릿에 들어가는 지방으로, 팻폭탄 만들기에 딱이다. 내가 좋아하는 상표는 디바인오가닉스(Divine Organics), 어스서클오가닉스(Earth Circle Organics), 기디요오, 헬스워크스(Healthworks), 선푸드(Sunfood), 와일드푸드(Wild Foods Co)이다.

카카오닙스 : 말렸거나 발효했거나 볶았거나, 혹은 이 세 가지가 혼합된 카카오콩 조각. 질감은 커피 원두의 질감과 비슷하며 초콜릿 향이 매우 강하다. 나는 코코넛 휘핑크림에 카카오닙스를 뿌려 먹는 걸 좋아한다. 내가 좋아하는 상표는 어스서클오가닉스, 헬스워크스, 와일드푸드이다.

카카오 파우더 : 향이 훨씬 강한 생코코아 파우더. 대부분의 식료품점에서 구매할 수 있다. 내가 좋아하는 상표는 어스서클오가닉스, 기디요오, 헬스워크스, 스라이브마켓(Thrive Market), 와일드푸드이다.

해물 통조림(멸치, 정어리, 굴, 연어) : 해물 통조림에서 주의해야 할 사항은 첨가된 기름이다. 해바라기씨유나 홍화유처럼 가공이 많이 된 기름이 아닌 엑스트라-버진 또는 버진 올리브 오일을 넣은 해물 통조림을 선택하라. 크라운프린스(Crown Prince), 세이프캐치(Safe Catch), 시페어퍼시픽(Sea Fare Pacific), 와일드플래닛(Wild Planet)이 좋다.

카놀라유 : 유기농, 냉압착, 비정제 카놀라유를 섭취하는 것이 안전한 이유를 자세히 알고 싶다면 7장을 참조하라. 내가 좋아하는 상표는 메종오르페(Maison Orphée)이다.

콜리플라워 : 이 책의 모든 레시피에서 콜리플라워의 큰 머리 부분은 약 780g으로 간주한다. 콜리플라워의 꽃 부분을 분리하는 경우 그 무게와 양을 모두 명시했다. 이 책의 레시피 중 일부는 쌀처럼 잘려진 꽃 부분이 필요하다. 많은 상점에서 냉동된 콜리플라워 쌀 봉지를 판매한다(미국의 경우). 아니면 집에서 직접 만들 수도 있다(10장 참조).

통으로 간 치아씨 : 오메가-3 지방산이 풍부한 검은색 또는 흰색 씨앗. 치아씨를 조리할 때 177˚C 이상의 온도에 노출시키지 마라. 씨앗을 사서 블렌더나 푸드프로세서 또는 향신료/커피 분쇄기로 갈면 된다. 아니면 베이킹용 가루를 살 수 있다. 통치아씨는 치아 푸딩을 만들기에 좋다. 내가 좋아하는 통치아씨는 밥스레드밀과 나비타스내추럴(Navitas Naturals) 제품이다.

닭 껍질 기름(슈몰츠) : 내가 좋아하는 것은 팻워크스

(Fatworks) 제품이다. 가정에서 닭고기 지방을 렌더링하려면 9장을 참조하라.

초콜릿 바/초콜릿 칩/베이킹 초콜릿 :
베이킹을 하려면 무가당 초콜릿에 스테비아나 에리스리톨을 섞어 사용하라. 내가 좋아하는 상표는 기라델리(Ghirardelli), 릴리스스위트의 베이킹 칩과 베이킹 바이다.

코코넛 아미노스 : 맛있는 간장 대체품이다. 내가 좋아하는 상표는 코코넛시크릿(Coconut Secret)이다.

코코넛 버터 : 땅콩으로 땅콩버터를 만들듯이 코코넛으로 코코넛 버터를 만든다. 많은 식료품점의 에스닉 푸드(제3세계 식품)나 자연식품 코너에서 찾을 수 있다. 내가 좋아하는 상표는 아티사나이다.

코코넛 크림 : '코코넛 크림'이라고 표시된 캔을 구입하라. 캔을 찾지 못했다면, 전지 코코넛 밀크 캔을 구입하여 최소 24시간 동안 냉장고에 넣어 두라. 그런 다음 캔을 거꾸로 뒤집어 반쯤 열어서 액체를 따라 낸다. 요리법에 따라 코코넛 크림을 사용하라. 내가 좋아하는 상표는 아로이디(Aroy-D)이다.

코코넛 가루 : 건조해서 곱게 분쇄한 코코넛. 내가 좋아하는 상표는 밥스레드밀과 렛츠두오가닉(Let's Do Organic)이다.

코코넛 밀크, 전지방과 저지방 : 전지방이 최고다. 그러나 밀크의 용도가 다양하므로 때로는 견과 없는 그래놀라(264쪽)를 만들 때처럼 저지방 밀크가 필요할 수 있다. 이 두 가지 제품은 식료품 가게의 비유제품 밀크나 에스닉 푸드, 자연식품 코너에서 캔 또는 테트라 팩 상자로 구입할 수 있다. 전지방의 경우, 내가 좋아하는 상표는 아로이디, 네이티브포레스트(Native Forest), 리얼타이(Real Thai), 저지방은 아로이디이다.

코코넛 오일 : 올리브로 올리브 오일을 만드는 방식대로 코코넛으로 코코넛 오일을 만든다. 코코넛 과육을 압착해서 만든다. 유기농 코코넛을 냉압착해서 정제하지 않은 오일을 선택하라. 내가 좋아하는 상표는 나우푸드, 누티바(Nutiva), 스라이브마켓이다. 일부 요리법에서는 버터향 코코넛 오일이 필요하다. 이 코코넛 오일은 완전히 천연이고, 식물성이며, 케토 친화적인 식물과 추출물을 우려내 버터와 비슷한 맛을 낸 것이다. 버터향 제품으로 내가 좋아하는 상표는 엘린데일오가닉스(Ellyndale Organics)이다. 화학 분사제와 기타 유해 성분이 없는 코코넛 오일 스프레이의 경우 초우즌푸드 상표를 선호한다.

코코넛, 채 썬 것 : 항상 무가당 제품을 선택하라. 나는 더 유용한 길게 채 썬 것을 좋아한다. 더 잘게 채 썬 것이 필요하다면 향신료/커피 분쇄기나 블렌더, 푸드프로세서로 코코넛을 갈면 된다. 내가 좋아하는 상표는 밥스레드밀과 스라이브마켓이다.

콜라겐 펩타이드 : 체내에 가장 풍부한 단백질이며 매일 먹을 수 있는 우수한 품질의 천연 보충제이다. 뜨겁거나 차가운 액체에 완전히 용해되는 백색 분말이다. 내가 가장 좋아하는 상표는 바이탈프로틴스이다.

오이 : 나는 영국 오이를 사용한다. 무게가 약 430g인 큰 것을 사용하라.

오리 지방 : 오리 지방은 대부분의 건강식품 매장에서 볼 수 있다. 내가 좋아하는 것은 에픽의 제품이다. 집에서 오리 지방을 렌더링하려면 9장을 참조하라.

달걀 : 일부 요리법에서 사용하는 날달걀은 살모넬라균에 감염될 위험이 있다. 그런 요리를 즐기거나, 임신 중이거나, 아이들이 먹을 음식이라면 특별히 주의해야 한다. 그 요리법을 건너뛰거나 날달걀을 생략하라. 나는 지역에서 옥수수나 콩을 먹지 않은 방목 닭의 달걀을 구매하는데, 이 달걀은 날로 먹어도 문제가 없었다.

에리스리톨 : 설탕 맛과 똑같은 당알코올이다. 내가 좋아하는 에리스리톨은 스워브(Swerve) 제품이다. 나는 정제된 형태를 사용하는데, 부드러워서 팻폭탄을 만드는 데 아주 좋고 제과류에 다양하게 사용할 수 있다(감미료에 대한 자세한 내용은 6장 참조). 그러나 옥수수 알레르기가 있거나 포드맵(FODMAP)에 민감한 사람은 스테비아를 사용하면 좋다.

발효식품(김치, 사워크라우트, 케피어 등) : 집에서 직접 만든 발효식품이 좋긴 하지만, 대개 만들 시간이 없다. 내가 좋아하는 피클과 사워크라우트 상표는 버비스다. 김치는 와일드브린(Wildbrine), 워터 케피어는 케비타를 선호한다. 집에서 채소를 발효시키고 싶다면, 바디에콜로지와 콜드웰바이오퍼먼테이션의 발효 스타터가 좋다는 소문이 있다.

아마씨, 통이나 간 것 : 오메가-3 지방산이 많은 갈색이나 황금색을 선택하라. 베이킹의 경우, 177℃를 넘지 마라. 아마씨는 통씨를 구매해서 푸드프로세서나 향신료/커피 분쇄기로 갈면 된다. 아니면 간 아마씨를 구입할 수 있다. 나는 아마씨를 통으로 사용하는 경우는 거의 없지만, 간 아마씨는 산화될 위험이 있기 때문에 통씨를 구입해 직접 간다. 내가 좋아하는 상표는 밥스레드밀과 나우푸드이다.

젤라틴, 무향 : 콜라겐과 유사하지만 장 건강에 훨씬 유익하다. 이 흰색 분말에 뜨거운 액체를 첨가할 수 있다. 찬 액체 상태를 원할지라도 액체가 뜨거울 때 첨가해야 한다[예 : 아이스티 레모네이드 젤리(400쪽)]. 내가 좋아하는 상표는 바이탈프로틴스이다.

기(Ghee) : 유고형분이 제거된 맑은 버터이다. 기는 자연적으로 유청이 없기 때문에 카세인과 유당도 없어야 하지만, 처리 방법에 따라 대부분의 기에는 카세인과 유당이 들어 있다. 유제품에 민감하거나 히스타민에 반응하는 경우에는 피하는 게 좋다. 내가 좋아하는 알레르기 친화적인 기 상표는 포스&하트와 틴스타푸드이다.

햄프시드, 껍질 벗긴 것 : 대마씨로도 알려져 있으며, 내가 좋아하는 저탄수화물, 식물성 단백질이다. 좋아하는 상표는 대부분의 식료품점에서 찾을 수 있는 매니토바하비스트(Manitoba Harvest)이다.

양고기 : 목초지에서 자란 양고기를 선택하라(품질에 대한 내용은 6장 참조).

라드 : 렌더링한 돼지 지방이다. 라드는 건강식품 매장에서 흔히 구입할 수 있다. 내가 좋아하는 상표는 에픽이다. 집에서도 라드를 만들 수 있다(9장 참조).

레몬즙 : 나는 갓 짜낸 레몬즙을 좋아하지만, 원한다면 상점에서 구입할 수 있다. 레몬즙이 없을 경우 동량의 사과 식초로 대신하면 좋다.

마요네즈 : 집에서 마요네즈(13장)를 만들거나 건강한 지방이 풍부한 아보카도 오일 마요네즈를 구입할 수 있다. 식물성 오일로 만든 마요네즈는 피하라. 내가 가장 좋아하는 아보카도 오일 마요네즈는 프라이멀키친의 제품이다.

MCT 오일 : 케톤 생성을 촉진하는 건강 오일이다. 자세한 내용은 7장을 참조하라. 방탄브레인옥탄 (Bulletproof Brain Octane)은 100% C8 MCT 오일로 케톤으로 빠르게 전환되므로 내가 항상 선호하는 MCT 오일이지만 역시 가격이 비싸다. 나우푸드의 MCT는 C8과 C10 MCT가 섞였지만 훌륭한 대안이다. 코코넛 오일은 MCT 오일만큼 케톤 생성을 강력히 유도하지 않지만 대신 사용할 수 있다.

디종 머스터드 : 놀랍게도 많은 경우 겨자에 설탕과 알코올, 기타 다양한 성분이 들어 있다. 성분 표시를 확인하여 이러한 성분이 없는 제품을 찾아라. 내가 가장 좋아하는 상표는 애니스내추럴(Annie's Naturals)이다. 저포드맵 식단을 따르고 있다면 통겨자씨와 소량의 물을 섞는 것이 최선의 방법이다.

비유제품 밀크 : 전통적인 우유가 아니다. 견과류나 씨앗, 코코넛을 물과 섞어 우유와 비슷한 음료로 만든 제품이다(견과/씨앗 밀크를 만드는 방법은 9장을 참조하라). 조리법에서 비유제품 밀크가 필요하다면 아몬드 밀크나 라이트 코코넛 밀크와 같은 무가당, 무향 밀크를 사라. 내가 좋아하는 제품은 몰크(MALK)와 뉴반(New Barn)의 아몬드 밀크와 아로이디의 저지방 코코넛 밀크다.

비유제품 요구르트 : 우유 없이 만든 요구르트. 코요(Coyo) 상표의 요구르트가 확실히 가장 맛있는 요구르트인데, 우연히도 비유제품이고 케토 친화적이다.

영양 효모 : 견과와 치즈 향이 강한 비활성 효모로 비유제품 '치즈' 소스를 만드는 데 안성맞춤이다. 대부분의 식료품점과 건강식품점에서 찾을 수 있다. 내가 좋아하는 상표는 밥스레드밀과 나우푸드이다.

견과 버터(브라질너트, 캐슈, 마카다미아, 피칸, 호두 등) : 201쪽의 아몬드 버터도 보라. 케토 식단에 곁들이기에 아주 좋고 병째로 한 순가락 떠먹어도 좋다. 내가 좋아하는 상표는 아티사나와 다스토니오가닉스 (Dastony Organics)이다. 견과/씨앗 버터 만드는 법은 9장을 보라.

견과류(아몬드, 브라질너트, 캐슈, 피칸, 잣, 호두 등) : 건강이 염려된다면, 견과류를 섭취하기 전에 물에 담갔다가/담그거나 볶는 것이 가장 좋다(9장 참조). 내가 가장 좋아하는 생 견과류 상표는 바니버터, 커크랜드, 나우푸드, 스라이브마켓이다.

올리브 오일 : 나는 가벼운 향이 적합한 요리법(또는

적어도 호환 가능한)에서 엑스트라-버진 올리브 오일을 사용한다. 나는 마요네즈를 만들 때에만 정제된 올리브 오일을 사용한다. 올리브 오일에 대한 여러 용어를 알고 싶다면 7장을 참조하라. 내 레시피 중 몇 가지는 버터향이 나는 올리브 오일이 필요하다. 이 오일은 천연, 완전 채식, 글루텐-프리, 케토 친화적 식물과 추출물을 사용해 버터향을 낸 것이다. 대부분의 오일 바와 전문점에서 살 수 있다. 내가 좋아하는 올리브 오일은 카산드리노스(Kasandrinos) 사의 제품이다.

올리브 : 최상의 올리브는 엑스트라-버진 올리브 오일이나 버진 올리브 오일 또는 염장 올리브에 많이 사용된다. 그게 전부다. 내가 좋아하는 상표는 린드세이올리브(Lindsay Olives)와 마리오카마초(Mario Camacho Foods)이다.

팜유(야자유) : 팜유는 레드 팜유와 야자핵 오일의 두 가지 형태가 있다. 레드 팜유는 오일 야자수의 열매에서 추출되며 비타민 A와 E가 풍부하다. 야자수 열매의 씨로 만드는 야자핵 오일은 영양 성분이 달라서 포화지방이 훨씬 더 많다. 그래서 나는 영양분이 많은 레드 팜유를 추천한다. 구매할 때는 윤리적으로 공급되는 유기농 레드 팜유를 찾되, 팜유 생산으로 인해 오랑우탄 서식지가 파괴될 가능성이 높은 동남아산 오일을 조심하라. 내가 가장 좋아하는 레드 팜유의 상표는 누티바이다.

페퍼로니/소시지 : 끈적끈적하거나 인공적인 첨가물이 없는 유제품-프리, 글루텐-프리이면서 맛도 좋은 페퍼로니를 찾기는 어려운 일이다. 페퍼로니 대신에

요리에 사용할 수 있는 비탄수화물, 목초 사육, 완전히 익힌 소시지는 팔레오밸리(Paleovalley) 제품을 가장 선호한다.

돼지고기 : 목초 사육한 돼지고기를 선택하라. 나는 부처박스 제품을 가장 좋아한다. 고기 품질에 대해 자세히 알고 싶으면 6장을 참조하라.

돼지껍질 : 튀긴 돼지껍질. 의심할 여지가 있는 기름으로 만든 저품질의 돼지껍질이 많이 있으므로 성분 표시를 읽고 상표를 신중하게 선택하라. 내가 좋아하는 상표는 베이컨스헤어(Bacon's Heir)다.

가금류 : 콩과 옥수수 사료를 먹이지 않고 방목한 가금류를 구입하라. 나는 부처박스 제품을 좋아한다.

단백질 파우더 : 단백질 파우더에 대한 자세한 내용은 6장을 참조하라. 단백질 파우더가 필요한 음료를 만들 경우 차가운 음료에는 콜라겐을, 뜨거운 음료에는 젤라틴을 사용하는 것이 좋다. 사골국 단백질도 액상에 잘 섞이지만 완성된 음료에서 냄새가 날 수 있다.

샐러드드레싱 : 직접 만든 드레싱이 항상 최고다(13장의 조리법 참조). 하지만 상점에서 구매할 때 내가 선호하는 케토 친화적인 상표는 프라이멀키친이다.

해산물 : 윤리적으로 공급된 생선을 찾아라. 자세한 내용은 6장을 참조하라.

곱게 간 회색 바닷소금 : 나는 요리할 때 대부분 곱게

간 회색 바닷소금을 사용한다. 내가 좋 아하는 상표는 리얼솔트(Real Salt)와 샌프란시스코솔트(San Francisco Salt)이다. 하지만 음료에는 향이 부드러운 히말라야 암염(핑크 소금이 라고도 함)을 사용한다.

씨앗 버터(햄프시드, 호박씨, 해바라기씨 등) : 씨앗 버 터로 베이킹하는 경우 설탕이나 식물성 오일을 첨가 하지 않은 부드러운 제품을 찾으라. 내가 좋아하는 상표는 다스토니오가닉스, 마라나타(Maranatha), 선 버터(SunButter)이다. 견과/씨앗 버터를 만드는 방법 은 9장을 참조하라.

씨앗(호박, 참깨, 해바라기 등) : 건강을 생 각한다면 먹기 전에 씨앗을 물에 담그거 나 볶는 것이 좋다. 선호 상표는 나우푸드다.

향신료와 향신료 블렌드 : 개별 향신료와 허브를 결합 하여 향신료 믹스를 만들거나(13장 참조) 믹스를 구 입하라. 내가 좋아하는 상표는 심플리오가닉(Simply Organic)이다.

액상 스테비아 : 맛이 형편없는 스테비아 제품이 많 지만, 포드맵에 민감한 경우 저탄수화물 베이킹에서 자일리톨이나 에리스리톨을 대체할 수 있는 고급 제 품을 발견했다. 내가 좋아하는 제품은 나우푸드의 스테비아 글리세라이트(stevia glycerite)이다. 이 제 품은 무알코올이며 다른 스테비아 제품처럼 아린 뒷 맛이 없다(감미료에 대한 자세한 내용은 6장 참조).

타히니 : 이 참깨 페이스트는 용도가 다양하기 때문

에 내 부엌의 필수품이다. 가장 좋아하는 상표는 아 티사나와 원스어게인(Once Again)이다.

수지(Tallow) : 쇠고기 지방을 렌더링한 것이다. 많은 건강식품점에서 구입할 수 있다. 내가 좋아하는 상표 는 에픽이다. 집에서도 만들 수 있다(9장을 참조하라).

바닐라 엑스트랙트 또는 파우더 : 이 두 가지 형태는 같은 양으로 혼용할 수 있다. 빵이 아닌 제품에서는 알코올 향을 원하지 않기 때문에 알코올-프리 바닐 라 추출물을 사용한다. 내가 좋아하는 엑스트랙트 상표는 심플리오가닉이다. 바닐라 파우더는 단순히 바닐라콩을 간 것으로 향이 순수하고 맛이 있다. 내 가 좋아하는 파우더는 와일드푸드 제품이다.

와인(레드 또는 화이트) : 와인은 선택 사항이지만, 요 리 중에 알코올이 대부분 날아가기 때문에 최소한의 탄수화물로 풍미를 더할 수 있다.

자일리톨 : 보통은 자작나무에서 나오는 당알코올이 지만 스쿼시로 만든 자일리톨도 있다. 포드맵에 민 감하다면 스테비아를 사용하는 것이 좋다. 스테비아 와 에리스리톨과는 달리, 자일리톨은 요리의 탄수화 물 함량을 높인다. 대부분의 식료품점에서 자일리톨 을 살 수 있다. 내가 좋아하는 상표는 나우푸드(자작 나무), 자일라(Xyla)(자작나무), 펌프킨퓨어(Pumpkin Pure)(카보차 스쿼시)이다. 감미료에 대한 자세한 내 용은 6장을 참조하라.

주키니 호박 : 이 책의 요리법에서 중 간 크기 호박은 200g 정도이다.

레시피 보는 법

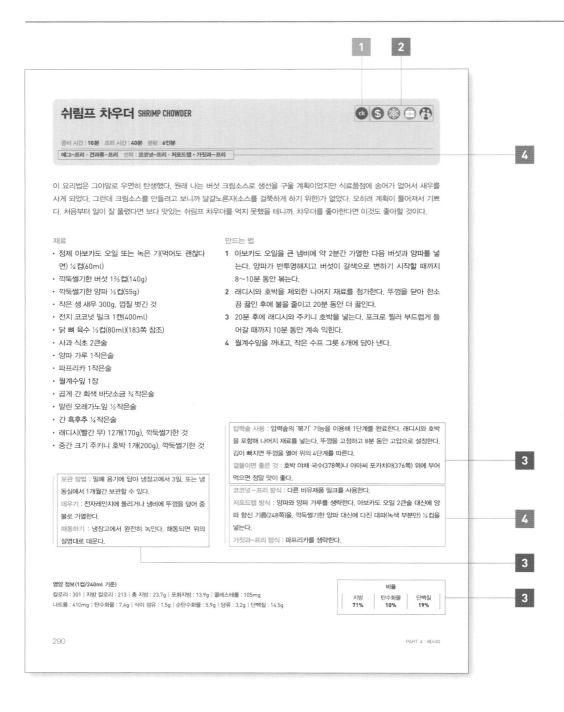

쉬림프 차우더 SHRIMP CHOWDER

준비 시간 : **10분** 조리 시간 : **40분** 분량 : **6인분**

에그-프리 · 견과류-프리 선택 : 코코넛-프리 · 저포드맵 · 가짓과-프리

이 요리법은 그야말로 우연히 탄생했다. 원래 나는 버섯 크림소스로 생선을 구울 계획이었지만 식료품점에 송어가 없어서 새우를 사게 되었다. 그런데 크림소스를 만들려고 보니까 달걀노른자(소스를 걸쭉하게 하기 위한)가 없었다. 오히려 계획이 틀어져서 기쁘다. 처음부터 일이 잘 풀렸다면 보다 맛있는 쉬림프 차우더를 먹지 못했을 테니까. 차우더를 좋아한다면 이것도 좋아할 것이다.

재료

- 정제 아보카도 오일 또는 녹은 기(먹어도 괜찮다면) ¼컵(60ml)
- 깍둑썰기한 버섯 1⅔컵(140g)
- 깍둑썰기한 양파 ⅓컵(55g)
- 작은 생 새우 300g, 껍질 벗긴 것
- 전지 코코넛 밀크 1캔(400ml)
- 닭 뼈 육수 ⅓컵(80ml)(183쪽 참조)
- 사과 식초 2큰술
- 양파 가루 1작은술
- 파프리카 1작은술
- 월계수잎 1장
- 곱게 간 회색 바닷소금 ¾작은술
- 말린 오레가노잎 ½작은술
- 간 흑후추 ¼작은술
- 래디시(빨간 무) 12개(170g), 깍둑썰기한 것
- 중간 크기 주키니 호박 1개(200g), 깍둑썰기한 것

만드는 법

1 아보카도 오일을 큰 냄비에 약 2분간 가열한 다음 버섯과 양파를 넣는다. 양파가 반투명해지고 버섯이 갈색으로 변하기 시작할 때까지 8~10분 동안 볶는다.

2 래디시와 호박을 제외한 나머지 재료를 첨가한다. 뚜껑을 닫아 한소끔 끓인 후에 불을 줄이고 20분 동안 더 끓인다.

3 20분 후에 래디시와 주키니 호박을 넣는다. 포크로 찔러 부드럽게 들어갈 때까지 10분 동안 계속 익힌다.

4 월계수잎을 꺼내고, 작은 수프 그릇 6개에 담아 낸다.

보관 방법 : 밀폐 용기에 담아 냉장고에서 3일, 또는 냉동실에서 1개월간 보관할 수 있다.

데우기 : 전자레인지에 돌리거나 냄비에 뚜껑을 덮어 중불로 가열한다.

해동하기 : 냉장고에서 완전히 녹인다. 해동되면 위의 설명대로 데운다.

압력솥 사용 : 압력솥의 '볶기' 기능을 이용해 1단계를 완료한다. 래디시와 호박을 포함해 나머지 재료를 넣는다. 뚜껑을 고정하고 8분 동안 고압으로 설정한다. 김이 빠지면 뚜껑을 열어 위의 4단계를 따른다.

곁들이면 좋은 것 : 호박 야채 국수(378쪽)나 아마씨 포카치아(376쪽) 위에 부어 먹으면 정말 맛이 좋다.

코코넛-프리 방식 : 다른 비유제품 밀크를 사용한다.

저포드맵 방식 : 양파와 양파 가루를 생략한다. 아보카도 오일 2큰술 대신에 양파 향신 기름(248쪽)을, 깍둑썰기한 양파 대신에 다진 대파(녹색 부분만) ¼컵을 넣는다.

가짓과-프리 방식 : 파프리카를 생략한다.

영양 정보(1컵/240ml 기준)

칼로리 : 301 | 지방 칼로리 : 213 | 총 지방 : 23.7g | 포화지방 : 13.9g | 콜레스테롤 : 105mg
나트륨 : 410mg | 탄수화물 : 7.4g | 식이 섬유 : 1.5g | 순탄수화물 : 5.9g | 당류 : 3.2g | 단백질 : 14.5g

비율		
지방	탄수화물	단백질
71%	**10%**	**19%**

조리법의 팻연료 방식을 나타낸다.

ck 원조 케토 :

지방 65% 이상, 탄수화물 10% 이하 함유한다.

pk 강력 케토 :

단백질을 30% 이상 함유한다.

FAT 팻폭탄/지방 적응에 좋은 :

적어도 지방을 85% 이상 함유한다.

3. 지시 사항

보관 방법 : 냉장고, 냉동실(해당되는 경우) 또는 상온에 보관하는 방법을 알려 준다.

해동하기 : 냉동 가능한 요리를 해동하거나 냉동 상태에서 준비하는 방법을 알려 준다.

데우기 : 해당되는 경우, 요리를 재가열하는 방법을 알려 준다.

준비 사항 : 미리 계획을 세워 요리 준비 시간을 줄이는 방법을 알려 준다.

압력솥 사용 : 압력솥에서 조리하는 방법을 알려 준다.

곁들이면 좋은 것 : 해당 요리에 쉽게 추가할 수 있는 레시피나 이 책의 다른 레시피를 제안한다.

비율 : 지방, 탄수화물, 단백질의 비율. 순탄수화물이 아닌 총 탄수화물을 사용한다.

➕ 탄수화물 보충 : 완전 케토, 적응한 지방 연소, 매일 지방 연소 방식의 조리법에 해당한다. 조리법에 탄수화물을 추가하면 지방의 양이 줄기 때문에 요리의 풍미가 바뀐다. 권하는 탄수화물 보충 방법은 6장을 보라.

농산물 계량하기

레시피의 재료 목록에서, 대체로 농산물의 무게를 명시하지 않았다. 대신에 쇼핑할 때 도움이 되도록 어느 정도의 크기인지 설명했다. 그러나 재료를 잘게 잘라야 하거나 나라마다 무게가 다를 수 있는 경우에는 해당 재료의 무게를 명시했다.

2. 특기 사항

레시피의 중요한 특징을 설명한다.

$ 저비용 :

1인분 비용이 3달러 미만이다.

❄ 냉동 가능 :

재사용을 위해 냉동실에 보관할 수 있다.

💼 점심 도시락에 용이 :

음식이 눅눅하거나 질척해지지 않고 차게 먹어도 된다. 보온 도시락에 싸면 최고다. 서모스(Thermos)나 스웰 보온병에 따뜻한 음료를 챙겨라.

👪 가족 식사에 용이 :

적어도 4인 분량이다.

⏱ 고속 요리 :

시작부터 마무리까지 10분 이내에 만들 수 있다.

4. 식이요법

식품 민감성과 알레르기에 관련된 정보를 제공한다. 조리 시 특정 재료를 생략할 수 있음을 알려 준다. 레시피 하단에서 그 방법을 설명한다.

코코넛-프리 : 코코넛이나 코코넛이 든 식품을 넣지 않는다.

에그-프리 : 달걀을 넣지 않는다.

가짓과-프리 : 가짓과 식품을 넣지 않는다.

견과류-프리 : 견과류를 넣지 않는다(코코넛은 견과류로 간주하지 않는다).

저포드맵 : 포드맵 식품이 적게 들어간다. 그러나 포드맵에 매우 민감한 경우, 코코넛 밀크처럼 1인분에 ½컵(120ml) 이하로 섭취해야만 '안전한' 범주에 속하므로 조리법에 신중을 기하라. 영양 효모는 포드맵 등급을 알 수 없으므로 이 책에서 안전하다고 표시되며, 아보카도는 1인분에 ⅛ 조각이 안전하다고 본다.

채식주의 : 유제품과 달걀을 먹는 락토오보 채식주의다.

완전 채식 : 동물성 식품은 모두 먹지 않는다.

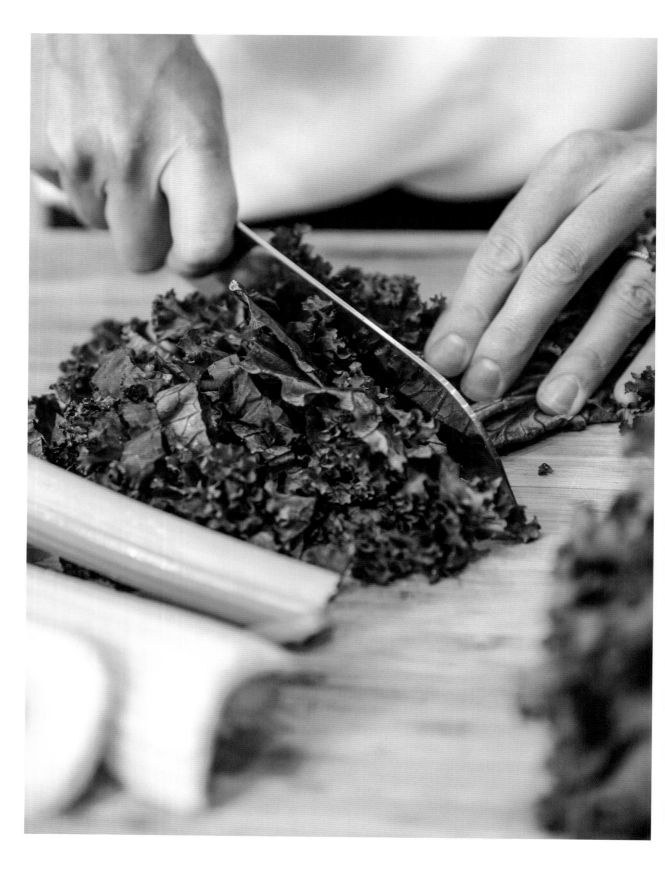

CHAPTER 12

식단 짜기

내가 케토 식단을 먹기 시작했을 때는 요리할 때 지방을 더 넣는 방법을
전혀 몰랐을 뿐 아니라(독자는 이 책의 레시피를 보면 된다),
지방을 충분히 먹거나 식단을 효율적으로 짜는 방법도 알지 못했다.
나는 수시로 닭 허벅지살에 마요네즈를 뿌리고서 이를 점심 식사나 저녁 식사라고 부르고 있었다.
지겹다! 누군가가 내게 식단을 제공했더라면 나에게 맞는 케토 방식을 찾아가는 과정이
훨씬 덜 고통스럽고 더 즐거웠을 것이다.

팻연료 방식들

다음에 소개하는 5가지 식단은 5가지 팻연료 방식에
따른 일주일 식단이다.

원조 케토 식단은(지방에 적응하기 위해 사용됨)은
완전 케토와 적응한 지방 연소 식단과는 다르다. 다
시 말해, 지방에 적응되면 완전 케토(주 1회 탄수화물
보충)나 적응한 지방 연소(주 2회 탄수화물 보충)로 바
꿀 수 있다.

원조 케토(탄수화물 보충 없음)와 매일 지방 연소(매
일 탄수화물 보충) 식단은 비슷하다. 따라서 지방에 적
응하기 위해 원조 케토 식단을 이용하는 경우, 탄수
화물 보충 없이 이 식단을 따르는 것이 자신의 몸에
맞지 않는다고 생각된다면, 엄청난 양의 식료품 쇼
핑을 하지 않고도 탄수화물 보충이 포함된 식단으로

바꿀 수 있다.

강력 케토 식단은 탁월하므로 하루하루 고단백 케
토 식단의 효과를 느낄 것이다.

한동안 이런 식단을 따른 후에는, 음식이 더 필요
한지, 너무 많이 먹고 있는지, 식단의 어떠한 면이 마
음에 들지 않는다든지 하는 것들을 몸이 스스로 알
려 줄 것이다. 몸의 소리에 귀를 기울여라! 이 식단
들은 최상의 몸 컨디션을 얻기 위한 본보기일 뿐, '성
공'을 위해 따를 필요는 없다.

남은 음식

나는 이 식단들을 최대한 이용하기 쉽게 만들었다.
예를 들어, 남은 음식도 알뜰히 사용할 수 있도록 했
다. '남은 것'으로 표시된 요리법은 새로 만들지 않아

도 된다. 식단의 끝부분에서 남은 음식을 냉동하거나 냉장하는 방법을 알려 준다.

남은 음식을 이용한 요리법 중에, 냉동을 할 수가 없어 상하기 쉬운 재료가 들어가는 요리가 있다. 이러한 경우에는 상하기 쉬운 재료를 딱 일주일 치만 사기 바란다. 또한 식단 맨 아래에 남은 재료를 사용해 만들 수 있는 요리법을 수록했다. 남은 음식으로 만든 식사는 그 주에 음식이 더 필요할 때 가족들과 나눠 먹거나 다음 주 식단을 짜는 데 도움이 된다.

음식 섭취와 타이밍

각 식단은 1인분 기준이며, 체중 정체를 피하기 위해 주요 영양소와 칼로리 섭취량은 날마다 다르다. 케토 식단을 처음 먹기 시작하면 배가 몹시 고플 것이다. 다음에 소개하는 식단은 처음 시작하는 식단이므로 음식 섭취량이 많다. 따라서 몸이 적응하면서 섭취량을 점점 줄이기 바란다.

하루의 음식 섭취량을 늘려야 하는 경우, 각 식단의 첫 쪽의 끝에 음식을 더 쉽게 추가하는 방법을 설명했다. 그럼에도 불구하고 어떤 식단을 하든 식사

량이 충분치 않다면 가장 간단한 방법은 로켓연료 라떼의 지방을 늘리거나, 빨리 팻폭탄을 만들어 식사 후에 먹거나, 요리법의 한 끼 식사량을 두 배로 늘리는 것이다.

배가 고프지 않다면, 음식을 얼리거나, 친구에게 주거나, 이튿날 먹으면 된다. 식단의 영양 정보와 주요 영양소 함량은 간식을 포함해 당일에 음식을 모두 먹는다는 가정 하에 계산되었다.

하루에 두 끼만 먹고 싶다면, 원하는 대로 세 끼를 두 끼로 쉽게 합칠 수 있다(두 끼만 먹는 날이 있더라도, 간헐적 단식에 대해 자세히 알고 싶다면 3장을 보라).

케토 음료

케토 레모네이드는 식단에 자주 등장한다. 케토 다이어트를 처음 이용하는 사람이라면, 이 레모네이드를 매일 만들어서 적응하는 동안에 자주 마시기를 적극 권장한다. 로켓연료 라떼도 자주 등장한다. 식단에 로켓연료 라떼가 포함된다면, 1회에 475ml를 섭취할 것이며 한 번에 쭉 들이키는 일이 어렵지 않을 것이다.

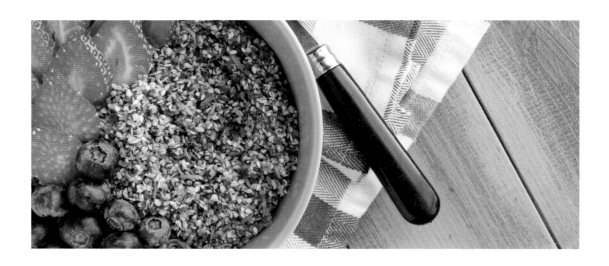

경로 1

원조 케토 방식

이 식단은 원조 케토 팻연료 방식을 위한 것이다. 당신이 케토 초보자이든 열성적인 베테랑이든, 이 식단을 통해 고지방 라이프의 다양성을 얻을 것이다. 지방에 적응할 때까지 이 식단을 따른 후에 완전 케토 또는 적응한 지방 연소 식단으로 바꾸기 바란다. 지방에 적응했는지 아닌지 자세히 알고 싶다면 3장을 참조하라.

원조 케토와 강력 케토 식단표에 나오는 '발사믹 칠면조 허벅지살'과 '베이컨 시금치 딥'은 국내에서 재료를 구하기 어려워 레시피를 수록하지 않고, 대체 레시피를 각주에 표기했습니다. 대체할 경우, 일일 영양소 합계에 미량의 변화가 있지만 원조나 강력 케토 방식의 다량영양소 비율에서 벗어나지는 않습니다. ─편집자 주

	식사 1	식사 2	식사 3	간식	일일 영양소/합계	
DAY 1	아마씨 시나몬 번 머핀[1] ½ ⊛ 257쪽 로켓연료 라떼 418쪽	시금치 샐러드와 빵가루 입힌 닭고기 ½ 294쪽	원 팟 햄버거 316쪽	베이컨 퍼지[2] ⊛ 394쪽 케토 레모네이드 412쪽	지방 75% 탄수화물 7% 단백질 18% 칼로리 2039 총 지방 171 포화지방 84.9	콜레스테롤 358 나트륨 1818 탄수화물 34.7 섬유질 19.5 순탄수화물 12.5 단백질 89.8
DAY 2	로켓연료 라떼	원 팟 햄버거 (남은 것)	돼지 어깨살과 레몬−타임 그레이비 ½ 338쪽	베이컨 크래커[3] ½ ⊛ 270쪽 (MCT 과카몰리를 찍어 먹음) (2인분을 먹는다) 275쪽	지방 76% 탄수화물 5% 단백질 19% 칼로리 1897 총 지방 161 포화지방 83.3	콜레스테롤 262 나트륨 2427 탄수화물 24.7 섬유질 15.8 순탄수화물 8.9 단백질 87.9
DAY 3	지방을 태우는 황금 밀크셰이크 406쪽	시금치 샐러드와 빵가루 입힌 닭고기 (남은 것)	원 팟 햄버거(남은 것) (MCT 과카몰리를 찍어 먹음) (남은 것) (2인분을 먹는다)	케토 레모네이드	지방 74% 탄수화물 9% 단백질 17% 칼로리 1866 총 지방 154 포화지방 93.8	콜레스테롤 254 나트륨 1836 탄수화물 41.1 섬유질 22.5 순탄수화물 15.9 단백질 78.2
DAY 4	아마씨 시나몬 번 머핀 (남은 것) 로켓연료 라떼 (콜라겐 2큰술 추가)	베이컨 퍼지 (남은 것)	돼지 어깨살과 레몬−타임 그레이비 (남은 것)	케토 레모네이드	지방 80% 탄수화물 4% 단백질 16% 칼로리 1517 총 지방 134 포화지방 68.9	콜레스테롤 222 나트륨 1143 탄수화물 17.5 섬유질 9 순탄수화물 5.8 단백질 59.8
DAY 5	지방을 태우는 황금 밀크셰이크 (콜라겐 2큰술 추가)	베이컨 크래커(남은 것) (MCT 과카몰리를 얹어 먹음) (남은 것) (2인분을 먹는다)	돼지 어깨살과 레몬−타임 그레이비 (남은 것)	케토 레모네이드	지방 80% 탄수화물 6% 단백질 14% 칼로리 1602 총 지방 142 포화지방 86.1	콜레스테롤 161 나트륨 1575 탄수화물 24.7 섬유질 12 순탄수화물 10 단백질 56.1
DAY 6	팬케이크 ½ 254쪽	원 팟 햄버거(남은 것) (MCT 과카몰리를 얹어 먹음) (남은 것)	지방을 태우는 황금 밀크셰이크	케토 레모네이드	지방 73% 탄수화물 7% 단백질 20% 칼로리 1832 총 지방 149 포화지방 101	콜레스테롤 443 나트륨 2133 탄수화물 32.2 섬유질 14.1 순탄수화물 15.4 단백질 91.5
DAY 7	아마씨 시나몬 번 머핀 (남은 것) 로켓연료 라떼	베이컨 러버의 키슈[4] ⊛ 258쪽 베르데 시저 샐러드와 바삭한 케이퍼[5] ½ ⊛ 299쪽		ACV 아이스티 408쪽	지방 79% 탄수화물 7% 단백질 14% 칼로리 1262 총 지방 111 포화지방 53.9	콜레스테롤 223 나트륨 1217 탄수화물 22.9 섬유질 14.4 순탄수화물 8.5 단백질 44

½ 1/2회 분량
⊛ 얼릴 수 있다.
굵은 글씨 바로 만들어 먹는다.

[1] week2에 머핀 1개, week3에 머핀1개를 얼려 놓아 식단 계획 이후에 1개씩 사용한다.
[2] 퍼지의 절반을 얼려 week2에 사용한다. [3] 크래커 1인분을 얼려 week2에 사용한다.
[4] 키슈를 얼려 week2에 1개, week3에 2개, week4에 반 개를 사용한다(키슈 1개는 2인분이다).
[5] 베르데 시저 샐러드의 절반을 냉장고에 보관해 week2에 사용한다.

원조 케토 방식

ck
week 2

	식사 1	식사 2	식사 3	간식	일일 영양소/합계	
DAY 8	로켓연료 라떼 418쪽	찢은 쇠고기 타코 320쪽	베르데 시저 샐러드와 바삭한 케이퍼 **발사믹 칠면조 허벅지살[1]*** ½ 🌀 **호박 야채 국수**(마요네즈 2큰술에 버무림) 378쪽		지방 79% 탄수화물 3% 단백질 18% 칼로리 1663 총 지방 146 포화지방 52.9	콜레스테롤 224 나트륨 1549 탄수화물 11.8 섬유질 4.8 순탄수화물 7 단백질 76.3
DAY 9	지방 녹차 409쪽	찢은 쇠고기 타코(남은 것) **호박 야채 국수 (마늘 향신 기름을 뿌림** 248쪽)	**마이클의 페퍼로니 밋자[2]** 🌀 318쪽	베이컨 퍼지 (남은 것)	지방 78% 탄수화물 4% 단백질 18% 칼로리 1644 총 지방 142 포화지방 53.2	콜레스테롤 335 나트륨 1445 탄수화물 18.2 섬유질 5.5 순탄수화물 12.7 단백질 74.3
DAY 10	무곡물 햄프시드 죽 262쪽	찢은 쇠고기 타코 (남은 것)	베이컨 러버의 키슈 (남은 것) **호박 야채 국수**(마요네즈 2큰술에 버무림)		지방 74% 탄수화물 7% 단백질 19% 칼로리 1738 총 지방 143 포화지방 34.1	콜레스테롤 364 나트륨 1344 탄수화물 31.5 섬유질 19.4 순탄수화물 12.1 단백질 82.3
DAY 11	무곡물 햄프시드 죽(남은 것) (코코넛 오일 1큰술과 콜라겐 2큰술을 넣어 섞음)	**케이준 돼지 뱃살 샐러드** ½ 296쪽	베이컨 러버의 키슈 (남은 것) **호박 야채 국수**(마요네즈 2큰술에 버무림)		지방 82% 탄수화물 6% 단백질 12% 칼로리 2482 총 지방 228 포화지방 73.1	콜레스테롤 321 나트륨 1066 탄수화물 34.5 섬유질 21.4 순탄수화물 13.1 단백질 76.2
DAY 12	지방 녹차	마이클의 페퍼로니 밋자 (남은 것)	**비프 스트로가노프[3]** ½ 🌀 308쪽	베이컨 크래커(남은 것) (마요네즈 2큰술에 찍어 먹음)	지방 76% 탄수화물 4% 단백질 20% 칼로리 1688 총 지방 143 포화지방 59.8	콜레스테롤 369 나트륨 1738 탄수화물 15.5 섬유질 3.6 순탄수화물 11.9 단백질 85
DAY 13	아마씨 시나몬 번 머핀 (남은 것) **로켓연료 라떼** (콜라겐 2큰술 추가)	케이준 돼지 뱃살 샐러드 (남은 것)		베이컨 퍼지 (남은 것)	지방 88% 탄수화물 4% 단백질 9% 칼로리 2031 총 지방 198 포화지방 87.7	콜레스테롤 221 나트륨 688 탄수화물 19 섬유질 11.8 순탄수화물 7.2 단백질 43.2
DAY 14	로켓연료 라떼	마이클의 페퍼로니 밋자 (남은 것)	발사믹 칠면조 허벅지살* (남은 것) **아스파라거스 베이컨 말이와 홀스래디시 소스** ½ 278쪽		지방 77% 탄수화물 2% 단백질 21% 칼로리 1342 총 지방 115 포화지방 41.6	콜레스테롤 176 나트륨 1772 탄수화물 7.9 섬유질 3.5 순탄수화물 4.4 단백질 69.9

½   1/2회분량

🌀   얼릴 수 있다.

굵은 글씨   바로 만들어 먹는다.

[1] 발사믹 칠면조 허벅지살을 얼려 week3에 1인분, week4에 1인분을 사용한다. ***** 발사믹 칠면조 허벅지살은 그레이비와 아스파라거스를 곁들인 그릭 치킨(350쪽)으로 대체할 수 있습니다. – 편집자 주

[2] 밋자를 얼려 week3에 2인분, week4에 1인분 사용한다.

[3] 비프 스트로가노프를 얼려 week4에 2인분, 이 식단 프로그램이 끝난 후에 1인분을 사용한다.

week 3

경로 1
원조 케토 방식

	식사 1	식사 2	식사 3	간식	일일 영양소/합계	
DAY 15	**지방 녹차** 409쪽	베이컨 러버의 키슈 (남은 것) 아스파라거스 베이컨 말이와 홀스래디시 소스 (남은 것)	**이른 아침의 잠발라야** (마늘 향신 기름을 뿌린다) 260쪽	**로켓연료 사골국** 416쪽	지방 77% 탄수화물 6% 단백질 17% 칼로리 1671 총 지방 143 포화지방 49.4	콜레스테롤 295 나트륨 2061 탄수화물 25.3 섬유질 10.3 순탄수화물 14.4 단백질 70.3
DAY 16	아침 단식	이른 아침의 잠발라야 (남은 것) (랜치 드레싱을 뿌림) ¼ 244쪽	베이컨 러버의 키슈 (남은 것) **아보카도 프라이와 디핑 소스** 380쪽	로켓연료 사골국 (남은 것)	지방 79% 탄수화물 7% 단백질 14% 칼로리 1597 총 지방 140 포화지방 38.1	콜레스테롤 277 나트륨 2157 탄수화물 27.4 섬유질 17 순탄수화물 10.4 단백질 57.1
DAY 17	**로켓연료 라떼** 418쪽	이른 아침의 잠발라야 (남은 것) (마늘 향신 기름을 뿌림)	마이클의 페퍼로니 핏자 (남은 것) (마요네즈 2큰술을 얹음)		지방 81% 탄수화물 3% 단백질 16% 칼로리 1569 총 지방 142 포화지방 53.4	콜레스테롤 309 나트륨 1679 탄수화물 13 섬유질 5.9 순탄수화물 7.1 단백질 60.7
DAY 18	**지방 녹차**	베이컨 러버의 키슈 (남은 것) (랜치 드레싱을 뿌림)	발사믹 칠면조 허벅지살* (남은 것) 아보카도 프라이와 디핑 소스 (남은 것)		지방 75% 탄수화물 7% 단백질 18% 칼로리 1385 총 지방 116 포화지방 27.7	콜레스테롤 153 나트륨 1550 탄수화물 23.1 섬유질 14.2 순탄수화물 8.9 단백질 63.5
DAY 19	아마씨 시나몬 번 머핀 (남은 것) **로켓연료 라떼** (콜라겐 2큰술 추가)	**봄베이 슬로피 졸린[1]** ½ ❄ 310쪽	**치킨 바삭[2]** (랜치 드레싱을 찍어 먹음) ½ ❄ 266쪽	아보카도 프라이와 디핑 소스 (남은 것)	지방 80% 탄수화물 7% 단백질 13% 칼로리 1467 총 지방 130 포화지방 51	콜레스테롤 154 나트륨 2058 탄수화물 27.2 섬유질 18.8 순탄수화물 8.4 단백질 47.9
DAY 20	이른 아침의 잠발라야 (마늘 향신 기름을 뿌림)	**로켓연료 라떼**	마이클의 페퍼로니 핏자 (남은 것) 아보카도 프라이와 디핑 소스 (남은 것)		지방 81% 탄수화물 5% 단백질 14% 칼로리 1724 총 지방 154 포화지방 55.7	콜레스테롤 253 나트륨 1921 탄수화물 21.3 섬유질 14.4 순탄수화물 6.9 단백질 62.3
DAY 21	**케토 밀크셰이크** 413쪽	베이컨 러버의 키슈 (남은 것)	봄베이 슬로피 졸린 (남은 것) (랜치 드레싱을 찍어 먹음)	**카르다몸 오렌지 바크[3]** ❄ 395쪽	지방 82% 탄수화물 5% 단백질 13% 칼로리 2072 총 지방 188 포화지방 105	콜레스테롤 408 나트륨 1808 탄수화물 28 섬유질 12.8 순탄수화물 15.2 단백질 66.3

½   1/2회 분량
¼   1/4회 분량
❄   얼릴 수 있다.
굵은 글씨   바로 만들어 먹는다.

[1] 슬로피 졸린을 얼려 week4에 2인분을 사용한다.
[2] 치킨 바삭 5인분을 얼려 week4에 사용한다.
[3] 카르다몸 오렌지 바크 4인분을 얼려 week4에 사용한다.

원조 케토 방식

	식사 1	식사 2	식사 3	간식	일일 영양소/합계	
DAY 22	**로켓연료 사골국** 416쪽	마이클의 페퍼로니 밋자 (남은 것)	비프 스트로가노프 (남은 것) (마늘 향신 기름을 뿌림)	치킨 바삭(남은 것)	지방 77% 탄수화물 3% 단백질 20% 칼로리 1536 총 지방 131 포화지방 50.6	콜레스테롤 306 나트륨 2312 탄수화물 11.3 섬유질 2.9 순탄수화물 8.4 단백질 78.4
DAY 23	로켓연료 사골국 (남은 것) (콜라겐 2큰술을 섞음) 카르다몸 오렌지 바크 (남은 것)	베이컨 러버의 키슈 (남은 것) **카레 오크라 샐러드** ½ 303쪽	**아이스티 레모네이드 젤리** 400쪽 치킨 바삭 (남은 것)		지방 79% 탄수화물 6% 단백질 15% 칼로리 1578 총 지방 138 포화지방 63.3	콜레스테롤 184 나트륨 1967 탄수화물 23.1 섬유질 10.6 순탄수화물 12.5 단백질 60.2
DAY 24	**소시지와 녹색 채소를 넣은 해시 볼** (마늘 향신 기름을 뿌린다) 261쪽 치킨 바삭(남은 것)	비프 스트로가노프 (남은 것) 오이 한 개, 얇게 썬 것		아이스티 레모네이드 젤리(남은 것) 카르다몸 오렌지 바크 (남은 것)	지방 79% 탄수화물 5% 단백질 16% 칼로리 1777 총 지방 155 포화지방 71	콜레스테롤 215 나트륨 1831 탄수화물 24.3 섬유질 9 순탄수화물 15.3 단백질 70.6
DAY 25	아침 단식	소시지와 녹색 채소를 넣은 해시 볼 (남은 것) 베이컨 4줄	봄베이 슬로피 졸린 (남은 것) 카레 오크라 샐러드 (남은 것)	아이스티 레모네이드 젤리(남은 것)	지방 79% 탄수화물 7% 단백질 14% 칼로리 1687 총 지방 148 포화지방 56.1	콜레스테롤 189 나트륨 2116 탄수화물 31 섬유질 13.4 순탄수화물 16.5 단백질 56.9
DAY 26	**견과 없는 그래놀라** 264쪽 **(코코넛 휘핑크림을 얹음)** 404쪽	**딸기 아보카도 샐러드** ½ 302쪽 발사믹 칠면조 허벅지살* (남은 것)		큰 셀러리 1대 **베이컨 시금치 딥* ½** 카르다몸 오렌지 바크 (남은 것)	지방 78% 탄수화물 9% 단백질 13% 칼로리 1568 총 지방 136 포화지방 63	콜레스테롤 23 나트륨 868 탄수화물 33.4 섬유질 18.8 순탄수화물 14.6 단백질 52.1
DAY 27	견과 없는 그래놀라 (남은 것) (코코넛 휘핑크림을 얹음)(남은 것)	**시금치 샐러드와 플랭크 스테이크** ½ 300쪽	딸기 아보카도 샐러드 (남은 것) 치킨 바삭(남은 것) 베이컨 시금치 딥(남은 것)*	카르다몸 오렌지 바크 (남은 것)	지방 78% 탄수화물 8% 단백질 14% 칼로리 1886 총 지방 163 포화지방 73.2	콜레스테롤 109 나트륨 1228 탄수화물 37.8 섬유질 21.2 순탄수화물 16.6 단백질 67.3
DAY 28	카르다몸 오렌지 바크 (남은 것)	봄베이 슬로피 졸린 (남은 것)	시금치 샐러드 플랭크 스테이크 (남은 것)	치킨 바삭 (남은 것) 베이컨 시금치 딥* (남은 것)	지방 76% 탄수화물 6% 단백질 18% 칼로리 1465 총 지방 125 포화지방 48.3	콜레스테롤 143 나트륨 1730 탄수화물 21.5 섬유질 7.8 순탄수화물 13.7 단백질 64.8

½   1/2회 분량
굵은 글씨   바로 만들어 먹는다.

* 베이컨 시금치 딥은 바질 아보카도 스프레드(240쪽)로 대체할 수 있습니다. —편집자 주
이 식단에 사용되지 않아 남는 음식들 : 베이컨 시금치 딥 5인분, 아스파라거스 베이컨 말이와 홀스래디시 소스 2인분, 비프 스트로가노프 1인분, 코코넛 휘핑크림 5인분, 마늘 향신 기름 1인분, 아이스티 레모네이드 젤리 1인분, 견과 없는 그래놀라 10인분, 찢은 쇠고기 타코 1인분, 시금치 샐러드와 플랭크 스테이크 1인분

pk week 1

경로 2
강력 케토 방식

이 식단은 강력 케토 팻연료 방식을 위한 것이다. 이 식단은 계속 섭취할 수 있다. 강력 케토 방식에서 탄수화물 보충이 포함된 다른 팻연료 방식으로 바꾸기로 했다면, 지방에 적응할 때까지 이 식단을 따른 후에 완전 케토 또는 적응한 지방 연소 식단으로 바꾸기 바란다.

	식사 1	식사 2	식사 3	간식	일일 영양소/합계
DAY 1	로켓연료 라떼 418쪽 육포 쿠키[1] (2인분을 먹는다) ½ ❄ 285쪽	베이컨으로 싼 미니 미트로프[2] ❄ 306쪽 허브 크러스트 폭찹[3] ❄ 332쪽	올리브 치킨 구이[4] (2인분을 먹는다) ❄ 342쪽		지방 62% 탄수화물 5% 단백질 33% 칼로리 1742 총 지방 119 포화지방 46.1 콜레스테롤 422 나트륨 3109 탄수화물 20.5 섬유질 7.3 순탄수화물 12.2 단백질 146
DAY 2	로켓연료 사골국 416쪽	오징어 샐러드 (2인분을 먹는다) 298쪽	허브 크러스트 폭찹 (남은 것)		지방 59% 탄수화물 3% 단백질 38% 칼로리 1758 총 지방 116 포화지방 27.8 콜레스테롤 1717 나트륨 3747 탄수화물 10.5 섬유질 3.2 순탄수화물 7.3 단백질 168
DAY 3	로켓연료 사골국 (남은 것)	올리브 치킨 구이 (남은 것) (2인분을 먹는다)	오징어 샐러드 (남은 것)		지방 57% 탄수화물 7% 단백질 36% 칼로리 1706 총 지방 108 포화지방 24.5 콜레스테롤 1049 나트륨 3642 탄수화물 32.4 섬유질 10.2 순탄수화물 22.2 단백질 152
DAY 4	지방 녹차 (2인분을 마신다) 409쪽	오징어 샐러드 (남은 것)	베이컨으로 싼 미니 미트로프 (남은 것) (2인분을 먹는다)		지방 61% 탄수화물 6% 단백질 34% 칼로리 1629 총 지방 111 포화지방 46.6 콜레스테롤 931 나트륨 3260 탄수화물 23.1 섬유질 7 순탄수화물 16.1 단백질 134
DAY 5	로켓연료 라떼	치킨 누들 수프[5] ❄ 288쪽	올리브 치킨 구이 (남은 것) (2인분을 먹는다)	육포 쿠키 (남은 것)	지방 58% 탄수화물 8% 단백질 33% 칼로리 1683 총 지방 109 포화지방 41.4 콜레스테롤 396 나트륨 2972 탄수화물 34.6 섬유질 11.9 순탄수화물 22.2 단백질 140
DAY 6	치킨 누들 수프 (남은 것)	베이컨으로 싼 미니 미트로프(남은 것) **허브 래디시** 386쪽	**소금, 후추로 간한 돼지갈비[6]** (2인분을 먹는다) ½ 336쪽	지방 녹차 (남은 것)	지방 64% 탄수화물 5% 단백질 31% 칼로리 1903 총 지방 135 포화지방 35.1 콜레스테롤 214 나트륨 3420 탄수화물 23.5 섬유질 5.6 순탄수화물 17.9 단백질 149
DAY 7	아침 단식	허브 크러스트 폭찹 (남은 것)	치킨 누들 수프 (남은 것)	**클래식 버터 비스킷과 아몬드 버터 2큰술[7]** ½ ❄ 372쪽 좋아하는 티에 콜라겐을 2큰술 타서 마신다. 육포 쿠키(남은 것)	지방 62% 탄수화물 6% 단백질 32% 칼로리 1391 총 지방 96.2 포화지방 37.7 콜레스테롤 299 나트륨 1808 탄수화물 21 섬유질 10.8 순탄수화물 9.7 단백질 114

½   1/2회 분량
❄   얼릴 수 있다.
굵은 글씨   바로 만들어 먹는다.

[1] 육포 쿠키를 얼려 day7에 1인분, week2에 1인분, week4에 3인분을 사용한다.
[2] 미트로프를 얼려 day6에 1인분, week2에 1인분, week3에 2인분을 사용한다.
[3] 폭찹을 얼려 day7에 1인분, week2에 1인분, week3에 1인분을 사용한다.
[4] 올리브 치킨 구이를 얼려 week2에 2인분, week3에 1인분을 사용한다.
[5] 치킨 누들 수프를 1인분 얼려 week2에 사용한다.
[6] 갈비의 절반을 남겨 day8에 사용한다.
[7] 비스킷 5개를 얼려 week3, 4에 사용한다.

경로 2

강력 케토 방식

	식사 1	식사 2	식사 3	간식	일일 영양소/합계	
DAY 8	**지방 녹차** (콜라겐 2큰술 추가) 409쪽	소금, 후추로 간한 돼지갈비(남은 것) (2인분을 먹는다) 허브 래디시 (남은 것)		육포 쿠키(남은 것) **(랜치 드레싱을 뿌림 ½ 244쪽)**	지방 66% 탄수화물 4% 단백질 30% 칼로리 1347 총 지방 99.4 포화지방 23.1	콜레스테롤 46 나트륨 1964 탄수화물 13.4 섬유질 1.3 순탄수화물 11.6 단백질 99.8
DAY 9	**로켓연료 사골국** 416쪽	**내가 간을 먹는 유일한 방법**(랜치 드레싱을 뿌림) (2인분을 먹는다) ½ 286쪽	허브 크러스트 폭찹 (남은 것) (2인분을 먹는다)	지방 녹차 (남은 것)	지방 67% 탄수화물 2% 단백질 31% 칼로리 1675 총 지방 125 포화지방 34.8	콜레스테롤 383 나트륨 2754 탄수화물 4.6 섬유질 0 순탄수화물 4.6 단백질 132
DAY 10	로켓연료 사골국 (남은 것) (콜라겐 2큰술 추가)	내가 간을 먹는 유일한 방법 (남은 것) (2인분을 먹는다)	**베이컨 맥앤치즈** (2인분을 먹는다) 326쪽	좋아하는 티에 콜라겐 2큰술을 넣어 먹는다.	지방 59% 탄수화물 8% 단백질 34% 칼로리 1717 총 지방 112 포화지방 37.9	콜레스테롤 326 나트륨 3762 탄수화물 32.5 섬유질 13.2 순탄수화물 19.3 단백질 145
DAY 11	**로켓연료 라떼** (콜라겐 2큰술 추가) 418쪽	내가 간을 먹는 유일한 방법(남은 것) (랜치 드레싱을 뿌림)	치킨 누들 수프 (남은 것) (콜라겐 2큰술 추가) **발사믹 칠면조 허벅지살[1]***		지방 66% 탄수화물 3% 단백질 31% 칼로리 1468 총 지방 108 포화지방 40.7	콜레스테롤 141 나트륨 2271 탄수화물 9.3 섬유질 3.3 순탄수화물 6 단백질 115
DAY 12	아침 단식	베이컨 맥앤치즈 (남은 것) (2인분을 먹는다)	내가 간을 먹는 유일한 방법 (남은 것) (2인분을 먹는다) (랜치 드레싱을 뿌림)	**아이스티 레모네이드 젤리[2]** 400쪽	지방 58% 탄수화물 8% 단백질 34% 칼로리 1527 총 지방 98.1 포화지방 30.7	콜레스테롤 307 나트륨 3307 탄수화물 32.7 섬유질 13.2 순탄수화물 19.5 단백질 128
DAY 13	로켓연료 라떼 아이스티 레모네이드 젤리 (남은 것)	올리브 치킨 구이 (남은 것) (랜치 드레싱을 뿌림) (2인분을 먹는다)		아이스티 레모네이드 젤리 (남은 것)	지방 60% 탄수화물 8% 단백질 32% 칼로리 1468 총 지방 97.7 포화지방 36.8	콜레스테롤 265 나트륨 2218 탄수화물 30.3 섬유질 9.6 순탄수화물 20.7 단백질 117
DAY 14	**원 팟 햄버거[3]** (랜치 드레싱을 뿌림) 316쪽	**그레이비와 아스파라거스를 곁들인 그릭 치킨[4]** (2인분을 먹는다) 350쪽	베이컨으로 싼 미니 미트로프 (남은 것) (랜치 드레싱을 뿌림)		지방 65% 탄수화물 4% 단백질 31% 칼로리 2112 총 지방 152 포화지방 46.2	콜레스테롤 656 나트륨 2587 탄수화물 22.4 섬유질 10 순탄수화물 12.4 단백질 164

½   1/2회 분량

⊛   얼릴 수 있다.

굵은 글씨 바로 만들어 먹는다.

[1] 발사믹 칠면조 허벅지살을 얼려 week3에 6인분, week4에 1인분 사용한다. * 발사믹 칠면조 허벅지살은 그 레이비와 아스파라거스를 곁들인 그릭 치킨(350쪽)으로 대체할 수 있습니다. ─ 편집자 주

[2] 아이스티 레모네이드 젤리 1인분을 남겨 day16에 먹는다.

[3] 원 팟 햄버거를 남겨 day17에 1인분, 얼려서 day20에 1인분, week4에 1인분을 사용한다.

[4] 그릭 치킨을 얼려 week3에 4인분 사용한다.

강력 케토 방식

	식사 1	식사 2	식사 3	간식	일일 영양소/합계	
DAY 15	그레이비와 아스파라거스를 곁들인 그릭 치킨 (남은 것)	올리브 치킨 구이 (남은 것)	**버터 치킨¹** 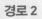 344쪽 클래식 버터 비스킷 (남은 것)		지방 63% 탄수화물 7% 단백질 30% 칼로리 1759 총 지방 122 포화지방 58.2	콜레스테롤 487 나트륨 2063 탄수화물 32.3 섬유질 12.9 순탄수화물 19.4 단백질 132
DAY 16	버터 치킨 (남은 것) 클래식 버터 비스킷 (남은 것)	허브 크러스트 폭찹 (남은 것)	그레이비와 아스파라거스를 곁들인 그릭 치킨 (남은 것)	아이스티 레모네이드 젤리 (남은 것)	지방 63% 탄수화물 4% 단백질 33% 칼로리 1815 총 지방 127 포화지방 60.6	콜레스테롤 520 나트륨 1851 탄수화물 20.4 섬유질 8.6 순탄수화물 11.8 단백질 148
DAY 17	원 팟 햄버거 (남은 것)	그레이비와 아스파라거스를 곁들인 그릭 치킨(남은 것) 클래식 버터 비스킷 (남은 것)	베이컨으로 싼 미니 미트로프 (남은 것) (2인분을 먹는다)		지방 64% 탄수화물 6% 단백질 30% 칼로리 1959 총 지방 139 포화지방 58.4	콜레스테롤 498 나트륨 3264 탄수화물 29.6 섬유질 14.6 순탄수화물 15 단백질 147
DAY 18	**로켓연료 라떼** (콜라겐 2큰술 추가) 418쪽	발사믹 칠면조 허벅지살* (남은 것)	그레이비와 아스파라거스를 곁들인 그릭 치킨 (남은 것)	좋아하는 티에 콜라겐 2큰술을 넣어 마신다.	지방 67% 탄수화물 2% 단백질 31% 칼로리 1324 총 지방 99 포화지방 37.7	콜레스테롤 231 나트륨 1039 탄수화물 5 섬유질 2.9 순탄수화물 2.1 단백질 103
DAY 19	**로켓연료 사골국** (콜라겐 2큰술 추가) 416쪽	발사믹 칠면조 허벅지살* (남은 것) (2인분을 먹는다) 클래식 버터 비스킷 (남은 것)	베이컨으로 싼 미니 미트로프(남은 것) 좋아하는 티에 콜라겐 2큰술을 넣어 마신다.		지방 69% 탄수화물 3% 단백질 28% 칼로리 1652 총 지방 126 포화지방 41.8	콜레스테롤 107 나트륨 2683 탄수화물 14.3 섬유질 6.5 순탄수화물 7.8 단백질 115
DAY 20	로켓연료 사골국 (남은 것) 원 팟 햄버거 (남은 것)	버터 치킨 (남은 것)	발사믹 칠면조 허벅지살* (남은 것)		지방 65% 탄수화물 5% 단백질 30% 칼로리 1419 총 지방 103 포화지방 39.5	콜레스테롤 251 나트륨 2564 탄수화물 17.9 섬유질 6.4 순탄수화물 11.5 단백질 105
DAY 21	**로켓연료 라떼** (콜라겐 2큰술 추가)	발사믹 칠면조 허벅지살* (남은 것) (2인분을 먹는다)	버터 치킨 (남은 것)	좋아하는 티에 콜라겐 2큰술을 넣어 마신다.	지방 68% 탄수화물 2% 단백질 30% 칼로리 1527 총 지방 115 포화지방 47.2	콜레스테롤 126 나트륨 1998 탄수화물 9 섬유질 3.2 순탄수화물 5.8 단백질 115

 얼릴 수 있다.

굵은 글씨 바로 만들어 먹는다.

¹ 버터 치킨을 얼려 day20과 day21에 2인분씩 먹는다.

강력 케토 방식

	식사 1	식사 2	식사 3	간식	일일 영양소/합계	
DAY 22	원 팟 햄버거 (남은 것) 클래식 버터 비스킷 (남은 것)	발사믹 칠면조 허벅지살* (남은 것) 육포 쿠키 (남은 것)	**올리브 치킨 구이** 342쪽		지방 60% 탄수화물 8% 단백질 32% 칼로리 1472 총 지방 97.8 포화지방 35.3	콜레스테롤 254 나트륨 2611 탄수화물 30.2 섬유질 13 순탄수화물 16.7 단백질 118
DAY 23	**치킨 누들 수프** 288쪽	**크랩 타코** (2인분을 먹는다) 358쪽	올리브 치킨 구이 (남은 것) (2인분을 먹는다)		지방 54% 탄수화물 9% 단백질 37% 칼로리 1891 총 지방 113 포화지방 24.7	콜레스테롤 631 나트륨 4150 탄수화물 44.1 섬유질 13.1 순탄수화물 31 단백질 174
DAY 24	올리브 치킨 구이 (남은 것) (2인분을 먹는다) **케일 파테** ½ 274쪽	**오이와 훈제연어 샐러드** (2인분을 먹는다) ½ 304쪽	크랩 타코 (남은 것) (2인분을 먹는다)		지방 56% 탄수화물 11% 단백질 33% 칼로리 2024 총 지방 126 포화지방 29.1	콜레스테롤 544 나트륨 6162 탄수화물 56.5 섬유질 17.7 순탄수화물 38.8 단백질 166
DAY 25	**로켓연료 라떼** 418쪽	치킨 누들 수프 (남은 것) (2인분을 먹는다)	**오징어 샐러드** 298쪽		지방 61% 탄수화물 5% 단백질 34% 칼로리 1588 총 지방 108 포화지방 44.1	콜레스테롤 991 나트륨 2974 탄수화물 18.3 섬유질 7.2 순탄수화물 11.1 단백질 136
DAY 26	**지방 녹차** 409쪽	치킨 누들 수프 (남은 것)	올리브 치킨 구이 (남은 것) (2인분을 먹는다) 케일 파테 (남은 것)		지방 58% 탄수화물 10% 단백질 32% 칼로리 1711 총 지방 110 포화지방 30.8	콜레스테롤 373 나트륨 2967 탄수화물 43.2 섬유질 13.3 순탄수화물 29.9 단백질 137
DAY 27	지방 녹차 (남은 것)	오징어 샐러드 (남은 것) (2인분을 먹는다)	육포 쿠키 (남은 것) 케일 파테 (남은 것)		지방 59% 탄수화물 5% 단백질 36% 칼로리 1475 총 지방 97.3 포화지방 26.3	콜레스테롤 1553 나트륨 2991 탄수화물 19.2 섬유질 5.6 순탄수화물 13.1 단백질 131
DAY 28	**로켓연료 라떼**	**오이와 훈제연어 샐러드** (2인분을 먹는다) ½	오징어 샐러드(남은 것) 육포 쿠키(남은 것) (2인분을 먹는다) 케일 파테(남은 것)		지방 63% 탄수화물 7% 단백질 30% 칼로리 1444 총 지방 101 포화지방 42.8	콜레스테롤 837 나트륨 4482 탄수화물 25.2 섬유질 9.5 순탄수화물 14.7 단백질 108

½ 1/2회 분량

굵은 글씨 바로 만들어 먹는다.

이 식단에 사용되지 않아 남은 음식:
베이컨으로 싼 미니 미트로프 1인분, 올리브 치킨 구이 1인분

경로 3
완전 케토 방식

이 식단은 완전 케토 팻연료 방식을 위한 것이다. 원조 케토 또는 강력 케토 식단으로 지방에 적응한 후에 이 식단을 섭취하라. 이 식단은 적응한 지방 연소 식단과 유사하므로 둘 중 자신에게 가장 적합한 방식을 고를 수 있다. 탄수화물 보충(경로 1, 경로 2를 섭취해 지방에 적응되었다고 가정)과 함께 이 식단을 시작한 다음 6, 7일에 한 번 탄수화물 보충을 하라.

	식사 1	식사 2	식사 3	간식	일일 영양소/합계	
DAY 1	아침 단식	치폴레 미트볼 (2인분을 먹는다) ½ 328쪽	양고기 케밥[1]과 흰쌀밥 🌀➕ 324쪽 머그 케이크[2] ➕		지방 47% 탄수화물 35% 단백질 18% 칼로리 1482 총 지방 77.4 포화지방 29.7	콜레스테롤 358 나트륨 1464 탄수화물 128 섬유질 13.7 순탄수화물 114 단백질 68.5
DAY 2	로켓연료 라떼 (콜라겐 2큰술 추가) 418쪽	속 채운 포크 로스트와 허브 그레이비[3]🌀 340쪽 콜리플라워 라이스 368쪽 시치미 콜라드 381쪽	아몬드 차이 트러플[4] 🌀 392쪽		지방 74% 탄수화물 6% 단백질 20% 칼로리 1389 총 지방 114 포화지방 49.3	콜레스테롤 111 나트륨 1867 탄수화물 22.5 섬유질 11.4 순탄수화물 11.1 단백질 68.8
DAY 3	모히토 스무디 415쪽 레몬 드롭스[5] 🌀 401쪽	치폴레 미트볼 (남은 것) (3인분을 먹는다)	베이컨 수프[6] 🌀 292쪽		지방 72% 탄수화물 8% 단백질 20% 칼로리 1898 총 지방 151 포화지방 68.9	콜레스테롤 270 나트륨 2267 탄수화물 39.7 섬유질 12.9 순탄수화물 26.8 단백질 94.9
DAY 4	모히토 스무디 (남은 것)	속 채운 포크 로스트와 허브 그레이비(남은 것) 콜리플라워 라이스 (남은 것)	소금, 후추 넣은 치킨 윙[7] 284쪽 시치미 콜라드 (남은 것)(2인분을 먹는다)		지방 75% 탄수화물 8% 단백질 17% 칼로리 1672 총 지방 138 포화지방 42.8	콜레스테롤 192 나트륨 2594 탄수화물 33.9 섬유질 16.9 순탄수화물 17 단백질 72.8
DAY 5	클래식 버터 비스킷[8] ½ 🌀 372쪽 로켓연료 라떼 (콜라겐 2큰술 추가)	치폴레 미트볼 (남은 것)(2인분을 먹는다) 시치미 콜라드 (남은 것)		레몬 드롭스 (남은 것)	지방 76% 탄수화물 9% 단백질 15% 칼로리 1589 총 지방 134 포화지방 79.1	콜레스테롤 104 나트륨 1609 탄수화물 34.5 섬유질 15.6 순탄수화물 18.9 단백질 60.2
DAY 6	ACV 아이스티 408쪽	소금, 후추 넣은 치킨 윙 (남은 것) 콜리플라워 라이스 (남은 것)	칠리로 채운 아보카도[9] (2인분을 먹는다) ½ 312쪽	아몬드 차이 트러플 (남은 것) (2인분을 먹는다)	지방 77% 탄수화물 8% 단백질 15% 칼로리 1725 총 지방 146 포화지방 45.9	콜레스테롤 205 나트륨 961 탄수화물 36.1 섬유질 21.9 순탄수화물 14.4 단백질 65.7
DAY 7	베이컨 4줄 콜리플라워 라이스(남은 것) 소금, 후추 넣은 치킨 윙 (남은 것)	쿵 파오 포크[10] (구운 고구마 추가) 🌀➕ 334쪽 파인애플 크림 볼[11] ➕			지방 61% 탄수화물 23% 단백질 16% 칼로리 1718 총 지방 117 포화지방 35.7	콜레스테롤 220 나트륨 1144 탄수화물 97.3 섬유질 16.3 순탄수화물 79.9 단백질 69.2

½   1/2회 분량
➕   탄수화물 보충
🌀   얼릴 수 있다.
굵은 글씨   바로 만들어 먹는다.

[1] 양고기 케밥 레시피에서 설명하는 탄수화물 보충 방법을 따르라. 흰쌀밥 2컵(1120g)과 함께 낸다. 수정 레시피는 탄수화물 보충 4인분이다. 얼려서 week2에 1인분, week4에 1인분을 사용한다.
[2] https://www.writinghouse.co.kr/133의 '탄수화물 보충 레시피' PDF를 다운받아 '카사바 밀가루 : 전자레인지' 부분의 머그 케이크 조리법을 따른다.
[3] 속 채운 포크 로스트와 허브 그레이비를 얼려, week2에 1인분, week3에 3인분, week4에 2인분을 사용한다.
[4] 트러플 6인분을 얼려 week3,4에 사용한다.
[5] 레몬 드롭스 2인분을 얼려 week2에 사용한다.
[6] 수프를 얼려 week2에 1인분, week3에 3인분, week4에 1인분을 사용한다.
[7] 치킨 윙을 1인분 남겨 week2에 사용한다.
[8] 비스킷 5개를 얼려 week2,3,4에 사용한다.
[9] 칠리 2인분을 남겨 wee2에 신선한 재료와 함께 사용한다.
[10] 쿵 파오 포크 레시피의 탄수화물 보충 방법을 따른다. 구운 고구마(중간 크기 2개)와 함께 낸다.
[11] 깍둑썰기한 파인애플 2컵(330g)을 준비한다. 코코넛 크림 2큰술과 함께 먹는다. 1인분을 만들라.

	식사 1	식사 2	식사 3	간식	일일 영양소/합계	
DAY 8	수지 1큰술로 요리한 달걀 2개 베이컨 4줄 **지방을 태우는 황금 밀크셰이크** 406쪽	소금, 후추 넣은 치킨 윙 (남은 것) **크리미 매시트 순무** ½ 384쪽	칠리로 채운 아보카도 (남은 것)		지방 80% 탄수화물 6% 단백질 14% 칼로리 1782 총 지방 158 포화지방 74.5	콜레스테롤 534 나트륨 1665 탄수화물 27.5 섬유질 10.3 순탄수화물 16.2 단백질 61.2
DAY 9	**지방 녹차** 409쪽	속 채운 포크 로스트와 허브 그레이비 (남은 것) 크리미 매시트 순무 (남은 것)	칠리로 채운 아보카도 (남은 것) **허브 래디시** (2인분을 먹는다) 386쪽	아몬드 차이 트러플 (남은 것)	지방 71% 탄수화물 10% 단백질 19% 칼로리 1740 총 지방 138 포화지방 55.3	콜레스테롤 185 나트륨 1673 탄수화물 41.3 섬유질 13.2 순탄수화물 28.2 단백질 84
DAY 10	지방 녹차 (남은 것)	**연어 케이크와 딜 크림소스¹** ❄ 364쪽	**수지 허브 버터 스테이크²** ❄ 314쪽 크리미 매시트 순무 (남은 것)	**콩 없는 후무스** ½ 272쪽 **이탈리안 주키니 구이³** ½ ➕ 268쪽 레몬 드롭스(남은 것)	지방 78% 탄수화물 7% 단백질 15% 칼로리 1609 총 지방 140 포화지방 69.2	콜레스테롤 215 나트륨 1713 탄수화물 26.1 섬유질 7.2 순탄수화물 18.9 단백질 61.6
DAY 11	**지방을 태우는 황금 밀크셰이크**	연어 케이크와 딜 크림소스(남은 것) 이탈리안 주키니 구이 (남은 것) 콩 없는 후무스(남은 것)	수지 허브 버터 스테이크 (남은 것) 크리미 매시트 순무(남은 것) 콩 없는 후무스(남은 것)		지방 79% 탄수화물 8% 단백질 13% 칼로리 1678 총 지방 147 포화지방 72.1	콜레스테롤 215 나트륨 2088 탄수화물 33.2 섬유질 10 순탄수화물 23.2 단백질 55.2
DAY 12	아침 단식	연어 케이크와 딜 크림소스 (남은 것) 크리미 매시트 순무 (남은 것)	베이컨 수프(남은 것) 이탈리안 주키니 구이 (남은 것) 콩 없는 후무스(남은 것)		지방 72% 탄수화물 8% 단백질 20% 칼로리 1432 총 지방 114 포화지방 40.9	콜레스테롤 254 나트륨 2974 탄수화물 30.5 섬유질 7.6 순탄수화물 22.9 단백질 70.4
DAY 13	클래식 버터 비스킷 (남은 것) 수지 1큰술에 요리한 달걀 2개	**케이준 돼지 뱃살 샐러드⁴** ½ 296쪽		레몬 드롭스 (남은 것)	지방 90% 탄수화물 3% 단백질 7% 칼로리 1811 총 지방 180 포화지방 87	콜레스테롤 458 나트륨 479 탄수화물 15.2 섬유질 7.3 순탄수화물 7.9 단백질 32.9
DAY 14	**케토 밀크셰이크** (콜라겐 2큰술 추가) 413쪽	**베이컨 맥앤치즈⁵** ½ 326쪽	양고기 케밥과 흰쌀밥 (남은 것) 익힌 사과⁶		지방 57% 탄수화물 27% 단백질 16% 칼로리 2314 총 지방 146 포화지방 87.2	콜레스테롤 428 나트륨 1901 탄수화물 156 섬유질 24.6 순탄수화물 131 단백질 95.1

½   1/2회 분량
➕   탄수화물 보충
❄   얼릴 수 있다.
굵은 글씨   바로 만들어 먹는다.

¹ 연어 케이크를 1인분 얼려서 week3에 사용한다. week3에 1/4회분을 준비한다.
² 스테이크를 얼려 week2에 1인분, week3에 1인분 사용한다.
³ 이탈리안 주키니 구이를 2인분 얼려 week3에 사용한다.
⁴ 케이준 돼지 뱃살 샐러드의 반을 남겨 week3에 사용한다.

⁵ 베이컨 맥앤치즈를 남겨 day15에 사용한다.
⁶ 사과 1개를 준비해, https://www.writinghouse.co.kr/133의 '탄수화물 보충 레시피' PDF를 다운받아 '사과: 전자레인지/굽기' 요리법을 따른다. 1인분을 만든다.

경로 3

완전 케토 방식

	식사 1	식사 2	식사 3	간식	일일 영양소/합계	
DAY 15	아침 단식	로켓연료 사골국 416쪽 베이컨 맥앤치즈 (남은 것)	속 채운 포크 로스트와 허브 그레이비 (남은 것) 클래식 버터 비스킷 (남은 것)		지방 68% 탄수화물 7% 단백질 25% 칼로리 1413 총 지방 107 포화지방 48.6	콜레스테롤 247 나트륨 2374 탄수화물 24.8 섬유질 11.1 순탄수화물 13.7 단백질 87.5
DAY 16	로켓연료 사골국 (남은 것)	케이준 돼지 뱃살 샐러드 (남은 것)	속 채운 포크 로스트와 허브 그레이비(남은 것) 이탈리안 주키니 구이 (남은 것)		지방 83% 탄수화물 3% 단백질 14% 칼로리 1899 총 지방 176 포화지방 55	콜레스테롤 236 나트륨 2213 탄수화물 12.2 섬유질 3.7 순탄수화물 8.5 단백질 66.9
DAY 17	수지 1큰술로 요리한 달걀 2개 클래식 버터 비스킷 (남은 것) **로켓연료 라떼** 418쪽	베이컨 수프 (남은 것)	연어 케이크와 딜 크림소스 (남은 것) 이탈리안 주키니 구이 (남은 것)		지방 77% 탄수화물 5% 단백질 18% 칼로리 2024 총 지방 173 포화지방 90.7	콜레스테롤 595 나트륨 2972 탄수화물 26.6 섬유질 9.1 순탄수화물 17.5 단백질 90.6
DAY 18	**로켓연료 라떼** 아몬드 차이 트러플 (남은 것)	**소금, 후추로 간한 돼지갈비**[1] ½ ❄ 336쪽	**베이컨 맥앤치즈** ½ 326쪽		지방 70% 탄수화물 6% 단백질 24% 칼로리 1349 총 지방 105 포화지방 40.9	콜레스테롤 128 나트륨 1933 탄수화물 20 섬유질 10 순탄수화물 10 단백질 80.1
DAY 19	**ACV 아이스티** 408쪽	베이컨 맥앤치즈 (남은 것)	수지 허브 버터 스테이크 (남은 것) **허브 래디시** (2인분을 먹는다) 386쪽	아몬드 차이 트러플 (남은 것) (2인분을 먹는다)	지방 72% 탄수화물 9% 단백질 19% 칼로리 1585 총 지방 127 포화지방 49.4	콜레스테롤 239 나트륨 1514 탄수화물 36.9 섬유질 12.6 순탄수화물 24.3 단백질 74.1
DAY 20	아침 단식	베이컨 수프 (남은 것) 아몬드 차이 트러플 (남은 것)	속 채운 포크 로스트와 허브 그레이비(남은 것) **방울다다기양배추 구이와 호두 '치즈'**[2] ½ ❄ 388쪽		지방 69% 탄수화물 7% 단백질 24% 칼로리 1464 총 지방 112 포화지방 37	콜레스테롤 215 나트륨 2443 탄수화물 24.6 섬유질 7.8 순탄수화물 16.8 단백질 89
DAY 21	**로켓연료 라떼**	베이컨 수프 (남은 것) 방울다다기양배추 구이 (남은 것)	쿵 파오 포크 (남은 것) (구운 고구마 추가) ➕ 머그 케이크 ➕		지방 62% 탄수화물 20% 단백질 18% 칼로리 2109 총 지방 144 포화지방 65	콜레스테롤 349 나트륨 2337 탄수화물 108 섬유질 21.3 순탄수화물 86.6 단백질 94.3

½	1/2회 분량
➕	탄수화물 보충
❄	얼릴 수 있다.
굵은 글씨	바로 만들어 먹는다.

[1] 갈비를 3인분 얼려 week4에 사용한다.
[2] 방울다다기양배추 구이와 호두 '치즈' 1인분을 남겨 week4에 사용한다.

완전 케토 방식

	식사 1	식사 2	식사 3	간식	일일 영양소/합계	
DAY 22	아침 단식	소금, 후추로 간한 돼지갈비(남은 것) **방울다다기양배추 구이와 호두 '치즈'** ¼ 388쪽	**치킨 파이 크럼블¹** ⊛ 348쪽 케일 파테 ½ 274쪽 큰 셀러리 1대	로켓연료 사골국 416쪽	지방 73% 탄수화물 7% 단백질 20% 칼로리 1622 총 지방 131 포화지방 44.1	콜레스테롤 167 나트륨 2132 탄수화물 29.6 섬유질 11.8 순탄수화물 17.8 단백질 80.9
DAY 23	**모히토 스무디** 415쪽	치킨 파이 크럼블 (남은 것) **베이컨 양배추 볶음** 387쪽	소금, 후추로 간한 돼지갈비(남은 것) 케일 파테(남은 것) 큰 셀러리 1대		지방 73% 탄수화물 8% 단백질 19% 칼로리 1611 총 지방 131 포화지방 52.2	콜레스테롤 167 나트륨 2045 탄수화물 31.9 섬유질 14.3 순탄수화물 17.6 단백질 75.8
DAY 24	모히토 스무디 (남은 것)	속 채운 포크 로스트와 허브 그레이비 (남은 것) 베이컨 양배추 볶음 (남은 것)	클래식 버터 비스킷 (남은 것) 케일 파테(남은 것) 로켓연료 사골국(남은 것) (콜라겐 2큰술 추가)		지방 76% 탄수화물 7% 단백질 17% 칼로리 1762 총 지방 150 포화지방 65.4	콜레스테롤 149 나트륨 2338 탄수화물 29.4 섬유질 13 순탄수화물 16.4 단백질 74
DAY 25	아침 단식	속 채운 포크 로스트와 허브 그레이비(남은 것) 케일 파테(남은 것) 작은 오이 1개, 얇게 썬 것	치킨 파이 크럼블 (남은 것)	**케토 밀크셰이크** 413쪽	지방 75% 탄수화물 6% 단백질 19% 칼로리 2043 총 지방 171 포화지방 101	콜레스테롤 442 나트륨 1775 탄수화물 28.3 섬유질 11 순탄수화물 17.3 단백질 97.7
DAY 26	**로켓연료 라떼** 418쪽	소금, 후추로 간한 돼지갈비 (남은 것) 베이컨 양배추 볶음 (남은 것)	치킨 파이 크럼블 (남은 것) 작은 오이 1개, 얇게 썬 것		지방 71% 탄수화물 7% 단백질 22% 칼로리 1420 총 지방 112 포화지방 57.3	콜레스테롤 167 나트륨 1857 탄수화물 23 섬유질 9.1 순탄수화물 13.9 단백질 79.4
DAY 27	**ACV 아이스티** 408쪽	베이컨 수프 (남은 것) 클래식 버터 비스킷 (남은 것)	수지 허브 버터 스테이크 (남은 것) 베이컨 양배추 볶음 (남은 것)	아몬드 차이 트러플 (남은 것)	지방 73% 탄수화물 8% 단백질 19% 칼로리 1555 총 지방 126 포화지방 62.2	콜레스테롤 219 나트륨 2307 탄수화물 30.1 섬유질 10.8 순탄수화물 19.3 단백질 75.3
DAY 28	**로켓연료 라떼** 아몬드 차이 트러플 (남은 것)	양고기 케밥(남은 것) (흰쌀밥 추가) (2인분을 먹는다) ➕			지방 52% 탄수화물 33% 단백질 15% 칼로리 1713 총 지방 98.8 포화지방 46.3	콜레스테롤 180 나트륨 1318 탄수화물 143 섬유질 6.4 순탄수화물 136 단백질 63

½	1/2회 분량	⊛	얼릴 수 있다.	¹ 1인분을 얼려 day26에 사용한다.
¼	1/4회 분량	**굵은 글씨**	바로 만들어 먹는다.	
➕	탄수화물 보충			이 식단에 사용되지 않아 남은 음식 :

칠리로 채운 아보카도 1인분, 치폴레 미트볼 1인분, 방울다다기양배추 구이와 호두 '치즈' 1인분

경로 3

적응한 지방 연소 방식

afb week 1

원조 케토(경로 1) 또는 강력 케토(경로 2) 식단을 섭취해서 지방에 적응한 후에 이 식단을 섭취하라. 탄수화물 보충(1이나 2를 따라 지방에 적응했다고 가정)과 함께 시작한 후에 일주일에 두 번 탄수화물 보충을 실시하라. 이 식단은 완전 케토 식단과 유사하므로 둘 중 자신에게 가장 적합한 방식을 고를 수 있다.

	식사 1	식사 2	식사 3	간식	일일 영양소/합계	
DAY 1	아침 단식	치폴레 미트볼[1] (2인분을 먹는다) ½ 328쪽	양고기 케밥 (흰쌀밥과 함께)[2] ⊕ 324쪽 머그 케이크[3] ⊕		지방 47% 탄수화물 34% 단백질 18% 칼로리 1482 총 지방 77.4 포화지방 29.7	콜레스테롤 358 나트륨 1464 탄수화물 128 섬유질 13.7 순탄수화물 114 단백질 68.5
DAY 2	모히토 스무디 (콜라겐 2큰술 추가) 415쪽	속 채운 포크 로스트와 허브 그레이비[4] 340쪽 콜리플라워 라이스 368쪽 ½ 시치미 콜라드 ½ 381쪽	수지 허브 버터 스테이크[5] ½ 314쪽	아몬드 차이 트러플[6] 392쪽	지방 73% 탄수화물 7% 단백질 20% 칼로리 1664 총 지방 135 포화지방 52.3	콜레스테롤 186 나트륨 1863 탄수화물 28.1 섬유질 14.4 순탄수화물 13.7 단백질 83.4
DAY 3	모히토 스무디 (남은 것) 레몬 드롭스[7] 401쪽	치폴레 미트볼 (남은 것) (3인분을 먹는다)	베이컨 수프[8] 292쪽		지방 72% 탄수화물 8% 단백질 20% 칼로리 1898 총 지방 151 포화지방 68.9	콜레스테롤 270 나트륨 2267 탄수화물 39.7 섬유질 12.9 순탄수화물 26.8 단백질 94.9
DAY 4	로켓연료 라떼 418쪽	속 채운 포크 로스트와 허브 그레이비(남은 것) 콜리플라워 라이스 (남은 것)	월도프 토마토[9] ½ 347쪽 파인애플 크림 볼[10] ⊕		지방 59% 탄수화물 22% 단백질 19% 칼로리 1593 총 지방 104 포화지방 49.4	콜레스테롤 172 나트륨 1421 탄수화물 88.2 섬유질 11.8 순탄수화물 76.4 단백질 76.5
DAY 5	클래식 버터 비스킷[11] ½ 372쪽 로켓연료 라떼 (콜라겐 2큰술 추가)	치폴레 미트볼(남은 것) (2인분을 먹는다) 시치미 콜라드 (남은 것)		레몬 드롭스 (남은 것)	지방 76% 탄수화물 9% 단백질 15% 칼로리 1589 총 지방 134 포화지방 79.1	콜레스테롤 104 나트륨 1609 탄수화물 34.5 섬유질 15.6 순탄수화물 18.9 단백질 60.2
DAY 6	ACV 아이스티 408쪽	소금, 후추 넣은 치킨 윙[12] 284쪽 콜리플라워 라이스 ½	칠리로 채운 아보카도[13] (2인분을 먹는다) ½ 312쪽	아몬드 차이 트러플 (남은 것) (2인분을 먹는다)	지방 77% 탄수화물 8% 단백질 15% 칼로리 1725 총 지방 146 포화지방 45.9	콜레스테롤 205 나트륨 961 탄수화물 36.1 섬유질 21.9 순탄수화물 14.4 단백질 65.7
DAY 7	아침 단식	소금, 후추 넣은 치킨 윙(남은 것) 콜리플라워 라이스 (남은 것) 베이컨 4줄	월도프 토마토 (남은 것) ⊕ 베리 볼[14]		지방 61% 탄수화물 23% 단백질 16% 칼로리 1445 총 지방 99.6 포화지방 27.6	콜레스테롤 216 나트륨 1283 탄수화물 82.1 섬유질 24 순탄수화물 58.1 단백질 60.2

½   1/2회 분량
⊕   탄수화물 보충
❄   얼릴 수 있다.
굵은 글씨   바로 만들어 먹는다.

[1] 1인분을 얼려 day5에 사용한다. 신선한 재료는 냉장고에 보관할 수 있다.
[2] 양고기 케밥 레시피의 탄수화물 보충 방식을 따른다. 흰쌀밥 2컵(1120g)을 함께 낸다(1인분에 1/2컵(280g)). 수정 레시피는 4인분이다. 얼려서 week2에 1인분, 식단 프로그램 이후에 1인분을 사용한다.
[3] https://www.writinghouse.co.kr/133의 '탄수화물 보충 레시피' PDF를 다운받아 '카사바밀가루 : 전자레인지'부분의 머그 케이크 조리법을 따른다. 1인분을 만든다.
[4] 속 채운 포크 로스트와 허브 그레이비를 얼려, week2에 2인분씩, week3에 2인분, week4에 2인분을 사용한다.
[5] 수지 버터 스테이크를 1인분 얼려 week3에 사용한다.
[6] 트러플을 7인분 얼려 week2,3,4에 사용한다.

[7] 레몬 드롭스를 얼려 week2에 1인분, week3에 1인분 사용한다.
[8] 수프를 얼려 week2에 2인분, week3에 2인분, week4에 1인분 사용한다.
[9] 월도프 토마토 레시피의 탄수화물 보충 방법을 따른다.
[10] 깍둑썰기한 파인애플 2컵(330g)을 코코넛 크림 2큰술과 함께 먹는다. 1인분을 만든다.
[11] 비스킷 5개를 얼려 week 2,3,4에 사용한다.
[12] 치킨 윙을 2인분 남겨 day8에 사용한다.
[13] 칠리로 채운 아보카도를 2인분 남겨 week2에 사용한다. 신선한 재료는 냉장고에 보관해 나중에 사용할 수 있다.
[14] 블랙베리 1컵(145g), 라즈베리 1컵(125g), 딸기 1컵(150g)을 볼에 넣어 맛있게 먹는다. 1인분을 만든다.

week 2

적응한 지방 연소 방식

	식사 1	식사 2	식사 3	간식	일일 영양소/합계	
DAY 8	수지로 요리한 달걀 2개 **지방을 태우는 황금 밀크셰이크** 406쪽	소금, 후추 넣은 치킨 윙 (남은 것) **크리미 매시트 순무** ½ 384쪽	칠리로 채운 아보카도 (남은 것)		지방 78% 탄수화물 6% 단백질 16% 칼로리 1791 총 지방 156 포화지방 69.8	콜레스테롤 557 나트륨 1392 탄수화물 26.7 섬유질 10.3 순탄수화물 16.5 단백질 69.8
DAY 9	**지방 녹차** 409쪽	속 채운 포크 로스트와 허브 그레이비(남은 것) 크리미 매시트 순무 (남은 것) (2인분을 먹는다)	칠리로 채운 아보카도 (남은 것)	아몬드 차이 트러플 (남은 것)	지방 68% 탄수화물 11% 단백질 21% 칼로리 1387 총 지방 105 포화지방 43.5	콜레스테롤 149 나트륨 1588 탄수화물 36.3 섬유질 13.9 순탄수화물 22.5 단백질 73.7
DAY 10	지방 녹차 (남은 것)	**연어 케이크와 딜 크림소스** 364쪽 **콩 없는 후무스** ½ 272쪽 **이탈리안 주키니 구이** ½ 268쪽	쿵 파오 포크 (구운 고구마 추가)[1] ➕ 334쪽 파인애플 크림 볼 ➕		지방 59% 탄수화물 24% 단백질 17% 칼로리 1761 총 지방 115 포화지방 43.7	콜레스테롤 205 나트륨 1443 탄수화물 107 섬유질 18.5 순탄수화물 88 단백질 74.4
DAY 11	**지방을 태우는 황금 밀크셰이크**	연어 케이크와 딜 크림소스 (남은 것)	속 채운 포크 로스트와 허브 그레이비(남은 것) 이탈리안 주키니 구이 (남은 것) 콩 없는 후무스(남은 것) (2인분을 먹는다)		지방 77% 탄수화물 6% 단백질 17% 칼로리 1715 총 지방 147 포화지방 66.1	콜레스테롤 235 나트륨 2458 탄수화물 25.6 섬유질 8.1 순탄수화물 17.5 단백질 73.1
DAY 12	아침 단식	연어 케이크와 딜 크림소스(남은 것) 크리미 매시트 순무 (남은 것) (2인분을 먹는다)	베이컨 수프(남은 것) 이탈리안 주키니 구이 (남은 것) 콩 없는 후무스(남은 것)		지방 71% 탄수화물 10% 단백질 19% 칼로리 1525 총 지방 120 포화지방 44.3	콜레스테롤 254 나트륨 3235 탄수화물 38.7 섬유질 9.5 순탄수화물 29.2 단백질 71.7
DAY 13	수지로 요리한 달걀 2개 클래식 버터 비스킷 (남은 것)	**케이준 돼지 뱃살 샐러드**[2] ½ 296쪽		레몬 드롭스 (남은 것)	지방 89% 탄수화물 3% 단백질 8% 칼로리 1811 총 지방 180 포화지방 87	콜레스테롤 458 나트륨 479 탄수화물 15.2 섬유질 7.3 순탄수화물 7.9 단백질 32.9
DAY 14	**지방을 태우는 황금 밀크셰이크** (콜라겐 2큰술 추가)	베이컨 수프 (남은 것)	양고기 케밥과 흰쌀밥 (남은 것) ➕		지방 58% 탄수화물 22% 단백질 20% 칼로리 1547 총 지방 100 포화지방 59	콜레스테롤 204 나트륨 2215 탄수화물 85.5 섬유질 4 순탄수화물 81.5 단백질 75.8

½   1/2회 분량

➕   탄수화물 보충

굵은 글씨   바로 만들어 먹는다.

[1] 쿵 파오 포크 레시피의 탄수화물 보충 방법을 따른다. 구운 고구마와 함께 낸다.
[2] 샐러드를 1인분 남겨 day16에 먹는다. 신선한 재료는 냉장고에 보관했다가 나중에 사용할 수 있다.

경로 3
적응한 지방 연소 방식

	식사 1	식사 2	식사 3	간식	일일 영양소/합계	
DAY 15	아침 단식 **로켓연료 사골국** 416쪽	**베이컨 맥앤치즈** ½ 326쪽	속 채운 포크 로스트와 허브 그레이비(남은 것) 이탈리안 주키니 구이 (남은 것) 클래식 버터 비스킷 (남은 것)		지방 70% 탄수화물 7% 단백질 23% 칼로리 1560 총 지방 122 포화지방 50.7	콜레스테롤 247 나트륨 3124 탄수화물 27.7 섬유질 12 순탄수화물 15.7 단백질 88.5
DAY 16	로켓연료 사골국 (남은 것)	케이준 돼지 뱃살 샐러드 (남은 것)	**수지 허브 버터 스테이크** 314쪽	익힌 사과[1] ➕	지방 75% 탄수화물 15% 단백질 10% 칼로리 1982 총 지방 166 포화지방 63.9	콜레스테롤 216 나트륨 837 탄수화물 73.2 섬유질 15.3 순탄수화물 57.9 단백질 48.1
DAY 17	**로켓연료 라떼** 418쪽 수지 1큰술로 요리한 달걀 2개 클래식 버터 비스킷 (남은 것)	베이컨 맥앤치즈 (남은 것) 이탈리안 주키니 구이 (남은 것)	연어 케이크와 딜 크림소스 (남은 것)		지방 75% 탄수화물 7% 단백질 18% 칼로리 1893 총 지방 158 포화지방 82.6	콜레스테롤 609 나트륨 2516 탄수화물 31.5 섬유질 14.6 순탄수화물 16.9 단백질 85.4
DAY 18	**로켓연료 라떼**	소금, 후추로 간한 **돼지갈비[2]** ½ ❄ 336쪽 **방울다다기양배추 구이와 호두 '치즈'[3]** ½ 388쪽	**베이컨 맥앤치즈** ½ 326쪽	아몬드 차이 트러플 (남은 것)	지방 71% 탄수화물 7% 단백질 21% 칼로리 1612 총 지방 128 포화지방 45.4	콜레스테롤 134 나트륨 2137 탄수화물 29.9 섬유질 14.3 순탄수화물 15.6 단백질 85.9
DAY 19	**로켓연료 라떼** 아몬드 차이 트러플 (남은 것) (2인분을 먹는다)	베이컨 맥앤치즈 (남은 것)	**치킨 누들 수프** (참마 국수 추가)[4] ❄ ➕ 288쪽		지방 61% 탄수화물 16% 단백질 23% 칼로리 1606 총 지방 108 포화지방 51.3	콜레스테롤 217 나트륨 1940 탄수화물 63.1 섬유질 19.3 순탄수화물 43.8 단백질 94.5
DAY 20	아침 단식	베이컨 수프 (남은 것)	속 채운 포크 로스트와 허브 그레이비(남은 것) 방울다다기양배추 구이와 호두 '치즈' (남은 것)	아몬드 차이 트러플 (남은 것) 레몬 드롭스 (남은 것)	지방 73% 탄수화물 6% 단백질 21% 칼로리 1722 총 지방 141 포화지방 59.2	콜레스테롤 215 나트륨 2443 탄수화물 24.8 섬유질 7.8 순탄수화물 17 단백질 89
DAY 21	**로켓연료 라떼**	베이컨 수프 (남은 것) 방울다다기양배추 구이와 호두 '치즈' (남은 것)	쿵 파오 포크 (남은 것)(구운 고구마 추가) ➕ 머그 케이크 ➕		지방 62% 탄수화물 20% 단백질 18% 칼로리 2109 총 지방 144 포화지방 65	콜레스테롤 349 나트륨 2337 탄수화물 108 섬유질 21.3 순탄수화물 86.6 단백질 94.3

½   1/2회 분량
➕   탄수화물 보충
❄   얼릴 수 있다.
굵은 글씨   바로 만들어 먹는다.

[1] https://www.writinghouse.co.kr/133의 '탄수화물 보충 레시피' PDF를 다운받아 '사과: 전자레인지/굽기' 요리법을 따른다.
[2] 갈비를 3인분 얼려 week4에 사용한다.
[3] 방울다다기양배추 1인분을 남겨 day22에 사용한다.
[4] 치킨 누들 수프 레시피의 탄수화물 보충 방법을 참조한다.

경로 3

적응한 지방 연소 방식

	식사 1	식사 2	식사 3	간식	일일 영양소/합계	
DAY 22	아침 단식 **로켓연료 사골국** 416쪽	소금, 후추로 간한 돼지갈비(남은 것) 방울다다기양배추 구이와 호두 '치즈' (남은 것)	**치킨 파이 크럼블** 348쪽 **케일 파테** ½ 274쪽 큰 셀러리 1대		지방 73% 탄수화물 7% 단백질 20% 칼로리 1622 총 지방 131 포화지방 44.1	콜레스테롤 167 나트륨 2132 탄수화물 29.6 섬유질 11.8 순탄수화물 17.8 단백질 80.9
DAY 23	**모히토 스무디** 415쪽	치킨 파이 크럼블 (남은 것)	소금, 후추로 간한 돼지갈비(남은 것) 케일 파테(남은 것) 큰 셀러리 1대		지방 73% 탄수화물 7% 단백질 20% 칼로리 1396 총 지방 114 포화지방 46.4	콜레스테롤 137 나트륨 1493 탄수화물 24.3 섬유질 11.5 순탄수화물 12.8 단백질 68.9
DAY 24	모히토 스무디 (남은 것) 클래식 버터 비스킷 (남은 것)	속 채운 포크 로스트와 허브 그레이비 (남은 것) **베이컨 양배추 볶음** 387쪽	치킨 누들 수프 (남은 것)(참마 국수 추가) ➕		지방 62% 탄수화물 15% 단백질 23% 칼로리 1660 총 지방 113 포화지방 55.6	콜레스테롤 214 나트륨 2261 탄수화물 62.1 섬유질 18.2 순탄수화물 43.9 단백질 97.6
DAY 25	로켓연료 사골국 (남은 것)	속 채운 포크 로스트와 허브 그레이비(남은 것) 케일 파테(남은 것) 오이 1개(작은 것)	치킨 파이 크럼블 (남은 것)	**베이컨 퍼지** ½ 394쪽	지방 77% 탄수화물 5% 단백질 18% 칼로리 1839 총 지방 156 포화지방 69.9	콜레스테롤 283 나트륨 2038 탄수화물 24.5 섬유질 8.5 순탄수화물 16 단백질 83.3
DAY 26	로켓연료 라떼 (남은 것) 베이컨 퍼지 (남은 것)	소금, 후추로 간한 돼지갈비(남은 것) 베이컨 양배추 볶음 (남은 것)	치킨 파이 크럼블 (남은 것) 작은 오이 1개, 얇게 썰은 것		지방 77% 탄수화물 5% 단백질 18% 칼로리 1832 총 지방 156 포화지방 79.2	콜레스테롤 194 나트륨 1974 탄수화물 25.5 섬유질 10.6 순탄수화물 14.9 단백질 80.9
DAY 27	**로켓연료 사골국**	클래식 버터 비스킷 (남은 것) 케일 파테(남은 것) 베이컨 수프(남은 것)		아몬드 차이 트러플 (남은 것)	지방 77% 탄수화물 7% 단백질 16% 칼로리 1534 총 지방 131 포화지방 58.4	콜레스테롤 138 나트륨 2358 탄수화물 28.2 섬유질 9.7 순탄수화물 18.5 단백질 59.3
DAY 28	**로켓연료 라떼** 418쪽 아몬드 차이 트러플 (남은 것)	베이컨 양배추 볶음 (남은 것) (2인분을 먹는다)	치킨 누들 수프 (남은 것)(참마 국수 추가) ➕ 익힌 사과 ➕		지방 55% 탄수화물 28% 단백질 17% 칼로리 1760 총 지방 108 포화지방 55.3	콜레스테롤 149 나트륨 2060 탄수화물 124 섬유질 28.4 순탄수화물 95.9 단백질 71.4

½   1/2회 분량

➕   탄수화물 보충

굵은 글씨   바로 만들어 먹는다.

이 식단에서 사용되지 않아 남은 음식 :
치킨 누들 수프와 참마 국수 1인분, 양고기 케밥과 흰쌀밥 1인분, 로켓연료 사골국 1인분

dfb
week 1

경로 3
매일 지방 연소 방식

이 식단은 매일 지방 연소 방식을 위한 것이다.

	식사 1	식사 2	식사 3	간식	일일 영양소/합계	
DAY 1	아마씨 시나몬 번 머핀[1] ½ ❄ 257쪽 로켓연료 라떼 418쪽	시금치 샐러드와 빵가루 입힌 닭고기 ½ 294쪽	올리브 치킨 구이[2] (+과일 볼) ½ ➕ 342쪽		지방 64% 탄수화물 14% 단백질 22% 칼로리 1769 총 지방 126 포화지방 57.3	콜레스테롤 255 나트륨 1847 탄수화물 60.1 섬유질 22.5 순탄수화물 37.6 단백질 99.5
DAY 2	로켓연료 라떼	원 팟 햄버거[3] ❄ 316쪽	월도프 토마토[4] 347쪽	카르다몸 오렌지 바크[5] (잠자리 들기 전에) ½ ❄ 395쪽	지방 68% 탄수화물 13% 단백질 19% 칼로리 1398 총 지방 105 포화지방 60.3	콜레스테롤 162 나트륨 1429 탄수화물 46.5 섬유질 8.6 순탄수화물 37.9 단백질 66.4
DAY 3	시금치 샐러드와 빵가루 입힌 닭고기 (남은 것)	찢은 쇠고기 타코[6] ❄ 320쪽	올리브 치킨 구이(남은 것) (과일 볼 추가) ➕		지방 59% 탄수화물 13% 단백질 28% 칼로리 1685 총 지방 111 포화지방 33.3	콜레스테롤 338 나트륨 2080 탄수화물 54 섬유질 15.8 순탄수화물 38.2 단백질 117
DAY 4	아마씨 시나몬 번 머핀 (남은 것) 로켓연료 라떼 (콜라겐 2큰술 추가)	찢은 쇠고기 타코 (남은 것)	정어리 튀김 쌈[7] (구운 카보차 스쿼시 추가) ❄ ➕ 366쪽		지방 69% 탄수화물 9% 단백질 22% 칼로리 1632 총 지방 125 포화지방 44.6	콜레스테롤 486 나트륨 1783 탄수화물 37.3 섬유질 13.2 순탄수화물 24.1 단백질 89.1
DAY 5	지방을 태우는 황금 밀크셰이크 (콜라겐 2큰술 추가) 406쪽	돼지 어깨살과 레몬-타임 그레이비[8] ½ ❄ 338쪽	월도프 토마토 (남은 것) ➕		지방 65% 탄수화물 14% 단백질 21% 칼로리 1260 총 지방 91.6 포화지방 52.9	콜레스테롤 179 나트륨 1178 탄수화물 43.9 섬유질 3.8 순탄수화물 40.1 단백질 65.1
DAY 6	아마씨 시나몬 번 머핀 (남은 것)	원 팟 햄버거(남은 것) **(마늘 향신 기름을 뿌림[9])** 248쪽	월도프 토마토 (남은 것) ➕ 사과와 계피[10] ➕		지방 51% 탄수화물 28% 단백질 21% 칼로리 1181 총 지방 66.2 포화지방 19.5	콜레스테롤 239 나트륨 1304 탄수화물 83.2 섬유질 18.8 순탄수화물 64.4 단백질 63.2
DAY 7	아마씨 시나몬 번 머핀 (남은 것) 로켓연료 라떼	찢은 쇠고기 타코 (남은 것)	월도프 토마토 (남은 것) ➕ 사과와 계피[10]		지방 60% 탄수화물 21% 단백질 19% 칼로리 1485 총 지방 98.9 포화지방 41.8	콜레스테롤 298 나트륨 1140 탄수화물 79.3 섬유질 16.4 순탄수화물 62.9 단백질 69.6

½   1/2회 분량
➕   탄수화물 보충
❄   얼릴 수 있다.
굵은 글씨   바로 만들어 먹는다.

[1] 머핀을 얼려 week2에 1개, week3에 1개 사용한다.
[2] 올리브 치킨 구이 레시피의 탄수화물 보충 방법을 따른다. 수정 레시피는 3인분이다. 1인분마다 깍둑썬 칸탈루프 2/3컵(107g)과 깍둑썬 파인애플 2/3컵(110g)을 곁들인다.
[3] 원 팟 햄버거 2인분을 얼려 week2에 사용한다.
[4] 월도프 토마토 레시피의 탄수화물 보충 방법을 따른다. 수정 레시피는 4인분이다.
[5] 카르다몸 오렌지 바크를 얼려 week2에 2인분, week4에 3인분을 사용한다.

[6] 타코를 1인분 얼려 week2에 사용한다.
[7] 정어리 튀김 쌈 레시피의 탄수화물 보충 방법을 따른다. 구운 카보차 스쿼시를 곁들인다. 수정 레시피는 3인분이다. 2인분을 얼려 week2에 사용한다.
[8] 돼지고기 어깨살을 얼려 week3에 1인분, week4에 1인분 사용한다.
[9] 마늘 향신 기름을 얼려 week2에 2인분, week3에 1인분, week4에 1인분 사용한다. 나머지 5인분은 이 식단에서 사용하지 않는다.
[10] 사과를 얇게 썰어 간 계피 1/4작은술을 뿌린다. 1인분을 만든다. 이번 주에 두 번 만든다(day6에 한 번, day7에 한 번).

week 2

매일 지방 연소 방식

	식사 1	식사 2	식사 3	간식	일일 영양소/합계	
DAY 8	**로켓연료 라떼** 418쪽 카르다몸 오렌지 바크 (남은 것)	원 팟 햄버거 (남은 것)	정어리 튀김 쌈 (남은 것) (구운 카보차 스쿼시 추가) ➕		지방 72% 탄수화물 9% 단백질 19% 칼로리 1640 총 지방 132 포화지방 63.1	콜레스테롤 350 나트륨 2020 탄수화물 35.8 섬유질 11.1 순탄수화물 24.7 단백질 77.5
DAY 9	**이른 아침의 잠발라야[1]** 🌀 260쪽	원 팟 햄버거 (남은 것) (마늘 향신 기름을 뿌림)	정어리 튀김 쌈 (남은 것) (구운 카보차 스쿼시 추가) ➕		지방 67% 탄수화물 10% 단백질 23% 칼로리 1551 총 지방 115 포화지방 29	콜레스테롤 450 나트륨 2420 탄수화물 40 섬유질 12.6 순탄수화물 27.4 단백질 89.3
DAY 10	**무곡물 햄프시드 죽** 262쪽	찢은 쇠고기 타코 (남은 것)	올리브 치킨 구이(남은 것) (과일 볼 추가)[2] ➕		지방 61% 탄수화물 14% 단백질 25% 칼로리 1639 총 지방 110 포화지방 27.5	콜레스테롤 185 나트륨 1685 탄수화물 58.1 섬유질 22 순탄수화물 36.1 단백질 104
DAY 11	아마씨 시나몬 번 머핀 (남은 것) 로켓연료 라떼 (콜라겐 2큰술 추가) 418쪽	**케이준 돼지 뱃살 샐러드** ½ 296쪽	**바삭한 연어 스테이크와 달콤 양배추[3]** (블랙베리 추가) 🌀 ➕ 360쪽		지방 75% 탄수화물 8% 단백질 17% 칼로리 2090 총 지방 173 포화지방 68.5	콜레스테롤 294 나트륨 1238 탄수화물 41.5 섬유질 22.4 순탄수화물 19.1 단백질 90.7
DAY 12	**지방 녹차** 409쪽	**마이클의 페퍼로니 밋자** 318쪽	**쿵 파오 포크** (구운 고구마 추가)[4] ➕ 334쪽	카르다몸 오렌지 바크 (남은 것) (잠자리 들기 전)	지방 66% 탄수화물 15% 단백질 19% 칼로리 1515 총 지방 111 포화지방 51	콜레스테롤 213 나트륨 983 탄수화물 55.4 섬유질 11 순탄수화물 44.4 단백질 73.3
DAY 13	무곡물 햄프시드 죽 (남은 것) (코코넛 오일 1큰술 추가)	케이준 돼지 뱃살 샐러드 (남은 것)	**그레이비와 아스파라거스를 곁들인 그릭 치킨** (삶은 플랜틴 추가)[5] ½ 🌀 ➕ 350쪽		지방 77% 탄수화물 11% 단백질 12% 칼로리 2246 총 지방 192 포화지방 58.4	콜레스테롤 229 나트륨 416 탄수화물 61.4 섬유질 18.8 순탄수화물 42.6 단백질 67.9
DAY 14	**로켓연료 라떼**	마이클의 페퍼로니 밋자 (남은 것) **(랜치 드레싱을 뿌림)[6]** ¼ 244쪽	쿵 파오 포크 (남은 것) (구운 고구마 추가) ➕		지방 67% 탄수화물 14% 단백질 19% 칼로리 1441 총 지방 107 포화지방 42.4	콜레스테롤 218 나트륨 1223 탄수화물 50.1 섬유질 10.3 순탄수화물 39.8 단백질 69.4

½   1/2회 분량
¼   1/4회 분량
➕   탄수화물 보충
🌀   얼릴 수 있다.
굵은 글씨   바로 만들어 먹는다.

[1] 잠발라야 3인분을 얼려 week3에 사용한다.
[2] 깍둑썰기한 칸탈루프 2/3컵(107g)과 파인애플 썬 것 2/3컵(110g)을 함께 낸다.
[3] 바삭한 연어 스테이크 레시피의 탄수화물 보충 방법을 따른다. 수정된 레시피는 3인분이다. 2인분을 얼려 week3에 사용한다.
[4] 쿵 파오 포크 레시피의 탄수화물 보충 방법을 따른다. 구운 고구마(중간 크기 2개)를 곁들인다.
[5] 그릭 치킨 레시피의 탄수화물 보충 방법을 따른다. 삶은 녹색 플랜틴(중간 크기 4개)를 곁들인다.
[6] 랜치 드레싱 3인분을 남겨 week3에 사용한다.

경로 3

매일 지방 연소 방식

	식사 1	식사 2	식사 3	간식	일일 영양소/합계	
DAY 15	**지방 녹차** 409쪽	**베이컨 러버의 키슈[1]** ❄ ½ 258쪽 **아스파라거스 베이컨 말이와 홀스래디시 소스[2]** ½ 278쪽	바삭한 연어 스테이크와 달콤 양배추(남은 것) (블랙베리 추가) ⊕		지방 60% 탄수화물 13% 단백질 27% 칼로리 1285 총 지방 85.3 포화지방 26.8	콜레스테롤 271 나트륨 1625 탄수화물 41.2 섬유질 18.9 순탄수화물 22.3 단백질 88.1
DAY 16	지방 녹차 (남은 것)	이른 아침의 잠발라야 (남은 것) (랜치 드레싱 추가)	그레이비와 아스파라거스를 곁들인 그릭 치킨 (남은 것) (삶은 플랜틴 추가) ⊕ 사과와 계피[3] ⊕		지방 56% 탄수화물 26% 단백질 18% 칼로리 1297 총 지방 80.5 포화지방 33	콜레스테롤 217 나트륨 866 탄수화물 83.7 섬유질 13.4 순탄수화물 70.3 단백질 59.7
DAY 17	**로켓연료 라떼** 418쪽	이른 아침의 잠발라야 (남은 것) (랜치 드레싱 추가)	그레이비와 아스파라거스를 곁들인 그릭 치킨(남은 것) (삶은 플랜틴 추가) ⊕		지방 68% 탄수화물 15% 단백질 17% 칼로리 1319 총 지방 99.5 포화지방 45.9	콜레스테롤 217 나트륨 1051 탄수화물 48.8 섬유질 8 순탄수화물 40.8 단백질 57.1
DAY 18	**지방 녹차**	베이컨 러버의 키슈 (남은 것) (랜치 드레싱 추가)	**양고기 케밥[4]** (흰쌀밥 추가) ❄ ⊕ 324쪽		지방 56% 탄수화물 26% 단백질 18% 칼로리 1286 총 지방 79.7 포화지방 28.2	콜레스테롤 238 나트륨 1310 탄수화물 83.2 섬유질 7.2 순탄수화물 76 단백질 59
DAY 19	아마씨 시나몬 번 머핀 (남은 것) **로켓연료 라떼** (콜라겐 2큰술 추가)	돼지 어깨살과 레몬-타임 그레이비 (남은 것)	그레이비와 아스파라거스를 곁들인 그릭 치킨(남은 것) (삶은 플랜틴 추가) ⊕		지방 64% 탄수화물 14% 단백질 22% 칼로리 1500 총 지방 107 포화지방 51.2	콜레스테롤 307 나트륨 1132 탄수화물 51.8 섬유질 11 순탄수화물 40.8 단백질 83.6
DAY 20	이른 아침의 잠발라야 (마늘 향신 기름을 뿌림)	마이클의 페퍼로니 핏자 (남은 것) 아스파라거스 베이컨 말이와 홀스래디시 소스 (남은 것)	바삭한 연어 스테이크와 달콤 양배추 (남은 것) (블랙베리 추가) ⊕		지방 66% 탄수화물 9% 단백질 25% 칼로리 1725 총 지방 127 포화지방 33.7	콜레스테롤 376 나트륨 2399 탄수화물 39.3 섬유질 18.1 순탄수화물 21.2 단백질 106
DAY 21	아침 단식	베이컨 러버의 키슈 (남은 것) 아스파라거스 베이컨 말이와 홀스래디시 소스 (남은 것)	양고기 케밥 (남은 것) (흰쌀밥 추가) ⊕		지방 56% 탄수화물 26% 단백질 18% 칼로리 1217 총 지방 75.4 포화지방 19.2	콜레스테롤 261 나트륨 1508 탄수화물 80.5 섬유질 7.6 순탄수화물 72.9 단백질 54

½   1/2회 분량
⊕   탄수화물 보충
❄   얼릴 수 있다.
굵은 글씨   바로 만들어 먹는다.

[1] 키슈 1인분을 얼려 day21, 23에 사용한다.
[2] 베이컨 말이를 2인분 남겨 week4에 사용한다.
[3] 사과를 잘라 간 계피 1/4작은술을 뿌린다. 1인분을 만든다.
[4] 케밥 레시피의 탄수화물 보충 방법을 따른다. 흰쌀밥 2컵(1120g)을 곁들인다. 수정된 레시피는 4인분이다. 2인분을 얼려 week4에 사용한다.

경로 3
매일 지방 연소 방식

	식사 1	식사 2	식사 3	간식	일일 영양소/합계	
DAY 22	**로켓연료 사골국** 416쪽	마이클의 페퍼로니 밋자 (남은 것) 아스파라거스 베이컨 말이와 홀스래디시 소스 (남은 것)	그레이비와 아스파라거스를 곁들인 그릭 치킨 (남은 것) (삶은 플랜틴 추가) ➕		지방 66% 탄수화물 14% 단백질 20% 칼로리 1358 총 지방 98.9 포화지방 30.8	콜레스테롤 312 나트륨 1661 탄수화물 47.7 섬유질 6 순탄수화물 41.7 단백질 69.1
DAY 23	로켓연료 사골국 (남은 것)	베이컨 러버의 키슈 (남은 것) 딸기 아보카도 샐러드 ½ 302쪽	치킨 누들 수프 (참마 국수로 만든 것)[1] ✳ 288쪽	카르다몸 오렌지 바크 (남은 것) (잠자리 들기 전에)	지방 66% 탄수화물 15% 단백질 19% 칼로리 1705 총 지방 124 포화지방 47.8	콜레스테롤 256 나트륨 1973 탄수화물 65.4 섬유질 22.8 순탄수화물 42.6 단백질 81.3
DAY 24	**소시지와 녹색 채소를 넣은 해시 볼**(마늘 향신 기름을 뿌림) 261쪽 카르다몸 오렌지 바크 (남은 것)	**시금치 샐러드와 플랭크 스테이크** ½ 300쪽	그레이비와 아스파라거스를 곁들인 그릭 치킨 (남은 것) (삶은 플랜틴 추가) ➕		지방 71% 탄수화물 12% 단백질 17% 칼로리 2003 총 지방 159 포화지방 56	콜레스테롤 262 나트륨 1169 탄수화물 60 섬유질 13.9 순탄수화물 46.1 단백질 83.2
DAY 25	아침 단식	소시지와 녹색 채소를 넣은 해시 볼 (남은 것) 베이컨 4줄	양고기 케밥 (남은 것) (흰쌀밥 추가) ➕		지방 64% 탄수화물 22% 단백질 14% 칼로리 1500 총 지방 107 포화지방 34.4	콜레스테롤 229 나트륨 1817 탄수화물 81.6 섬유질 7.5 순탄수화물 73 단백질 52.7
DAY 26	**견과 없는 그래놀라** 264쪽 **(코코넛 휘핑크림 추가)** 404쪽	시금치 샐러드와 플랭크 스테이크 (남은 것)	양고기 케밥 (남은 것) (흰쌀밥 추가) ➕	딸기 아보카도 샐러드 (남은 것)	지방 62% 탄수화물 21% 단백질 17% 칼로리 1916 총 지방 132 포화지방 49.3	콜레스테롤 175 나트륨 1053 탄수화물 99.8 섬유질 21.1 순탄수화물 78.7 단백질 82.8
DAY 27	견과 없는 그래놀라 (남은 것) (코코넛 휘핑크림 추가) (남은 것)	시금치 샐러드와 플랭크 스테이크 (남은 것)	치킨 누들 수프 (남은 것) ➕		지방 59% 탄수화물 15% 단백질 26% 칼로리 1503 총 지방 97.8 포화지방 41.5	콜레스테롤 174 나트륨 1168 탄수화물 57.8 섬유질 16.6 순탄수화물 41.2 단백질 97.9
DAY 28	카르다몸 오렌지 바크 (남은 것)	돼지 어깨살과 레몬-타임 그레이비 (남은 것)	치킨 누들 수프 (남은 것) ➕ 사과와 계피 ➕		지방 56% 탄수화물 21% 단백질 23% 칼로리 1411 총 지방 87.5 포화지방 42.5	콜레스테롤 207 나트륨 1454 탄수화물 75.9 섬유질 13.6 순탄수화물 62.3 단백질 80

½   1/2회 분량

➕   탄수화물 보충

굵은 글씨   바로 만들어 먹는다.

[1] 치킨 누들 수프 레시피의 탄수화물 보충 방법을 따른다. 나선형으로 자른 참마(중간 크기 2개)를 수프에 넣는다. 수정된 레시피는 4인분이다. 1인분을 얼려 day28에 사용한다.

이 식단에서 사용되지 않아 남은 음식 :
치킨 누들 수프 1인분과 참마 국수, 코코넛 휘핑크림 5인분, 마늘 향신 기름 3인분, 마이클의 페퍼로니 밋자 2인분, 견과 없는 그래놀라 10인분.

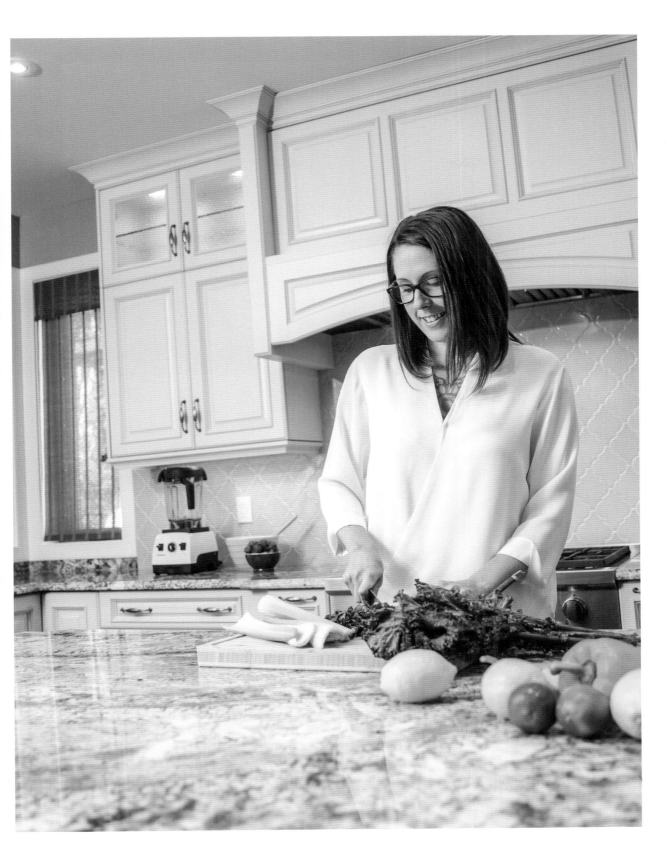

PART 4

레시피

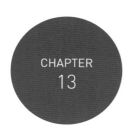

CHAPTER
13

소스와 양념

치즈 소스 CHEESE SAUCE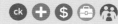

준비 시간 : **5분 + 참깨 불리는 1시간**   조리 시간 : **10분**   분량 : **1컵(240ml)(8인분)**

에그-프리 · 가짓과-프리 · 견과류-프리   선택 : **코코넛-프리 · 저포드맵 · 완전 채식**

영양 효모의 경이로움을 아직 발견하지 못했다면, 맛없어 보이는 이름에도 불구하고 꼭 시도해 봐야 한다. 효모 맛이 아니라 치즈 맛이다! 유제품이 없는 케토 식단이라도 영양 효모를 이용해 치즈 없이 훌륭하게 '치즈' 맛을 낼 수 있다. 나의 경우, 코코넛 향을 원하지 않았기 때문에, 정제 코코넛 오일을 사용하여 치즈 맛을 확실하게 냈다.

재료

- 닭 뼈 육수 ¾컵(180ml)(9장 참조)
- 영양 효모 ⅓컵(22g)
- 참깨 ¼컵(38g), 1시간 동안 물에 불렸다가 물을 따라 내고 헹군 것
- 정제 코코넛 오일 ¼컵(60ml)
- 신선한 레몬즙 1큰술 + 1작은술
- 간 겨자 1½작은술
- 양파 가루 ¾작은술
- 마늘 가루 ¼작은술
- 곱게 간 회색 바닷소금 ¼작은술

만드는 법

1 육수, 영양 효모, 참깨, 코코넛 오일, 레몬즙을 S자 날이 달린 강력 블렌더 또는 푸드프로세서에 넣는다. 30초 동안 또는 부드러워질 때까지 고속으로 간다.

2 위 혼합물을 작은 냄비에 옮겨 중불로 끓이면서 가끔 섞어 준다.

3 중불로 줄인 후에 향신료와 소금을 넣고 휘저어 섞는다. 소스를 5분 동안 뭉근히 끓이면서 되직해질 때까지 계속 저어 준다.

보관 방법 : 밀폐 용기에 담아 냉장고에 1주일 동안 보관할 수 있다.

데우기 : 냄비에 뚜껑을 닫고 약불로 가열하면서 가끔 저어 준다.

곁들이면 좋은 것 : 호박 야채 국수(378쪽)와 좋아하는 단백질 음식을 버무린다. 아스파라거스 베이컨 말이(278쪽)나 케이준 브로콜리 구이(280쪽)에 홀스래디시 소스 대신 이 소스를 사용해도 맛이 아주 좋다.

코코넛-프리 방식 : 코코넛 오일 대신에 기(먹어도 괜찮다면), 정제된 아보카도 오일, 수지 또는 라드를 넣는다.

저포드맵 방식 : 코코넛 오일 2큰술 대신에 정제 아보카도 오일 또는 엑스트라-버진 올리브 오일로 만든 마늘 향신 기름(248쪽)을 넣고 양파와 마늘 가루는 생략한다.

완전 채식 방식 : 닭 뼈 육수 대신 채소 육수를 사용한다.

탄수화물 보충 : 코코넛 오일의 절반을 물로 대체한다. 원하는 탄수화물을 곁들인다(6장을 참고하거나 https://writinghouse.co.kr/133에서 '탄수화물 보충 레시피' PDF를 다운로드하라). 카사바, 델리카타 스쿼시, 파스닙과 함께 먹으면 맛있다.

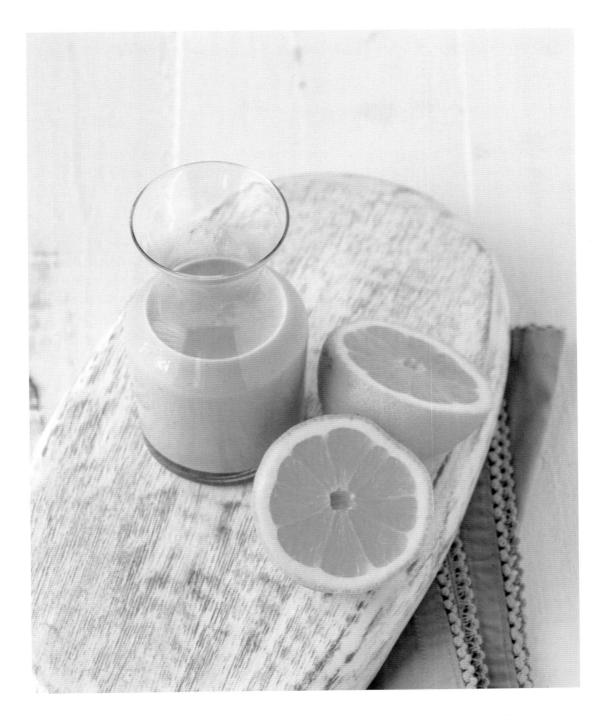

영양 정보(2큰술 기준)

비율

칼로리 : 107 | 지방 칼로리 : 84 | 총 지방 : 9.4g | 포화지방 : 2.6g | 콜레스테롤 : 0mg

지방	탄수화물	단백질
79%	**10%**	**11%**

나트륨 : 98mg | 탄수화물 : 2.6g | 식이 섬유 : 1.2g | 순탄수화물 : 1.4g | 당류 : 0g | 단백질 : 2.9g

마요네즈 MAYONNAISE

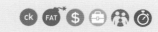

준비 시간 : 5분   분량 : 1¼컵(260g) (10인분)

코코넛-프리 · 저포드맵 · 가짓과-프리 · 견과류-프리 · 채식주의   선택 : 에그-프리 · 완전 채식

마요네즈 없이는 케토 다이어트가 완성되지 않는다. 마요네즈는 기본적으로 모든 음식에 사용할 수 있다. 샐러드드레싱을 만들 시간이 없는가? 마요네즈를 넣어라. 스테이크에 지방이 더 필요한가? 마요네즈를 넣어라. 좋아하는 육포에 디핑 소스가 필요한가? 답은 마요네즈! 농담이 아니다. 그리고 달걀에 민감한 사람들을 위해 에그-프리 방식도 수록했다.

재료

- 큰 달걀 1개
- 큰 달걀노른자 2개
- 신선한 레몬즙 1큰술 + 화이트 와인 식초 1작은술 또는 사과 식초 1큰술
- 디종 머스터드 1작은술
- 곱게 간 회색 바닷소금 ¼작은술
- 간 흑후추 ⅛작은술
- 정제된 아보카도 오일 1컵(240ml), 정제 올리브 오일 또는 정제되지 않은 카놀라유와 같은 가벼운 맛의 오일

만드는 법

대형 믹서를 사용하는 경우 오일을 제외한 모든 재료를 블렌더에 넣는다. 충분히 혼합한 후에, 블렌더를 중간 속도로 돌리며 오일을 천천히 떨어뜨려 최소 2분 동안 오일을 모두 넣는다. 오일을 모두 넣은 후에, 혼합물이 마요네즈의 질감이 날 때까지 계속 돌린다.

핸드 믹서(도깨비 방망이)를 사용하는 경우에는 오일을 포함한 모든 재료를 혼합 용기에 넣는다(핸드 믹서에 용기가 포함되어 있지 않은 경우에는 입구가 큰 쿼트(0.94L) 크기의 용기 또는 이와 비슷한 크기의 용기를 사용하라). 핸드 믹서를 용기 바닥에 놓고 25초 동안 고속으로 돌린다. 재료가 잘 섞일 때까지 믹서를 위아래로 움직인다.

팁 : 마요네즈를 직접 만드는 경우, 핸드 믹서나 강력 믹서가 가장 좋다. 그렇지 않으면 케토 친화적인 마요네즈를 구매하는 것이 좋다.
보관 방법 : 밀폐 용기에 넣어 1주일 동안 냉장고에 보관할 수 있다.
응용 : 에그-프리 마요네즈 이 방식은 병아리콩 통조림 육수를 사용하기 때문에 완전한 케토 메뉴라고 할 수는 없지만, 달걀에 민감한 사람들에게는 훌륭한 대안이 된다. 믹서기에 병아리콩 육수 6큰술, 레몬즙 2큰술, 디종 머스터드 1큰술 + 1작은술, 사과 식초 1큰술, 간 흑후추 ½작은술, 곱게 간 회색 바닷소금 ½작은술을 섞는다. 믹서기

를 켜고 중간 속도로 작동하는 동안 정제 아보카도 오일, 정제 올리브 오일 또는 정제되지 않은 카놀라유와 같은 가벼운 맛의 오일 1½컵(350ml)을 천천히 떨어뜨린다. 믹서를 돌리면서 최소 2분 동안 오일을 모두 넣는다. 오일을 모두 넣었다면 혼합물이 마요네즈 질감이 날 때까지 믹서를 계속 돌린다. 또는 핸드 믹서를 사용하는 경우, 위의 두 번째 단계를 따른다. 분량은 1¾컵(365g) 또는 14인분이다.
완전 채식주의 방식 : 위의 에그-프리 마요네즈 조리법을 이용한다.

영양 정보(달걀 넣은 마요네즈 2큰술 기준)

칼로리 : 200 | 지방 칼로리 : 192 | 총 지방 : 21.6g | 포화지방 : 3.4g | 콜레스테롤 : 61g
나트륨 : 62mg | 탄수화물 : 0.3g | 식이 섬유 : 0g | 순탄수화물 : 0.3g | 당류 : 0g | 단백질 : 1.2g

	비율	
지방	탄수화물	단백질
97%	1%	2%

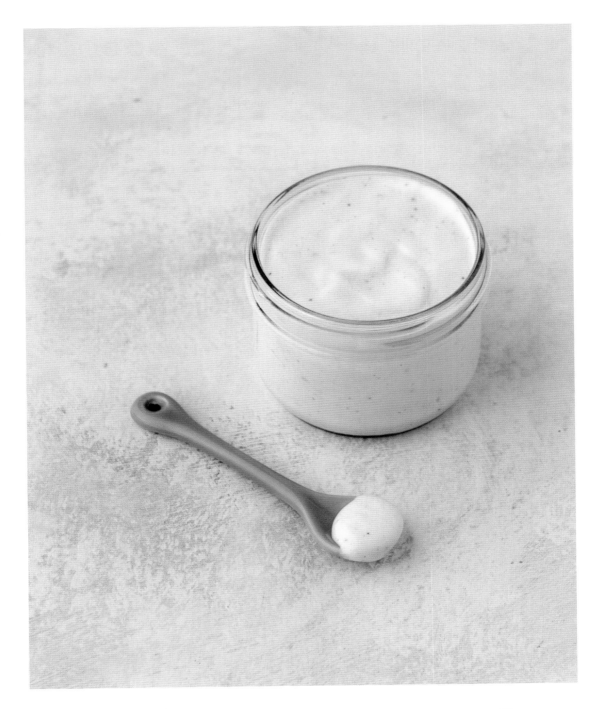

영양 정보(에그-프리 마요네즈 2큰술 기준)

			비율		
			지방	탄수화물	단백질
			99%	**1%**	**0%**

칼로리 : 190 | 지방 칼로리 : 190 | 총 지방 : 21.9g | 포화지방 : 3.1g | 콜레스테롤 : 0mg

나트륨 : 82mg | 탄수화물 : 0.4g | 식이 섬유 : 0g | 순탄수화물 : 0.4g | 당류 : 0g | 단백질 : 0.3g

바질 아보카도 스프레드 BASIL AVOCADO SPREAD

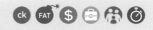

준비 시간 : **5분** 분량 : **1⅓컵(410g)(10인분)**

코코넛-프리 · 에그-프리 · 가짓과-프리 · 견과류-프리 · 완전 채식

신선한 야채에 이 스프레드를 바르면 아주 좋다. 나는 마요네즈를 사용하지 않고 식사에 지방을 좀 더 추가하고 싶을 때 항상 이 스프레드를 이용한다.

재료

- 작은 아보카도 2개, 껍질 벗겨 씨를 뺀 것(과육 약 210g)
- 신선한 바질잎 ½컵(32g)
- 흰색 발사믹 식초 ¼컵(60ml)
- MCT 오일 ¼컵(60ml)
- 껍질 벗긴 햄프시드 ¼컵(38g)
- 양파 가루 2작은술
- 곱게 간 회색 바닷소금 ½작은술
- 간 흑후추 ¾작은술

만드는 법

믹서나 푸드프로세서에 모든 재료를 넣는다. 부드럽게 될 때까지 중간 속도로 혼합한다.

> 보관 방법 : 밀폐 용기에 담아 3일 동안 냉장고에 보관할 수 있다.
> 곁들이면 좋은 것 : 얇게 썬 신선한 채소와 편육 또는 호박 야채 국수(378쪽)의 소스로 사용한다.

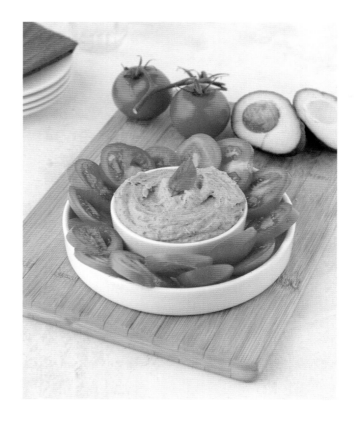

영양 정보(2큰술 기준)

칼로리 : 122 | 지방 칼로리 : 103 | 총 지방 : 11.5g | 포화지방 : 6.7g | 콜레스테롤 : 0mg
나트륨 : 96mg | 탄수화물 : 2.8g | 식이 섬유 : 1.9g | 순탄수화물 : 0.9g | 당류 : 0g | 단백질 : 1.9g

비율		
지방	탄수화물	단백질
85%	**9%**	**6%**

최고의 케첩 KICKIN' KETCHUP

준비 시간 : 15분   분량 : 1½컵(350ml)(24인분)

코코넛-프리 · 에그-프리 · 견과류-프리 · 완전 채식   선택 : 저포드맵

나는 항상 이 케첩을 요리에 사용한다. 당신도 이 케첩이 선사하는 향기에 놀랄 것이다. 이 케첩 하나만 있으면 한 방에 풍미를 살릴 수 있다! 이 케첩을 요리에 넣을 계획이라면 정제된 아보카도 오일로 만들어라. 정제 아보카도 오일은 올리브 오일보다 열 안정성이 높기 때문에 케첩을 조미료 이상으로 사용하고 싶을 때 더 나은 선택이 된다.

재료

- 태양 건조 토마토 85g
- 엑스트라-버진 올리브 오일 또는 정제 아보카도 오일 ⅔컵 (160ml)
- 사과 식초 2큰술
- 양파 가루 2작은술
- 마늘 가루 ½작은술
- 곱게 간 회색 바닷소금 ½작은술
- 간 흑후추 ½작은술
- 간 정향 ¼작은술
- 액상 스테비아 5방울

보관 방법 : 밀폐 용기에 담아 5일 동안 냉장고에 보관할 수 있다.
저포드맵 방식 : 양파와 마늘 가루 대신 마늘 향신 기름(248쪽) 2큰술을 넣어라.

만드는 법

1 햇볕에 말린 토마토를 내열 그릇에 넣고 끓는 물을 붓는다. 10분 동안 담가 놓는다.
2 나머지 재료는 믹서나 푸드프로세서에 넣는다.
3 10분간 토마토를 담갔던 물의 ⅓을 믹서에 넣고, 토마토의 물기를 빼 믹서로 옮긴다.
4 혼합물이 부드러워질 때까지 1~2분간 혼합한다.

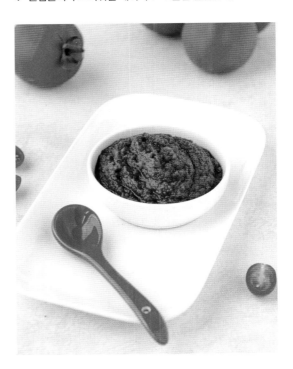

영양 정보(1큰술 기준)

칼로리 : 62 | 지방 칼로리 : 51 | 총 지방 : 5.7g | 포화지방 : 0.8g | 콜레스테롤 : 0mg
나트륨 : 113mg | 탄수화물 : 2.2g | 식이 섬유 : 0g | 순탄수화물 : 2.2g | 당류 : 1.4g | 단백질 : 0.5g

비율		
지방 **83%**	탄수화물 **14%**	단백질 **3%**

클래식 시저 드레싱 CLASSIC CAESAR DRESSING

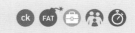

준비 시간 : **5분** 분량 : **1컵(240ml)(8인분)**

가짓과-프리 · 견과류-프리 선택 : **코코넛-프리 · 에그-프리 · 저포드맵 · 완전 채식**

이러한 드레싱 레시피가 있다면 누가 시저 샐러드에 유제품을 넣고 싶을까? 약속하건대, 당신은 우선 이 드레싱의 풍미에 감복할 것이고, 껍질 벗긴 햄프시드를 위에 올린 후에 이 맛있는 드레싱을 뿌리면 흥분을 금치 못할 것이다. 클래식 시저 샐러드에 껍질 벗긴 햄프시드를 넣으면 질감이 파르메산 치즈와 놀랍도록 비슷해서, 유제품을 그리워하지 않게 될 것이다. 시저 드레싱을 처음 만드는 경우 가게에서 안초비를 찾는 데 다소 어려움을 겪을 수 있다. 눈에 잘 띄지 않기 때문이다. 짐작할지 모르지만, 안초비가 항상 생선 통조림 통로에 있지는 않다. 바닷가재와 기타 신선 생선이 있는 해산물 매장을 찾아보라. 그곳에 있을 가능성이 높다.

재료

- MCT 오일 ½컵(120ml)
- 마요네즈 ¼컵(53g), 수제(238쪽) 또는 기성품
- 안초비 살(약 8개) 50g
- 레몬즙 3큰술
- 디종 머스터드 1큰술 + 1작은술
- 작은 마늘 2쪽, 강력 믹서기를 사용하지 않을 경우 다진 것
- 간 흑후추 ¼작은술
- 곱게 간 회색 바닷소금 한 꼬집

만드는 법

모든 재료를 블렌더에 넣고 부드러워질 때까지 혼합한다.

보관 방법 : 밀폐 용기에 담아 3일 동안 냉장고에 보관할 수 있다.

준비 사항 : 항상 마요네즈가 있어야 한다.

코코넛-프리 방식 : MCT 오일을 엑스트라-버진 올리브 오일, 정제되지 않은 카놀라유 또는 정제 아보카도 오일로 대체한다.

에그-프리 방식 : 달걀이 들어가지 않은 마요네즈를 사용한다.

저포드맵 방식 : 원래의 조리법과 완전 채식 방식 모두, MCT 오일 또는 엑스트라-버진 올리브 오일 2큰술 대신에 마늘 향신 기름(248쪽)을 넣는다. 포드맵에 매우 민감한 사람은 이 드레싱에 넣은 아보카도에 반응을 일으킬 수 있으니 주의하라.

완전 채식 방식 : 아래의 응용 편에 소개한 채식 드레싱을 만들어라.

응용 : 완전 채식 시저 드레싱 껍질 벗겨 씨를 뺀 잘 익은 아보카도 1개(과육 170g), 레몬즙 3큰술, 엑스트라-버진 올리브 오일 2큰술, 다진 마늘 3쪽, 케이퍼 소금물 1큰술, 디종 머스터드 2작은술, 푸드 프로세서 또는 블렌더에 곱게 간 회색 바닷소금과 후춧가루 한 꼬집. 모든 재료를 부드러워질 때까지 혼합한다. 농도를 조금 묽게 하고 싶으면 올리브 오일을 추가한다. 우묵한 그릇에 옮겨서 파르메산 치즈 대신에 껍질 벗긴 햄프시드 ¼컵(37g)을 넣고 저어 준다. 1¼컵(300ml) 또는 10인분 양이다.

영양 정보(기본 조리법의 2큰술 기준)

칼로리 : 187 | 지방 칼로리 : 161 | 총 지방 : 19.8g | 포화지방 : 14.8g | 콜레스테롤 : 3mg
나트륨 : 96mg | 탄수화물 : 0.6g | 식이 섬유 : 0g | 순탄수화물 : 0.6g | 당류 : 0g | 단백질 : 1.6g

비율		
지방	탄수화물	단백질
96%	1%	3%

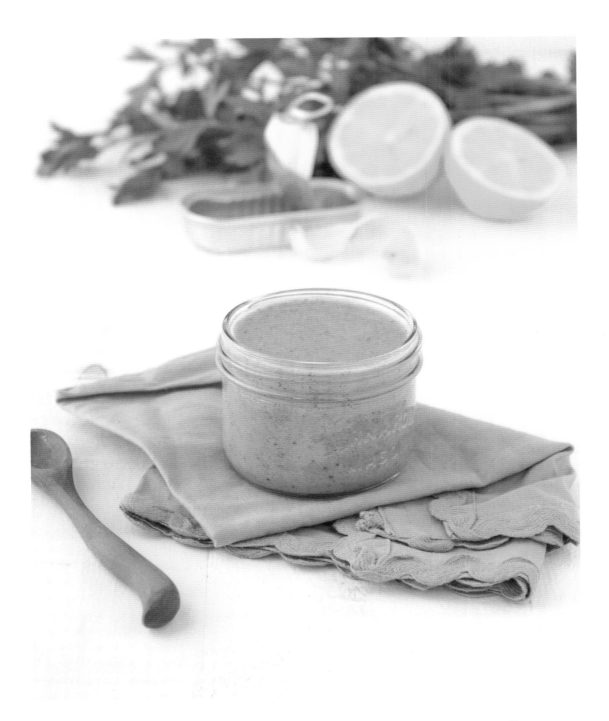

영양 정보(완전 채식 방식 2큰술 기준)

칼로리 : 107 | 지방 칼로리 : 95 | 총 지방 : 10.6g | 포화지방 : 1.9g | 콜레스테롤 : 0mg

나트륨 : 73mg | 탄수화물 : 3.6g | 식이 섬유 : 2.2g | 순탄수화물 : 1.4g | 당류 : 0g | 단백질 : 1g

	비율	
지방 **84%**	탄수화물 **12%**	단백질 **4%**

랜치 드레싱 RANCH DRESSING

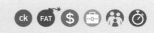

준비 시간 : 5분　분량 : 2컵(475ml)(16인분)

가짓과-프리 · 견과류-프리 · 채식주의　선택 : 에그-프리 · 저포드맵 · 완전 채식

크리미하고 맛이 좋은 이 드레싱은 일석삼조의 효과를 지닌다. 샐러드에 뿌려도 맛있고, 시금치 샐러드와 빵가루 입힌 닭고기 (294쪽)의 딥으로 훌륭하며, 고기나 채소의 양념장으로 이용해도 된다. 닭 허벅지살이나 가슴살에 첨가해 오븐 사용이 가능한 캐서롤 접시에 담아 푹 익힌다.

재료

- 수제 또는 기성품 마요네즈 1컵(210g)
- 전지 코코넛 밀크 ½컵(120ml)
- 작은 마늘 2쪽, 강력 믹서기를 사용하지 않을 경우 다진 것
- 신선한 레몬즙 1큰술
- 사과 식초 1큰술
- 썬 양파 1큰술
- 곱게 간 회색 바닷소금 ¼작은술
- 간 흑후추 ⅛작은술
- 얇게 썬 신선한 쪽파 2큰술
- 곱게 다진 신선한 파슬리 3큰술
- 곱게 다진 신선한 딜 1큰술

만드는 법

1 마요네즈, 코코넛 밀크, 마늘, 레몬즙, 식초, 양파, 소금, 후추를 블렌더에 넣는다. 부드러워질 때까지 1분 동안 고속으로 간다.
2 쪽파, 파슬리, 딜을 추가하고, 블렌더를 한 번만 돌려서 섞는다.

보관 방법 : 밀폐된 용기에 담아 5일 동안 냉장고에 보관할 수 있다.
에그 프리/완전 채식 방식 : 달걀이 들어가지 않은 마요네즈를 사용한다.
저포드맵 방식 : 마늘을 빼거나 올리브 오일로 만든 마늘 향신 기름 (248쪽) 1큰술로 대체한다. 쪽파의 양을 ¼컵(18g)으로 늘린다.

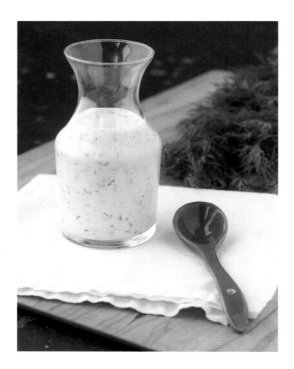

영양 정보(2큰술 기준)

칼로리 : 107 | 지방 칼로리 : 104 | 총 지방 : 11.5g | 포화지방 : 2.9g | 콜레스테롤 : 5mg
나트륨 : 104mg | 탄수화물 : 0.7g | 식이 섬유 : 0g | 순탄수화물 : 0.7g | 당류 : 0g | 단백질 : 0.2g

비율		
지방	탄수화물	단백질
96%	3%	1%

레드 와인 비네그레트 RED WINE VINAIGRETTE

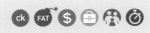

준비 시간 : **5분** 분량 : **¾컵(180ml)(12인분)**

코코넛-프리 · 에그-프리 · 가짓과-프리 · 견과류-프리 · 완전 채식   선택 : 저포드맵

팬에 찐 야채나 샐러드에 풍미를 더하고 싶을 때(또는 케톤을 높이기 위해) 내가 가장 즐겨 사용하는 홈메이드 드레싱 중 하나이다.

재료

- 엑스트라-버진 올리브 오일 ½컵(120ml)
- 레드 와인 식초 ¼컵(60ml)
- 디종 머스터드 1큰술
- 작은 마늘 1쪽, 강력 믹서를 사용하지 않을 경우 다진 것
- 간 흑후추 ½작은술
- 곱게 간 회색 바닷소금 ¼작은술
- 액상 스테비아 4방울

만드는 법

모든 재료를 믹서에 넣고 부드러워질 때까지 고속으로 간다.

> **보관 방법** : 밀폐 용기에 담아 1주일 동안 냉장고에 보관할 수 있다.
> **저포드맵 방식** : 디종 머스터드를 빼고 간 겨자씨 1작은술을 넣는다.
> 마늘을 빼고 올리브 오일 1큰술과, 올리브 오일이나 정제 아보카도
> 오일로 만든 마늘 향신 기름(248쪽)을 넣는다.

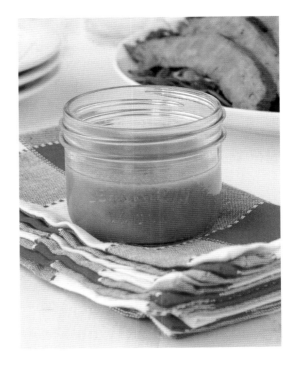

영양 정보(1큰술 기준)

칼로리 : 78 | 지방 칼로리 : 75 | 총 지방 : 8.5g | 포화지방 : 1.2g | 콜레스테롤 : 0mg
나트륨 : 54mg | 탄수화물 : 0.3g | 식이 섬유 : 0g | 순탄수화물 : 0.3g | 당류 : 0g | 단백질 : 0.1g

비율		
지방	탄수화물	단백질
98%	**2%**	**0%**

향신 기름 INFUSED OIL

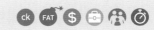

준비 시간 : 5분 조리 시간 : 5분 분량 : ½컵(120ml)(8인분)

코코넛-프리 · 에그-프리 · 저포드맵 · 가짓과-프리 · 견과류-프리 · 완전 채식

향신 기름은 나의 케토 다이어트의 중심에 있다. 시간이 빠듯해서 요리법을 생각해 낼 시간이 없거나, 요리에 마늘 향을 첨가하고 싶지만 복통이 올까 걱정되거나, 지방 함량을 높이고 싶을 때 향신 기름을 쓴다. 일반 오일과 마찬가지로 향신 기름 1큰술로 약 14g의 지방을 추가할 수 있다.

두 종류의 향신 기름을 항상 구비해 놓을 것을 적극 권한다. 기름을 내는 과정이 지루해 보일 수 있지만 전혀 지루하지 않다. 단 10분 만에 몇 가지 재료로 요리 시간을 절약하고 풍미를 높이는 주방의 귀염둥이를 만들 수 있다.

어떤 종류의 오일을 사용할지는 전적으로 각자에게 달려 있다. 나는 열을 가하는 향신 기름에는 정제 아보카도 오일이나 코코넛 오일을 사용하고, 샐러드에 넣을 향신 기름으로는 엑스트라-버진 올리브 오일을 사용한다. 가열, 비가열 겸용으로 사용하고 싶을 때는 정제 아보카도 오일을 선택한다.

향신 기름의 비결은 재료를 가열하고 거품이 일자마자 불을 끄는 것이다. 거품이 생긴 후에도 계속 가열하면 기름이 타서 망칠 위험이 있다. 불을 끄고 오일을 내열 용기나 적당한 그릇에 옮겨 1시간 동안 식혀라. 재료를 오래 담가 둘수록 향신 기름의 향이 강해진다. 오일이 식으면 고운 망에 거른다.

잠깐만요! 부드러운 허브는 오일을 병에 넣기 전에 반드시 걸러 내야 한다. 기름 속에 남아 있으면 상한다.

향신 기름이 최상의 상태를 유지하려면 빛을 피해야 한다. 되도록 어두운 색의 유리병에 넣어, 찬장이나 다른 어두운 장소에 보관하라. 오일의 유통기한에 따라 제대로 보관하면 몇 달간 보관할 수 있다(7장 참조). 병에 마스킹 테이프를 붙이고 유성펜으로 써라.

잠깐만요! 뚜껑이 달린 용기에 오일을 저장하는 경우 용기 측면이 아니라 뚜껑에 레이블을 붙여야 기름얼룩을 방지할 수 있다.

기름 전 냄새가 날까 걱정된다면, 오일 안정성에 대해 자세히 설명한 7장의 '오메가와 발연점' 도표를 보라. 필요에 따라 가장 적절한 종류의 오일을 선택하는 데 도움을 받을 수 있다.

향신 재료 가이드 — 종류별

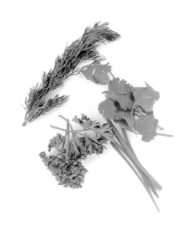

부드러운 허브, 신선한 것

예 : 바질, 고수잎, 파슬리, 딜

허브는 아니지만 대파와 쪽파도 좋다.

비율 : 허브 한 줌(약 20g)에 오일 ½컵(120ml)

허브(줄기와 잎)와 선택한 오일을 믹서기에 넣고 간다. 혼합물을 작은 냄비에 옮겨 거품이 생길 때까지 중불에서 약 5분 동안 가열한다.

가지가 있는 허브, 신선한 것

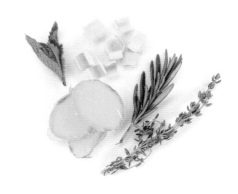

예 : 로즈마리, 타임(백리향), 타라곤, 민트, 오레가노, 세이지, 레몬그라스
허브는 아니지만 신선한 생강 뿌리도 좋다.
비율 : 허브 한 줌(약 20g)에 오일 ½컵(약 120g)

작은 냄비에 원하는 오일과 허브의 잔가지를 넣는다.
거품이 생길 때까지 중불에서 약 5분 동안 가열한다.

구운 향신채

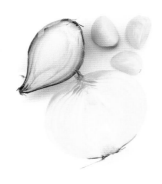

예 : 마늘, 양파, 샬롯(작은 양파의 일종)
비율 : 향신채 15g에 오일 ½컵(120ml)

향신채의 경우, 굽기는 선택 사항이지만 구우면 풍미가 더욱 깊어진다.
향신채를 굽지 않기로 결정했다면, 작은 냄비에 생 채소와 오일을 넣고
가열만 하면 된다.
껍질 벗긴 향신채를 177℃로 예열한 오븐에 살짝 황금빛이 나고 향이 퍼질
때까지 15~25분 동안 굽는다. 원하는 오일이 담긴 작은 냄비에 옮겨 거품
이 생길 때까지 중불에서 약 5분 동안 가열한다.

감귤류

예 : 레몬, 라임, 오렌지, 자몽
비율 : 감귤류 과일 껍질 1작은술에 오일 ½컵(120ml)

작은 냄비에 원하는 오일과 감귤류 과일 껍질을 넣는다.
거품이 생길 때까지 중불에서 약 5분 동안 가열한다.

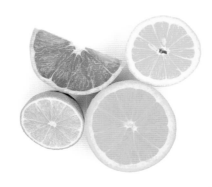

말린 향신료 및/또는 허브

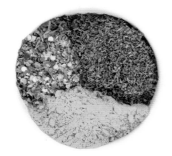

예 : 부순 붉은 고춧가루, 커민씨, 말린 오레가노잎, 250~253쪽 '홈메이드 향신료 믹스'에 실린
모든 향신료의 믹스
비율 : 오일 ½컵(120ml)에 말린 향신료 1작은술

작은 냄비에 원하는 오일과 향신료/허브를 넣는다.
거품이 생길 때까지 중불에서 약 5분 동안 가열한다.

내가 좋아하는 향신 기름 블렌드

마늘 향신 기름(향신채)

마늘 4쪽의 껍질을 벗기고 테두리 있는 구이판에 올린다. 177°C로 예열한 오븐에 살짝 황금빛이 나고 향이 퍼질 때까지 15~20분 동안 굽는다. 작은 냄비에 정제 아보카도 오일 ½컵(120ml)과 구운 마늘을 넣고 거품이 생길 때까지 중불에서 약 5분 동안 가열한다.

양파 향신 기름(향신채)

작은 양파(빨간색, 노란색, 흰색 – 취향대로 선택)를 사등분해서 구이판에 놓는다. 177°C로 예열한 오븐에 살짝 황금빛이 나고 향이 퍼질 때까지 20~25분 동안 굽는다. 작은 냄비에 정제 아보카도 오일 ½컵(120ml)과 구운 양파를 넣고 거품이 생길 때까지 중불에서 약 5분 동안 가열한다.

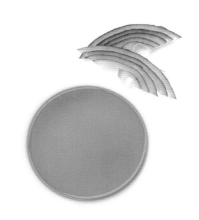

로즈마리 레몬 향신 기름(가지가 있는 허브 + 감귤류 과일)

작은 냄비에 정제 아보카도 오일 ½컵(120ml), 로즈마리 잔가지 ½개, 레몬 껍질(½개)을 넣는다. 거품이 생길 때까지 중불에서 약 5분 동안 가열한다.

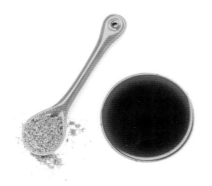

지중해 향신 기름(말린 향신료)

작은 냄비에 엑스트라–버진 올리브 오일 ½컵(120ml)과 지중해 시
즈닝 1작은술을 넣는다. 거품이 생길 때까지 중불에서 약 5분 동안
가열한다.

고수잎, 생강, 샬롯, 마늘 향신 기름(부드러운 허브 + 향신채)

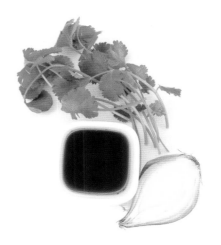

껍질을 벗긴 마늘 2쪽과 이등분해 껍질을 벗긴 샬롯을 테두리 있는 구이판에
놓고 177℃로 예열한 오븐에서 20~25분 동안 굽는다. 한편, 녹인 코코넛 오
일 ½컵(120ml)과 고수잎 ¼컵(15g)을 믹서기에 넣어 잘 간다. 혼합물을 스튜
냄비로 옮긴다. 1인치(2.5cm) 두께로 썬 생강과 구운 마늘, 샬롯을 스튜 냄비
에 넣는다. 거품이 생길 때까지 중불에서 약 5분 동안 가열한다.

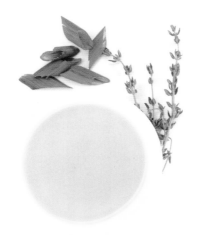

대파와 타임 기름(부드러운 허브 + 가지가 있는 허브)

정제 아보카도 오일 ½컵(120ml)과 대파 ⅓컵(27g)을 섞어 믹서에
넣고 잘 간다. 혼합물을 스튜 냄비로 옮긴다. 신선한 타임 가지 1개
를 넣는다. 거품이 생길 때까지 중불에서 약 5분 동안 가열한다.

홈메이드 향신료 믹스 HOMEMADE SPICE MIXTURES

준비 시간 : 5분 조리 시간 : – (일부 믹스의 향신료 볶는 시간은 포함되지 않음)

코코넛-프리 · 에그-프리 · 견과류-프리 · 완전 채식

알다시피, 일품요리 전략(10장)에서 '좋아하는 생 혹은 말린 향신료 믹스'에 대해서 많은 이야기를 했다. 하지만 여전히 당신은 "그래, 칠리 파우더를 좀 넣어 보자" 정도로 생각할 것이다. 사실 대부분의 사람들이 그렇다. 향신료를 요리조리 사용하기 어렵다고 느낀다.

내 경우에는, 모든 요리에 바질을 넣었다. 하지만 항상 먹던 음식에서 탈피해 가끔은 집에서도 그윽한 풍미를 즐겨 보자. 가장 쉬운 방법은 수제 향신료 믹스를 사용하는 것이다. 나는 다양한 향신료의 풍미를 그때그때 즐기기 위해 두 달에 한 번 정도 믹스를 잔뜩 만들어 놓는다. 이 믹스를 이용하면 음식의 풍미가 엄청나게 달라진다.

저포드맵 방식 : 마늘 가루를 생략한다.

그릭 시즈닝

분량 : ½컵(75g) · 가짓과-프리 선택 : 저포드맵

피망을 채우는 속 재료나 샐러드드레싱에 사용하거나, 유제품 없는 요구르트 또는 전지 코코넛 밀크와 혼합하여 맛있는 채소 딥을 만들어 보라.

재료 :
곱게 간 회색 바닷소금 1큰술 + 1작은술
마늘 가루 1큰술 + 1작은술
말린 바질 1큰술 + 1작은술
말린 오레가노잎 1큰술 + 1작은술
말린 파슬리 2작은술

말린 로즈마리 가루 2작은술
말린 마조람 가루 2작은술
말린 타임잎 2작은술
간 흑후추 1작은술
간 계피 ½작은술
간 육두구 ½작은술

½컵(120ml) 밀폐 유리 용기에 모든 재료를 넣는다. 뚜껑을 덮고 흔든다. 찬장에 최대 3개월 동안 보관할 수 있다.

케이준 시즈닝

분량 : ½컵(82g)

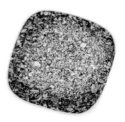

닭고기나 칠면조를 문지를 때 사용하거나 새우의 토핑으로 사용하거나 소시지 스크램블에 섞는다.

재료 :
파프리카 가루 2큰술 + 2작은술
곱게 간 회색 바닷소금 1½큰술
마늘 가루 1½큰술
양파 가루 1큰술

말린 오레가노잎 1큰술
간 흑후추 1작은술
말린 타임잎 1작은술
카옌페퍼 ½작은술
붉은 피망 플레이크 ½작은술

½컵(120ml) 밀폐 유리 용기에 모든 재료를 넣는다. 뚜껑을 덮고 흔든다. 찬장에 3개월 동안 보관할 수 있다.

지중해식 시즈닝

분량 : ½컵(50g) · 저포드맵 · 가짓과-프리

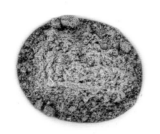

닭고기 타코나 샐러드드레싱, 케밥에 사용한다.

재료 :
말린 로즈마리잎 3큰술
간 커민 2큰술
코리앤더(고수씨) 가루 2큰술

오레가노잎 1큰술
간 계피 2작은술
곱게 간 회색 바닷소금 ½작은술

½컵(120ml) 밀폐 유리 용기에 모든 재료를 넣는다. 뚜껑을 덮고 흔든다.
찬장에 3개월 동안 보관할 수 있다.

바하라트 시즈닝

분량 : ⅗컵(72g) · 저포드맵

바하라트(Bahārāt)는 아랍어로 '향신료'를 의미한다. 중동 요리의 다용도 조미료
로 사용되며 나라마다 재료를 조금씩 다르게 혼합한다. 일부 혼합에는 민트, 사
프란, 말린 장미 꽃잎, 강황(울금) 가루를 넣는다. 기분이 내키면 당신도 기본 레
시피에 이러한 재료를 추가할 수 있다. 바하라트 시즈닝은 익힌 가지, 양고기 햄
버거, 닭고기, 육류, 콜리플라워 라이스, 생선 구이 등에 사용할 수 있다.

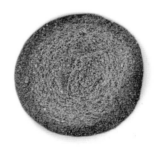

재료 :
파프리카 가루 2큰술
간 흑후추 2큰술
간 커민 1½큰술
간 계피 1큰술

간 정향 1큰술
간 고수 1큰술
간 육두구 2작은술
간 올스파이스 1작은술
간 카르다몸 ½작은술

½컵(120ml) 밀폐 유리 용기에 모든 재료를 넣는다. 뚜껑을 덮고 흔든다.
찬장에 6개월 동안 보관할 수 있다.

시치미 시즈닝

분량 : ½컵(110g)

시치미 토가라시는 일곱 향신료라는 뜻이다. 시치가 일본어로 '7'을 의미하기 때문이다. 전통적으로 일곱 가지 재료를 혼합하지만, 나는 믹스에 꼭 생강을 약간 넣는다. 이 시즈닝은 특히 지방 요리에서 빛을 발하기 때문에 케토 주방의 필수품이다.

대형 슈퍼마켓 체인점의 다문화 식품 코너에서 재료를 찾을 수 있을 것이다. 이 믹스를 다양하게 사용해 보라. 딥을 만들 때 마요네즈에 넣거나 고기를 문지를 때 사용하거나 베이컨에 뿌린다.

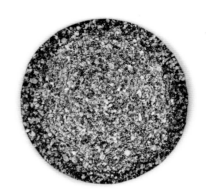

재료 :

말린 오렌지 껍질 2큰술

말린 칠리 3~4개(매운 음식을 얼마나 잘 먹을 수 있는지에 따라 다름)

미역 플레이크 1큰술 + 1작은술

참깨 1작은술

양귀비씨 1큰술 + 1작은술

마늘 가루 1큰술 + 1작은술

생강 가루 1큰술 + 1작은술

간 흑후추 1큰술 + 1작은술

1 커피 분쇄기에 향신료들을 넣고 가루가 될 때까지 간다.

2 믹스를 ½컵(120ml) 밀폐 유리 용기에 넣는다.
   찬장에 6개월 동안 보관할 수 있다.

이탈리안 시즈닝

분량 : ½컵(30g) · 저포드맵 · 가짓과-프리

닭이나 칠면조 요리 또는 토마토나 가지, 마늘, 양파, 호박이 들어간 요리에 양념으로 사용한다.

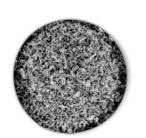

재료 :

말린 바질 3큰술

말린 파슬리 2큰술

말린 오레가노잎 3큰술

말린 로즈마리잎 1큰술

말린 타임잎 1큰술

말린 세이지 간 것 1½작은술

간 흑후추 ¾작은술

½컵(120ml) 밀폐 유리 용기에 모든 재료를 넣는다. 뚜껑을 덮고 흔든다.
찬장에 최대 3개월 동안 보관할 수 있다.

카레 가루

분량 : ½컵(40g) · 저포드맵 선택 : 가짓과-프리

채소 볶음, 소시지 볶음, 콜리플라워 라이스 등 다양한 방법으로 카레 가루를 사
용하라.

재료 :
고수씨 ¼컵 또는 코리앤더 가루 2큰술
커민씨 2작은술
노란 겨자씨 1작은술
계피 1조각(15cm)
정향 20개

말린 칠리 2~4개(매운 음식을 얼마나 잘 먹
을 수 있는지에 따라 다름)
간 카르다몸 2작은술
강황(울금) 가루 2작은술

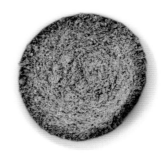

가짓과-프리 방식 : 말린 고추를 뺀다.

1 고수씨를 사용하는 경우, 고수씨와 커민씨, 겨자씨를 작은 무쇠 프라이팬에
   넣는다. 황금색이 될 때까지 2~3분 동안 볶는다. 씨가 타지 않도록 팬을 계
   속 흔들어 준다.
2 볶은 씨를 커피 또는 향신료 분쇄기에 넣고 계피, 정향, 말린 고추를 넣는다.
   가루가 될 때까지 간다.
3 간 믹스를 카르다몸, 강황, 코리앤더 가루(1에서 고수씨를 사용하지 않았다
   면)와 함께 뚜껑이 있는 ½컵(120ml) 밀폐 유리병에 담는다. 뚜껑을 닫고 흔
   든다. 찬장에 6개월 동안 보관할 수 있다.

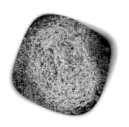

가짓과-프리 방식 : 파프리카를 뺀다.

양념 소금

분량 : ½컵(80g) 선택 : 가짓과-프리

고기에 톡톡 뿌려 문지르거나 달걀이나 볶은 히카마 위에 뿌린다.

재료 :
코리앤더 가루 3큰술
양파 가루 2큰술
곱게 간 회색 바닷소금 2큰술
간 겨자 2작은술

파프리카 가루 2작은술
강황 가루 1¼작은술
간 셀러리씨 ¾작은술
말린 파슬리 ¾작은술
간 흑후추 ½작은술

½컵(120ml) 밀폐 유리 용기에 모든 재료를 넣는다. 뚜껑을 덮고 흔든다.
찬장에 최대 3개월 동안 보관할 수 있다.

전통적인 아침 식사

팬케이크 PANCAKES ck

준비 시간 : **10분**   조리 시간 : **40분**   분량 : **팬케이크 4개(2인분)**

저포드맵 · 가짓과 – 프리   선택 : 견과류 – 프리

이 팬케이크는 HealthfulPursuit.com의 대표 요리이며, 내가 처음 만들어서 블로그에 공유한 케토 레시피 중 하나이다. 이는 굉장한 레시피라서 지금까지도 내가 계속 만들어 먹고 있지만. 초기 반응은 그리 대단하지 않았다. 이 조리법을 공유하기 전에 나는 돼지껍질과 같은 재료는 절대로 블로그에 공유하지 않았다. 내가 케토 식단을 먹기 전까지 '건강한 추구'는 기본적으로 완전 채식 블로그였으니까! 내가 이 요리법을 게시했을 때 쏟아진 반발을 상상할 수 있을 것이다. 시간이 지나면서 내 블로그가 케토 블로그로 성장하면서 이 요리법이 가장 인기 있는 요리법 중 하나가 되었다. 이 책을 쓰기 위해 이 요리법을 다시 검토한 후 몇 가지를 수정해 더 쉬운 요리로 만들었다. 당신이 이걸 좋아했으면 좋겠다. 반드시 눌어붙지 않는 팬을 사용해야 한다. 이것이 성공의 가장 중요한 요소다.

팬케이크 재료

- 양념 안 된 돼지껍질 80g
- 간 계피 2작은술 + 장식용 계피 가루(선택)
- 베이킹파우더 ⅓작은술
- 큰 달걀 4개
- 전지 코코넛 밀크 ½컵(120ml)
- 액상 스테비아 (깎아서)¼작은술
- 코코넛 오일 2큰술. 팬에 사용할 분량은 따로 준비

소스 재료

- 코코넛 오일 2큰술
- 부드러운 무가당 아몬드 버터 2큰술

  견과류 – 프리 방식 : 아몬드 버터 대신 코코넛 버터를 사용한다.

만드는 법

1 돼지껍질을 향신료 분쇄기 또는 믹서에 넣는다. 덩어리가 생기지 않게 아주 곱게 간다(돼지껍질의 지방 때문에 갈면 뭉치게 된다).

2 간 돼지껍질을 작은 그릇에 옮기고 간 계피와 베이킹파우더를 넣는다. 잘 저어 섞는다.

3 믹싱 볼에 달걀, 코코넛 밀크, 스테비아를 함께 넣어 휘젓는다. 간 돼지껍질을 넣어 잘 섞는다.

4 8인치(20cm)짜리 눌어붙지 않는 프라이팬에 코코넛 오일 ½큰술을 넣어 중약불로 녹인다.

5 오븐을 최저 온도로 예열한다.

6 오일을 두른 달군 팬에 반죽의 ¼을 붓고 숟가락을 이용해 반죽을 납작하고 균등하게 편다. 반죽이 가장자리로 너무 쏠리지 않게 해야 타지 않는다. 거품이 올라오며 굳을 때까지 4~5분 동안 팬케이크를 익힌 후 조심스럽게 뒤집어 4~5분 더 익힌다.

7 완성된 팬케이크를 깨끗한 오븐용 접시에 옮겨 예열된 오븐에 넣는다.

8 팬에 코코넛 오일 ⅓큰술을 더 넣고 예열한다. 반죽이 되직해졌다면 물을 조금 넣어 원래 농도를 맞춘다. 물을 많이 넣지 않도록 주의하라.

9 반죽의 ¼을 달군 팬에 붓고 6번 단계를 반복한다. 남은 코코넛 오일과 반죽으로도 이 과정을 반복한다.

10 마지막 팬케이크가 익는 동안, 소스를 준비한다. 코코넛 오일 2큰술을 녹여 아몬드 버터와 함께 작은 그릇에 넣고 잘 섞는다.

11 팬케이크가 준비되면 두 접시에 나누어 담고 아몬드 버터 소스를 뿌린다. 원한다면 위에 계피 가루를 뿌린다.

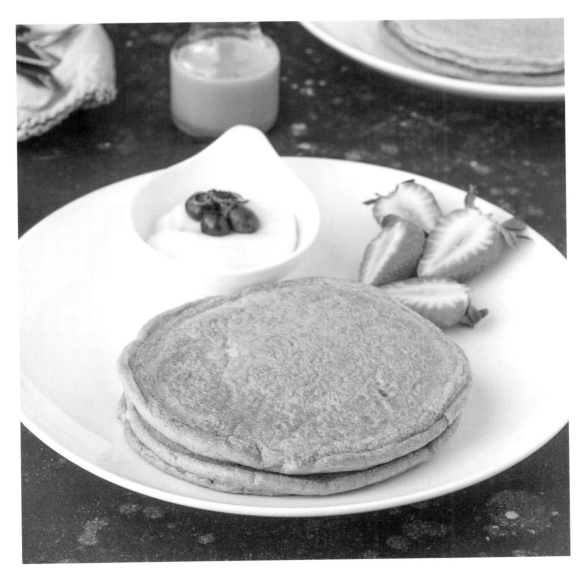

영양 정보(팬케이크 2개 기준)

칼로리 : 885 | 지방 칼로리 : 641 | 총 지방 : 71.3g | 포화지방 : 44g | 콜레스테롤 : 342mg

나트륨 : 920mg | 탄수화물 : 8.1g | 식이 섬유 : 3.2g | 순탄수화물 : 4.9g | 당류 : 2.2g | 단백질 : 52.8g

	비율		
	지방	탄수화물	단백질
	72%	4%	24%

올스파이스 머핀 ALLSPICE MUFFINS

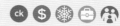

준비 시간 : 15분 + 식히는 시간 30분 조리 시간 : 25분   분량 : 머핀 12개(12인분)

가짓과 - 프리 · 채식주의

나는 아침에 단 음식을 먹지 않지만, 그런 사람들이 있다. 그래서 특별히 이 레시피를 포함시켰다.

나라면 많은 양의 로켓연료 라떼와 함께 머핀에 버터향 코코넛 오일을 듬뿍 발라서 지방 섭취량을 훨씬 늘릴 것이다.

생 견과류는 사용해도 괜찮지만, 건강을 생각한다면 물에 담가 볶은 후에 사용하는 것이 좋다.

건조한 재료

- 껍질 벗긴 아몬드 가루 1½컵(165g)
- 거칠게 간 아마씨 ½컵(64g)
- 제과용 에리스리톨 ½컵(80g)
- 베이킹파우더 2작은술
- 간 올스파이스 1큰술 + 1작은술
- 곱게 간 회색 바닷소금 ½작은술

수분 있는 재료

- 큰 달걀 6개
- 녹은(뜨겁지 않은) 코코넛 오일 ½컵(120ml)
- 전지 코코넛 밀크 ½컵(120ml)
- 레몬 껍질 1개 분량
- 바닐라 엑스트랙트 1작은술

토핑 재료

- 생 호두 조각 ¼컵(28g)

만드는 법

1 오븐을 177℃로 예열하고 머핀 팬에 12개의 종이 머핀 컵을 넣거나, 12구 실리콘 머핀 팬을 준비한다.

2 중간 크기의 믹싱 볼에 건조한 재료를 넣고 잘 섞는다.

3 커다란 믹싱 볼에 달걀, 코코넛 오일, 코코넛 밀크, 레몬 껍질, 바닐라 엑스트랙트를 넣어 휘젓는다. 섞은 후에 건조한 재료를 수분 있는 재료에 첨가한다. 주걱으로 저어 잘 섞는다.

4 준비된 머핀 컵에 반죽을 약 ¾씩 채운다. 호두를 위에 뿌린다.

5 겉면이 황금색이 되거나 이쑤시개로 찔렀을 때 아무 것도 묻어 나오지 않을 때까지 22∼25분 동안 굽는다.

6 30분 동안 팬에서 머핀을 식힌 후에 꺼내서 낸다.

보관 방법 : 밀폐 용기에 담아 실온에 3일, 냉장고에 일주일, 또는 냉동실에 1개월 동안 보관할 수 있다.

데우기 : 접시에 담아 전자레인지에 데운다. 또는 뚜껑 있는 캐서롤 접시에 담아 150℃로 예열된 오븐에서 5분간 또는 따뜻해질 때까지 가열한다.

해동하기 : 상온에서 완전히 해동한다. 해동이 되면 차게 먹거나 위의 설명대로 데워서 먹는다.

곁들이면 좋은 것 : 한 끼 식사로 먹으려면 로켓연료 라떼(418쪽)를 곁들인다. 이 머핀은 코코넛 휘핑크림(404쪽)을 얹어 먹으면 맛이 기막히다.

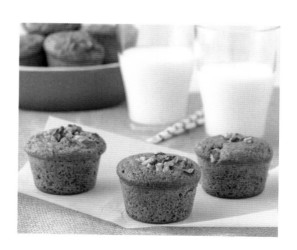

영양 정보(머핀 1개 기준)

칼로리 : 273 | 지방 칼로리 : 217 | 총 지방 : 24.1g | 포화지방 : 11.3g | 콜레스테롤 : 93mg

나트륨 : 120mg | 탄수화물 : 5.8g | 식이 섬유 : 3.5g | 순탄수화물 : 2.3g | 당류 : 1.1g | 단백질 : 8.1g

	비율	
지방 **80%**	탄수화물 **8%**	단백질 **12%**

아마씨 시나몬 번 머핀 FLAXSEED CINNAMON BUN MUFFINS

준비 시간 : **10분 + 식히는 시간 20분**   조리 시간 : **15분**   분량 : **머핀 12개(12인분)**

가짓과-프리 • 견과류-프리 • 채식주의   선택 : 코코넛-프리

아마씨로만 만들어 밀가루와 곡물이 들어가지 않은 무가당 시나몬 번 머핀의 향을 즐겨 보라. 그 질감에 놀랄 것이다.

재료

- 거칠게 간 아마씨 2컵(256g)
- 제과용 에리스리톨 ⅓컵(53g)
- 과립형 자일리톨 ¼컵(58g)
- 액상 스테비아 ¼작은술
- 간 계피 2큰술
- 베이킹파우더 1큰술
- 곱게 간 회색 바닷소금 ½작은술
- 큰 달걀 5개
- 물 ½컵(120ml), 상온
- 녹인(뜨겁지 않은) 코코넛 오일 또는 정제 아보카도 오일 ⅓컵(80ml)
- 바닐라 엑스트랙트 2작은술

보관 방법 : 냉장고에서 4일, 냉동실에서 3개월 보관할 수 있다.

준비 사항 : 건조한 재료 – 간 아마씨, 자일리톨(만약에 사용 시), 간 계피, 베이킹파우더, 소금을 계량한다. 봉지에 넣어 찬장에 보관한다. 머핀을 만들 준비가 되면 건조한 재료의 혼합물을 믹싱 볼에 넣는다. 1단계에서 설명한 대로 팬을 준비해 3단계부터 조리한다.

곁들이면 좋은 것 : 한 끼 식사로 먹으려면 머핀에 코코넛 오일을 듬뿍 바르고 회색 바닷소금을 뿌린다.

코코넛-프리 방식 : 코코넛 오일을 정제 아보카도 오일, 녹은 기(먹어도 괜찮다면) 또는 마카다미아 너트 오일로 대체한다.

만드는 법

1 오븐을 177℃로 예열하고 12구 머핀 팬에 종이 머핀 컵을 깐다.

2 큰 믹싱 볼에 에리스리톨이나 자일리톨(이 중 하나를 사용하는 경우에), 아마씨를 넣고 완전히 혼합되도록 휘젓는다.

3 달걀, 물, 오일, 바닐라 엑스트랙트, 스테비아(사용하는 경우)를 블렌더에 넣는다. 거품이 생길 때까지 30초 동안 고속으로 섞는다.

4 액체 혼합물을 아마씨 혼합물 믹싱 볼에 옮겨 잘 섞일 때까지 주걱으로 젓는다. 반죽에 거품이 많이 생길 것이다. 3분 동안 그대로 둔다.

5 반죽을 스푼으로 떠서 종이 머핀 컵의 90%까지 채운다. 머핀 가운데에 이쑤시개를 찔러 보아 아무것도 묻어 나오지 않을 때까지 13~15분 동안 굽는다.

6 팬에서 머핀을 꺼내 식힘망에 놓는다. 최소 20분을 식힌 후에 먹는다.

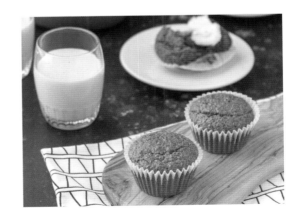

영양 정보(머핀 1개 기준, 에리스리톨이나 스테비아로 만든 것)

칼로리 : 199 | 지방 칼로리 : 137 | 총 지방 : 15.2g | 포화지방 : 6.5g | 콜레스테롤 : 77mg

나트륨 : 116mg | 탄수화물 : 8.8g | 식이 섬유 : 6.5g | 순탄수화물 : 2.3g | 당류 : 0g | 단백질 : 6.8g

	비율	
지방	탄수화물	단백질
68%	**18%**	**14%**

베이컨 러버의 키슈 BACON LOVERS' QUICHE

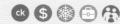

준비 시간 : 20분 + 식히는 시간 30분   조리 시간 : 45분   분량 : 10cm 미니 키슈 4개(8인분)

가짓과-프리   선택 : 채식주의

맛있는 키슈는 크러스트가 바삭하고, 속은 잘 익어 부드럽고, 양념이 적고, 풍미가 가득하다. 맛이 없는 키슈는 크러스트가 눅눅하거나 질거나 너무 익었고, 속은 질기며, 달걀 맛밖에 나지 않는다. 이 키슈는 자랑해도 될 정도로 맛이 있다. 가족 모임을 위해 만들거나 혼자서 해 먹어도 좋다. 약속하건대 분명히 실망하지 않을 것이다.

큰 키슈를 만들고 싶다면 9인치(23cm)의 타르트 팬이 필요하다. 크러스트의 파베이킹(사전 가공) 시간을 2~4분 늘리고 키슈의 베이킹 시간을 5~8분 늘려라.

크러스트 재료

- 껍질 벗긴 아몬드 가루 2컵(220g)
- 큰 달걀 1개
- 녹인 라드 2큰술 + 팬용 라드 약간
- 곱게 간 회색 바닷소금 ⅛작은술

필링 재료

- 베이컨 6줄(170g)
- 전지 코코넛 밀크 1⅓컵(315ml)
- 큰 달걀 4개
- 영양 효모 ¼컵 + 2큰술(25g)
- 곱게 간 회색 바닷소금 ¼작은술
- 간 흑후추 ¼작은술
- 간 육두구 ⅛작은술

장식용(선택) 재료

- 익혀서 다진 베이컨(위 재료에서 남긴 것)
- 신선한 대파 얇게 썬 것

만드는 법

1 오븐을 177℃로 예열하고 4인치(10cm) 타르트 팬 4개에 라드를 살짝 바른다.

2 크러스트 만들기 : 믹싱 볼에 아몬드 가루, 달걀, 라드, 소금을 혼합한다. 포크를 이용해 완전히 섞는다.

3 크러스트 반죽을 4등분해 준비된 타르트 팬에 하나씩 넣는다. 반죽을 눌러 팬을 판판하게 채운다. 약 3mm 두께로 만든다.

4 크러스트가 엷은 황금색을 띨 때까지, 구이판에 타르트 팬들을 올려 13~15분 동안 굽는다(파베이킹).

5 그 사이에 필링을 준비한다 : 프라이팬에 베이컨을 넣고 바삭해질 때까지 중불로 가열한 후, 거칠게 부순다. 베이컨 기름은 따로 둔다. 코코넛 밀크, 달걀, 영양 효모, 소금, 후추, 육두구를 믹싱 볼에 담는다. 베이컨 조각과(원하는 경우 장식용으로 약간 남겨 둔다) 아직 따뜻한 베이컨 기름을 넣어 잘 섞는다.

6 오븐에서 파베이킹한 크러스트를 꺼내고 오븐 온도를 163℃로 낮춘다. 구이판에 있는 크러스트를 달걀 필링으로 꽉 채운다.

7 키슈를 오븐에 다시 넣고 30분 동안, 또는 윗부분이 살짝 황금빛을 띨 때까지 굽는다. 30분간 식힌 후에 낸다. 원하는 경우 남겨 둔 베이컨 조각 및/또는 얇게 썬 대파로 각 키슈를 장식한다.

보관 방법 : 밀폐 용기에 담아 냉장고에 3일, 또는 냉동실에 1개월 동안 보관할 수 있다.

데우기 : 접시에 담아 전자레인지에 데운다. 또는 캐서롤 접시에 뚜껑을 덮어 150℃로 예열된 오븐에서 10분간 또는 따뜻해질 때까지 가열한다.

해동하기 : 상온에서 완전히 해동한다. 해동이 되면 차게 먹거나 위의 설명대로 데워서 먹는다.

준비 사항 : 한 달 전에 베이컨 조각을 준비해 밀폐 용기에 넣어 냉동고에 보관할 수 있다. 요리할 때 간단히 레시피에 추가한다. 5단계에서, 녹은 베이컨 기름 3큰술 + 1작은술을 사용한다.

곁들이면 좋은 것 : 키슈를 한 끼 식사로 먹으려면 올리브 오일과 사과 식초를 뿌린 루꼴라 위에 얹어 먹는다. 이 키슈는 방울다다기양배추 구이와 호두 '치즈'(388쪽)와 함께 먹으면 맛이 아주 좋다.

채식주의 방법 : 라드 대신에 코코넛 오일을 사용한다. 베이컨 대신에 6개의 크레미니 버섯을 썰어 코코넛 오일 2큰술로 5분에서 7분 정도 볶아 넣는다.

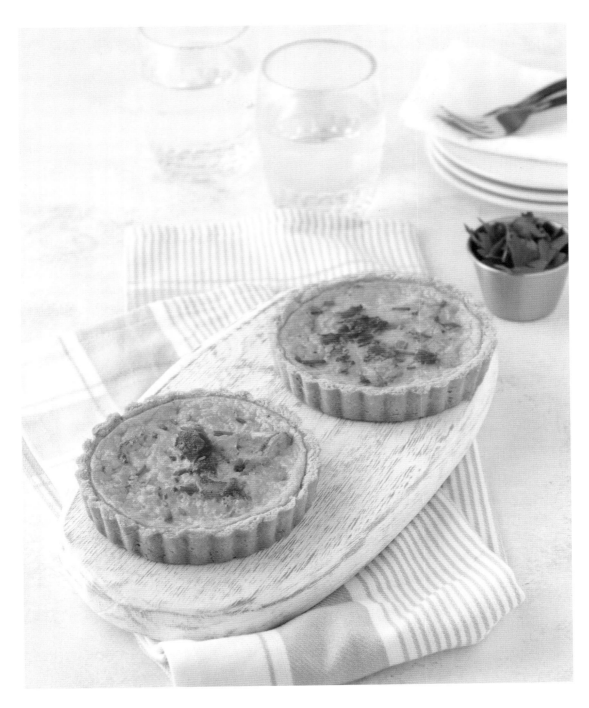

영양 정보(키슈 1개 기준)

칼로리 : 404 | 지방 칼로리 : 276 | 총 지방 : 30.7g | 포화지방 : 6.2g | 콜레스테롤 : 143mg
나트륨 : 646mg | 탄수화물 : 9g | 식이 섬유 : 5g | 순탄수화물 : 4g | 당류 : 1.2g | 단백질 : 22.9g

비율		
지방 **68%**	탄수화물 **9%**	단백질 **23%**

이른 아침의 잠발라야 EARLY-DAY JAMBALAYA

 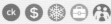

준비 시간 : 25분   조리 시간 : 25분   분량 : 4인분

코코넛-프리 · 에그-프리 · 저포드맵 · 견과류-프리   선택 : 가짓과-프리

먹다 남은 치킨을 어떻게 처리할지 난감한가? 달걀을 넣지 않는 이 레시피가 제격이다. 저녁 때까지 배가 든든할 것이다. 푸짐하게 먹고 싶다면 시금치나 루꼴라 위에 얹어 먹으면 된다. 이런 아침 식사를 만들려면 시간이 꽤 걸리지만, 몇몇 재료를 미리 준비해 놓으면 후딱 만들어 먹을 수 있다.

재료

- 라드 ⅓컵(69g)
- 소시지 4개(약 225g), 익혀 다진 것
- 닭 허벅지살 1컵(180g), 익혀 깍둑썰기한 것
- 셀러리 1¼컵(210g), 네모지게 썬 것
- 대파 ½컵, 다진 것
- 케이준 시즈닝 2큰술
- 콜리플라워 쌀(197쪽 참고) 2½컵(400g)
- 닭 뼈 육수 ½컵(120ml)
- 토마토 ¼컵(50g), 깍둑썰기한 것
- 다진 신선한 파슬리 한 줌(선택)

만드는 법

1 큰 프라이팬을 중불로 예열한 후 라드를 녹인다. 다진 소시지와 자른 닭 허벅지살, 셀러리, 파, 케이준 시즈닝을 넣는다. 셀러리가 부드러워질 때까지 10분간 익힌다.

2 셀러리와 닭 뼈 육수를 넣는다. 뚜껑을 덮고 5분간 또는 콜리플라워를 포크로 찔러 부드럽게 들어갈 때까지 익힌다.

3 토마토를 넣고 잘 저은 다음 센 불로 가열한다. 뚜껑 없이 수분이 거의 없어질 때까지 5~7분간 졸인다.

4 불을 끄고 파슬리를 뿌린다. 원하면 작은 접시 네 개에 나눠 담는다.

보관 방법 : 밀폐 용기에 담아 냉장고에 3일, 또는 냉동실에 1개월 보관할 수 있다.

데우기 : 뚜껑을 덮어 전자레인지에 데우거나, 프라이팬에 뚜껑을 덮어 중불에서 가열한다.

해동하기 : 냉장실에서 완전히 해동한 다음, 위의 설명대로 데운다 (전자레인지보다 프라이팬으로 데우면 더 맛있다).

준비 사항 : 냉장고에 남은 육류가 있다면 닭 허벅지살 대신 써도 괜찮다. 소시지는 미리 익히거나 익힌 제품을 구매한다. 혹은 건조 비프 스틱 6~8개를 대신 사용해도 좋다. 이 스틱은 완전 조리 제품이므로 익힐 필요가 없다. 콜리플라워 쌀은 전날 저녁에 준비해 둔다. 닭 뼈 육수와 케이준 시즈닝도 미리 만들어 두면 편하다.

가짓과-프리 방식 : 케이준 시즈닝을 그릭 시즈닝(250쪽)으로 바꾸고 토마토를 뺀다.

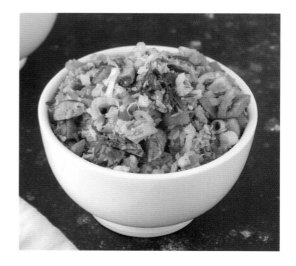

영양 정보(1인분 기준)

칼로리 : 458 | 지방 칼로리 : 338 | 총 지방 : 37.6g | 포화지방 : 13.2g | 콜레스테롤 : 100mg
나트륨 : 643mg | 탄수화물 : 7.6g | 식이 섬유 : 3.5g | 순탄수화물 : 4.1g | 당류 : 3.4g | 단백질 : 22.4g

비율		
지방	탄수화물	단백질
74%	7%	19%

소시지와 녹색 채소를 넣은 해시 볼 SAUSAGE AND GREENS HASH BOWL

준비 시간 : **25분**　조리 시간 : **25분**　분량 : **2인분**

코코넛-프리 · 에그-프리 · 가짓과-프리 · 견과류-프리　선택 : 저포드맵

나는 매일 이 레시피를 기본으로 그날 있는 재료에 따라 고기나 채소를 조금씩 바꿔 가며 아침 식사를 만든다. 소시지 대신 전날 먹고 남은 양지머리나 다진 돼지고기, 닭 허벅지살 등 아무 고기나 넣어도 된다. 루타바가(순무의 일종) 대신에 콜리플라워나 호박, 아스파라거스, 청경채 등을 넣어도 된다. 시금치 대신 꽃상추나 루꼴라, 근대를 넣어 보라. 이제 감이 오는가? 매일 재료를 바꿔 가며 자기 몸에 맞게 만들어 보라. 달걀을 먹어도 괜찮다면, 수란을 한두 개 얹으면 맛있다.

해시 재료

- 루타바가 ⅔컵(100g), 껍질 벗기고 1.3cm로 깍둑썰기한 것
- 라드 2큰술
- 소시지 2개(115g), 익혀 1.3cm로 깍둑썰기한 것
- 다진 대파 ¼컵(20g), 초록색 이파리 부분만

볼에 담을 재료

- 신선한 시금치 2컵(140g)
- 얇게 썬 하스 아보카도 ½개
- 베이컨 2줄, 익혀 한입 크기로 썬 것
- 다진 신선한 파슬리 1작은술

만드는 법

1 루타바가를 8~10분간 또는 포크로 찔러 부드럽게 들어갈 때까지 찐다.
2 중간 크기의 프라이팬에 라드를 중불로 녹인다. 쪄 둔 루타바가를 넣고, 7~10분간 또는 루타바가가 갈색을 띨 때까지 익힌다.
3 소시지와 대파를 넣고 3~5분간 또는 소시지가 갈색을 띨 때까지 익힌다.
4 그동안 볼을 준비한다. 시금치를 중간 크기의 그릇 두 개에 나누어 담는다. 해시가 다 익으면, 시금치 위에 반씩 나눠 얹는다. 얇게 자른 아보카도와 베이컨 조각을 올리고, 파슬리 가루를 뿌린다.

> **보관 방법** : 해시와 다른 재료를 분리해 밀폐 용기에 담아 냉장고에 3일 보관할 수 있다.
>
> **데우기** : 뚜껑을 덮어 전자레인지에 데우거나, 프라이팬의 뚜껑을 덮어 중불로 가열한다.
>
> **저포드맵 방식** : 아보카도는 ¼개만 사용하고, 대신 생 마카다미아 너트나 껍질 벗긴 햄프시드 한 움큼을 넣는다.

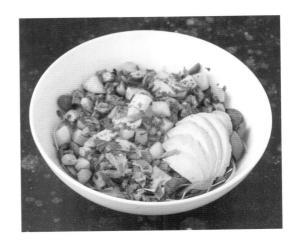

영양 정보(1인분 기준)

			비율		
			지방	탄수화물	단백질
칼로리 : 560　지방 칼로리 : 447　총 지방 : 49.7g　포화지방 : 16g　콜레스테롤 : 81mg			**79%**	**8%**	**13%**
나트륨 : 699mg　탄수화물 : 11.6g　식이 섬유 : 6g　순탄수화물 : 5.6g　당류 : 3.6g　단백질 : 16.6g					

무곡물 햄프시드 죽 GRAIN-FREE HEMP SEED PORRIDGE

준비 시간 : 2분 │ 조리 시간 : 3분 │ 분량 : 1.5컵(2인분)

에그-프리 · 가짓과-프리 · 완전 채식 선택 : 코코넛-프리 · 저포드맵 · 견과류-프리

이 무곡물 케토 죽은 견과류와 씨앗만 넣고 만들어서 견과류를 토핑으로 더 얹은 요리다. 내가 선택한 토핑 재료는 브라질너트이다. 한 그릇만 먹어도 갑상샘에 유익한 셀레늄의 하루 필요량이 충족되니까 말이다. 섬유소가 24g이 넘게 든 이 죽은 글루텐-프리, 유제품-프리, 완전 채식주의, 저탄수화물, 팔레오 메뉴로 양도 많다. 이 레시피에는 거친 아몬드 가루가 가장 좋지만 고운 껍질 벗긴 아몬드 가루를 넣어도 된다. 생 견과류를 넣어도 되지만, 건강을 생각한다면 물에 담갔다가 볶아서 사용하면 더 좋다.

죽 재료

- 비유제품 밀크 1컵(240ml)
- 껍질 벗긴 햄프시드 ½컵(75g)
- 거칠게 간 아마씨 2큰술
- 코코넛 오일 2큰술
- 치아씨 1큰술
- 제과용 에리스리톨 또는 과립형 자일리톨
  1큰술 또는 액상 스테비아 5방울
- 바닐라 엑스트랙트 ¾작은술
- 간 계피 ¾작은술
- 아몬드 밀이나 껍질 벗긴 아몬드 가루 ¼컵
  (28g)(위의 설명 참조)

토핑 재료

- 생 브라질너트 4개 또는 원하는 견과
  한 줌, 거칠게 다진 것
- 껍질 벗긴 햄프시드 2큰술
- 신선한 베리(선택)
- 여분의 비유제품 밀크, 서빙용(선택)

만드는 법

1 아몬드 밀을 제외한 모든 재료를 작은 냄비에 넣는다. 잘 섞은 후에 중불로 살짝 끓인다.

2 약간 거품이 일면, 저은 후에 뚜껑을 덮고 1~2분 동안 가열한다.

3 불을 끈 후에 아몬드 밀을 넣어 저어 주고, 2개의 오목한 그릇에 나누어 담는다. 토핑을 올리고, 원한다면 비유제품 밀크와 함께 바로 먹는다.

보관 방법 : 밀폐 용기에 담아 냉장고에 3일 동안 보관할 수 있다.

데우기 : 작은 냄비에서 중약불로 데운다. 냉장고에 있던 죽이 걸쭉해졌다면 데울 때 비유제품 밀크를 넣어라.

준비 사항 : 아마씨, 치아씨, 자일리톨(사용하는 경우), 간 계피, 아몬드 밀과 같은 마른 재료를 모두 비닐봉지에 넣어 둔다. 먹을 준비가 되면 봉지의 내용물을 냄비에 쏟아 넣은 후에, 비유제품 밀크, 코코넛 오일, 스테비아(사용하는 경우), 바닐라 엑스트랙트 같은 수분 있는 재료를 넣는다.

압력솥 이용 : 토핑을 제외한 모든 재료를 압력솥에 넣는다. 뚜껑을 덮고 1분 동안 저압으로 가열한다. 김이 빠지면 뚜껑을 연다.

코코넛-프리 방식 : 코코넛 오일 대신에 카카오 버터나 마카다미아 너트 오일, 기(먹어도 괜찮다면)를 넣는다.

저포드맵 방식 : 캐슈 또는 피스타치오 밀크를 피하라. 아마씨 대신에 간 치아씨 1큰술을 넣는다. 에리스리톨이나 자일리톨보다는 스테비아를 사용한다. 아몬드 밀 대신에 껍질 벗겨 간 해바라기씨 또는 껍질 벗겨 간 호박씨를 넣는다.

견과류-프리 방식 : 아몬드 밀 대신에 껍질 벗겨 간 해바라기씨나 껍질 벗겨 간 호박씨를 넣는다. 익히지 않은 씨앗도 괜찮지만, 건강이 염려된다면 물에 담갔다 볶아서 가는 것이 좋다. 견과류 토핑을 생략한다.

영양 정보(에리스리톨 또는 스테비아 사용, 1인분 기준)

칼로리 : 660 │ 지방 칼로리 : 502 │ 총 지방 : 55.7g │ 포화지방 : 17.1g │ 콜레스테롤 : 0mg
나트륨 : 95mg │ 탄수화물 : 15.2g │ 식이 섬유 : 12.5g │ 순탄수화물 : 2.7g │ 당류 : 1.1g │ 단백질 : 24.5g

비율		
지방	탄수화물	단백질
76%	9%	15%

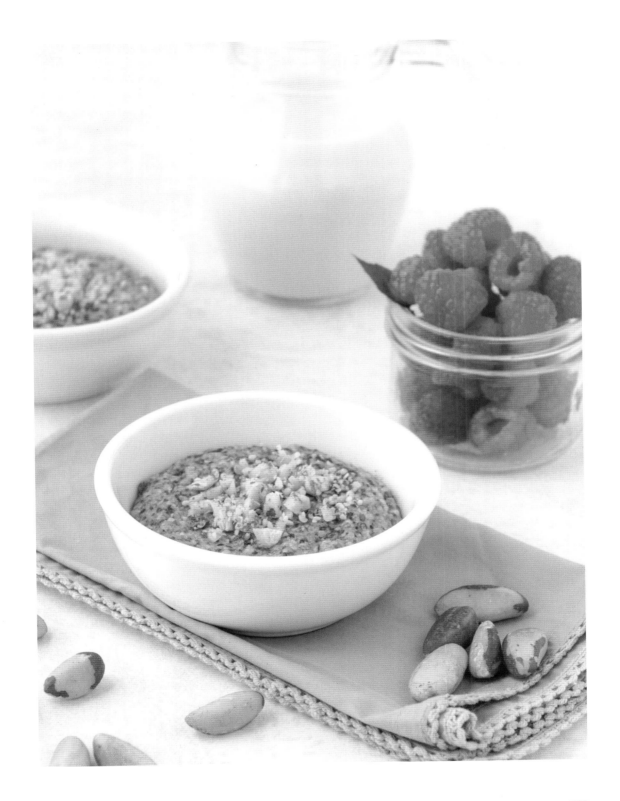

견과 없는 그래놀라 NO-NUTS GRANOLA WITH CLUSTERS

준비 시간 : **20분**　조리 시간 : **50분**　분량 : **6컵(720g)(12인분)**

저포드맵 · 가짓과−프리 · 견과류−프리　선택 : 코코넛−프리

그래놀라를 보면 내 어린 시절이 생각난다. 우리 부모님은 아이가 여덟 살이 되면 점심을 스스로 싸 갈 수 있다고 생각했다. 그래서 우리 형제들은 그렇게 했다. 나는 주로 볼로냐와 케첩 샌드위치, 당근 스틱, 그리고 그래놀라 바 4개를 도시락으로 싸 갔다. 그때의 그래놀라는 쫀득하지 않고 바삭했다. 학교에서 나는 그래놀라를 간식으로 먹으려고 봉지를 열기 전에 손으로 부쉈다. 아, 추억이 떠오른다!

이 레시피에는 볼로냐 샌드위치 세트가 없지만, 여덟 살짜리가 가게에서 사서 부숴 먹던 그래놀라 바보다 맛있다고 생각하고 싶다. 분쇄한 코코넛이 이 레시피 재료의 대부분을 차지한다. 포드맵에 민감하다면, 코코넛 분량이 너무 많을 수 있다. 그렇다면 분량을 반(¼컵, 25g)으로 줄이고, 나머지는 다른 음식 위에 뿌려라. 코코넛을 전혀 먹을 수 없다면, 아래의 코코넛−프리 방식을 따르라.

재료

- 녹인 코코넛 오일 ½컵(120ml)＋팬에 쓸 여분
- 콜라겐 펩타이드 ½컵(80g)
- 큰 달걀 1개
- 간 계피 3큰술
- 바닐라 엑스트랙트 2작은술
- 액상 스테비아 ¼작은술
- 곱게 간 회색 바닷소금 ¼작은술
- 채 썬 무가당 코코넛 2컵(200g)
- 참깨 1컵(150g)
- 껍질 벗긴 햄프시드 1컵(150g)
- 치아씨 ¼컵(38g)

만드는 법

1. 오븐을 150℃로 예열하고, 33×23cm 베이킹 팬에 코코넛 오일을 소량 바른다.
2. 녹인 코코넛 오일과 콜라겐, 달걀, 간 계피, 바닐라 엑스트랙트, 스테비아, 바닷소금을 중간 크기 믹싱 볼에 넣고 섞일 때까지 휘젓는다. 농도가 조금 이상한 듯해도 걱정 말고 계속 젓는다.
3. 별도의 큰 믹싱 볼에 채 썬 코코넛, 참깨, 햄프시드, 그리고 치아씨를 섞는다. 액체 혼합물을 씨앗 혼합물 볼에 붓고, 모든 씨앗들이 코팅될 때까지 주걱으로 젓는다.
4. 혼합물을 준비된 팬에 옮기고, 손으로 단단하게 눌러 준다. 아주 단단하게 눌러 줘야 맛있게 뭉쳐진다.
5. 30분 동안 또는 맨 위 표면과 팬의 모서리가 황금빛으로 변할 때까지 굽는다.
6. 금속 주걱으로 그래놀라를 큼직큼직한 덩어리로 자른다. 덩어리가 부서지지 않도록 유의한다. 덩어리들을 뒤집은 후에 팬을 다시 오븐에 넣어 15∼20분 동안 더 굽는다.
7. 그래놀라를 먹기 전에 1시간 동안 팬에서 식힌다.
8. 낼 준비가 되면, 오목한 그릇에 그래놀라 ½컵(60g)을 넣고 코코넛 밀크를 붓는다. 신선한 베리류나 초콜릿 칩을 조금 넣으면 더 맛있다.

보관 방법 : 밀폐 용기에 담아 상온에 1주일, 또는 냉동실에 2개월 보관할 수 있다. 냉동실에서 꺼내 바로 먹는다.

곁들이면 좋은 것 : 전지 코코넛 밀크, 신선한 베리 또는 스테비아로 감미한 초콜릿 칩

코코넛−프리 방식 : 채 썬 코코넛 대신에 햄프시드나 참깨를 더 넣고, 코코넛 오일 대신에 카카오 버터나 마카다미아 너트, 기(먹어도 괜찮다면)를 넣는다.

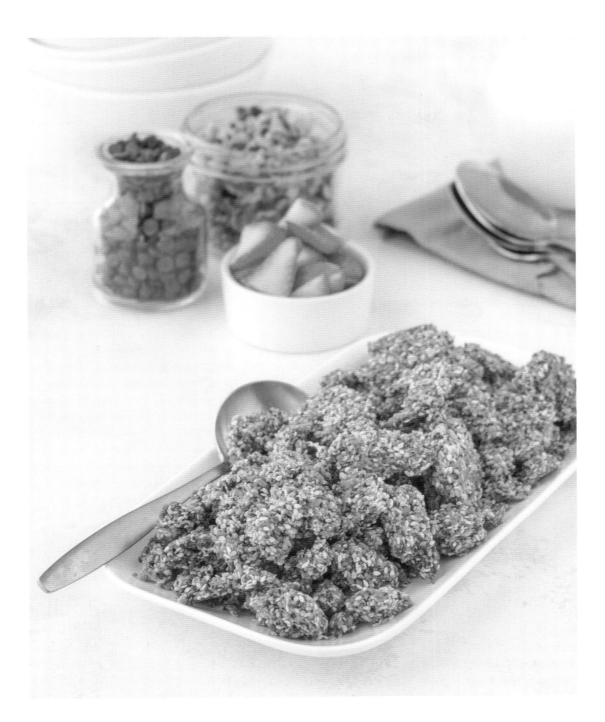

영양 정보(⅓컵/60g 기준)

칼로리 : 384 | 지방 칼로리 : 288 | 총 지방 : 32g | 포화지방 : 19g | 콜레스테롤 : 16mg

나트륨 : 104mg | 탄수화물 : 9.7g | 식이 섬유 : 6.3g | 순탄수화물 : 3.4g | 당류 : 1.4g | 단백질 : 14.4g

비율		
지방	탄수화물	단백질
75%	**10%**	**15%**

CHAPTER 15

간식과 주전부리

치킨 바삭 CHICKEN CRISPS

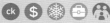

준비 시간 : **2분**   조리 시간 : **20분**   분량 : **12칩(12인분)**

코코넛-프리 · 에그-프리   선택 : **저포드맵 · 가짓과-프리**

나는 이 요리를 위해 닭 허벅지 부위를 사서 껍질은 벗겨 따로 보관해 두고, 살은 먹고 뼈는 사골국에 사용한다. 그러면 버리는 부분 없이 닭고기를 모두 맛있게 먹을 수 있다. 실제로 껍질을 굽는 동안 구이판에 지방이 흥건하게 흘러나온다. 이 요리를 마친 후에는 지방을 프라이팬에 옮겨 다음 요리에 사용할 수 있다.

나는 이 요리법에 닭 가슴 껍질보다 면적이 큰 닭 허벅지 껍질을 선호한다. 이 칩을 간식으로 그냥 먹거나 수제 마요네즈(238쪽)와 같은 딥과 함께 즐겨라.

재료

- 닭 허벅지 껍질 12개(250g)
- 양념 소금 1큰술(253쪽)

만드는 법

1 오븐을 163℃로 예열한다. 테두리 있는 구이판에 유산지를 깐 후에, 같은 크기의 유산지를 잘라 조금 더 작은 구이판과 함께 따로 둔다(첫 번째 구이판에 들어가야 하므로 크기가 좀 더 작아야 한다).

2 닭 껍질을 큰 그릇에 넣고 양념 소금을 뿌린다. 손으로 뒤적여 껍질에 소금을 고르게 묻힌다.

3 큰 구이판에 촘촘한 간격으로 껍질을 고루 편다.

4 두 번째 유산지를 닭 껍질 위에 덮고 작은 구이판을 그 위에 올린다. 이렇게 하면 굽는 동안 닭 껍질이 납작하게 유지된다.

5 15~20분 굽고 중간에 한 번 뒤집는다. 껍질이 바삭하게 구워지면 오븐에서 꺼내 5분 동안 식힌 후에 먹는다.

보관 방법 : 유산지에 싸서 밀폐 용기에 담아 냉장고에 5일, 냉동실에 1개월 동안 보관할 수 있다. 냉동실에서 꺼내 바로 먹는다.

준비 사항 : 따로 남겨 둔 닭 껍질은 3개월 동안 냉동실에 보관할 수 있다. 냉장실에서 해동한다.

곁들이면 좋은 것 : 이 칩은 마요네즈를 곁들이면 맛이 아주 좋다.

저포드맵 방식 : 양념 소금 대신 저포드맵 향신료 믹스를 사용하라.

소금이 포함되지 않은 향신료 믹스를 사용하는 경우에는 소금 ¼작은술을 첨가하라.

가짓과-프리 방식 : 양념 소금 대신 가짓과-프리 향신료 믹스를 사용하라. 소금이 포함되지 않은 향신료 믹스를 사용하는 경우에는 소금 ¼작은술을 첨가하라.

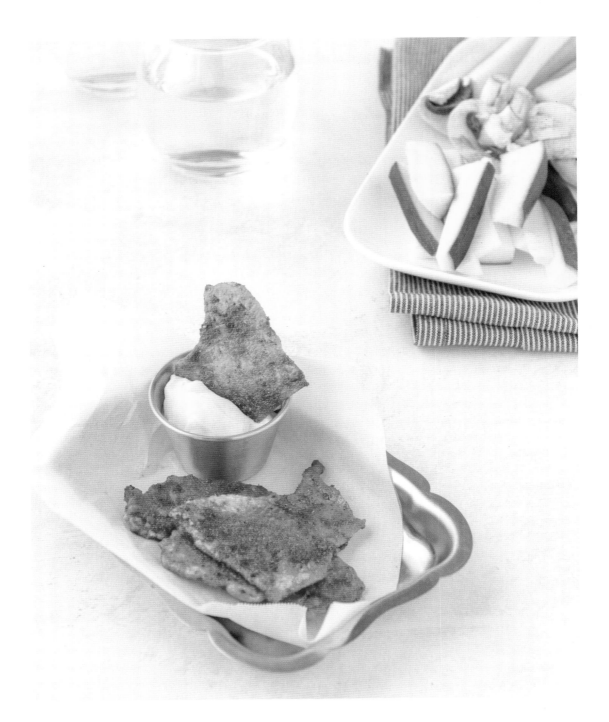

영양 정보(칩 1개 기준)
칼로리 : 93 | 지방 칼로리 : 76 | 총 지방 : 8.5g | 포화지방 : 2.4g | 콜레스테롤 : 17mg
나트륨 : 595mg | 탄수화물 : 0g | 식이 섬유 : 0g | 순탄수화물 : 0g | 당류 : 0g | 단백질 : 4.2g

비율

	지방	탄수화물	단백질
	82%	**0%**	**18%**

이탈리안 주키니 구이 ITALIAN ZUCCHINI ROUNDS

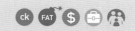

준비 시간 : **10분**　　조리 시간 : **80분**　　분량 : **약 70개(10인분)**

코코넛-프리 · 에그-프리 · 저포드맵 · 가짓과-프리 · 견과류-프리 · 완전 채식

내가 가장 좋아하는 주키니 요리법이다. 그리고 가지를 이용한 응용 요리법은 지방이 더 많아서 훨씬 좋다. 이 주키니 구이는 샐러드나 버거에 지방을 추가하는 좋은 방법이다. 인내심을 발휘해 저온 슬로쿠킹 방식으로 요리하는 게 좋다. 나는 항상 짧은 시간에 뚝딱 요리하는 걸 좋아하지만, 이 요리는 오븐 온도가 낮을수록 좋다. 주키니를 높은 온도로 짧은 시간 구워 봤는데, 맛이 영 시원찮았다.

재료

- 아주 얇고 둥글게 썬 큰 주키니 호박(약 600g)
- 엑스트라-버진 올리브 오일 ½컵(120ml)
- 이탈리안 시즈닝 2큰술(252쪽)
- 곱게 간 회색 바닷소금 ¼작은술

만드는 법

1 오븐을 120℃로 예열하고, 구이판 2개에 유산지 또는 실리콘 베이킹 매트를 깐다.
2 모든 재료를 믹싱 볼에 넣고, 주키니에 조미료 혼합물이 골고루 묻도록 잘 버무린다. 주키니를 꽤 촘촘한 간격으로 구이판에 올린다.
3 주키니의 가운데가 완전히 말라 약간 갈색이 되고, 딱딱하지 않고 부드럽게 접힐 때까지 80분 동안 굽는다. 두께에 따라 60분이 되면 익은 주키니들이 생길 것이다. 익은 주키니를 식힘망에 옮긴다.
4 80분이 지나도 익지 않은 주키니가 있다면, 빈 구이판으로 옮겨 오븐에 다시 넣는다. 온도를 77℃로 낮추고, 주키니가 바싹 마르지만 여전히 접혀질 때까지 30~45분 동안 건조시킨다.

> 보관 방법 : 밀폐 용기에 담아 3일까지 냉동 보관한다.
> 응용 : 양념 가지칩
> 큰 가지(510g)를 주키니 호박 대신에 사용한다. 가지를 얇고 둥글게 썰어 올리브 오일 ¾컵(180ml)과 양념 소금 1큰술(253쪽)과 함께 믹싱 볼에 넣고 잘 버무린다. 양념이 고루 묻은 가지를 70분 동안 구우면서 중간에 한 번 뒤집어 준다. 50분 즈음부터 갈색으로 변한 칩을 꺼내기 시작한다. 칩 30개 정도 분량.

영양 정보(주키니 구이 10개 기준)

칼로리 : 147 | 지방 칼로리 : 131 | 총 지방 : 14.6g | 포화지방 : 2.1g | 콜레스테롤 : 0mg
나트륨 : 750mg | 탄수화물 : 2.9g | 식이 섬유 : 0.9g | 순탄수화물 : 2g | 당류 : 1.5g | 단백질 : 1g

비율		
지방 **89%**	탄수화물 **8%**	단백질 **3%**

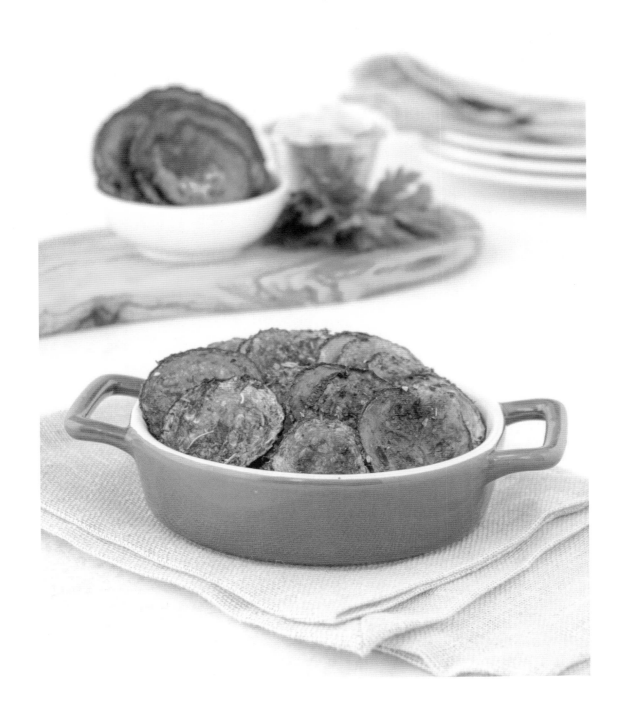

베이컨 크래커 BACON CRACKERS

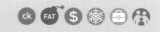

준비 시간 : **10분** · 조리 시간 : **20분** · 분량 : **크래커 60개(6인분)**

코코넛-프리 · 에그-프리 · 저포드맵 · 가짓과-프리 · 견과류-프리

베이컨 크래커는 이 책에 소개한 다양한 고지방 소스와 먹으면 제격이다. 점심이나 피크닉, 장거리 여행에 적합하다. 내가 캘거리에서 독일행 비행기를 탈 때 가져갔는데 문제없었다.

베이컨이 잘 잘리지 않기 때문에 이 크래커도 자르기가 쉽지 않을 것이다. 하지만 두껍게 자른 베이컨을 집어 먹기 편한 멋진 영양 덩어리 크래커가 된다. 이 크래커는 두께 때문에 굽는 시간이 20분 가까이 걸릴 것이다. 그리고 만들고 나면 손에 베이컨 기름이 흥건히 남는다.

재료

• 베이컨 13줄(370g), 두껍게 자른 것이 좋다.

만드는 법

1 오븐을 205℃로 예열하고 구이판에 유산지나 실리콘 베이킹 매트를 깐다.

2 베이컨을 약 5cm 사각형으로 자른다. 한 줄당 6개 정도가 될 것이다. 사각 크래커를 촘촘한 간격으로 구이판에 올린다.

3 일반 베이컨은 약 15분, 두껍게 자른 베이컨은 약 20분 동안 바삭해질 때까지 크래커를 굽는다.

4 크래커를 구이판에서 10분 동안 식힌다. 접시에 담아 먹는다.

보관 방법 : 밀폐 용기에 담아 냉장고에 5일, 냉동실에 1개월 동안 보관할 수 있다. 냉동실에서 꺼내 즉시 먹는다.

곁들이면 좋은 것 : 이 크래커는 MCT 과카몰리(275쪽) 또는 콩 없는 후무스(272쪽)와 함께 먹으면 맛있다.

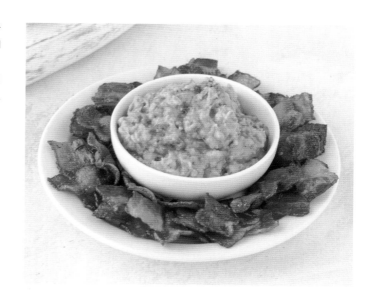

영양 정보(크래커 10개 기준)

칼로리 : 258 | 지방 칼로리 : 223 | 총 지방 : 24.8g | 포화지방 : 8.3g | 콜레스테롤 : 43mg
나트륨 : 414mg | 탄수화물 : 0.8g | 식이 섬유 : 0g | 순탄수화물 : 0.8g | 당류 : 0g | 단백질 : 7.9g

비율		
지방	탄수화물	단백질
87%	1%	12%

피자 파테 PIZZA PÂTÉ

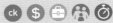

준비 시간 : **10분 + 아몬드 불리는 12시간** 분량 : **2½컵(575g)(20인분)**

에그-프리 선택 : **코코넛-프리 · 견과류-프리**

간은 좋아하지 않지만 크래커나 생 채소에 지방이 많은 단백질 스프레드를 발라 먹거나 저녁 식사에 곁들이는 걸 좋아한다면, 이 피자 파테만 한 게 없다. 이 파테는 크러스트만 없을 뿐 피자 맛 그대로다. 이 요리를 위해 토마토소스를 구입할 때는 무가당 제품(보통 병보다는 캔 제품에 많다)을 찾아라. 코코넛 오일 때문에 파테를 냉장고에서 꺼내 바로 먹기가 꽤 힘들 것이다. 먹기 전에 10~15분 동안 상온에 두라.

재료

- 잘게 자른 페퍼로니 1컵(190g)
- 생 아몬드 ¾컵(120g), 12시간 동안 물에 불린 것
- 녹인 코코넛 오일 ½컵(120ml)
- 토마토소스 ⅓컵(80ml)
- 영양 효모 ¼컵(17g)
- 사과 식초 2작은술
- 양파 가루 2작은술
- 마늘 가루 1작은술
- 곱게 간 회색 바닷소금 ¼작은술
- 잘게 다진 신선한 바질 1큰술

만드는 법

1 강력 블렌더 또는 푸드프로세서에 바질 이외의 모든 재료를 넣는다. 부드러워질 때까지 약 1분 동안 혼합한다.
2 바질을 첨가해 섞일 때까지 돌린다.

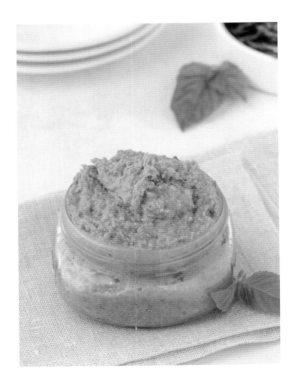

보관 방법 : 밀폐 용기에 담아 냉장고에 5일 보관할 수 있다.

준비 사항 : 이 요리를 만들기 1개월 전부터 아몬드를 물에 담근 후에 물기를 제거해 헹궈 놓을 수 있다.

곁들이면 좋은 것 : 한 끼 식사로 먹으려면 좋아하는 저탄수화물 크래커를 곁들이거나 회향의 알뿌리에 펴 발라 먹는다. 달걀을 넣지 않은 아마씨 포카치아(376쪽)에 발라 먹으면 맛이 아주 좋다.

코코넛-프리 방식 : 코코넛 오일 대신 정제되지 않은 카놀라유나 엑스트라-버진 올리브 오일, 정제 아보카도 오일을 사용한다.

견과류-프리 방식 : 아몬드 대신에 껍질 벗긴 생 해바라기씨를 적어도 8시간 동안 물에 불린 후에 물기를 제거해서 헹군다.

영양 정보(2큰술 기준)

칼로리 : 144 | 지방 칼로리 : 115 | 총 지방 : 12.8g | 포화지방 : 6.3g | 콜레스테롤 : 10mg
나트륨 : 209mg | 탄수화물 : 2.8g | 식이 섬유 : 1.4g | 순탄수화물 : 1.4g | 당류 : 0.5g | 단백질 : 4.5g

비율		
지방 **80%**	탄수화물 **8%**	단백질 **12%**

콩 없는 후무스 NO-BEANS HUMMUS

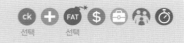

준비 시간 : **5분**　분량 : **2컵(660g)(8인분)**

코코넛-프리 · 에그-프리 · 견과류-프리 · 완전 채식　선택 : **저포드맵 · 견과류-프리**

후무스 애호가들을 위해 좋아하는 케토 친화적인 후무스 만드는 방법을 3가지 알려 줄 것이다. 나는 예전에는 콩을 문제없이 먹었지만, 최근 몇 년 동안 콩을 먹으면 속이 안 좋아지기 시작했다. 어쩌면 내가 완전 채식을 하는 동안 평생의 콩 할당량을 다 먹었을지 모른다. 어쨌든 이 레시피가 있다면 전통적인 후무스 한 사발에 황홀해하지 않을 것이다. 셀러리 스틱과 올리브 오일과 함께 점심 간식으로도 안성맞춤이며, 포틀럭 파티에서 친구들과 나눠 먹어도 좋다.

나는 누코(NUCO) 코코넛 랩을 사각형으로 잘라 후무스를 올려 먹는 것을 가장 좋아한다. 너무 맛있다!

재료

- 속을 제거한 콜리플라워 머리 부분과 따로 떼어낸 꽃 부분(1개)(약 445g 작은 꽃)
- 타히니 ¼컵(65g)
- 엑스트라-버진 올리브 오일 6큰술(90ml)
- 신선한 레몬즙 ¼컵(60ml)
- 다진 마늘 2쪽(작은 것)
- 곱게 간 회색 바닷소금 ¾작은술
- 간 커민 ½작은술
- 파프리카 가루 한 꼬집, 장식용
- 건조 파슬리 한 꼬집, 장식용

보관 방법 : 밀폐 용기에 담아 4일 동안 냉장고에 보관할 수 있다.

곁들이면 좋은 것 : 한 끼 식사로 만들려면 콜라드잎에 후무스를 펴 바른 후에 좋아하는 샌드위치 속을 채워서 먹어라. 이 후무스는 치킨 바삭(266쪽)과 함께 먹으면 아주 맛이 좋다.

응용 : 구운 마늘 콩 없는 후무스 다진 마늘 대신 구운 마늘 6쪽을 넣는다.

만드는 법

1 콜리플라워 꽃 부분, 타히니, 올리브 오일 4큰술(60ml), 레몬즙, 마늘, 바닷소금, 간 커민을 푸드프로세서나 블렌더에 넣는다. 부드러워질 때까지 또는 원하는 후무스 질감이 될 때까지 돌린다.

2 혼합물을 서빙 그릇에 옮긴다. 남은 올리브 오일을 떨어뜨리고 파프리카 가루와 파슬리를 뿌린다.

응용 : 마카다미아 너트 후무스 1컵(160g)의 생 마카다미아 너트를 물에 24시간 담근 후에 물기를 빼 헹궈서 저포드맵 후무스를 만든다. 마늘 향신 기름 3큰술(248쪽), 레몬즙 3큰술, 볶은 참깨 3큰술, 간 커민 ¼작은술과 곱게 간 회색 바닷소금 ¼작은술을 푸드프로세서에 넣는다. 부드러워질 때까지 또는 원하는 후무스 질감이 될 때까지 돌린다. 혼합물을 서빙 그릇에 옮긴다. 올리브 오일 2큰술을 떨어뜨리고 파프리카 가루와 파슬리를 뿌린다. 1¼컵(320g) 또는 5인분 양이다.

원조 케토 방식이나 팻폭탄으로 만드는 방법 : 위의 마카다미아 너트 후무스를 만든다.

저포드맵 방식 : 위의 마카다미아 너트 후무스로 만든다.

가짓과-프리 방식 : 파프리카 가루를 생략한다.

탄수화물 보충 : 올리브 오일의 절반을 물로 대체한다. 선택한 탄수화물과 함께 먹는다(https://writinghouse.co.kr/133에서 '탄수화물 보충 레시피' PDF를 다운로드한다). 구운 고구마나 녹색 질경이 칩, 생 히카마 조각과 함께 먹으면 아주 좋다.

영양 정보(¼컵/82g 기준, 콜리플라워 후무스)

칼로리 : 162 | 지방 칼로리 : 132 | 총 지방 : 14.7g | 포화지방 : 2.1g | 콜레스테롤 : 0mg

나트륨 : 203mg | 탄수화물 : 5g | 식이 섬유 : 2.1g | 순탄수화물 : 2.9g | 당류 : 1.5g | 단백질 : 2.5g

비율		
지방	탄수화물	단백질
82%	**12%**	**6%**

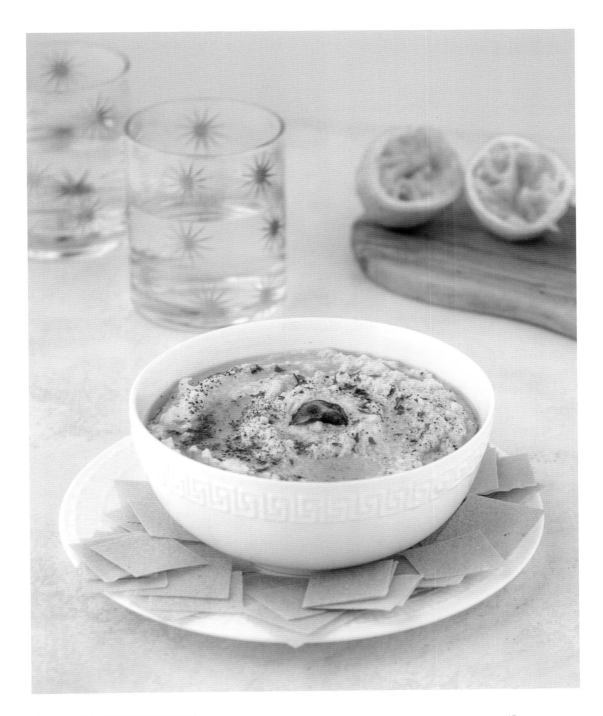

영양 정보 (¼컵/64g 기준, 마카다미아 너트 후무스)

칼로리 : 335 | 지방 칼로리 : 319 | 총 지방 : 35.4g | 포화지방 : 5.5g | 콜레스테롤 : 0mg

나트륨 : 98mg | 탄수화물 : 5.9g | 식이 섬유 : 3.5g | 순탄수화물 : 2.4g | 당류 : 1.7g | 단백질 : 3.6g

	비율		
	지방 **89%**	탄수화물 **7%**	단백질 **4%**

케일 파테 KALE PÂTÉ

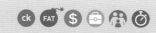

준비 시간 : **10분**　분량 : **2컵(450g)(8인분)**

코코넛-프리 · 에그-프리 · 저포드맵 · 가짓과-프리 · 견과류-프리 · 완전 채식

재작년 여름에 나는 친한 친구와 거의 2주를 함께 보냈다. 그녀는 나만큼이나 쉽고 맛있는 요리를 개발하기 좋아한다. 우리는 그녀의 텃밭에서 케일을 듬뿍 뜯어 이 요리를 만들었다. 사실 이 요리는 순전히 친구의 아이디어였다. 고맙다. 친구야. 많이 사랑해!

재료

- 정제 아보카도 오일 2큰술, 팬용
- 다진 케일 4컵(190g)
- 참깨 ½컵(75g)
- 정제 아보카도 오일이나 엑스트라-버진 올리브 오일 ½컵(120ml)
- 대파 8대 다진 것, 녹색 부분만
- 사과 식초 3큰술
- 곱게 간 회색 바닷소금 1¼작은술

보관 방법 : 밀폐 용기에 담아 냉장고에 1주일 보관할 수 있다.

곁들이면 좋은 것 : 한 끼 식사로 먹으려면, 익힌 채소 위에 파테를 듬뿍 얹고, 호박 야채 국수(378쪽)를 넣어 버무리거나 구운 양지머리 위에 얹어 먹는다. 이탈리안 주키니 구이(268쪽)와 함께 먹으면 맛이 좋다.

만드는 법

1 아보카도 오일 2큰술과 다진 케일을 큰 프라이팬에 넣고 중불로 가열한다. 뚜껑을 덮고 가끔씩 저어 주며 케일이 약간 바삭해질 때까지 3~6분간 익힌다.

2 그동안 나머지 재료를 블렌더나 푸드프로세서에 넣는다. 케일이 다 익으면 블렌더나 푸드프로세서에 넣는다. 부드러워질 때까지 약 1분간 고속으로 돌린다.

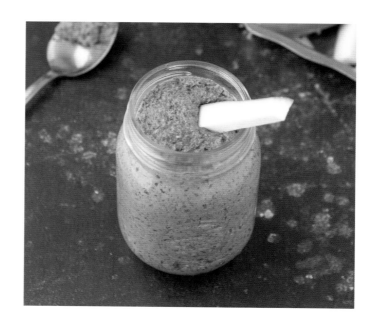

영양 정보(¼컵/56g, 1인분 기준)

칼로리 : 228 | 지방 칼로리 : 195 | 총 지방 : 21.7g | 포화지방 : 2.9g | 콜레스테롤 : 0mg
나트륨 : 306mg | 탄수화물 : 5.5g | 식이 섬유 : 1.7g | 순탄수화물 : 3.8g | 당류 : 0g | 단백질 : 2.6g

비율		
지방 **86%**	탄수화물 **10%**	단백질 **4%**

MCT 과카몰리 MCT GUACAMOLE

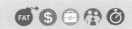

준비 시간 : **10분**　분량 : **1⅓컵(315ml)(7인분)**

에그-프리 · 가짓과-프리 · 견과류-프리 · 완전 채식　선택 : **코코넛-프리**

이 요리는 수년 전에 우리 집에서 게임을 즐기다가 야밤에 만들었다. 우리는 준비한 간식을 모두 먹었지만, 많은 사람들이 여전히 간식을 찾았고, 우리 집에는 먹을 게 별로 남아 있지 않았다. 그러나 우리에게는 아보카도, 그리고 돼지껍질이 있었다. 약간의 독창성을 발휘해 나는 흔히 넣는 양파와 토마토, 후추를 사용하지 않고 단순한 과카몰리를 만들었다. 그날 이후로, 나는 다른 과카몰리를 만든 적이 없다. 원래는 라임 껍질과 즙 또는 신선한 대파와 고수잎을 넣지 않았지만, 시간이 지나면서 이것들을 추가했다. 이러한 재료가 없어도 걱정하지 마라. 여전히 맛이 훌륭하다.

재료

- 큰 아보카도 1개, 껍질을 벗겨 씨를 뺀 것 (과육 170g)(선택 : 남은 과카몰리에 사용해야 하므로 씨를 버리지 않는다)
- MCT 오일 ¼컵 + 2큰술(90ml)
- 사과 식초 1큰술 + 1작은술
- 강판에 간 라임 껍질 1개
- 라임즙, 1개 분량
- 말린 오레가노잎 1큰술 + 1작은술
- 곱게 간 회색 바닷소금 ½작은술
- 간 흑후추 ½작은술
- 신선한 고수잎 2큰술, 잘게 썬 것
- 신선한 대파 2작은술, 잘게 썬 것

> **보관 방법** : 과카몰리를 밀폐 용기에 담고 신선함을 유지하기 위해 씨를 함께 넣는다. 3일 동안 냉장고에 보관할 수 있다.
>
> **곁들이면 좋은 것** : 한 끼 식사로 먹고 싶다면 치킨 바삭(266쪽)이나 좋아하는 돼지껍질에 곁들이거나, 구운 닭에 펴 바르거나, 간 쇠고기를 익힌 후에 한 덩이 넣는다.
>
> **코코넛-프리 방식** : MCT 오일 대신 정제된 아보카도 오일을 넣는다.

만드는 법

1 아보카도 과육, 오일, 식초, 라임 껍질, 라임즙, 말린 오레가노잎, 바닷소금, 흑후추를 믹싱 볼에 넣는다. 포테이토 매셔나 포크 뒷면으로 원하는 농도로 으깬다.

2 고수잎과 대파를 넣어 섞으면 파티 준비 끝!

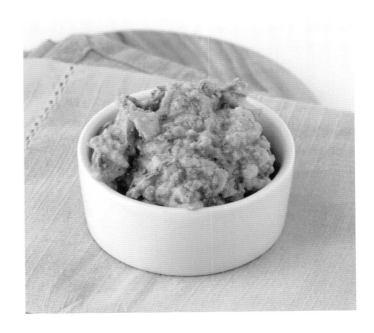

영양 정보(3큰술 기준)

칼로리 : 213 | 지방 칼로리 : 181 | 총 지방 : 20.2g | 포화지방 : 13.6g | 콜레스테롤 : 0mg
나트륨 : 133mg | 탄수화물 : 5.9g | 식이 섬유 : 5.3g | 순탄수화물 : 0.6g | 당류 : 0g | 단백질 : 1.8g

비율		
지방	탄수화물	단백질
86%	**11%**	**3%**

바하라트 볼 BAHARAT BALLS

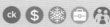

준비 시간 : **50분**　분량 : **14개(14인분)**

에그-프리 · 저포드맵 · 견과류-프리 · 완전 채식　선택 : **코코넛-프리 · 가짓과-프리**

내가 '건강한 추구' 커뮤니티 회원들에게 이 책에 수록할 레시피를 설문했을 때, '풍미 있는 팻폭탄'을 원한다고 답한 사람이 가장 많았다. 나는 달콤한 팻폭탄을 더 좋아하기 때문에 『케토 다이어트』에 넣을 풍미 있는 팻폭탄을 구상하려고 앉았을 때 마음이 편치 않았다. 그러나 정말이지… 이것은 맛이 꽤 좋았다. 바하라트 향신료를 그다지 좋아하지 않더라도, 걱정 마라. 이 책에 수록한 다른 향신료 믹스(250~253쪽)나 자신이 좋아하는 다양한 기성품을 사용할 수 있다.

재료

- 껍질 벗긴 햄프시드 1½컵(223g)
- 볶은 참깨 1⅛컵(200g)
- 녹인 코코넛 오일 ½컵(120ml)
- 바하라트 시즈닝 1큰술(251쪽)
- 신선한 레몬즙 1큰술
- 작은 마늘 한 쪽, 강력 믹서기를 사용하지 않을 경우 거칠게 다진 것
- 곱게 간 회색 바닷소금 ½작은술

만드는 법

1 구이판에 유산지나 실리콘 베이킹 매트를 깐다.

2 햄프시드 ¼컵(37g), 볶은 참깨, 코코넛 오일, 바하라트 시즈닝, 레몬즙, 마늘, 바닷소금을 블렌더에 넣는다. 고속으로 30초 동안, 또는 거의 부드러워질 정도로 돌린다.

3 혼합물을 크고 우묵한 그릇에 옮긴다. 남은 햄프시드 1¼컵(185g)을 넣고 주걱으로 저어 섞는다.

4 혼합물을 1큰술 수북하게 손바닥에 올린 후에 두 손으로 굴려 공을 만든 다음, 준비된 구이판에 올린다. 나머지 혼합물도 같은 식으로 반복한다.

5 구이판을 냉장고에 옮겨 1.5시간 동안 놓아두거나 냉동실에 25분 동안 넣어 볼을 굳힌다. 굳으면 먹어도 된다.

보관 방법 : 밀폐 용기에 담아 냉장고에 1주일, 또는 냉동실에 1개월 보관할 수 있다.

해동하기 : 상온에 10~15분 동안 놓아둔다.

준비 사항 : 9장의 설명대로 참깨를 볶아 냉동실에 넣어 두면 레시피에 곧바로 넣을 수 있다.

곁들이면 좋은 것 : 한 끼 식사로 먹으려면, 볼을 부스러뜨려서 원하는 샐러드 위에 얹는다.

코코넛-프리 방식 : 코코넛 오일 대신 기(먹어도 괜찮다면)를 넣는다.

가짓과-프리 방식 : 바하라트 시즈닝 대신에 250~253쪽에 수록한 가짓과-프리 향신료 믹스 중 하나를 넣는다.

영양 정보(볼 1개 기준)

칼로리 : 249 | 지방 칼로리 : 197 | 총 지방 : 21.9g | 포화지방 : 8.5g | 콜레스테롤 : 0mg
나트륨 : 68mg | 탄수화물 : 5g | 식이 섬유 : 3.3g | 순탄수화물 : 1.7g | 당류 : 0g | 단백질 : 7.9g

	비율	
지방	탄수화물	단백질
79%	**8%**	**13%**

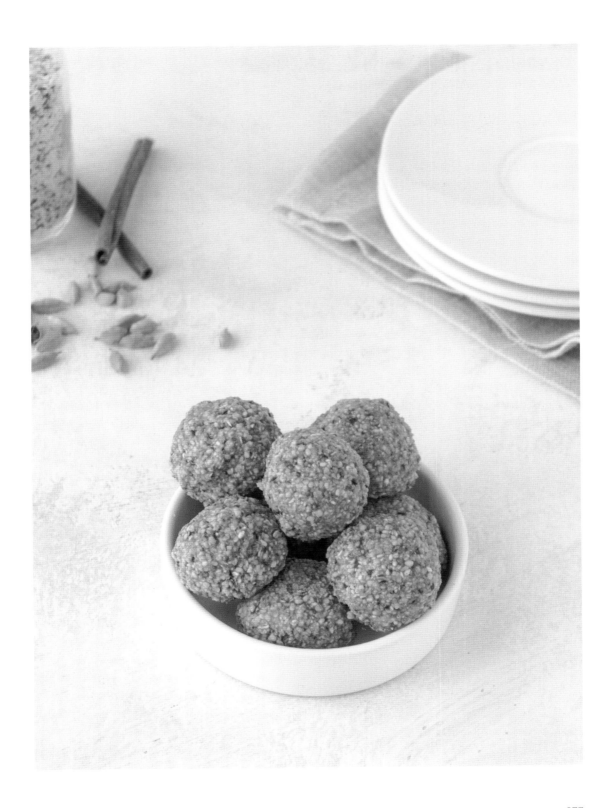

아스파라거스 베이컨 말이와 홀스래디시 소스
BACON-WRAPPED ASPARAGUS WITH HORSERADISH SAUCE

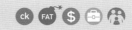

준비 시간 : **20분**　조리 시간 : **15분**　분량 : **8인분**

코코넛-프리 · 가짓과-프리 · 견과류-프리　선택 : 에그-프리

베이컨이 들어가면 뭐든 더 맛있어진다. 특히 아스파라거스가 그렇다. 나는 이 아스파라거스 베이컨 말이를 한 접시 만들어 놓고 출출할 때 냉장고에서 꺼내 차게 먹는다. 간식으로 훌륭하다! 이 조리법은 두툼한 베이컨이 아닌 일반 베이컨으로 만들면 가장 좋다. 두껍게 자른 베이컨은 잘 익지 않아 아스파라거스의 끝부분이 탄다.

재료

- 일반 베이컨(두껍지 않은) 10줄(285g)
- 아스파라거스 한 단(약 370g), 질긴 끝부분 제거

홀스래디시 소스 재료

- 마요네즈 ⅓컵(70g), 수제(238쪽) 또는 기성품
- 준비한 홀스래디시 1큰술 + 1작은술
- 디종 머스터드 1½작은술
- 신선한 레몬즙 1작은술

장식용 재료

- 잘게 다진 신선한 파슬리 1큰술

만드는 법

1 오븐을 205℃로 예열하고 테두리 있는 구이판에 유산지 또는 실리콘 베이킹 매트를 깐다.

2 베이컨을 세로로 잘라 너비에 따라 2~3줄로 만든다(개당 약 1.25cm 폭으로 만들면 좋을 것이다).

3 아스파라거스 줄기를 한 손에 얹고 베이컨으로 아래에서 위 방향으로 돌돌 만다. 끝단에서 2.5cm 정도 남았을 때 베이컨 말이를 구이판에 올리고 나머지 줄기들도 같은 방식으로 말아 올린다. 베이컨 말이의 간격이 촘촘해도 된다.

4 베이컨이 바삭해지고 아스파라거스의 끝부분이 갈색이 되기 시작할 때까지 12~15분 동안 굽는다.

5 그 사이 소스 재료를 작은 그릇에 넣고 혼합한다.

6 아스파라거스 베이컨 말이를 팬에서 5분간 식힌 후에 서빙 접시로 옮긴다. 소스를 곁들이고 파슬리를 뿌려서 낸다.

보관 방법 : 밀폐 용기에 담아 3일 동안 냉장고에 보관할 수 있다.

데우기 : 접시에 담아 전자레인지에 돌린다. 또는 캐서롤 접시에 뚜껑을 덮어 150℃ 오븐에서 10분 또는 따뜻해질 때까지 가열한다. 또는 프라이팬에서 뚜껑을 덮어 가열한다.

곁들이면 좋은 것 : 한 끼 식사로 먹으려면 원하는 샐러드를 곁들인다. 이 요리는 크리미 매시트 순무(384쪽)와 잘 어울린다.

에그-프리 방식 : 달걀을 넣지 않은 마요네즈를 사용하라.

영양 정보(베이컨 말이 2~3개와 소스 ¾작은술 기준)

칼로리 : 224 | 지방 칼로리 : 191 | 총 지방 : 21.2g | 포화지방 : 5.9g | 콜레스테롤 : 28mg
나트륨 : 307mg | 탄수화물 : 2.6g | 식이 섬유 : 1.1g | 순탄수화물 : 1.5g | 당류 : 1.1g | 단백질 : 5.7g

	비율	
지방	탄수화물	단백질
85%	**5%**	**10%**

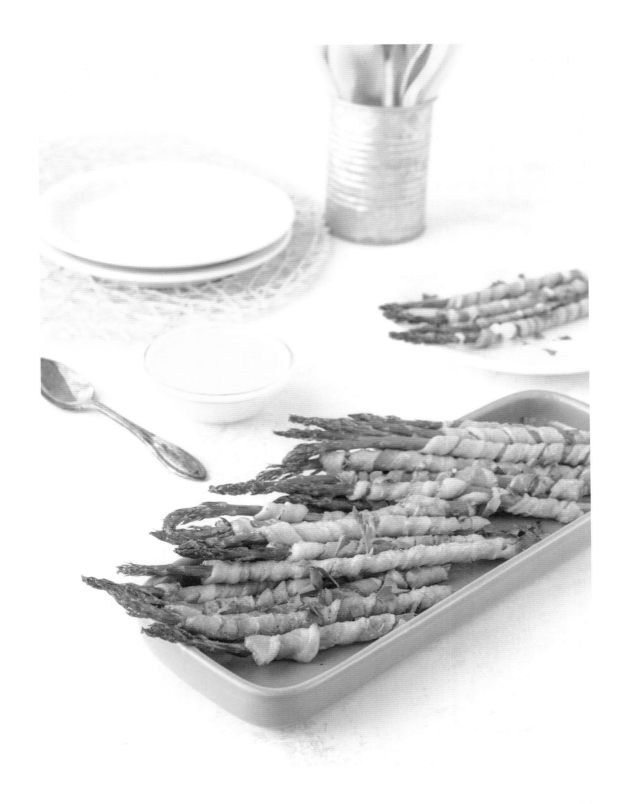

케이준 브로콜리 구이 ROASTED CAJUN BROCCOLI

준비 시간 : **15분** 조리 시간 : **27분** 분량 : **8인분**

채식주의 선택 : **코코넛-프리 · 저포드맵 · 가짓과-프리 · 완전 채식**

엄밀히 따지면 브로콜리 ½컵(36g) 이상은 포드맵에 민감한 사람에게는 양이 과하다. 따라서 포드맵에 민감하지만 이 조리법을 시험해 보고 싶다면, 아몬드 가루가 들어가는 것을 고려해 1인분당 작은 브로콜리 송이 하나만 넣어라.

이 레시피에서는 큰 송이 8개를 만들었다. 이 요리를 여러 명에게 핑거 푸드로 내는 경우, 작은 송이 16개를 만들어서 18~20분 정도 구운 후에 익었는지 확인하라.

달걀물 재료
- 정제 아보카도 오일 또는 녹은 코코넛 오일 ¼컵(60ml)
- 큰 달걀 2개

드라이 코팅 재료
- 껍질 벗긴 아몬드 가루 ½컵(55g)
- 케이준 시즈닝 3큰술(250쪽)

- 큰 브로콜리 한 덩이, 큰 송이 8개로 나눈 것(300g)
- 치즈 소스(236쪽) 한 그릇, 서빙용

만드는 법
1 오븐을 190℃로 예열한 후, 테두리 있는 구이판에 유산지나 실리콘 베이킹 매트를 깐다.
2 중간 크기의 믹싱 볼에 아보카도 오일과 달걀을 넣고 휘저어 달걀물을 만든다.
3 별도의 믹싱 볼에 아몬드 가루와 케이준 시즈닝을 넣는다.
4 브로콜리 송이를 한 번에 하나씩 달걀물에 담근다. 달걀물이 잘 입혀졌는지 확인한 후, 브로콜리 송이를 흔들어 여분의 혼합물을 털어 낸다.
5 다른 손으로 브로콜리 송이를 아몬드 가루 혼합물에 입힌다. 골고루 잘 입혀졌으면 여분의 가루를 털어 내고 준비한 테두리 있는 구이판에 올린다. 4번과 5번 과정을 반복한다. 각 믹싱 볼에 달걀물과 가루가 서로 섞여 들어가지 않도록 주의한다.
6 겉면이 갈색으로 변하기 시작할 때까지 25~27분 동안 굽는다. 5분간 식힌 후에 치즈 소스 한 그릇과 함께 서빙 접시에 옮긴다.

보관 방법 : 밀폐 용기에 담아 3일 동안 냉장고에 보관할 수 있다.

데우기 : 접시에 담아 전자레인지에 데운다. 또는 캐서롤 접시에 뚜껑을 덮어 150℃ 오븐에서 10분 동안 또는 따뜻해질 때까지 데운다. 또는 프라이팬에 기름 2~3큰술을 넣고 중약불로 볶는다.

코코넛-프리 방식 : 아보카도 오일을 사용하고 치즈 소스에 코코넛을 넣지 않는다.

저포드맵 방식 : 케이준 시즈닝을 250~253쪽의 저포드맵 향신료 믹스 중 하나로 바꾼다. 소금을 넣지 않은 향신료 믹스를 사용하는 경우, 코팅 가루에 소금을 ¾작은술 넣어야 한다.

가짓과-프리 방식 : 케이준 시즈닝을 250~253쪽의 가짓과-프리 향신료 믹스 중 하나로 바꾼다. 소금을 넣지 않은 향신료 믹스를 사용하는 경우, 코팅 가루에 소금을 ¾작은술 넣어야 한다.

완전 채식 방식 : 치즈 소스 조리법의 완전 채식 방식을 따른다.

영양 정보(큰 브로콜리 1송이와 소스 2큰술 기준)

칼로리 : 216 | 지방 칼로리 : 161 | 총 지방 : 17.9g | 포화지방 : 7.4g | 콜레스테롤 47mg

나트륨 : 186mg | 탄수화물 : 6.5g | 식이 섬유 : 2.9g | 순탄수화물 : 3.6g | 당류 : 1.2g | 단백질 : 7.2g

비율		
지방	탄수화물	단백질
75%	**12%**	**13%**

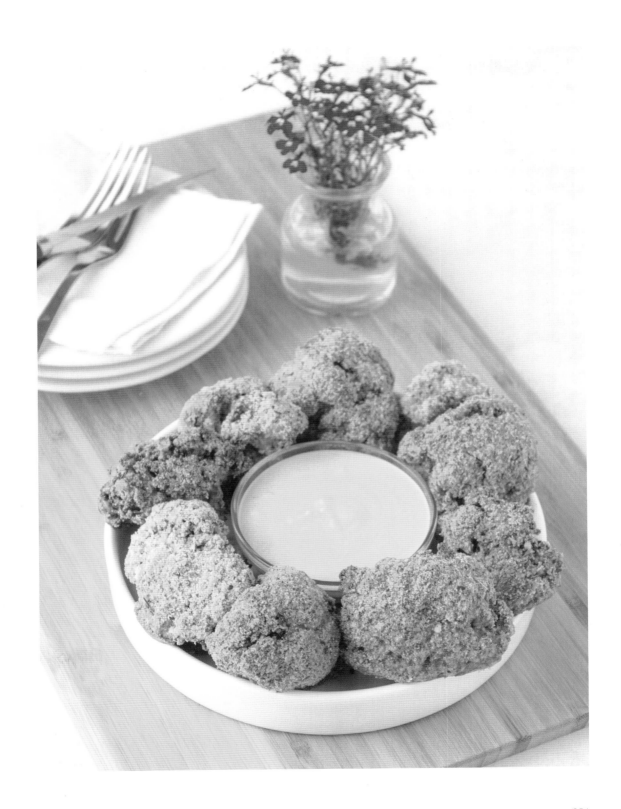

김초밥 롤과 아몬드 디핑 소스 NORI ROLLS WITH ALMOND DIPPING SAUCE

준비 시간 : **30분**   조리 시간 : **5분**   분량 : **8인분**

에그-프리 · 채식주의   선택 : 코코넛-프리 · 가짓과-프리 · 견과류-프리 · 완전 채식

나는 10년 전쯤에 전일주의 영양 학교에서 만나 오랫동안 우정을 쌓은 크리스탈에게 초밥 만드는 법을 배웠다. 그녀는 세 명의 하우스 메이트와 공유하는 나의 침실 하나짜리 지하층 아파트를 방문했고, 우리는 퀴노아, 견과류, 다양한 아시아 채소들을 가득 넣은 초밥 롤을 만들었다.

초밥 싸는 기술이 어려워 보인다면 유튜브에 들어가 방법을 배우기 바란다. 동영상을 보고 연습을 하면 몇 분 만에 요령을 터득할 수 있다.

김초밥 롤 재료

- 김 8장
- 큰 하스 아보카도 2개, 껍질 벗기고 씨를 뺀 것(과육 340g)
- 오이 반 개, 얇게 썬 것
- 볶은 참깨 3큰술
- 신선한 고수잎(약 35g), 거칠게 다진 것

아몬드 디핑 소스 재료

- 참기름 1작은술
- 마늘 2쪽, 다진 것
- 무가당 부드러운 아몬드 버터 ½컵(140g)
- MCT 오일 ⅓컵(80ml)
- 신선한 라임즙 1큰술
- 피시 소스 1큰술
- 코코넛 아미노스 2작은술
- 스리라차 소스 1작은술
- 액상 스테비아 2방울
- 사과 식초 1큰술

만드는 법

1 김발 위에 김을 얹고 손가락에 물을 묻혀 김의 ¾아래 부분을 살짝 적신다. 아래 끝 2.5cm 위치에서부터 아보카도의 ⅛을 놓은 다음, 오이의 ⅛을 놓고 참깨와 다진 고수잎을 뿌려 준다.

2 재료가 빠져나오지 않도록 주의하며 김발의 가장자리부터 돌돌 만다. 물기가 없는 마지막 ¼부분이 나올 때까지 계속 만다. 이 부분에 물을 적신 후에 손으로 꽉꽉 누르며 마저 만다. 김발을 몇 초 동안 더 굴려 롤의 모양을 잡는다. 김발에서 롤을 꺼내 깨끗한 접시 위에 놓는다. 롤이 조금 말랐다면 전체적으로 물을 적신다.

3 나머지 재료 역시 같은 방법으로 롤을 만다. 완료되면 잘 드는 칼로 각 롤을 6등분으로 자른다. 깨끗한 접시에 담아 놓는다.

4 아몬드 소스 준비하기 : 참기름과 다진 마늘을 작은 냄비에 넣는다. 약 2분 동안 향이 날 때까지 가열한다.

5 아몬드 버터, MCT 오일, 라임즙, 피시 소스, 코코넛 아미노스, 스리라차, 스테비아를 추가한다. 가끔 저어 주며 재료가 부드러워지고 가볍게 끓을 때까지만 가열한다.

6 소스에 식초를 넣어 젓고 2분 기다린다. 롤 위에 소스를 떨어뜨리고 나머지 분량은 롤에 곁들인다.

보관 방법 : 소스와 롤을 밀폐 용기에 담아 냉장고에 보관하되, 롤은 신선도 유지를 위해 랩에 싼다. 소스는 5일, 롤은 3일간 보관할 수 있다. 아보카도의 갈변을 막으려면 뺀 씨를 롤과 함께 보관하라. 롤을 자르지 않으면 자른 롤보다 더 오래 보관할 수 있다.

준비 사항 : 소스를 미리 준비해도 된다.

코코넛-프리 방식 : MCT 오일 대신 정제된 아보카도 오일을 사용한다. 콩을 먹어도 괜찮다면, 코코넛 아미노스 대신 밀가루 없는 간장을 넣는다.

가짓과-프리 방식 : 스리라차 소스를 생략한다.

견과류-프리 방식 : 아몬드 버터 대신에 해바라기씨 버터를 사용한다.

완전 채식 방식 : 피시 소스를 생략한다.

탄수화물 보충 : MCT 오일 대신 물을 넣고, 아보카도 하나를 빼고 선택한 탄수화물 보충 음식으로 김을 만든다(https://writinghouse.co.kr/133에서 '탄수화물 보충 레시피' PDF를 다운로드하라).

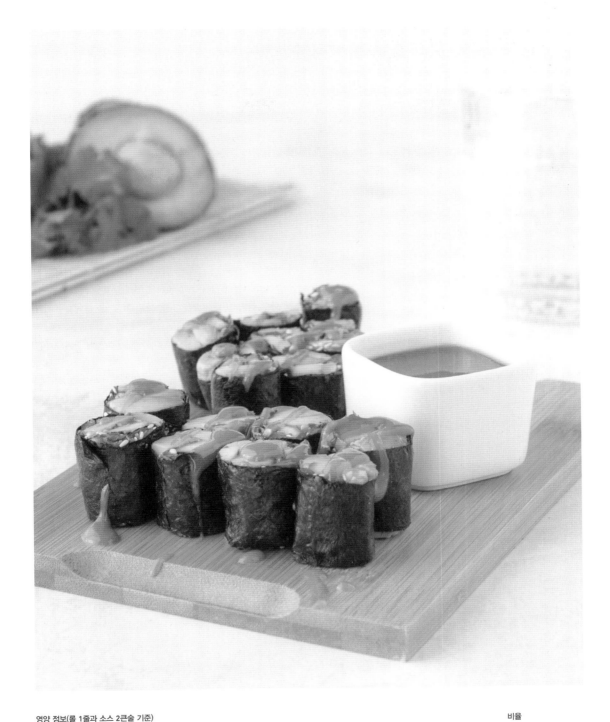

영양 정보(롤 1줄과 소스 2큰술 기준)

칼로리 : 321 | 지방 칼로리 : 260 | 총 지방 : 28.9g | 포화지방 : 12.4g | 콜레스테롤 : 0mg

나트륨 : 188mg | 탄수화물 : 9g | 식이 섬유 : 6.4g | 순탄수화물 : 2.6g | 당류 : 1.2g | 단백질 : 6.2g

비율		
지방	탄수화물	단백질
81%	**11%**	**8%**

소금, 후추 넣은 치킨 윙 SALT AND PEPPER CHICKEN WINGS

준비 시간 : **5분** · 조리 시간 : **35분** · 분량 : **4인분**

코코넛-프리 · 에그-프리 · 저포드맵 · 가짓과-프리 · 견과류-프리

치킨 윙 한 접시만 있으면 세상 부러울 게 없다. 나는 종종 한 접시를 만들어서 그린 샐러드와 함께 점심과 저녁 식사에 나눠 먹는다. 간단하고 쉽다.

재료

- 닭 날개 455g
- 정제된 아보카도 오일 ¼컵(60ml)
- 곱게 간 회색 바닷소금 ¼작은술
- 간 흑후추 1작은술, 나눠 놓기

보관 방법 : 밀폐 용기에 담아 3일 동안 냉장고에 보관할 수 있다.

데우기 : 접시에 담아 전자레인지에 데운다. 또는 캐서롤 접시에 뚜껑을 덮어 예열된 150℃ 오븐에서 5분간 가열한다. 또는 프라이팬에 정제된 아보카도 오일을 두르고 뚜껑을 덮어 중약불에서 데운다.

만드는 법

1 오븐을 205℃로 예열한다.

2 닭 날개, 오일, 바닷소금, 흑후추 ¼작은술을 중간 크기의 그릇에 넣는다. 닭 날개에 양념이 고루 묻도록 손으로 뒤적인다.

3 양념 묻힌 닭 날개를 무쇠 팬이나 테두리 있는 구이판, 또는 1.4L 캐서롤 접시에 옮긴다. 남은 흑후추를 뿌린다.

4 30분 동안 또는 옅은 황금색이 될 때까지 굽는다. 구이판을 사용하는 경우에는 중간에 한 번 뒤집어 준다.

5 오븐의 구이 온도를 낮추고 3분 동안 구워 닭 날개를 바삭하게 만든다. 5분간 식힌 후에 먹는다.

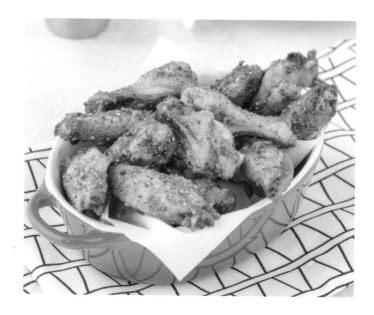

영양 정보(1인분 기준)

칼로리 : 360 | 지방 칼로리 : 282 | 총 지방 : 31.3g | 포화지방 : 6.6g | 콜레스테롤 : 81mg
나트륨 : 290mg | 탄수화물 : 0.3g | 식이 섬유 : 0g | 순탄수화물 : 0.3g | 당류 : 0g | 단백질 : 19.3g

비율		
지방 **79%**	탄수화물 **0%**	단백질 **21%**

육포 쿠키 | JERKY COOKIES

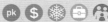

준비 시간 : **15분** 조리 시간 : **6시간** 분량 : **쿠키 18개(18인분)**

에그-프리 · 견과류-프리 선택 : **코코넛-프리 · 저포드맵 · 가짓과-프리**

남편 케빈은 육포를 정말 많이 먹는다. 여건만 된다면 케빈은 육포를 항상 가방에 가득 넣어 가지고 다닐 것이다. 예상할 수 있듯이 케빈의 육포 값 때문에 우리 집이 파산 직전이다. 그래서 직접 육포를 만들어 주려고 했지만, 비싼 고기 부위를 이용하면 비용이 별로 절약되지 않았다. 그때 간 고기를 이용하면 되겠다는 생각이 번쩍 들었다. 내가 기뻐하는 모습이 그려지는가? 큰돈을 들이지 않았지만 이 육포 쿠키의 향에 육포가 울고 갈 것이다.

재료

- 간 쇠고기(10% 지방) 455g
- 코코넛 아미노스 2큰술
- 훈제 바닷소금 1작은술
- 간 흑후추 1작은술
- 마늘 가루 ½작은술
- 붉은 고춧가루 ½작은술

보관 방법 : 밀폐 용기에 담아 냉장고에 5일, 또는 냉동실에 1개월 보관할 수 있다.

해동하기 : 상온에 1시간 놓아둔 후에 먹는다.

곁들이면 좋은 것 : 케일 파테(274쪽)나 마요네즈(238쪽)와 함께 먹으면 맛이 아주 좋다.

코코넛-프리 방식 : 코코넛 아미노스 대신에 밀가루 넣지 않은 간장을 넣는다(콩을 먹어도 괜찮다면).

저포드맵 방식 : 코코넛 아미노스, 소금, 후추, 마늘, 붉은 고춧가루 대신에 저포드맵 향신료(250~253쪽) 믹스 중 하나를 넣는다. 소금을 넣지 않은 향신료 믹스를 사용하는 경우, 소금 1작은술을 넣어야 할 것이다. 흑후추를 넣지 않은 향신료 믹스를 사용하는 경우, 후추 1작은술을 넣는다.

가짓과-프리 방식 : 붉은 고춧가루를 생략한다.

만드는 법

1 2개의 오븐 선반을 가능한 가깝게 오븐에 끼운다. 오븐을 77℃로 예열하고 구이판에 유산지나 실리콘 베이킹 매트를 깐다.

2 모든 재료를 중간 크기 믹싱 볼에 넣고 손으로 잘 섞는다.

3 손바닥에 고기 혼합물을 1큰술 수북하게 떠서 공 모양으로 굴린 다음, 5cm 둥근 모양으로 납작하게 만든다. 미리 준비된 구이판으로 옮기고, 남은 혼합물도 똑같이 만들어 옮긴다.

4 쿠키를 6시간 굽는 동안 중간에 한 번 뒤집는다. 가끔씩 두 구이판의 오븐 선반을 교체해 골고루 익도록 한다. 쿠키가 육포처럼 쫄깃해지면 완성된 것이다.

5 식힘망에 쿠키를 옮겨 30분 동안 식힌다.

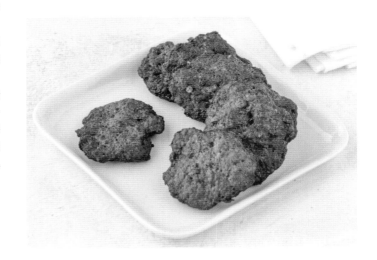

영양 정보(쿠키 1개 기준)

	비율		
	지방	탄수화물	단백질

칼로리 : 47 | 지방 칼로리 : 14 | 총 지방 : 1.6g | 포화지방 : 0.6g | 콜레스테롤 : 23mg
나트륨 : 124mg | 탄수화물 : 0.5g | 식이 섬유 : 0g | 순탄수화물 : 0.5g | 당류 : 0g | 단백질 : 7.7g

비율: 지방 **31%** | 탄수화물 **4%** | 단백질 **65%**

내가 간을 먹는 유일한 방법 THE ONLY WAY I'LL EAT LIVER

준비 시간 : **15분 + 밤새 식초에 담가 두는 시간**   조리 시간 : **20분**   분량 : **6인분**

코코넛–프리 · 에그–프리 · 저포드맵 · 가짓과–프리 · 견과류–프리

간을 좋아한다는 이유로 식초에 담그는 단계를 생략하지 말기 바란다. 간을 식초에 담가 두면 맛이 부드러워진다. 요리하는 동안 간이 얼굴에 마구 튈 수 있기 때문에 망 뚜껑으로 팬을 덮는 것이 상책이다. 닭 간이 쇠고기 간보다 부드러워 먹기가 좀 더 쉽다. 익힌 간을 마요네즈와 함께 먹거나 샐러드에 넣을 단백질로 이용하라. 남은 음식은 데워 먹거나 차게 먹어도 괜찮다.

재료

- 씻어서 한 입 크기로 자른 닭의 간(455g)
- 사과 식초 1큰술(170g)
- 작은 조각으로 자른 베이컨(170g, 약 6줄)

양념한 브레딩 재료

- 돼지껍질 가루나 간 돼지껍질 ¾컵(50g)
- 말린 타임잎 1큰술
- 곱게 간 회색 바닷소금 ¾작은술
- 간 흑후추 1작은술
- 레몬 1개, 웨지로 자른 것, 서빙용(선택)

보관 방법 : 밀폐 용기에 담아 3일 동안 냉장고에 보관할 수 있다.

데우기 : 접시에 담아 전자레인지에 데운다. 또는 캐서롤 접시에 뚜껑을 덮어 예열된 150℃ 오븐에서 5분간 가열한다. 또는 프라이팬에 정제된 아보카도 오일을 두르고 뚜껑을 덮어 중약불에서 데운다.

준비 사항 : 한 달 전부터 베이컨 조각을 준비해 밀폐 용기에 담아 냉동실에 보관할 수 있다. 요리할 때 레시피에 추가하면 된다. 이렇게 준비하는 경우, 6단계에서 정제 아보카도 오일 3큰술을 프라이팬에 넣는다.

만드는 법

1 간 조각을 대형 유리 또는 스테인리스 그릇에 넣는다. 물과 식초를 넣는다. 식초가 물에 완전히 섞일 때까지 숟가락으로 저어 준다. 뚜껑을 덮고 밤새 냉장고에 둔다.

2 조리할 준비가 끝나면 큰 프라이팬에 베이컨 조각을 넣고 중간 정도의 열로 바삭해질 때까지 8~10분 정도 익힌다.

3 베이컨이 익는 동안, 브레딩 재료를 중간 크기의 그릇에 혼합한다.

4 담가 두었던 간을 꺼내 물에 헹군다. 간의 절반 분량을 브레딩 혼합물에 섞어 고루 묻힌다.

5 익힌 베이컨 조각을 접시에 옮기고 남은 기름을 남겨 둔다.

6 브레딩을 묻힌 간을 베이컨 기름이 있는 프라이팬으로 옮기고 중약불로 낮춘다. 10~12분 동안, 속이 연분홍색이 될 때까지만 익히며 중간에 한 번 뒤집어 준다.

7 요리된 간을 서빙 접시로 옮긴다. 남은 간에 브레딩을 묻히고 4단계와 6단계에서 설명한 대로 익힌다.

8 두 번째 분량이 다 익으면 서빙 접시로 옮겨 베이컨 조각을 뿌려 먹는다.

영양 정보(⅓컵/115g 기준)

칼로리 : 246 | 지방 칼로리 : 145 | 총 지방 : 16.1g | 포화지방 : 5.1g | 콜레스테롤 : 23mg
나트륨 : 624mg | 탄수화물 : 0.9g | 식이 섬유 : 0g | 순탄수화물 : 0.9g | 당류 : 0g | 단백질 : 24.4g

	비율	
지방 **59%**	탄수화물 **1%**	단백질 **40%**

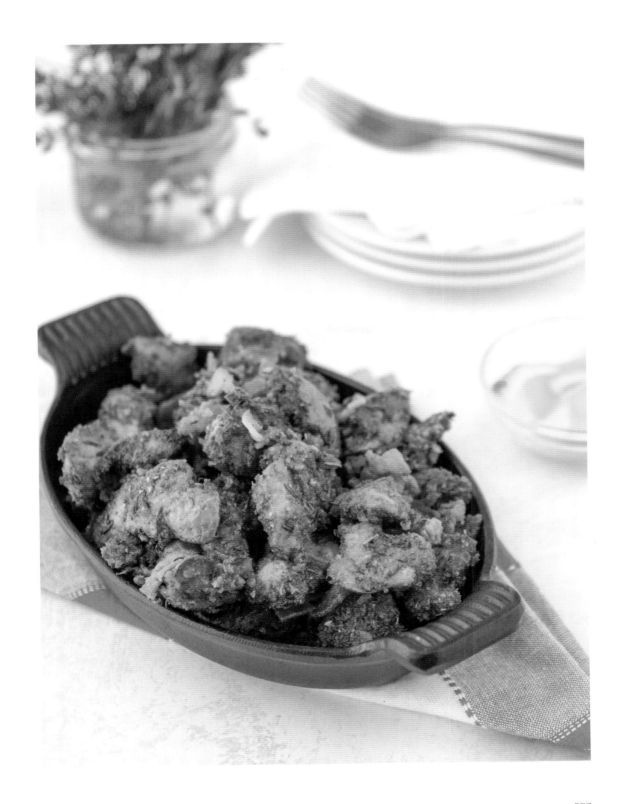

CHAPTER
16

수프와 샐러드

치킨 누들 수프 CHICKEN NOODLE SOUP

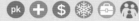

준비 시간 : **10분**   조리 시간 : **35분**   분량 : **4인분**

에그-프리 · 가짓과-프리 · 견과류-프리   선택 : **코코넛-프리 · 저포드맵**

수제 사골 육수로 만들면 최고지만, 집에 없다면 기성품을 사용해도 꽤 괜찮다. 나는 이 수프에 생닭 허벅지살을 사용하는 대신, 종종 먹다 남은 통닭을 사용한다. 맛도 좋을 뿐 아니라, 시간이 절약되고, 남은 음식을 처리할 수 있는 좋은 방법이다. 남은 닭고기로 만들기로 했다면, 익힌 고기 약 300g을 준비하라. 참고로, 치킨 대신 돼지고기로 수프를 만들어도 정말 맛있다. 생 돼지고기를 사용할 경우에는 얇게 썬 안심이 좋고, 익힌 돼지고기라면 어느 부위든 상관없다.

재료

- 코코넛 오일이나 오리 지방 ⅓컵(70g)
- 껍질 벗긴 순살 닭 허벅지살 455g
- 깍둑썰기한 셀러리 1컵(170g)
- 다진 대파 1컵(80g), 녹색 부분만
- 깍둑썰기한 당근 ½컵(80g)
- 닭 뼈 육수 6컵(1.4L)(183쪽 참조)
- 곱게 간 회색 바닷소금 2작은술
- 말린 바질 ½작은술
- 말린 오레가노잎 ½작은술
- 간 흑후추 ⅛작은술
- 호박 야채 국수 2컵(200g)(378쪽)

보관 방법 : 밀폐 용기에 담아 냉장고에 4일, 냉동실에 1개월까지 보관 가능하다.

데우기 : 전자레인지에 돌리거나 냄비에 뚜껑을 덮고 중약불로 가열한다.

해동하기 : 냉장고에서 완전히 녹인다. 해동되면 위의 설명대로 데운다.

만드는 법

1. 큰 냄비에 기름을 넣고 센 불로 가열한 다음 얇게 썬 닭을 넣는다. 닭고기의 양면이 노릇노릇해질 때까지 약 10분 동안 굽는다. 불이 너무 세면 중불로 낮춘다.
2. 셀러리, 양파, 당근을 팬에 넣고 고기와 함께 5분 동안 익힌다.
3. 육수, 바닷소금, 바질, 오레가노, 흑후추를 넣는다. 뚜껑을 닫고 끓인다. 끓으면 약불로 낮추고 20분 동안 가열한다. 불을 끄기 2분 전쯤에 야채 국수를 추가한다.
4. 불을 끄고 오목한 그릇 4개에 수프를 나누어 담는다.

압력솥 이용 : 압력솥의 볶기 기능을 사용하여 1단계를 완료한다. 국수를 제외한 나머지 재료를 넣고 뚜껑을 덮어 8분 동안 고압으로 가열한다. 칙~하고 김이 나오면 뚜껑을 열어 국수를 넣고 2분간 뜸을 들인 후에 낸다.

곁들이면 좋은 것 : 이 수프는 클래식 버터 비스킷(372쪽)과 같이 먹으면 맛이 좋다.

코코넛-프리 방식 : 코코넛 오일 대신에 오리 지방을 사용한다.

저포드맵 방식 : 셀러리 양을 ½컵(85g)으로 줄인다.

탄수화물 보충 : 닭 허벅지살 대신에 껍질을 벗긴 순살 닭 가슴살을 사용하고, 기름의 양을 1큰술로 줄이고, 호박 야채 국수 대신에 나선형으로 자른 파스닙이나 고구마를(나선형 자르기 방법은 186쪽 참조) 불 끄기 10분 전에 추가한다.

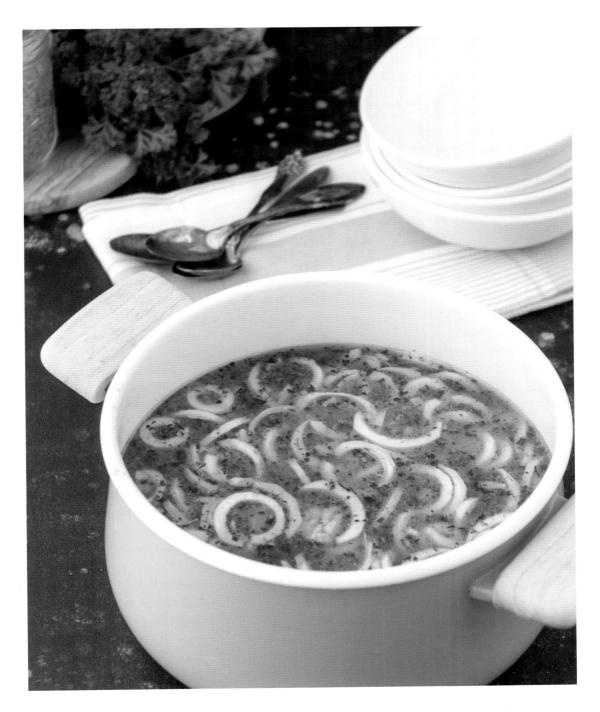

영양정보(2컵/475ml 기준)

칼로리 : 371 | 지방 칼로리 : 200 | 총 지방 : 22.2g | 포화지방 : 6.9g | 콜레스테롤 : 113mg

나트륨 : 752mg | 탄수화물 : 6.5g | 식이 섬유 : 2.3g | 순탄수화물 : 4.2g | 당류 : 2.9g | 단백질 : 36.4g

비율		
지방	탄수화물	단백질
54%	**7%**	**39%**

쉬림프 차우더 SHRIMP CHOWDER

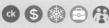

준비 시간 : **10분** | 조리 시간 : **40분** | 분량 : **6인분**

에그-프리 · 견과류-프리 　 선택 : **코코넛-프리 · 저포드맵 · 가짓과-프리**

이 요리법은 그야말로 우연히 탄생했다. 원래 나는 버섯 크림소스로 생선을 구울 계획이었지만 식료품점에 송어가 없어서 새우를 사게 되었다. 그런데 크림소스를 만들려고 보니까 달걀노른자(소스를 걸쭉하게 하기 위한)가 없었다. 오히려 계획이 틀어져서 기쁘다. 처음부터 일이 잘 풀렸다면 보다 맛있는 쉬림프 차우더를 먹지 못했을 테니까. 차우더를 좋아한다면 이것도 좋아할 것이다.

재료

- 정제 아보카도 오일 또는 녹은 기(먹어도 괜찮다면) ¼컵(60ml)
- 깍둑썰기한 버섯 1⅔컵(140g)
- 깍둑썰기한 양파 ⅓컵(55g)
- 작은 생 새우 300g, 껍질 벗긴 것
- 전지 코코넛 밀크 1캔(400ml)
- 닭 뼈 육수 ⅓컵(80ml)(183쪽 참조)
- 사과 식초 2큰술
- 양파 가루 1작은술
- 파프리카 가루 1작은술
- 월계수잎 1장
- 곱게 간 회색 바닷소금 ¾작은술
- 말린 오레가노잎 ½작은술
- 간 흑후추 ¼작은술
- 래디시(빨간 무) 12개(170g), 깍둑썰기한 것
- 중간 크기 주키니 호박 1개(200g), 깍둑썰기한 것

보관 방법 : 밀폐 용기에 담아 냉장고에서 3일, 또는 냉동실에서 1개월간 보관할 수 있다.

데우기 : 전자레인지에 돌리거나 냄비에 뚜껑을 덮어 중불로 가열한다.

해동하기 : 냉장고에서 완전히 녹인다. 해동되면 위의 설명대로 데운다.

만드는 법

1 아보카도 오일을 큰 냄비에 약 2분간 가열한 다음 버섯과 양파를 넣는다. 양파가 반투명해지고 버섯이 갈색으로 변하기 시작할 때까지 8~10분 동안 볶는다.

2 래디시와 호박을 제외한 나머지 재료를 첨가한다. 뚜껑을 닫아 한소끔 끓인 후에 불을 줄이고 20분 동안 더 끓인다.

3 20분 후에 래디시와 주키니 호박을 넣는다. 포크로 찔러 부드럽게 들어갈 때까지 10분 동안 계속 익힌다.

4 월계수잎을 꺼내고, 작은 수프 그릇 6개에 담아 낸다.

압력솥 사용 : 압력솥의 '볶기' 기능을 이용해 1단계를 완료한다. 래디시와 호박을 포함해 나머지 재료를 넣는다. 뚜껑을 고정하고 8분 동안 고압으로 설정한다. 김이 빠지면 뚜껑을 열어 위의 4단계를 따른다.

곁들이면 좋은 것 : 호박 야채 국수(378쪽)나 아마씨 포카치아(376쪽) 위에 부어 먹으면 정말 맛이 좋다.

코코넛-프리 방식 : 다른 비유제품 밀크를 사용한다.

저포드맵 방식 : 양파와 양파 가루를 생략한다. 아보카도 오일 2큰술 대신에 양파 향신 기름(248쪽)을, 깍둑썰기한 양파 대신에 다진 대파(녹색 부분만) ¼컵을 넣는다.

가짓과-프리 방식 : 파프리카 가루를 생략한다.

영양 정보(1컵/240ml 기준)

칼로리 : 301 | 지방 칼로리 : 213 | 총 지방 : 23.7g | 포화지방 : 13.9g | 콜레스테롤 : 105mg
나트륨 : 410mg | 탄수화물 : 7.4g | 식이 섬유 : 1.5g | 순탄수화물 : 5.9g | 당류 : 3.2g | 단백질 : 14.5g

	비율	
지방	탄수화물	단백질
71%	**10%**	**19%**

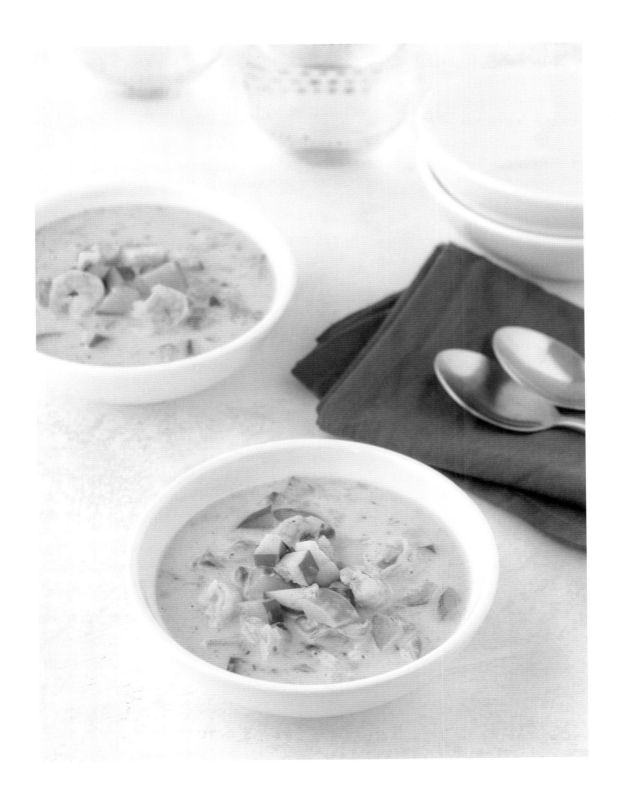

베이컨 수프 BACON SOUP

준비 시간 : **10분**   조리 시간 : **1시간 20분**   분량 : **6인분**

에그-프리 · 가짓과-프리 · 견과류-프리   선택 : 코코넛-프리 · 저포드맵

정말로 이 수프에 홀딱 반하고 싶다면, 돼지고기 대신에 좋아하는 저탄수화물 소시지를 넣고, 사워크라우트를 큰 그릇에 담아 곁들이고, 겨자를 조금 뿌려 먹으면 된다. 일반적인 가열 방식과 함께, 슬로쿠커와 압력밥솥 방식도 설명했다.

재료

- 라드 ⅓컵(69g)
- 찌개용 돼지고기 455g
- 얇게 썬 샬롯 ¾컵(110g)
- 베이컨 10줄(약 285g), 약 1.25cm 조각으로 자른 것
- 닭 뼈 육수 1¾컵(415ml)(183쪽 참조)
- 중간 크기 순무 3개(355g), 깍둑썰기한 것
- 화이트 와인 ¼컵(피노 그리지오, 소비뇽 블랑, 또는 언오크드 샤르도네)
- 노란 머스터드 1큰술
- 신선한 타임 4줄기
- 전지 코코넛 밀크 ½컵(120ml)
- 사과 식초 2큰술
- 무향 젤라틴 2큰술
- 말린 타라곤(사철쑥)잎 1큰술

만드는 법

1 중불에서 큰 냄비에 라드를 녹인다. 라드가 녹으면 돼지고기를 넣고 8분간 또는 겉면이 노릇노릇해질 때까지 익힌다.

2 얇게 썬 대파와 베이컨 조각을 넣는다. 5분 또는 대파향이 날 때까지 볶는다.

3 닭 뼈 육수, 순무, 와인, 머스터드, 타임을 추가한다. 뚜껑을 덮고 한소끔 끓인 다음, 중약불 정도로 낮추고, 고기와 순무가 익어 포크가 부드럽게 들어갈 때까지 약 1시간 동안 뭉근하게 끓인다.

4 타임을 제거하고 코코넛 밀크, 식초, 젤라틴, 타라곤을 추가한다. 중불로 올리고 뚜껑을 덮어 10분간 더 끓인다.

5 수프를 작은 그릇 6개에 나눠 낸다.

보관 방법 : 밀폐 용기에 담아 냉장고에 3일, 냉동실에 1개월 보관할 수 있다.

데우기 : 전자레인지에 돌리거나, 캐서롤 접시에 뚜껑을 덮고 150℃ 오븐에 10~15분 데운다. 또는 냄비에 뚜껑을 덮어 중약불로 5분 동안 가열한다.

해동하기 : 냉장고에서 완전히 녹인다. 해동되면 위의 설명대로 데운다.

압력솥 이용 : 압력솥의 볶기 기능을 사용하여 1, 2단계를 완료한다. 닭 뼈 육수, 순무, 와인, 겨자, 타임을 넣고 뚜껑을 닫아 30분 동안 고압으로 설정한다. 칙~하고 김이 나오면 뚜껑을 열어 타임을 꺼내고 압력솥의 볶기 기능으로 설정한다. 뚜껑을 닫고 10분간 끓인 후에 낸다.

슬로쿠커 이용 : 1, 2단계를 완료한 후에 볶은 고기와 샬롯을 슬로쿠커로 옮긴다. 닭 뼈 육수, 순무, 와인, 겨자, 타임을 넣은 후에, 뚜껑을 닫고 고온에서 4시간, 또는 저온에서 6시간 가열한다. 타임을 꺼내고 코코넛 밀크, 식초, 젤라틴, 타라곤을 추가한다. 뚜껑을 닫고 고온에서 30분 더 가열한다.

코코넛-프리 방식 : 코코넛 오일 대신에 다른 비유제품 밀크를 넣는다. 무가당 아몬드 밀크가 좋을 것이다.

저포드맵 방식 : 샬롯 대신에 썬 대파(녹색 부분만)를 넣는다.

영양 정보(¾컵/180ml 기준)

칼로리 : 571 | 지방 칼로리 : 372 | 총 지방 : 41.4g | 포화지방 : 16.9g | 콜레스테롤 : 114mg
나트륨 : 1429mg | 탄수화물 : 9.7g | 식이 섬유 : 1.1g | 순탄수화물 : 8.6g | 당류 : 2.8g | 단백질 : 39.8g

	비율	
지방 **65%**	탄수화물 **7%**	단백질 **28%**

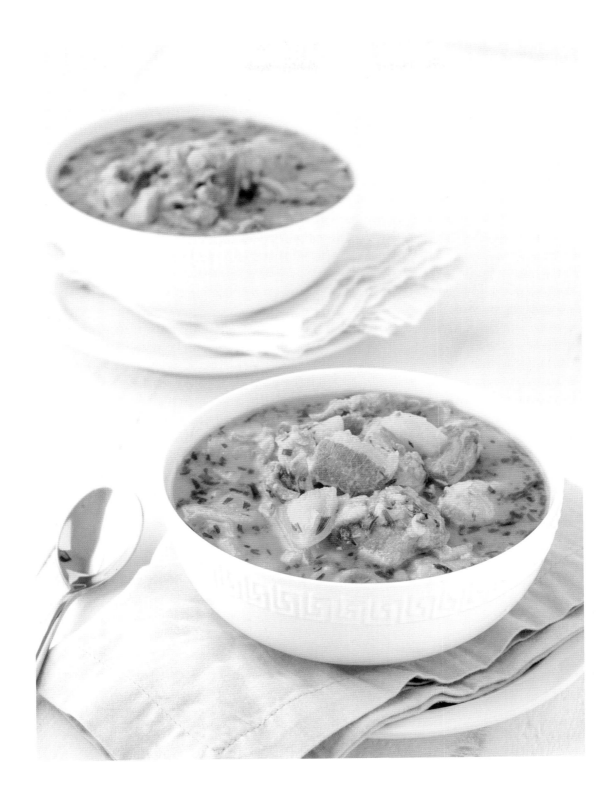

시금치 샐러드와 빵가루 입힌 닭고기
SPINACH SALAD WITH BREADED CHICKEN STRIPS

준비 시간 : **15분** · 조리 시간 : **25분** · 분량 : **4인분**

견과류-프리   선택 : **코코넛-프리 · 에그-프리 · 저포드맵 · 가짓과-프리**

바삭함의 끝을 보여 주는 순살 치킨을 원한다면 닭을 구운 후에 오븐의 '브로일(석쇠 구이)' 기능을 이용해 1분 정도 저온으로 굽는다. 굽는 동안 잘 봐야 한다. 채 썬 코코넛이 빨리 탄다.

재료
- 정제 아보카도 오일 3큰술, 팬용

치킨 재료
- 채 썬 무가당 코코넛 1컵(100g)
- 케이준 시즈닝 1큰술 + 1작은술(250쪽)
- 뼈와 껍질이 없는 닭 허벅지살 680g

샐러드 재료
- 신선한 시금치 4컵(280g)
- 거칠게 썬 셀러리 ½컵(85g)
- 썬 대파 ½컵(40g)
- 랜치 드레싱 1컵(240ml)(244쪽)

만드는 법
1 오븐을 190℃로 예열하고, 테두리 있는 구이판에 아보카도 오일을 많이 두른다.
2 코코넛을 블렌더나 푸드프로세서에 넣고 거칠게 갈되 가루가 되지 않도록 돌린다.
3 코코넛과 케이준 시즈닝을 중간 크기의 믹싱 볼에 넣고 잘 섞어 코코넛 빵가루를 만든다.
4 닭 허벅지살을 비닐 2장 사이에 넣는다. 작은 무쇠 프라이팬 또는 머그와 같은 무거운 물체의 납작한 표면 또는 나무망치를 이용해서 6mm 두께가 될 때까지 닭을 두드린다. 그런 다음 조미된 코코넛 빵가루 믹싱 볼로 옮겨 코코넛 빵가루가 고루 묻을 때까지 굴린다. 준비된 구이판에 빵가루 입힌 허벅지살을 올리고 남은 닭도 이런 과정을 반복한다. 모든 닭에 빵가루가 입혀졌으면, 25분 동안 굽는다(닭을 더 바삭하게 만들려면 위의 레시피 소개 설명을 따른다).
5 그동안에, 시금치를 큰 디너 접시 4개에 나눠 담고 셀러리와 대파를 위에 덮는다. 작은 앞접시 4개에 드레싱을 나누어 담고 샐러드를 곁들인다.
6 닭을 썰어 각 샐러드에 나눠 담는다.

보관 방법 : 샐러드 재료와 요리된 닭을 밀폐 용기에 따로 담아 3일 냉장 보관할 수 있다.

데우기 : 닭을 전자레인지에 돌린다. 또는 캐서롤 접시에 뚜껑을 덮어 예열된 150℃ 오븐에서 10~15분 동안 데운다.

코코넛-프리 방식 : 코코넛 대신에 껍질을 제거한 해바라기씨 1컵(150g)을 사용한다.

에그-프리 방식 : 랜치 드레싱의 에그-프리 응용(방법)을 사용한다.

저포드맵 방식 : 케이준 시즈닝을 250~253쪽에 수록한 저포드맵 향신료 믹스 중 하나와 동량으로 대체한다. 소금을 넣지 않은 향신료 믹스를 사용한다면, 곱게 간 회색 바닷소금 1½작은술을 이 요리법에 추가할 필요가 있다. 셀러리 대신 동량의 오이를 넣는다. 그리고 대파의 녹색 부분만 사용한다. 랜치 드레싱의 저포드맵 응용(방법)을 사용한다.

가짓과-프리 방식 : 케이준 시즈닝 대신에 250~253쪽에 수록한 가짓과-프리 향신료 믹스 중 하나를 동량으로 대체한다. 소금이 안 들어간 향신료 믹스를 사용하는 경우, 곱게 간 회색 바닷소금 1½작은술을 추가해야 한다.

영양 정보(1인분 기준)
칼로리 : 706 | 지방 칼로리 : 511 | 총 지방 : 56.8g | 포화지방 : 22.9g | 콜레스테롤 : 153mg
나트륨 : 490mg | 탄수화물 : 11.1g | 식이 섬유 : 6.3g | 순탄수화물 : 4.8g | 당류 : 2.9g | 단백질 : 37.7g

비율		
지방	탄수화물	단백질
73%	6%	21%

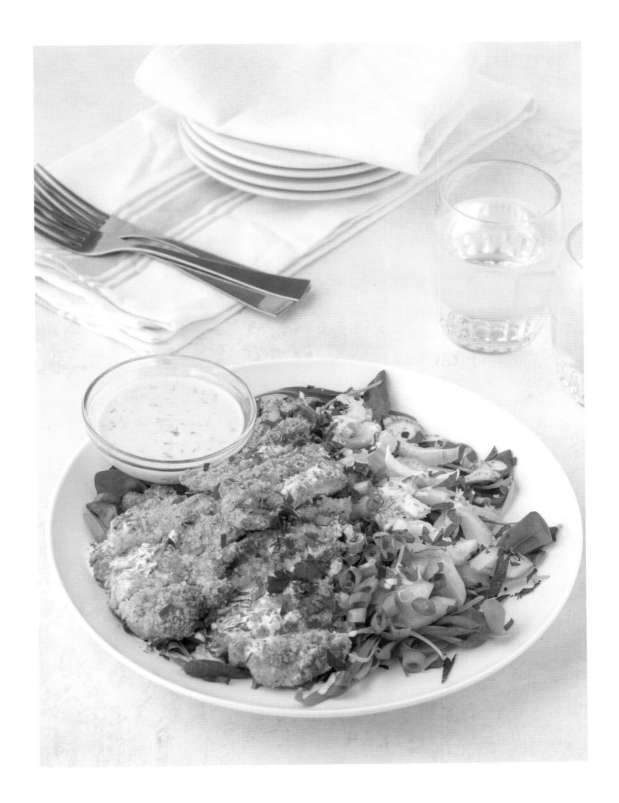

케이준 돼지 뱃살 샐러드 CAJUN PORK BELLY CHOPPED SALAD

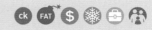

준비 시간 : **15분 + 하룻밤**   조리 시간 : **1시간 45분**   분량 : **4인분**

코코넛-프리 · 에그-프리 · 견과류-프리   선택 : 저포드맵 · 가짓과-프리

나는 바삭한 돼지껍질에 환장하는 사람이지만, 이 요리의 바삭함을 따라올 음식은 없다. 겉은 오븐에 구운 돼지껍질 같고 속은 촉촉하며 케이준 향이 가득하다. 냉 샐러드만 얹으면 완벽한 조리법이 된다. 바꿀 게 전혀 없다.

재료

- 돼지 뱃살(455g)
- 정제 아보카도 오일 1큰술
- 케이준 시즈닝(250쪽) 1½큰술

샐러드 재료

- 얇게 썬 래디시 2컵(240g)
- 얇게 썬 대파 3대
- 신선한 고수잎(약 50g), 다진 것
- 신선한 민트 ¼컵, 다진 것
- 큰 주키니 호박 1개(약 300g), 깍둑썰기한 것
- 정제 아보카도 오일 또는 엑스트라-버진 올리브 오일 ¼컵(60ml)
- 라임즙, 2개 분량
- 곱게 간 회색 바닷소금 ¼작은술
- 액상 스테비아 2방울

서빙용(선택) 재료

- 라임 조각, 웨지로 자른 것

만드는 법

1. 돼지 뱃살의 비계 부분이 위쪽을 향하도록 도마 위에 올려놓는다. 잘 드는 칼을 사용하여 1.25cm 간격으로 고기 표면에 대각선으로 칼자국을 낸다. 고기 전체에 아보카도 오일을 바르고 그 위에 케이준 시즈닝을 뿌린다. 전체적으로 잘 문지른다. 비닐에 싸서 최소 2시간에서 최대 24시간 동안 냉장고에 둔다.

2. 고기가 준비되면 오븐을 260℃까지 예열한 후에 무쇠나 다른 구이용 팬에 지방 부분이 위로 향하게 놓는다. 갈색이 날 때까지 15분 동안 익힌다. 오븐 온도를 163℃로 낮추고 1시간 반 동안 또는 윗부분과 측면이 진한 갈색이 되고 고기 속 온도가 74℃가 될 때까지 계속 익힌다. 고기를 오븐에서 꺼내어 도마 위에 놓고 5분 동안 그대로 둔다.

3. 그동안에 샐러드를 준비한다. 모든 재료를 큰 믹싱 볼에 담아 섞은 후 넓은 서빙 그릇에 샐러드를 펼쳐 담는다.

4. 잘 드는 칼로 돼지 뱃살을 슬라이스한 다음 샐러드 위에 얹는다. 원한다면 라임 조각을 곁들여 낸다.

보관 방법 : 고기를 냉장고에 4일, 또는 냉동실에 1개월까지 보관할 수 있다.

데우기 : 고기를 전자레인지에 돌린다. 고기를 캐서롤 접시에 뚜껑을 덮어 10~15분 동안 150℃ 오븐에서 가열한다. 또는 프라이팬에 넣어 뚜껑을 덮고 중약불로 가열한다.

해동하기 : 냉동 고기를 냉장고에서 완전히 녹인다. 해동되면 위의 설명대로 데운다.

저포드맵 방식 : 케이준 시즈닝 대신에 250~253쪽의 저포드맵 향신료 믹스(동량)를 넣는다. 소금이 없는 향신료 혼합물을 사용하는 경우 곱게 간 회색 바닷소금 ½작은술을 첨가해야 한다. 파를 넣으려면 녹색 부분만 이용하라.

가짓과-프리 방식 : 케이준 시즈닝 대신에 250~253쪽에 수록한 가짓과-프리 향신료 믹스 중 하나를 동량으로 대체한다. 소금이 안 들어간 향신료 믹스를 사용하는 경우, 곱게 간 회색 바닷소금 ½작은술을 추가해야 한다.

영양 정보(1인분 기준)

칼로리 : 1045 | 지방 칼로리 : 948 | 총 지방 : 105.4g | 포화지방 : 34.4g | 콜레스테롤 : 117mg
나트륨 : 209mg | 탄수화물 : 6.7g | 식이 섬유 : 2.8g | 순탄수화물 : 3.9g | 당류 : 2.9g | 단백질 : 17.4g

비율		
지방	탄수화물	단백질
91%	**2%**	**7%**

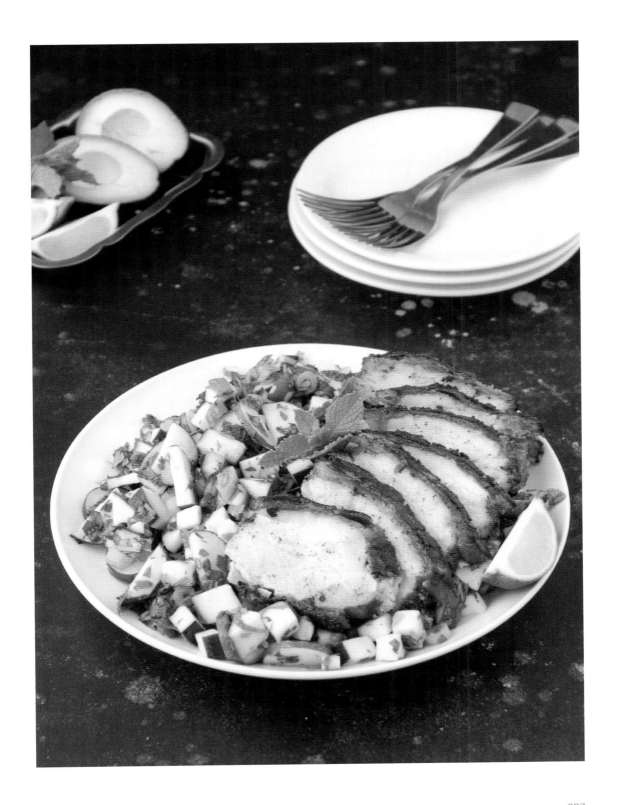

오징어 샐러드 CALAMARI SALAD

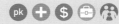

준비 시간 : **10분**   조리 시간 : **7분**   분량 : **4인분**

코코넛-프리 · 에그-프리 · 견과류-프리   선택 : 저포드맵 · 가짓과-프리

이 샐러드는 너무 맛있어서 매일이라도 먹을 수 있다. 나는 오징어를 좋아하지 않는데도 말이다. 유제품을 먹을 수 있는 사람의 경우, 이 샐러드에 페타 치즈를 넣으면 맛이 기막히다. 이 샐러드를 먹을 때마다 나는 나의 유제품 알레르기를 한없이 저주한다. 페타 치즈를 넣든 아니든, 이 샐러드는 맛있고 금방 만들 수 있다.

재료

- 익히지 않은 해동된 오징어 링 340g
- 방울 토마토 1½컵(210g), 반으로 자른 것
- 씨를 뺀 칼라마타 올리브 ½컵(60g), 반으로 자른 것
- 다진 신선한 파슬리 꽉 채워서 ½컵(35g)
- 얇게 썬 대파 ¼컵(20g)

드레싱 재료

- 엑스트라-버진 올리브 오일 또는 정제 아보카도 오일 ½컵(120ml)
- 레드 와인 비네그레트 1큰술
- 레몬 껍질을 강판에 간 것, ½개 분량
- 레몬즙, ½개 분량
- 마늘 2쪽, 다진 것
- 곱게 간 회색 바닷소금 ¼작은술
- 간 흑후추 ¼작은술

> **보관 방법** : 밀폐된 용기에 담아 3일 동안 냉장 보관할 수 있다.
>
> **곁들이면 좋은 것** : 한 끼 식사로 먹으려면 혼합 녹색 채소 샐러드 위에 얹어 낸다.
>
> **저포드맵 방식** : 마늘을 뺀다. 마늘 향신 기름(248쪽) 2큰술과 올리브 오일 2큰술로 대체한다.

만드는 법

1 오징어를 찜통에 넣고 7분 동안 찐다. 냉장실에 옮겨 몇 분간 식힌다.
2 그동안에 드레싱을 만든다. 믹싱 볼에 드레싱 재료를 넣고 휘저어 섞어서 옆에 둔다.
3 오징어가 식으면, 방울 토마토, 올리브, 파슬리, 대파와 함께 샐러드 접시에 담는다. 드레싱을 넣어 잘 버무린다.

> **가짓과-프리 방식** : 방울 토마토 대신에 좋아하는 야채를 썰어 넣는다. 쪄서 식힌 콜리플라워와 브로콜리가 이 샐러드에 잘 어울린다.
>
> **탄수화물 보충** : 올리브 오일의 절반을 물로 대체한다. 선택한 탄수화물과 함께 낸다 (https://writinghouse.co.kr/133에서 '탄수화물 보충 레시피' PDF를 다운로드하라). 식힌 흰쌀밥을 3단계에서 섞어서 곁들이면 맛이 좋다.

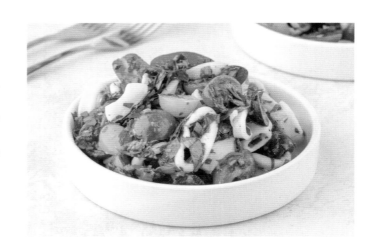

영양 정보(1인분 기준)

칼로리 : 507 | 지방 칼로리 : 270 | 총 지방 : 30g | 포화지방 : 5.4g | 콜레스테롤 : 765mg
나트륨 : 1278mg | 탄수화물 : 4.3g | 식이 섬유 : 1.6g | 순탄수화물 : 2.7g | 당류 : 1.8g | 단백질 : 55g

비율		
지방	탄수화물	단백질
54%	**3%**	**43%**

베르데 시저 샐러드와 바삭한 케이퍼
VERDE CAESAR SALAD WITH CRISPY CAPERS

준비 시간 : **10분** 조리 시간 : **4분** 분량 : **4인분**

코코넛-프리 · 견과류-프리   선택 : 에그-프리 · 저포드맵 · 완전 채식

팻폭탄은 모양과 크기가 가지각색인데, 지방이 가득한 이 샐러드가 그 완벽한 예이다. 여전히 드레싱이 적게 들어간 샐러드나 무지방 드레싱 제품을 선호하는 다이어트 문화에서 지방 많은 이 샐러드를 한 입 먹을 때마다 반역자가 되는 느낌일 것이다. 여러분은 어땠는지 모르지만, 내가 어릴 적에는, 그러니까 드레싱이 "지방이 많아 나쁘다"는 얘기를 듣기 전에 나는 드레싱 맛으로 샐러드를 먹었다. 그러니 케톤을 만드는 MCT 오일을 듬뿍 넣은 이 녹색 샐러드를 먹어 보라.

케이퍼 재료

- 정제 아보카도 오일 또는 정제 올리브 오일 2큰술
- 물기를 빼서 가볍게 두드려 말린 케이퍼 2큰술

샐러드 재료

- 루꼴라 4컵(140g)
- 다진 신선한 바질잎 꽉 채운 ¼컵(20g)
- 다진 신선한 고수잎 꽉 채운 ¼컵(10g)
- 곡물 없는 햄프시드 ¼컵(37g)
- 클래식 시저 드레싱 ½컵(120ml)(242쪽)

만드는 법

1 아보카도 오일을 작은 프라이팬에 두르고 1분 동안 달군다. 케이퍼를 넣고, 1분에 한 번씩 뒤집으며 총 4분 동안 바삭하게 튀기듯 볶는다. 깨끗한 접시로 옮긴다.

2 루꼴라, 허브, 햄프시드를 커다란 믹싱 볼에 넣어 잘 섞는다.

3 샐러드를 내기 직전에 샐러드 위에 드레싱을 붓고 잘 버무린다.

4 드레싱에 버무린 샐러드를 4개의 샐러드 접시에 나누어 담는다. 바삭한 케이퍼 2작은술을 각 샐러드 위에 얹어 바로 낸다.

에그-프리/완전 채식 : 클래식 시저 드레싱 대신에 완전 채식 시저 드레싱(242쪽 '응용')으로 버무린다.

저포드맵 방식 : 클래식 시저 드레싱의 저포드맵 방식을 따른다.

보관 방법 : 바삭한 케이퍼, 샐러드, 드레싱을 밀폐 용기에 따로 담아 3일 동안 냉장 보관한다. 먹기 직전에 샐러드를 만들려면 3~4단계를 따른다.

준비 사항 : 이틀 전부터 바삭한 케이퍼, 샐러드, 드레싱을 따로 분리해서 보관할 수 있다. 먹기 직전에 3~4단계를 따른다.

곁들이면 좋은 것 : 한 끼 식사로 먹으려면, 구워서 식힌 닭 허벅지살이나 가슴살을 샐러드 위에 얹는다.

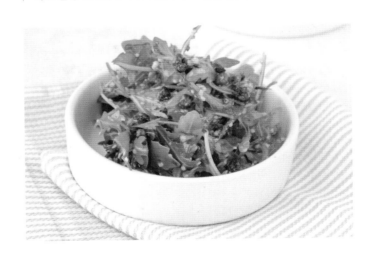

영양 정보(1인분 기준)

칼로리 : 317 | 지방 칼로리 : 281 | 총 지방 : 31.2g | 포화지방 : 16.3g | 콜레스테롤 : 3mg
나트륨 : 263mg | 탄수화물 : 3.3g | 식이 섬유 : 1.9g | 순탄수화물 : 1.4g | 당류 : 0.9g | 단백질 : 5.8g

비율		
지방	탄수화물	단백질
89%	**4%**	**7%**

시금치 샐러드와 플랭크 스테이크
SPINACH SALAD WITH FLANK STEAK

준비 시간 : **15분 + 스테이크 재우는 24시간**　조리 시간 : **12분**　분량 : **6인분**

코코넛-프리 · 에그-프리 · 가짓과-프리　선택 : 저포드맵 · 견과류-프리

플랭크(소 옆구리살) 스테이크는 특히 풍미가 좋다고들 하지만 제대로 준비하지 않으면 질기다고 알려져 있다. 나 역시 플랭크 스테이크는 항상 어렵게 느껴져서 한 번도 만들어 본 적이 없었다. 내가 이 조리법을 만들기 전까지는 말이다. 놀라운 점은 일단 한번해 보면 도가 튼다는 것이다. 이제 나는 플랭크 스테이크를 두려워하지 않는다. 실제로 우리는 매주 해 먹는다. 그만큼 쉽다. 이 요리에서는 고기 재우는 시간이 매우 중요하다. 이 시간을 줄이지 마라. 생 견과류를 사용해도 괜찮지만, 물에 담근 후에 볶아 사용하는 것이 건강에 더 좋다.

스테이크 재료

- 정제 아보카도 오일 3큰술
- 신선한 레몬즙 3큰술
- 간 정향 ¼작은술
- 간 흑후추 ¼작은술
- 플랭크 스테이크 750g

샐러드 재료

- 신선한 시금치 8컵(560g)
- 얇게 썬 적양배추 2컵(170g), 썬 것
- 주키니 호박 1컵(120g), 깍둑썰기한 것
- 생 피칸 ½컵(70g), 굵게 다진 것
- 케이퍼 2큰술
- 레드 와인 비네그레트(245쪽) 1회분

만드는 법

1. 먹기 전날 스테이크를 재운다. 아보카도 오일, 레몬즙, 간 정향, 흑후추를 큰 캐서롤 접시에 넣는다. 잘 섞은 후 스테이크를 넣는다. 몇 번 뒤집어 버무린 다음 24시간 동안 냉장고에 둔다.
2. 요리 준비가 되면 오븐 안의 선반을 상단 위치에 놓는다. 굽기 온도를 높게 설정한다(굽기 온도 설정 기능이 없는 경우에는 그냥 '구이'에 놓는다). 재운 스테이크를 무쇠 팬이나 호일을 깐 구이판에 놓는다.
3. 원하는 굽기 정도에 따라 스테이크의 양면을 4~6분 동안 굽는다. 8분 정도 구우면 보통 미디엄-레어, 12분 구우면 미디엄-웰던 스테이크가 된다. 스테이크를 오븐에서 꺼내어 5분 동안 그대로 둔다.
4. 굽는 동안 샐러드를 준비한다. 비네그레트를 제외한 모든 재료를 큰 믹싱볼에 넣는다. 비네그레트를 부은 후 뒤적여 섞는다. 접시 6개에 샐러드를 고르게 나눠 담는다.
5. 스테이크로 돌아가서, 스테이크의 표면에 쭉 이어진 힘줄이 보일 것이다. 고기의 힘줄이 가로 방향이 되도록 도마에 놓고 잘 드는 칼로 직각으로 자른다. 이렇게 자르면 스테이크가 훨씬 부드러워 먹기가 좋다.
6. 샐러드 위에 얇게 썬 스테이크를 얹어 낸다.

보관 방법 : 드레싱으로 버무리지 않은 샐러드와 고기는 밀폐 용기에 담아 냉장고에 3일 동안 보관할 수 있다. 질척한 샐러드를 좋아하지 않는 한 드레싱한 샐러드는 바로 먹어야 한다.

저포드맵 방식 : 레드 와인 비네그레트에서 설명한 저포드맵 지침을 따른다.
견과류-프리 방식 : 잘게 썬 피칸 대신 원하는 씨앗을 넣는다. 이 요리법에서는 볶은 잣이나 해바라기씨가 좋을 것이다.

영양 정보(1인분 기준)

칼로리 : 568 | 지방 칼로리 : 388 | 총 지방 : 43.1g | 포화지방 : 8.7g | 콜레스테롤 : 69mg
나트륨 : 307mg | 탄수화물 : 6.5g | 식이 섬유 : 3.4g | 순탄수화물 : 3.1g | 당류 : 2.1g | 단백질 : 38.5g

	비율	
지방 **68%**	탄수화물 **5%**	단백질 **27%**

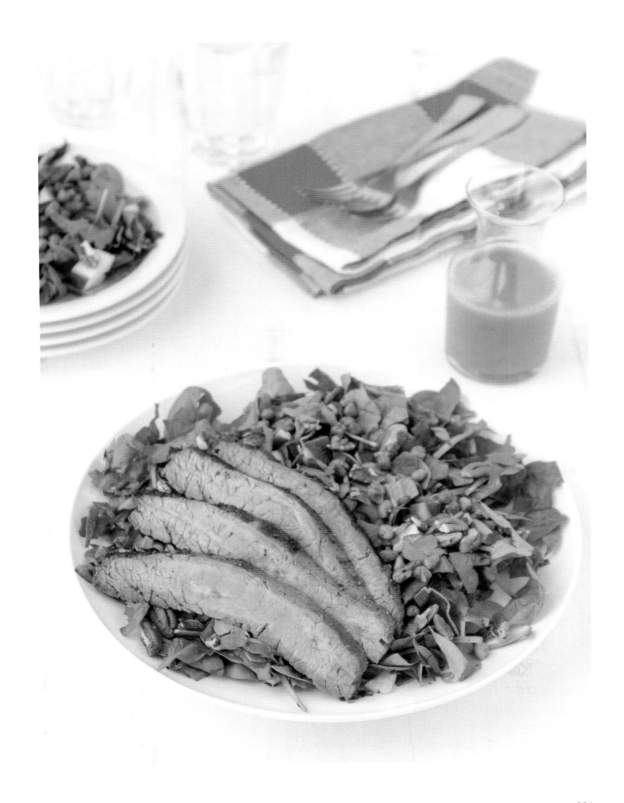

딸기 아보카도 샐러드 BERRY AVOCADO SALAD

준비 시간 : **10분** 분량 : **4인분**

코코넛-프리 · 에그-프리 · 견과류-프리 · 완전 채식

이 여름 샐러드는 특히 타코 고기를 가득 채운 잘 접히는 토르티야(374쪽)에 곁들이면 안성맞춤이다. 먹기 2시간 정도 전에 샐러드를 준비할 생각이라면, 아보카도씨를 샐러드에 넣어 갈변을 방지하라.

드레싱 재료

- 엑스트라-버진 올리브 오일 또는 정제 아보카도 오일 2큰술
- 신선한 라임즙 1.5작은술
- 칠리 파우더 1.5작은술
- 마늘 1쪽, 다진 것
- 액상 스테비아 2방울
- 곱게 간 회색 바닷소금, 간 맞추는 용도

샐러드 재료

- 큰 하스 아보카도 2개, 껍질 벗기고 씨를 빼서 깍둑썰기한 것(과육 340g)
- 딸기 12개, 4등분이나 8등분한 것(크기에 따라)
- 신선한 파슬리 꽉 채운 ½컵(30g), 잘게 다진 것
- 신선한 고수잎 꽉 채운 1큰술, 잘게 다진 것
- 흰 양파 1큰술, 작게 깍둑썰기한 것

> 보관 방법 : 바로 먹는 게 가장 좋다. 하지만 꼭 필요한 경우, 밀폐 용기에 담아 하루 동안 냉장고에 보관할 수 있다.

만드는 법

1 드레싱 재료를 믹싱 볼에 넣고 뒤적여 섞는다. 샐러드 재료를 넣어 살살 버무린다.
2 오목한 그릇 4개에 나눠 바로 낸다.

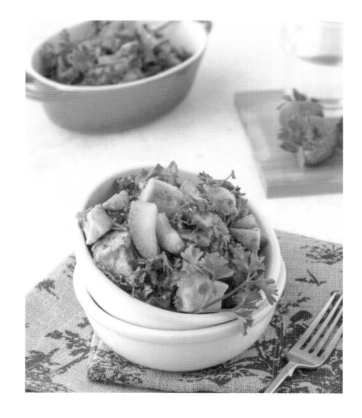

영양 정보(1인분 기준)

칼로리 : 259 | 지방 칼로리 : 194 | 총 지방 : 21.5g | 포화지방 : 3.9g | 콜레스테롤 : 0mg
나트륨 : 73mg | 탄수화물 : 12.8g | 식이 섬유 : 9.9g | 순탄수화물 : 2.9g | 당류 : 2g | 단백질 : 3.5g

	비율	
지방 **75%**	탄수화물 **20%**	단백질 **5%**

카레 오크라 샐러드 CURRIED OKRA SALAD

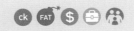

준비 시간 : **15분**　조리 시간 : **15분**　분량 : **4인분**

에그-프리 · 견과류-프리 · 완전 채식　선택 : 코코넛-프리 · 가짓과-프리

오크라를 먹어 본 적이 없다면, 이 샐러드로 시작하면 아주 좋다. 많은 식료품점에서 대개 농산물 코너의 가지와 레몬그라스 주위에서 오크라를 발견할 수 있다. 오크라를 자르면 약간 끈적이는 느낌이 들 텐데, 원래 그런 것이니 신경 쓰지 마라.

카레 가루가 없거나, 집에서 만들 생각이 없다면, 가람 마살라(향신료의 일종—옮긴이)를 이 샐러드에 넣어도 맛이 좋다.

오크라 프라이 재료

- 코코넛 오일 ¼컵(55g) + 2큰술, 나누어 놓기
- 손질해서 4등분한 오크라 420g

샐러드 재료

- 신선한 고수잎 꽉 채운 ¾컵(60g), 다진 것
- 토마토 큰 것 1개(70g), 깍둑썰기한 것
- 적양파 반 개, 얇게 썬 것(선택)

드레싱 재료

- 엑스트라-버진 올리브 오일이나 비정제 카놀라유, 정제된 아보카도 오일 ⅓컵(80ml)
- 신선한 레몬즙 2큰술
- 카레 가루(253쪽) 2작은술
- 곱게 간 회색 바닷소금 ¼작은술
- 액상 스테비아 2방울

만드는 법

1 코코넛 오일 ¼컵을 큰 프라이팬에 넣고 중불로 녹인다. 오크라의 반을 팬에 넣어, 조각들이 갈색을 띨 때까지 6∼8분 동안 볶는다. 갈색 오크라 조각들을 깨끗한 접시에 옮기고, 팬에 남은 오일 2큰술을 더하고, 남은 오크라도 반복한다.

2 그동안에, 큰 믹싱 볼에 샐러드 재료들을 넣는다. 모든 오크라가 갈색이 되면, 샐러드와 함께 믹싱 볼로 옮긴다.

3 별도의 작은 믹싱 볼에 드레싱 재료들을 넣어 휘젓는다. 드레싱을 샐러드 위에 뿌리고 잘 버무린다. 4개의 샐러드 그릇에 나누어 낸다.

보관 방법 : 밀폐 용기에 담아 3일 동안 냉장 보관할 수 있다.

준비 사항 : 오크라를 갈색으로 볶은 다음 밀폐 용기에 담아 샐러드를 만들기 하루 전에 냉장 보관한다. 드레싱은 이틀 전에 만들어 밀폐 용기에 담아 냉장 보관할 수 있다.

코코넛-프리 방식 : 코코넛 오일 대신에 라드를 사용한다.

가짓과-프리 방식 : 토마토 대신에 중간 크기 주키니를 깍둑썰기해서 넣는다. 드레싱의 카레 가루에서 말린 붉은 고추를 뺀다.

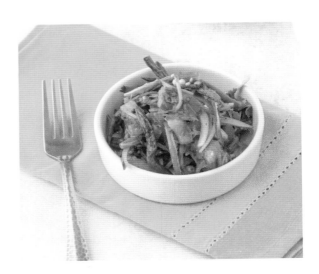

영양 정보(1인분 기준)

칼로리 : 390 | 지방 칼로리 : 341 | 총 지방 : 37.9g | 포화지방 : 20.2g | 콜레스테롤 : 0mg

나트륨 : 152mg | 탄수화물 : 9.2g | 식이 섬유 : 4.6g | 순탄수화물 : 4.6g | 당류 : 2.3g | 단백질 : 3g

	비율	
지방	탄수화물	단백질
88%	9%	3%

오이와 훈제연어 샐러드 SHAVED CUCUMBER AND SMOKED SALMON SALAD

준비 시간 : **10분**   분량 : **4인분**

에그-프리 · 가짓과-프리 · 견과류-프리   선택 : **코코넛-프리 · 저포드맵 · 완전 채식**

나는 10분 내에 한 끼 식사로 만들어 먹을 수 있는 샐러드를 즐겨 먹는다. 이 샐러드는 계속해서 만들어 먹게 된다. 한 번 만들어 먹어 보고 맘에 쏙 든다면, 오이 대신에 호박 야채 국수(378쪽)를 넣어도 좋다.

양파를 좋아한다면, 이 레시피에 적양파를 깍둑썰기해 2큰술 추가해도 된다. 우리는 양파를 많이 먹지 않아서 항상 넣는 걸 잊어버리지만, 양파 또는 동량의 부추나 대파를 썰어 넣으면 정말 잘 어울린다.

드레싱 재료

- 전지 코코넛 밀크 ⅓컵(80ml)
- 레몬 껍질 간 것, ½개 분량
- 레몬즙, ½개 분량
- 곱게 간 회색 바닷소금 ¼작은술
- 간 흑후추 ¼작은술 + 장식용

샐러드 재료

- 오이 2개, 반으로 자른 것
- 훈제 연어 225g, 부스러뜨린 것
- 다진 신선한 딜 2큰술 가득 + 장식용

만드는 법

1 큰 믹싱 볼에 드레싱 재료를 넣고 휘저어 섞는다.
2 오이를 꺼내 왼손에(오른손잡이인 경우) 놓는다. 드레싱이 있는 볼 위에서 오이를 쥐고, 반대 손으로 채소 필러로 오이 껍질을 벗긴다.
3 오이 껍질의 대부분이 벗겨질 때까지 이 과정을 반복한다. 그러면 작고 긴 오이 속이 남는다.
4 남은 오이들도 반복한다.
5 남은 샐러드 재료를 추가해 살살 뒤적이며 버무린다.
6 4개의 샐러드 그릇에 나누어 담고, 신선한 딜과 흑후추로 장식한다.

보관 방법 : 밀폐 용기에 담아 하루 동안 냉장 보관할 수 있다. 내기 전에 용기 바닥에 고인 오이 국물을 따라 낸다.

준비 사항 : 샐러드 만들기 이틀 전부터 드레싱을 만들어 놓을 수 있다.

곁들이면 좋은 것 : 한 끼 식사로 먹으려면 훈제 연어의 양을 두 배로 늘리고 MCT 오일을 1인분에 2큰술 뿌려 낸다.

코코넛-프리 방식 : 코코넛 밀크 대신에 마요네즈를 사용한다.

저포드맵 방식 : 코코넛 밀크에 매우 민감하다면, 대신 마요네즈를 넣는다.

완전 채식 : 연어 대신에 껍질 벗긴 햄프시드 ½컵을 넣는다.

영양 정보(1인분 기준)

칼로리 : 138 | 지방 칼로리 : 59 | 총 지방 : 6.5g | 포화지방 : 4.2g | 콜레스테롤 : 13mg
나트륨 : 1229mg | 탄수화물 : 6.7g | 식이 섬유 : 2.6g | 순탄수화물 : 4.1g | 당류 : 2.7g | 단백질 : 13.1g

비율		
지방	탄수화물	단백질
43%	**19%**	**38%**

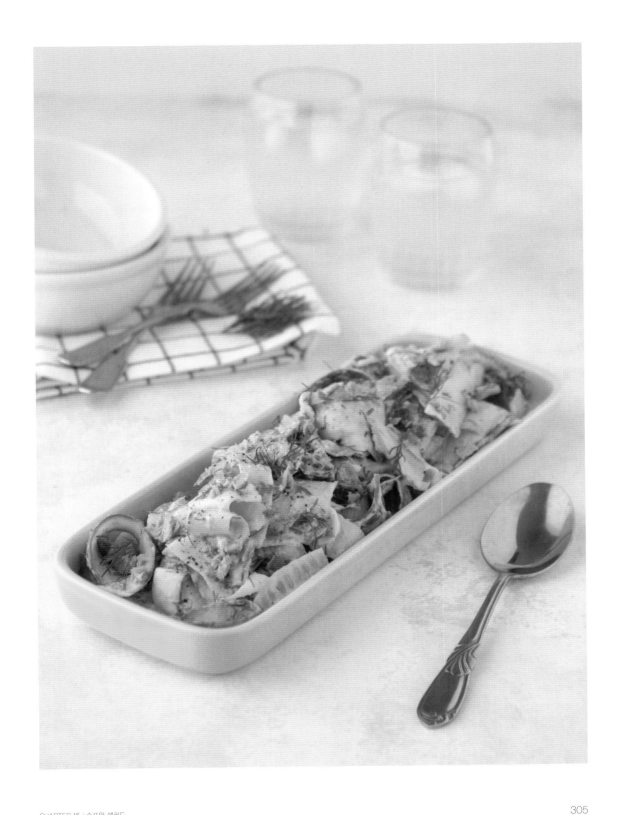

CHAPTER
17

쇠고기와 양고기

베이컨으로 싼 미니 미트로프 BACON-WRAPPED MINI MEATLOAVES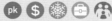

준비 시간 : **10분**   조리 시간 : **약 30분**   분량 : **8개(8인분)**

코코넛-프리 · 에그-프리 · 견과류-프리   선택 : 저포드맵

전통적인 미트로프를 만들 수도 있지만, 만든 다음 식혀서 잘라야 하는 이 작은 미트로프를 만들어도 재밌다.
게다가 남은 미트로프는 따뜻하건 차갑건 정말 맛있다.

재료

- 간 쇠고기(20~30% 지방) 455g
- 영양 효모 ⅓컵(22g)
- 최고의 케첩 ¼컵(60ml)(241쪽)
- 노란색 머스터드 1큰술
- 곱게 간 회색 바닷소금 ¾작은술
- 간 흑후추 ¼작은술
- 베이컨 8줄(240g)

보관 방법 : 밀폐 용기에 담아 4일 동안 냉장
보관하거나 한 달 동안 냉동 보관할 수 있다.
데우기 : 전자레인지에 돌리거나 캐서롤 접
시에 뚜껑을 덮어 150℃로 예열된 오븐에서
5분간 가열한다.
해동하기 : 냉장실에서 완전히 해동한다. 해
동이 되면 차갑게 먹거나, 위의 설명대로 데
워서 먹는다.
곁들이면 좋은 것 : 한 끼 식사를 하려면, 좋
아하는 드레싱을 뿌린 채소 샐러드나 좋아하
는 오일을 뿌린 구운 채소를 곁들여 낸다.

만드는 법

1 오븐을 177℃로 예열하고, 큰 무쇠 프라이팬을 준비한다.

2 간 쇠고기, 영양 효모, 케첩, 머스터드, 소금, 후추를 중간 크기 믹싱 볼에 넣는
다. 손을 이용해 재료들이 완전히 섞일 때까지 혼합한다.

3 혼합물을 덩어리 8개로 나눈다. 한 덩어리를 양손으로 굴려 7.5×4cm 원통
형 모양을 만든다. 베이컨 한 줄을 원통 둘레에 싼다. 살짝 열린 베이컨 끝이
아래로 오도록 해서, 싼 미트로프를 무쇠 팬에 넣는다. 남아 있는 고기도 최소
1.25cm 간격을 두고 팬에 모두 넣는다.

4 다 만들면 작은 미트로프를 오븐으로 옮겨, 30분 또는 고기 속의 온도가 74℃
에 이를 때까지 굽는다.

5 오븐 안의 선반을 가운데 칸에 끼우고, 굽기 온도를 높게 맞춘다. 베이컨이 바
삭해질 때까지 미트로프를 2분 동안 굽는다.

6 미트로프를 오븐에서 꺼내어 낸다.

이 요리는 크리미 매시트 순무(384쪽)를 곁들이거나 마요네즈(238쪽)나 최고의 케첩(241
쪽), 머스터드를 찍어 먹으면 맛이 아주 좋다.
저포드맵 방식 : 사용하는 머스터드에 마늘과 양파가 있는지 확인하고, 머스터드 대신에 물
1작은술과 간 겨자씨 2작은술을 섞어 넣는다. 포드맵이 풍부한 음식에 많이 예민하다면,
미니 미트로프를 1개 이상 먹으면 최고의 케첩에 들어간 태양 건조 토마토에 반응할 수 있
다.

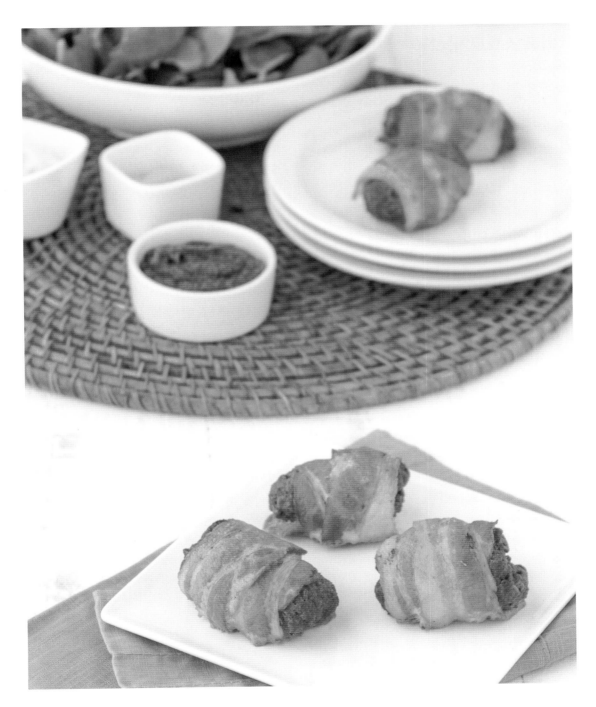

영양 정보(미니 미트로프 1개 기준)

칼로리 : 375 | 지방 칼로리 : 239 | 총 지방 : 26.6g | 포화지방 : 8.6g | 콜레스테롤 : 83mg

나트륨 : 986mg | 탄수화물 : 4.8g | 식이 섬유 : 2g | 순탄수화물 : 2.8g | 당류 : 0.7g | 단백질 : 29.2g

	비율	
지방 **64%**	탄수화물 **5%**	단백질 **31%**

비프 스트로가노프 BEEF STROGANOFF

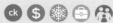

준비 시간 : **15분**   조리 시간 : **1시간**   분량 : **8인분**

에그-프리 · 가짓과-프리 · 견과류-프리   선택 : **코코넛 프리 · 저포드맵**

이 비프 스트로가노프의 그레이비는 녹말을 사용하지 않았음에도 내가 지금껏 맛본 그레이비 중에서 풍미와 맛이 최고다. 나는 만족과 흥분, 그리고 놀라움을 동시에 느꼈다. 비결은 젤라틴에 있다. 로스트용 소 목둘레살은 해동이 살짝 덜 된 상태에서 잘 썰린다. 생 견과류를 사용해도 괜찮지만, 물에 담근 후 볶아 사용하는 것이 건강상 더 좋다.

재료

- 쇠고기 사골국 ⅔컵(160ml)(183쪽 참조)
- 무향 젤라틴 ¼컵(40g)
- 소 목둘레살 910g
- 곱게 간 회색 바닷소금 1¼작은술
- 간 흑후추 ½작은술
- 버터향신 코코넛 오일 ½컵(105g)
- 대파 6대, 녹색 부분만 잘게 썬 것
- 노란색 머스터드 2작은술
- 전지 코코넛 밀크 ⅓컵(80ml)
- 피노 그리지오, 소비뇽 블랑, 언오크드 샤르도네와 같은 화이트 와인 ¼컵(60ml)
- 양송이 버섯 8개(115g), 얇게 썬 것
- 호박 야채 국수(378쪽) 2접시, 서빙용
- 썬 대파, 녹색 부분만, 장식용(선택)

만드는 법

1 사골국을 그릇에 붓는다. 젤라틴을 뿌려 따로 둔다.

2 코코넛 오일을 큰 냄비나 웍에 중간 센 불로 녹인다. 목둘레살을 두께 1.25cm, 길이 5cm로 잘라 소금과 후추로 간을 해서 팬으로 옮긴다. 고기를 한 번에 너무 많이 넣지 마라. 필요하다면 여러 번 나누어 요리한다.

3 고기가 갈색이 될 때까지 중불로 3분 동안 익히면서 중간에 한 번 뒤집어 준다.

4 파를 넣고 3분 동안 계속 익힌다.

5 사골국 혼합을 뒤적여 부드러워지면 머스터드와 함께 냄비에 넣는다. 뚜껑을 덮어 끓인다. 끓으면 중약불로 줄여 고기가 부드러워질 때까지 45분 동안 끓인다. 다음에 코코넛 밀크, 포도주, 얇게 썬 버섯을 넣는다. 뚜껑을 덮지 않고 15분 동안 또는 그레이비가 걸쭉해질 때까지 뭉근히 끓인다.

6 불을 끄고 뚜껑을 덮어 15분 동안 그대로 둔 후에 스트로가노프를 낸다. 8개의 그릇에 호박 야채 국수를 담고 스트로가노프를 위에 얹는다. 원한다면 썬 대파로 장식한다.

보관 방법 : 밀폐 용기에 담아 냉장고에서 4일, 냉동실에서 1개월 보관할 수 있다.

데우기 : 뚜껑을 덮어 전자레인지에 데우거나 프라이팬에서 중불로 볶는다. 호박 야채 국수와 쇠고기를 함께 보관해도 괜찮다.

해동하기 : 냉장실에서 완전히 녹인다. 해동되면 위의 설명대로 데운다.

압력솥 사용 : 2단계에서 압력솥으로 옮긴다. 3단계에서 '볶기'로 설정하고 5분 동안 또는 고기가 살짝 갈색이 될 때까지 익힌다. 5단계에서 뚜껑을 닫고 고압으로 설정한 후 20분간 가열한다. 칙~하고 김이 빠지면 뚜껑을 연다. 코코넛 밀크, 와인, 얇게 썬 버섯을 넣고 '볶기'로 설정하고 그레이비가 걸쭉해질 때까지 10~15분 동안 가열한다.

코코넛-프리 방식 : 코코넛 오일 대신 라드나 기, 코코넛 밀크 대신 좋아하는 비유제품 밀크를 넣는다.

저포드맵 방식 : 양파와 마늘을 넣지 않은 사골국과 머스터드를 사용하는지 확인한다. 원한다면 준비한 머스터드 대신 물 1작은술에 겨자 가루 1작은술을 섞어 넣는다. 와인과 버섯을 뺀다.

영양 정보(1인분 기준)

칼로리 : 598 | 지방 칼로리 : 427 | 총 지방 : 47.5g | 포화지방 : 26.2g | 콜레스테롤 : 117mg
나트륨 : 475mg | 탄수화물 : 5.7g | 식이 섬유 : 1.5g | 순탄수화물 : 4.2g | 당류 : 2.3g | 단백질 : 36.8g

비율		
지방	탄수화물	단백질
72%	**4%**	**24%**

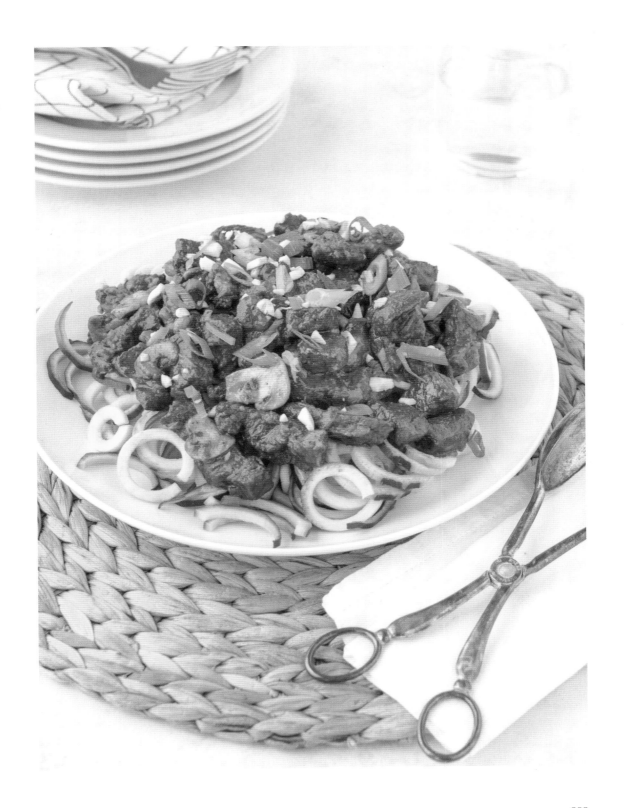

봄베이 슬로피 졸린 BOMBAY SLOPPY JOLENES

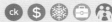

준비 시간 : **15분** 조리 시간 : **40분** 분량 : **8인분**

에그-프리 선택 : 코코넛 프리 · 저포드맵 · 견과류-프리

누구나 슬로피조(Sloppy Joe)를 좋아하지만, 때로는 조금 변화를 줄 필요가 있다. 제3세계 풍의 음식을 좋아한다면, 이 슬로피 졸린만 한 게 없다. 왜 졸린일까? 일반적인 조(joe)보다 먹는 모습이 더 예뻐서 '조'라는 이름이 어울리지 않기 때문이다. 빵 대신에 꽃상추에 싸서 먹기 때문에 젖은 빵 부스러기와 고기가 얼굴에 묻거나 옷에 떨어질 염려가 없다.

재료

- 정제 아보카도 오일 또는 녹인 수지 ¼컵 (60ml)와 1½작은술
- 작게 깍둑썰기한 적양파 ¼컵(40g)
- 다진 신선한 생강 뿌리 1개
- 다진 작은 마늘 2쪽
- 커민씨 1작은술
- 간 쇠고기 455g(20~30% 지방)
- 무가당 토마토소스 1⅔컵(390ml)
- 물 ¾컵(180ml)
- 말린 칠리 1~2개, 으깬 것
- 카레 가루 2작은술(253쪽)
- 곱게 간 회색 바닷소금 1작은술
- 파프리카 가루 ½작은술
- 생 마카다미아 너트 반쪽 ⅓컵(57g)
- 전지 코코넛 밀크 ½컵(120ml)
- 사과 식초 1큰술
- 다진 신선한 고수잎 ¼컵(15g) + 장식용 (선택)
- 잎을 뗀 꽃상추 4개(서빙용)

만드는 법

1 커다란 냄비에 오일, 양파, 생강, 마늘, 커민씨 혼합물을 ¼컵(60ml) 넣어 향이 날 때까지 중불로 2~3분 동안 가열한다.

2 간 쇠고기를 넣어, 분홍빛이 사라지고 고기가 작은 덩어리로 부서질 때까지 종종 저어 주며 익힌다.

3 토마토, 물, 으깬 칠리, 카레 가루, 소금, 파프리카 가루를 넣어 휘젓는다. 뚜껑을 일부만 덮어 김이 빠져나가도록 한다. 끓이다가 중약불로 낮춰 25분 동안 뭉근히 끓인다.

4 그동안에 마카다미아 너트와 남은 오일 1½작은술을 프라이팬에 넣는다. 종종 뒤적이며 살짝 황금빛을 띨 때까지 2~3분 동안 중약불로 굽는다.

5 25분이 지나면, 코코넛 밀크와 식초를 고기 혼합물에 더한다. 뚜껑을 열고 중간 센 불로 걸쭉해질 때까지 굽는다.

6 그동안에 꽃상추를 접시 8개에 나누어 담는다.

7 구운 마카다미아 너트와 다진 고수잎을 고기 혼합물에 넣고 휘저어 섞는다.

8 숟가락을 사용해서 슬로피 졸린 혼합물을 꽃상추잎으로 옮겨서 먹는다. 원한다면 고수잎를 추가해 장식으로 사용한다.

보관 방법 : 완성된 슬로피 졸린을 밀폐 용기에 담아 4일 동안 냉장 보관하거나, 고기를 한 달 동안 냉동할 수 있다.

데우기 : 고기를 전자레인지에 돌리거나 캐서롤 접시에 뚜껑을 덮어 150℃로 예열된 오븐에 10~15분 동안 데운다. 또는 뚜껑을 덮어 작은 냄비에 중약불로 데운다.

해동하기 : 냉장고에서 완전히 해동한다. 해동이 되면 위의 설명대로 데워서 먹거나 샐러드에 넣어 차갑게 먹는다.

곁들이면 좋은 것 : 한 끼 식사로 하려면 자른 오이와 곁들여 먹는다.

코코넛-프리 방식 : 코코넛 밀크 대신에 좋아하는 비유제품 밀크 ⅓컵(80ml)을 넣는다.

저포드맵 방식 : 깍둑썰기한 적양파 대신에 대파의 파란 부분을 썰어 ½컵(40g) 넣는다. 마늘을 빼고 아보카도 오일 2큰술을 넣거나, 정제된 아보카도 오일로 만든 마늘 향신 기름 (248쪽)과 함께 1단계에서 사용한 수지로 대체한다.

견과류-프리 방식 : 마카다미아 너트 대신에 껍질을 깐 해바라기씨를 넣는다.

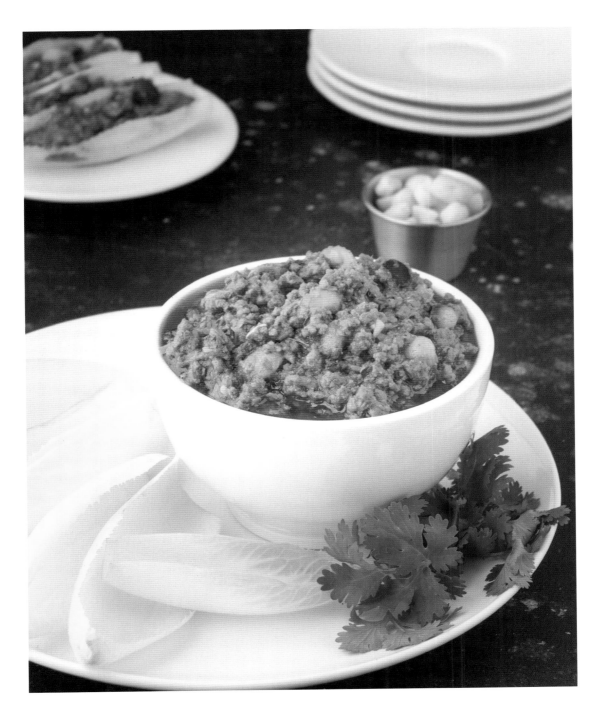

영양 정보(꽃상추를 곁들인 ⅓컵/180g 기준)

칼로리 : 338 | 지방 칼로리 : 240 | 총 지방 : 26.7g | 포화지방 : 8.6g | 콜레스테롤 : 50mg

나트륨 : 693mg | 탄수화물 : 8.1g | 식이 섬유 : 2.8g | 순탄수화물 : 5.3g | 당류 : 2.8g | 단백질 : 16.4g

비율		
지방	탄수화물	단백질
71%	**10%**	**19%**

칠리로 채운 아보카도 CHILI-STUFFED AVOCADOS

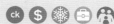

준비 시간 : **10분** | 조리 시간 : **30분** | 분량 : **8개**

코코넛-프리 · 에그-프리 · 견과류-프리

칠리를 만들 때 나는 항상 아보카도를 깍둑썰기해서 칠리 냄비에 넣었다. 어느 날 나는 "아보카도 속에 칠리를 넣으면 어떨까?"라는 호기심이 들었다. 그래서 이 레시피가 탄생했다. 맛은 예상대로 훌륭했다.

나는 아보카도에 칠리를 흘러넘칠 정도로 넣어 먹는 걸 좋아한다. 칠리를 듬뿍 채우면 먹는 재미는 있지만, 너무 지저분해서 맛이 없어 보인다. 그래서 이 레시피의 사진을 찍을 때는 평소보다 칠리를 조금 덜 넣었다. 손님 접대용이 아니라면, 아보카도에 칠리를 가득 채워 넣어라. 지저분해도 맛은 끝내준다.

재료

- 수지 또는 베이컨 기름 2큰술
- 간 쇠고기 455g(지방 비율 20~30%)
- 육수 있는 토마토 캔 1개(408g/428ml)
- 칠리 파우더 1½큰술
- 다진 작은 마늘 2쪽
- 파프리카 가루 2작은술
- 곱게 간 회색 바닷소금 ¾작은술
- 간 계피 ¼작은술
- 잘게 다진 신선한 파슬리 2큰술
- 큰 하스 아보카도 4개, 반으로 잘라 씨를 뺀 것(껍질은 그대로), 서빙용

만드는 법

1 수지를 큰 냄비에 넣는다. 중불로 녹인 후에 쇠고기를 넣는다. 쇠고기의 분홍빛이 없어질 때까지 또는 7~8분간 익히면서 덩어리를 부순다.

2 토마토, 칠리 파우더, 마늘, 파프리카 가루, 소금, 계피를 넣는다. 뚜껑을 덮어 센 불에 끓인다. 끓으면 중불로 낮춰 20~25분 동안 끓인 다음 뚜껑을 약간 기울여 김을 뺀다.

3 걸쭉해지면 불을 끄고 다진 파슬리를 넣어 저어 준다.

4 반으로 자른 아보카도를 앞접시 위에 하나씩 올리거나 뷔페식이라면 큰 접시 위에 전부 올린다. 칠리 ⅓컵(180g)을 떠서 아보카도 속을 채운다. 칠리가 넘쳐도 괜찮다. 남은 칠리와 아보카도로 이를 반복한다.

보관 방법 : 고기만 밀폐 용기에 담아 냉장고에서 4일, 냉동실에서 1개월 보관할 수 있다. 남은 고기에는 금방 자른 아보카도를 사용하라.

데우기 : 고기만 전자레인지에 데운다. 또는 캐서롤 접시에 뚜껑을 덮어 예열된 150℃ 오븐에서 10~15분간 데운다. 또는 작은 냄비에 뚜껑을 덮고 중불로 데운다.

해동하기 : 냉장고에서 완전히 녹인다. 해동되면 차게 먹거나 위의 설명대로 데운다.

압력솥 사용 : 파슬리와 아보카도를 제외한 모든 재료를 압력솥에 넣는다. 뚜껑을 닫고 15분 동안 고온으로 가열한다. 칙~하고 김이 빠지면, 뚜껑을 열어 3단계를 진행한다.

곁들이면 좋은 것 : 오이를 얇게 썰어 곁들이면 좋다.

영양 정보(칠리로 채운 아보카도 반 개 기준)

칼로리 : 385 | 지방 칼로리 : 275 | 총 지방 : 30.5g | 포화지방 : 9.1g | 콜레스테롤 : 54mg
나트륨 : 251mg | 탄수화물 : 10.3g | 식이 섬유 : 7g | 순탄수화물 : 3.3g | 당류 : 1.7g | 단백질 : 17.2g

비율		
지방	탄수화물	단백질
72%	**10%**	**18%**

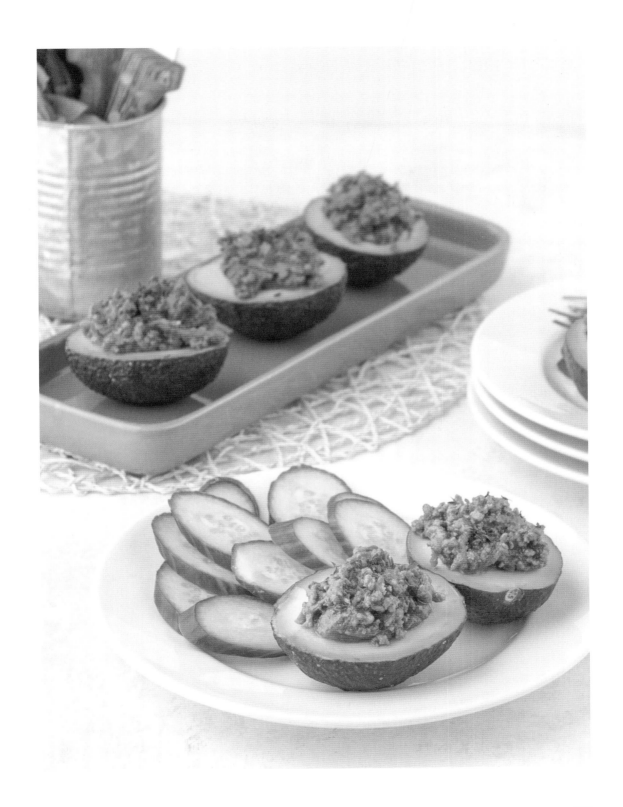

수지 허브 버터 스테이크 STEAK WITH TALLOW HERB BUTTER

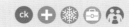

준비 시간 : **10분 + 고기 재우는 30분**　조리 시간 : **4~8분**　분량 : **4인분**

코코넛-프리 · 에그-프리 · 가짓과-프리 · 견과류-프리　선택 : 저포드맵

나는 앨버타 출신이라서 겨울철 바비큐를 굽는 게 아주 흔한 일인 줄 알고 자랐다. 알고 보니 보통 사람들은 눈이 올 때 스테이크를 구우려고 뒤뜰로 터벅터벅 걸어가는 것을 좋아하지 않는다. 이상하다. 당신이 이런 사람 중 한 사람으로서 날씨가 별로일 때 맛있는 스테이크를 먹는 걸 좋아한다면, 이 간단한 스테이크 조리법을 무엇보다 좋아하게 될 것이다. 주방에서 모든 걸 준비하고 요리할 수 있어서, 맛있는 고기를 먹기 위해 추위에 맞설 필요가 없다.

나는 이 요리법에 쇠고기 채끝살을 사용하기로 했지만, T-본, 포터하우스, 꽃등심살도 사용한다. 정말로 어느 부위든 다 괜찮다.

수지 허브 버터는 활용도가 만점이다. 껍질 바삭 샌드위치 식빵(370쪽)이나 클래식 버터 비스킷(372쪽)과 함께 내거나, 좋아하는 야채찜에 올리면 좋다.

재료

- 뼈 없는 채끝 스테이크(스트립 스테이크라고도 함) 약 2.5cm 두께(370g)
- 간 흑후추 ¾작은술
- 마늘 가루 ¼작은술
- 곱게 간 회색 바닷소금 ¼작은술

수지 허브 버터 재료

- 수지 ¼컵(52g)
- 신선한 타임 1줄기
- 신선한 로즈마리 1줄기
- 신선한 파슬리 1줄기
- 신선한 세이지 1줄기

만드는 법

1 냉장실에서 스테이크를 꺼내서 깨끗한 접시에 담는다. 후추, 마늘 가루, 소금을 스테이크 양면에 뿌린다. 두 손을 적신 후에 양념을 스테이크 양면에 문질러서 반죽처럼 만든다. 양념을 골고루 묻힌 스테이크를 30분 동안 재워 둔다.

2 그동안에 수지 허브 버터를 만든다. 수지를 작은 냄비에 넣고 중불로 녹인다. 남은 재료를 더하고 뚜껑을 덮어 약불로 낮춘다. 10분 동안 끓인다. 완성이 되면, 허브의 물기를 빼고 수지 허브 버터를 냄비에 옮긴다. 냄비를 레인지에 따뜻하게 데운다.

3 스테이크를 굽기 10분 전에, 오븐 안의 선반을 상단에 끼우고 그 위에 큰 무쇠 프라이팬을 놓고, 굽기 온도를 고온으로 설정한다(만약 오븐의 '구이' 메뉴에 고온/저온 설정 기능이 없다면, 그냥 '구이'로 한다).

4 무쇠 팬을 오븐에서 10분 동안 뜨겁게 달군다. 장갑을 끼고 팬을 오븐에서 꺼내 레인지 위에 얹고 불을 세게 올린다.

5 스테이크를 팬에 넣고 30초간 뒤집지 않고 강한 불에 표면을 굽는다('시어(sear)'라고 함). 스테이크를 뒤집어 다른 면을 30초 동안 같은 방식으로 굽는다(팬 손잡이를 만질 때 잊지 말고 오븐 장갑을 껴라).

6 시어가 끝나면 스테이크 팬을 오븐으로 옮긴다. 2~4분 동안 고온에서 구운 후에, 팬을 오븐에서 꺼내 고기를 뒤집은 후, 다시 넣어 원하는 굽기 정도에 따라 2~4분 동안 굽는다(미디엄-레어를 원한다면 총 2~4분, 미디엄을 원한다면 5분, 미디엄-웰던을 원하면 6분, 웰던을 원하면 8분 동안 굽는다).

7 팬을 오븐에서 꺼내 스테이크를 5분 동안 식힌다.

8 도마로 옮겨 칼로 잘라서 그릇 4개에 나눠 담고 수지 허브 버터를 붓는다.

보관 방법 : 밀폐 용기에 넣어 냉장실에 3일,
또는 냉동실에 한 달 동안 보관할 수 있다.

데우기 : 접시에 담아 전자레인지로 데운다. 또
는 캐서롤 접시에 뚜껑을 덮어 예열된 150℃
오븐에 10분, 또는 따뜻해질 때까지 가열한다.

해동하기 : 스테이크를 냉장실에서 완전히 해
동한다. 해동이 되면 차가운 상태로 먹거나,
위의 설명대로 데워 먹는다.

준비 사항 : 언제나 수지 허브 버터 1회분을 밀폐 용기에 넣어 냉장 보관할 수 있다. 냉장
실에 여러 주, 또한 냉동실에 여러 달 동안 보관 가능하다.

곁들이면 좋은 것 : 한 끼 식사로 먹으려면 신선한 허브와 함께 주키니 볶음을 곁들여 낸
다. 순무 샐러드를 곁들이면 더욱 맛있다.

저포드맵 방식 : 마늘 가루를 뺀다.

탄수화물 보충 : 허브 버터를 생략하고, 선택한 탄수화물을 곁들여 낸다(https://writing
house.co.kr/133에서 '탄수화물 보충 레시피' PDF를 다운로드한다). 삶은 감자, 구운 카
사바, 구운 델리카타 스쿼시를 곁들이면 아주 맛있다.

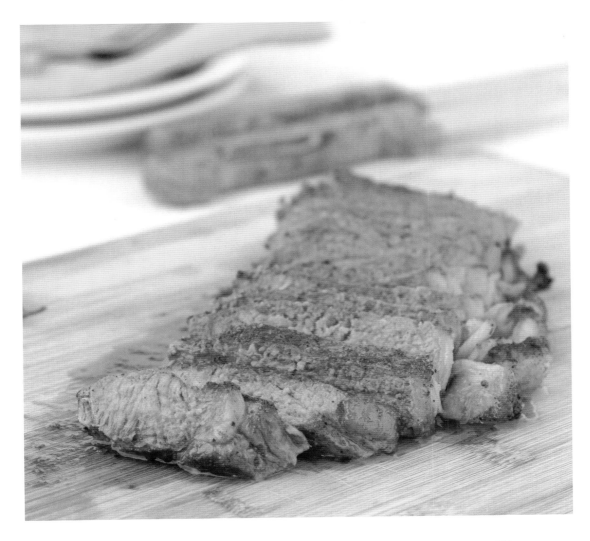

영양 정보(1인분 기준)

칼로리 : 304 | 지방 칼로리 : 219 | 총 지방 : 24.4g | 포화지방 : 11g | 콜레스테롤 : 75mg
나트륨 : 163mg | 탄수화물 : 0.5g | 식이 섬유 : 0g | 순탄수화물 : 0.5g | 당류 : 0g | 단백질 : 20.5g

비율		
지방	탄수화물	단백질
72%	**1%**	**27%**

원 팟 햄버거 ONE-POT HAMBURGER DINNER

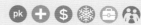

준비 시간 : **15분**　조리 시간 : **15분**　분량 : **4인분**

코코넛-프리 · 에그-프리 · 가짓과-프리 · 견과류-프리

저녁 식사를 준비할 시간이 거의 없을 때 내가 이용하는 레시피이다. 우리 부부 둘 다 좋아하고, 남은 음식은 얼리거나 전자레인지에 데울 수 있으며, 추운 밤에 먹으면 기분이 좋아진다. 시간을 더 절약하기 위해 나는 쌀 모양의 콜리플라워 꽃 부스러기를 큰 용기에 담아 냉장고에 보관한다.

재료

- 간 쇠고기 455g(지방 20~30%)
- 콜리플라워 쌀 4컵(197쪽)
- 쇠고기 사골국(183쪽) ½컵(120ml)
- 이탈리안 시즈닝 1큰술 + 1작은술(252쪽)
- 곱게 간 회색 바닷소금 1½작은술
- 영양 효모 ¼컵(17g)
- 신선한 파슬리 1큰술, 잘게 다진 것
- 레몬 1개, 웨지로 자른 것, 서빙용(선택)

보관 방법 : 밀폐 용기에 담아 냉장고에서 3일, 냉동실에서 1개월 동안 보관할 수 있다.

데우기 : 전자레인지에 데우거나, 캐서롤 접시에 뚜껑을 덮어 예열된 150℃ 오븐에서 10~15분 동안 가열한다. 또는 프라이팬 뚜껑을 덮고 중약불로 가열한다.

해동하기 : 냉장실에서 완전히 녹인다. 해동 후에는 위의 설명대로 데우거나 샐러드에 넣어 차게 먹는다.

곁들이면 좋은 것 : 한 끼 식사로 먹으려면 베이비 시금치 위에 얹어 먹는다.

탄수화물 보충 : 콜리플라워 쌀 대신에 흰쌀밥 2컵(300g)을 넣고 1단계 후에 팬에서 지방을 좀 따라 낸다.

만드는 법

1 커다란 프라이팬에 간 쇠고기를 넣고 연분홍색이 될 때까지 중불로 5~6분 정도 익히면서 작은 덩어리로 부순다.

2 콜리플라워 쌀, 사골국, 이탈리안 시즈닝, 바닷소금을 넣는다. 휘저어 섞은 후에 뚜껑을 덮어, 수분이 증발되고 콜리플라워 쌀이 부드럽게 씹힐 때까지 8~10분 동안 익힌다.

3 영양 효모와 파슬리를 넣고 휘저어 섞은 후에 접시 4개에 나눠 낸다.

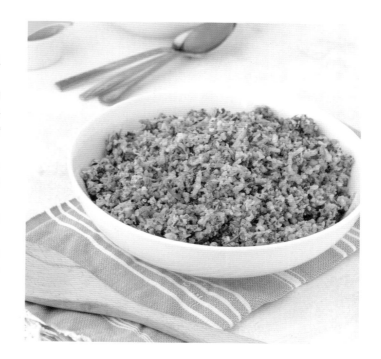

영양 정보(1인분 기준)

칼로리 : 363 | 지방 칼로리 : 189 | 총 지방 : 21.1g | 포화지방 : 8g | 콜레스테롤 : 101mg
나트륨 : 897mg | 탄수화물 : 8.6g | 식이 섬유 : 4.2g | 순탄수화물 : 4.4g | 당류 : 3g | 단백질 : 34.6g

	비율	
지방 **52%**	탄수화물 **10%**	단백질 **38%**

주키니 롤 ZUCCHINI ROLLS

준비 시간 : **10분** 분량 : **2인분**

코코넛-프리 · 에그-프리 · 견과류-프리   선택 : **저포드맵 · 가짓과-프리**

남은 스테이크를 이 레시피에 이용하면 가장 좋지만, 무슨 고기든 상관없다. 쇠고기, 닭고기, 연어 등 좋아하는 고기를 얇게 썰어 익혀 사용하면 된다. 핫소스로 나는 야이스(Yai's) 사의 타이 칠리 마늘 핫소스를 사용했다. 이 소스는 충분히 맵고, 설탕이나 방부제가 들어 있지 않다.

롤 재료

- 중간 크기 주키니 호박 1개(약 200g)
- 익힌 쇠고기 1컵(120g), 가늘고 길게 썬 것
- 중간 크기 래디시 5개, 얇게 썬 것

디핑 소스 재료

- 엑스트라-버진 올리브 오일 또는 정제된 아보카도 오일 ¼컵(60ml)
- 핫소스 2큰술
- 신선한 라임즙 2작은술

> **보관 방법** : 밀폐 용기에 담아 냉장고에 4일 동안 보관할 수 있다.
>
> **곁들이면 좋은 것** : 한 끼 식사로 먹으려면 썬 아보카도에 오일을 떨어뜨려 함께 낸다.
>
> **저포드맵/가짓과-프리 방식** : 디핑 소스 대신에 홀스래디시 소스(278쪽) ⅓컵(70g)을 곁들인다.
>
> **탄수화물 보충** : 소스 양을 절반으로 줄인다. 2단계에서, 삶아 으깬 고구마를 추가한다.

만드는 법

1 호박을 도마에 놓고 채소 필러를 이용해 최대한 길게 껍질을 벗긴다.

2 도마 위에 세로 방향으로 호박 껍질을 놓는다. 쇠고기 몇 쪽과 래디시 3~4쪽을 호박 위에 올려 롤을 만 다음 이쑤시개로 고정한다. 나머지 호박 껍질도 같은 방법으로 롤을 만들어 서빙 접시에 담는다.

3 앞접시에 디핑 소스 재료를 섞는다. 롤과 디핑 소스를 함께 낸다.

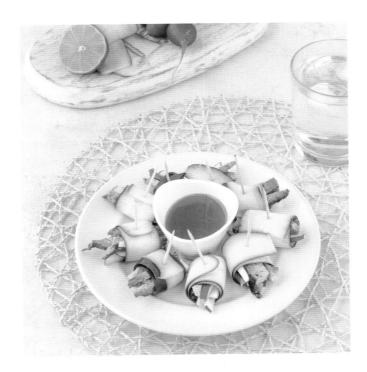

영양 정보(소스 3큰술 + 1작은술 곁들인 1인분 기준)

칼로리 : 370 | 지방 칼로리 : 296 | 총 지방 : 32.9g | 포화지방 : 6.6g | 콜레스테롤 : 40mg
나트륨 : 422mg | 탄수화물 : 4g | 식이 섬유 : 1.1g | 순탄수화물 : 2.9g | 당류 : 1.9g | 단백질 : 14.4g

비율		
지방	탄수화물	단백질
80%	**4%**	**16%**

마이클의 페퍼로니 밋자 MICHAEL'S PEPPERONI MEATZZA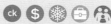

준비 시간 : **20분**   조리 시간 : **30분**   분량 : **6인분**

코코넛-프리   선택 : **저포드맵 · 견과류-프리**

홀로 여행을 떠난 인도에서 나는 아쉬람에 묵었고, 폭포를 보러 다녔으며, 탄수화물을 너무나 많이 먹었다. 나는 여행에서 돌아와 직장을 그만두고 남편과 함께 나라를 가로질러 몬트리올로 이사를 갔다. 몬트리올에서 나는 새로운 친구들을 사귀었고 진정한 우정이 무엇인지 처음으로 깨닫게 되었다. 멋진 우정을 쌓은 친구들 중에 어머니의 사촌인 마이클이 있었다. 마이클은 요리를 좋아하지만 글루텐-프리와 유제품-프리와는 거리가 멀었고, 팔레오나 케토는 안중에도 없었다.

어느 일요일, 마이클 부부가 우리 부부를 점심 식사에 초대해 맛있는 페퍼로니 '밋자(고기 피자)'를 대접했다. 이 밋자에는 내 몸이 싫어하는 것이 전혀 들어 있지 않았다. 나는 점심 식사 중에 밋자의 1/4을 걸신들린 듯 먹었고, 그들은 케빈과 함께 먹으라고 남은 밋자를 싸 주었다. 이 레시피는 마이클 아저씨의 조리법에서 한두 가지만 살짝 바꾼 것이다.

이 밋자에 내가 즐겨 사용하는 페퍼로니는 팔레오밸리(Paleovally) 사의 발효 비프 스틱이다.

재료

- 정제된 아보카도 오일, 팬용

크러스트 재료

- 간 쇠고기(20~30% 지방) 455g
- 껍질 벗긴 아몬드 가루 ⅓컵(36g)
- 큰 달걀 2개
- 이탈리안 시즈닝 1큰술(252쪽)
- 곱게 간 회색 바닷소금 1작은술
- 간 흑후추 ¼작은술

소스 재료

- 케일 파테 ½컵(130g)(274쪽)
- 사과 식초 1큰술

토핑 재료

- 얇게 썬 페퍼로니 ¾컵(105g)

만드는 법

1 오븐을 220°C로 예열하고, 23cm 파이 팬을 아보카도 오일로 가볍게 기름칠을 한다.

2 크러스트를 만든다. 큰 믹싱 볼에 간 쇠고기, 아몬드 가루, 달걀, 이탈리안 시즈닝, 바닷소금, 후추를 넣고 완전히 섞일 때까지 손으로 혼합한다.

3 고기 혼합물을 준비한 파이 팬에 옮긴다. 두 손을 사용해서 팬 바닥에 혼합물을 고르게 펴서 깐다.

4 작은 믹싱 볼에 케일 파테를 식초와 함께 섞는다. 완전히 섞이면 숟가락으로 떠서 미트 크러스트에 올리고, 가장자리 둘레에 1.25cm만 남겨 두고, 숟가락 뒷면으로 부드럽게 펴 바른다.

5 얇게 썬 페퍼로니 조각을 예쁜 모양으로 파테 위에 얹거나, 아무렇게나 올려도 괜찮다.

6 페퍼로니가 갈색이 되어 크러스트가 팬 가장자리에서 떨어지고, 크러스트 내부 온도가 74°C에 이를 때까지, 25~30분 동안 굽는다.

7 밋자를 팬에 10분간 두었다가 6조각으로 자른 후에 낸다.

보관 방법 : 밀폐 용기에 넣어 냉장고에 3일, 또는 냉동실에 한 달 동안 보관할 수 있다.

데우기 : 전자레인지로 데우거나, 테두리 있는 구이판에 올려 150°C로 예열된 오븐에 넣어 10분 동안, 또는 따뜻해질 때까지 데운다.

해동하기 : 냉장고에서 완전히 해동한다. 해동이 되면 위의 설명대로 데우거나 차갑게 먹는다.

준비 사항 : 레시피를 만들기 3일 전부터 케일 파테를 만들어 놓을 수 있다.

곁들이면 좋은 것 : 이 밋자는 베르데 시저 샐러드와 바삭한 케이퍼(299쪽) 또는 베이컨 양배추 볶음(387쪽)과 함께 먹으면 정말 맛있다.

저포드맵 방식 : 사용하는 페퍼로니에 마늘이나 양파가 들어 있지 않은지 확인한다. 아니면 좋아하는 편육이나 남은 돼지고기, 썬 닭고기를 페퍼로니 대신에 사용할 수 있다.

견과류-프리 방식 : 아몬드 가루 대신 껍질 벗긴 해바라기씨를 사용한다.

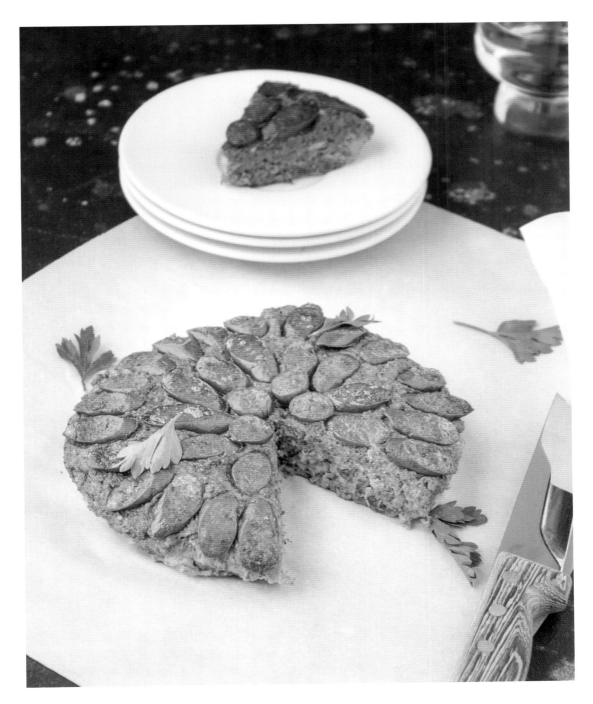

영양 정보(1인분 기준)

칼로리 : 446 | 지방 칼로리 : 315 | 총 지방 : 35g | 포화지방 : 9.9g | 콜레스테롤 : 148mg

나트륨 : 782mg | 탄수화물 : 4.1g | 식이 섬유 : 1.4g | 순탄수화물 : 2.7g | 당류 : 0g | 단백질 : 28.6g

비율		
지방 **71%**	탄수화물 **4%**	단백질 **25%**

찢은 쇠고기 타코 SHREDDED BEEF TACOS

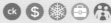

준비 시간 : **15분** 조리 시간 : **4~8시간** 분량 : **4인분**

코코넛-프리 · 에그-프리 · 저포드맵 · 가짓과-프리 · 견과류-프리

수년간 나는 심한 여드름으로 고생했다. 최근에서야 나는 가짓과 식물이 종종 여드름을 일으킨다는 걸 알게 되었다. 식단에서 가짓과를 제거하자 내 피부가 훨씬 깨끗해졌다. 나는 쉽게 재활용할 수 있는 이 찢은 고기 요리를 즐긴다. 문제는 가짓과를 넣지 않는 쇠고기, 돼지고기, 닭고기 레시피가 많지 않다는 것이었다. 지금도 그렇다! 이 요리는 고기 양이 많다. 먹다 남은 찢은 쇠고기는 원하는 채소와 지방과 함께 팬에 넣거나, 샐러드의 단백질로 사용하거나, 마요네즈와 섞어 샌드위치 속으로 재활용할 수 있다. 활용 방법은 무궁무진하다.

향신료를 별로 좋아하지 않으면 넣지 마라. 때때로 나는 찢은 쇠고기를 쇠고기 사골국에 넣고 간단히 익히는 걸 좋아한다. 나는 이를 '간편 찢은 쇠고기'라고 부른다. 통닭이나 돼지고기 어깨살도 닭 사골국으로 똑같이 하면 된다. 같은 방법으로 하면 같은 맛이 난다. 통닭은 뼈를 골라내야 하지만, 나름 재미도 있고 맛있다.

슬로쿠커로 천천히 요리하는 방법과 압력솥으로 빠르게 요리하는 방법을 모두 수록했다.

재료

- 라임 1개
- 쇠고기 사골국 1⅔컵(390ml)(183쪽 참조)
- 마늘 향신 기름(정제 아보카도 오일로 제조)
  (248쪽) 2큰술
- 간 커민 1큰술
- 말린 오레가노잎 1큰술
- 곱게 간 회색 바닷소금 1작은술
- 간 흑후추 ½작은술
- 간 정향 ¼작은술
- 쇠고기 양지머리나 목덜미살 1.4kg
- 과립 자일리톨 2큰술(선택)

소스 재료

- 마요네즈 ½컵(105g), 수제(238쪽) 또는 기성품
- 마늘 향신 기름 3큰술(정제 아보카도 오일로 제조)

서빙용 재료

- 양상추 1개, 떼어낸 잎을 씻어 물기를 제거한 것
- 래디시 8개, 잘게 깍둑썰기한 것
- 대파 2대, 녹색 부분만 얇게 썬 것

만드는 법

1 라임의 반쪽은 즙을 내고 반쪽은 남겨 둔다. 라임즙, 사골국, 마늘 향신 기름, 간 커민, 오레가노잎, 바닷소금, 흑후추, 간 정향을 압력솥 또는 슬로쿠커에 넣고 휘저어 섞는다. 남겨 둔 라임 반쪽과 쇠고기 양지머리를 추가한다. 양지머리를 뒤집어서 양념을 양면에 고루 묻힌다.

2 압력솥을 사용하는 경우, 뚜껑을 덮어 4시간 동안 고온에서 가열한다. 슬로쿠커를 사용하는 경우, 뚜껑을 덮어 고온에서 6시간, 저온에서 8시간 가열한다.

3 고기의 육즙을 따라 내어 따로 둔다. 육즙 ⅔컵(160ml)을 압력솥이나 슬로쿠커에 다시 넣는다. 자일리톨을 사용한다면 이때 넣는다. 압력솥을 사용하는 경우 '볶기'로 설정한다. 슬로쿠커를 사용하는 경우 고온으로 설정한다. 뚜껑을 덮고 5분 동안 가열한다.

4 그동안 소스를 만든다. 작은 그릇에 마요네즈와 마늘 향신 기름을 넣어 잘 섞는다. 소스를 모양 좋게 뿌리기 위해 짤주머니나 모서리를 자른 비닐봉지에 옮겨 담는다.

5 5분 동안 양지머리 국물이 줄어들면 고기를 솥에 다시 넣고 포크 두 개로 찢어 소스를 고루 묻힌다.

6 양상추를 8개의 접시 모양으로 만들어 그 위에 찢은 쇠고기를 올린 다음 래디시와 파를 얹는다. 짤주머니를 이용하거나 작은 숟가락으로 타코 하나하나에 소스를 뿌린다.

응용 : 최고의 쇠고기 타코

가짓과와 포드맵 음식을 먹어도 상관없다면, 자
일리톨을 첨가할 때 최고의 케첩(241쪽) ¾컵
(180ml)을 넣어 젓는다.

보관 방법 : 한꺼번에 보관하든 아니든, 밀폐 용기에 담아 냉장실에 3일 동안 보관할 수
있다. 찢은 쇠고기는 밀폐 용기에 담아 냉장고에서 4일, 냉동실에서 1개월 동안 보관할
수 있다.

데우기 : 뚜껑을 덮어 고기를 전자레인지에 데우거나, 프라이팬에 라드나 정제 아보카
도 오일을 둘러 중불로 볶는다.

해동하기 : 찢은 쇠고기를 냉장실에서 완전히 녹인다. 해동되면 차게 먹거나 위의 설명
대로 데운다.

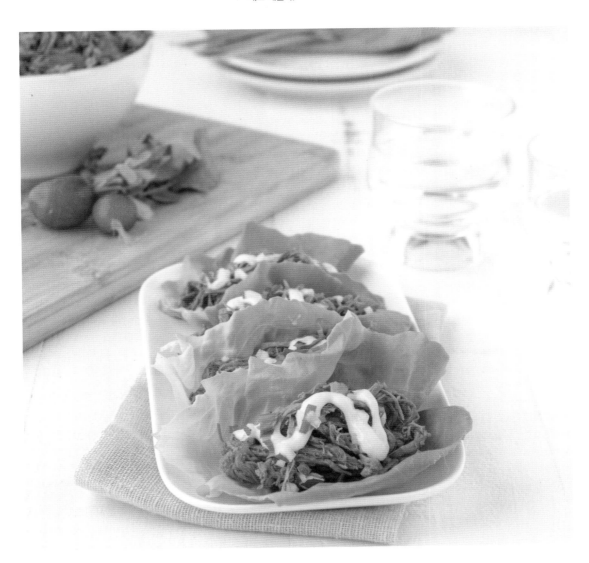

영양 정보(1인분 기준)

칼로리 : 454 | 지방 칼로리 : 310 | 총 지방 : 34.4g | 포화지방 : 7.4g | 콜레스테롤 : 160mg

나트륨 : 541mg | 탄수화물 : 3.7g | 식이 섬유 : 0.8g | 순탄수화물 : 2.9g | 당류 : 0.7g | 단백질 : 32.5g

비율		
지방	탄수화물	단백질
68%	3%	29%

코코넛 양고기 카레 COCONUT LAMB CURRY

준비 시간 : **25분**   조리 시간 : **85분**   분량 : **8인분**

에그-프리 · 견과류-프리   선택 : **가짓과-프리**

아주 가끔씩 가금류나 쇠고기, 돼지고기, 해산물이 아닌 음식을 먹고 싶을 때가 있다. 그럴 때를 위해 이 레시피를 생각해 냈다. 압력 밥솥으로 금방 만들 수 있다.

코코넛 깨는 일이 엄두가 안 나겠지만, 생각보다 훨씬 쉽다. 신선한 코코넛 깨는 방법을 알게 되면, 냉장고에 신선한 코코넛이 떨어지지 않을 것이다. 그만큼 맛이 좋다. 하지만 그럴 생각이 없다면, 신선한 코코넛 과육 대신에 채 썬 무가당 코코넛 ½컵(50g)을 사용하면 된다.

재료

- 신선한 코코넛 작은 것 1개(600g)
- 코코넛 오일 1컵(208g)
- 얇게 저민 양고기 순살 455g
- 전지 코코넛 밀크 1캔(400ml)
- 대파 8대 썬 것, 녹색 부분만
- 카레 가루 2큰술(253쪽)
- 사과 식초 1큰술
- 노란 겨자씨 2작은술
- 곱게 간 회색 바닷소금 1작은술
- 잘게 다진 신선한 고수잎 ¼컵(20g)
- 콜리플라워 쌀 4컵(500g)(197쪽) 찐 것, 서빙용

보관 방법 : 밀폐 용기에 담아 냉장고에서 4일, 냉동실에서 1개월 보관할 수 있다. 양고기와 쌀을 함께 보관해도 괜찮다.

데우기 : 뚜껑 덮어 전자레인지에 돌리거나, 냄비에 중불로 가열한다.

해동하기 : 냉장고에서 완전히 녹인다. 해동되면 위의 설명대로 데운다.

만드는 법

1 오븐을 190℃로 예열한다.

2 신선한 코코넛의 윗부분을 보면 구멍이 3개 있다. 날카로운 칼로 구멍을 하나씩 찔러 보아 가장 부드러운 구멍을 찾는다. 칼을 한 번에 찔러 넣어야 한다. 적당한 크기로 구멍을 낸 후, 코코넛을 거꾸로 들어 유리컵에 코코넛 워터를 따른다. 워터를 따로 두었다가 케토 스무디를 만들 때 사용한다(414쪽).

3 워터를 뺀 코코넛을 테두리 있는 구이판에 올려 껍데기가 갈라질 때까지 오븐에 10분간 굽는다.

4 오븐에서 코코넛을 꺼내 깨끗한 키친타월로 감싼다. 코코넛을 비닐봉지에 넣고 단단한 표면을 찾아 세게 친다. 나는 집 밖의 콘크리트 계단을 사용한다.

5 봉지에서 코코넛을 꺼내 껍데기에서 과육을 잘라 낸다. 채소 필러를 이용해 흰 과육에서 갈색 껍질을 제거한다. 흰 과육을 얇고 길게 썬다. 자른 코코넛의 양이 총 2컵(160g)이 되어야 한다.

6 큰 냄비에 코코넛 자른 것, 코코넛 오일, 양고기 조각, 코코넛 밀크, 파, 카레 가루, 식초, 겨자씨, 바닷소금을 넣는다. 중간 센 불로 끓이다 끓어오르면 중약불로 불을 줄이고 75분간 또는 코코넛과 양고기가 부드러워질 때까지 끓인다.

7 다진 고수잎을 넣어 저어 준 후에 찐 콜리플라워 쌀 위에 얹어 낸다.

가짓과-프리 방식 : 카레 가루에서 말린 칠리를 뺀다.

압력솥 이용 : 1~5단계를 완료한 다음 다진 고수잎과 콜리플라워 쌀을 제외한 나머지 재료를 코코넛과 함께 압력솥에 넣는다. 뚜껑을 닫고 고압으로 30분 설정한다. 칙~하고 김이 빠지면 뚜껑을 열고 7단계를 이행한다.

영양 정보(1인분 기준)

칼로리 : 556 | 지방 칼로리 : 439 | 총 지방 : 48.8g | 포화지방 : 40.3g | 콜레스테롤 : 51mg
나트륨 : 315mg | 탄수화물 : 10g | 식이 섬유 : 4.3g | 순탄수화물 : 5.7g | 당류 : 3.9g | 단백질 : 19.3g

비율		
지방	탄수화물	단백질
79%	**7%**	**14%**

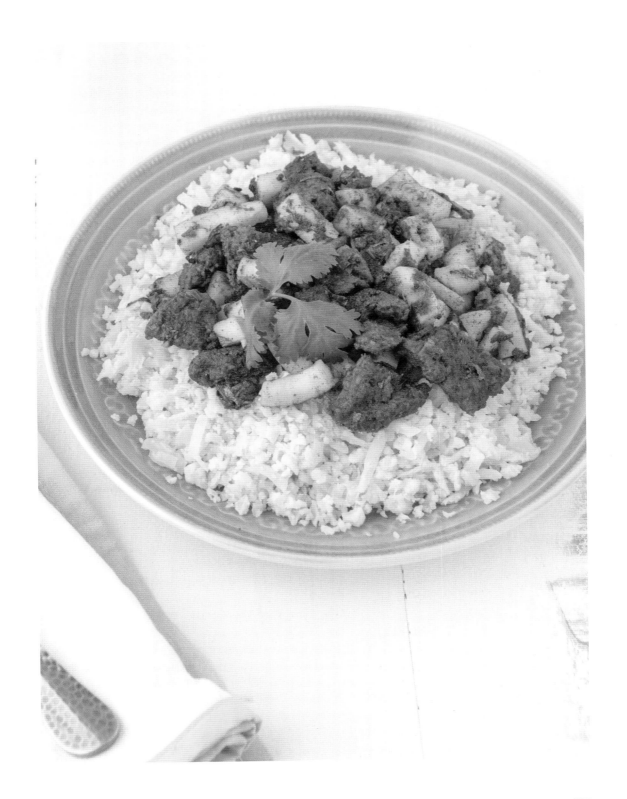

양고기 케밥 LAMB KEBABS

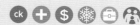

준비 시간 : **15분**   조리 시간 : **15분**   분량 : **6인분**

에그-프리 · 견과류-프리   선택 : 코코넛-프리 · 가짓과-프리

시간적으로 여유가 있다면 차지키를 하루 전에 만들어 밤새 숙성시키면 맛이 더 좋다. 하지만 나처럼 저녁 식사를 급히 만들어야 하는 상황이라면 차지키를 바로 만들어도 괜찮다. 남은 차지키를 이튿날 먹으면 되니까 말이다.

차지키 재료

- 코코넛 크림 1컵(240ml)
- 강판에 간 오이 1조각(10cm)
- 엑스트라-버진 올리브 오일 2큰술
- 사과 식초 1큰술
- 곱게 다진 신선한 딜 1큰술
- 강판에 간 레몬 껍질 ½개 분량
- 레몬즙 ½개 분량
- 마늘 1쪽, 다진 것
- 곱게 간 회색 바닷소금 ½작은술
- 간 흑후추 ¼작은술

케밥 재료

- 간 양고기 455g
- 물 ¼컵
- 바하라트 시즈닝(251쪽) 3작은술, 나누어 놓기
- 곱게 간 회색 바닷소금 1작은술

특별 도구

- 약 25cm 길이 대나무 꼬챙이 6개

만드는 법

1 오븐을 190℃로 예열하고, 구이판에 유산지 또는 실리콘 베이킹 매트를 깐다.

2 나머지 레시피를 준비하는 동안 긴 유리잔에 물을 넣어 꼬챙이를 30분 동안 담가 놓는다.

3 차지키를 만든다. 모든 차지키 재료를 믹싱 볼에 담아서 휘저어 섞는다. 뚜껑을 덮어 냉장고에 넣어 둔다.

4 케밥 고기를 준비한다. 양고기, 물, 바하라트 시즈닝 2작은술, 바닷소금을 믹싱 볼에 넣어 완전히 섞일 때까지 손으로 잘 버무린다.

5 고기 혼합물을 6덩이로 나누고 각 덩이를 15cm 길이의 원통형 모양으로 만든다. 원통에 꼬챙이를 꽂고 필요하면 모양을 다시 잡아 준다.

6 꼬챙이들에 남은 바하라트 시즈닝 1작은술을 뿌린다. 구이판에 놓고, 케밥을 연한 갈색이 될 때까지 굽거나 미디엄-웰던으로 구우려면 10분, 웰던으로 구우려면 15분 굽는다.

7 꼬챙이들을 6개의 접시에 나누어 담고, 접시당 차지키를 ¼컵(60ml) 곁들여 낸다.

보관 방법 : 밀폐 용기에 담아 4일 동안 냉장 보관하거나 한 달 동안 냉동 보관한다. 차지키를 별도의 밀폐 용기에 담아 3일 동안 냉장 보관한다.

데우기 : 케밥을 전자레인지에 뚜껑을 덮어 데우거나, 프라이팬에 뚜껑을 덮어 중불로 데운다.

해동하기 : 케밥을 냉장실에서 완전히 해동하거나 냉동실에서 꺼내 곧바로 위의 설명대로 데운다.

곁들이면 좋은 것 : 한 끼 식사로 먹으려면, 야채 위에 케밥을 얹어 낸다.

코코넛-프리 방식 : 코코넛 크림 대신에 자신이 선택한 무가당 비유제품 요구르트를 넣는다.

가짓과-프리 방식 : 바하라트 시즈닝 대신 가짓과-프리 시즈닝 믹스(250~253쪽)를 넣는다.

탄수화물 보충 : 차지키를 생략한다. 케밥에 선택한 탄수화물을 곁들여 낸다. (https://writinghouse.co.kr/133에서 '탄수화물 보충 레시피' PDF를 다운로드하라). 흰쌀밥과 먹으면 맛이 정말 좋다.

영양 정보(케밥 꼬챙이 1개와 차지키 ¼컵/60ml 기준)

칼로리 : 274 | 지방 칼로리 : 206 | 총 지방 : 22.9g | 포화지방 : 14.1g | 콜레스테롤 : 54mg
나트륨 : 528mg | 탄수화물 : 3.1g | 식이 섬유 : 0.5g | 순탄수화물 : 2.6g | 당류 : 0g | 단백질 : 13.8g

	비율	
지방 **75%**	탄수화물 **5%**	단백질 **20%**

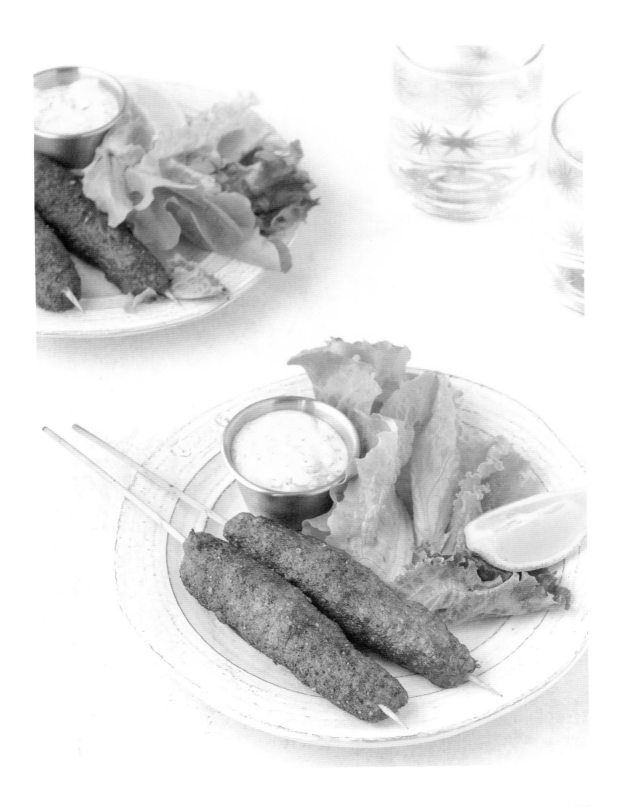

CHAPTER
18

돼지고기

베이컨 맥앤치즈 BACON MAN 'N' CHEESE

준비 시간 : **25분**　조리 시간 : **50분**　분량 : **4인분**

코코넛-프리 · 가짓과-프리 · 견과류-프리

파스타도, 치즈도 없는 맥앤치즈는 맛이 하나도 없을 거라 생각하겠지만, 이 요리를 만들어 보면 자신의 생각이 틀렸음을 인정할 것이다. 다음에 내가 이 요리를 만들 때에는 내 것을 뺏어 먹지 못하게 개인용 앞접시에 담을 작정이다. 아, 그러니까 우리 남편 이 야기다. 이 요리에는 젤라틴이 들어가기 때문에 식으면 굳어 버린다. 아래의 설명대로 데우면 치즈 느낌이 다시 살아난다. 하지만 상온에서도 꽤 맛이 좋다.

재료

- 코코넛 오일, 접시에 바르는 용도
- 큰 콜리플라워 머리 부분 한 덩이, 속을 제거하고 1.25cm로 자른 것(50g),
- 곱게 다진 신선한 파슬리 ⅓컵(22g)
- 베이컨 6줄(170g), 바삭하게 구워 부스러뜨린 것(기름은 따로 둔다)
- 무가당 비유제품 밀크 2컵(475ml)
- 무향 젤라틴 2큰술
- 신선한 레몬즙 1큰술
- 양파 가루 1작은술
- 곱게 간 회색 바닷소금 1작은술
- 마늘 가루 ¼작은술
- 영양 효모 ⅓컵(22g)
- 큰 달걀 2개, 휘저어 푼 것
- 노란 머스터드 2작은술
- 돼지 가루 또는 간 돼지껍질 60g

만드는 법

1 오븐을 177℃로 예열하고, 코코넛 오일로 얕은 1.4L 캐서롤 접시를 기름칠해 옆에 둔다.

2 콜리플라워, 파슬리, 베이컨을 믹싱 볼에 넣어 휘저어 섞는다.

3 미리 준비한 베이컨 기름, 밀크, 젤라틴, 레몬즙, 양파 가루, 바닷소금, 마늘 가루를 중간 크기의 냄비에 넣는다. 중불로 끓이며 가끔 휘젓는다. 끓기 시작하면 5분 동안 계속 끓인다.

4 영양 효모, 달걀, 머스터드를 넣어 3분 동안 계속 휘저으며 부드럽게 익힌다.

5 불을 끄고 치즈 소스를 콜리플라워 혼합물에 붓는다(소스를 너무 오래 익히거나 충분히 휘젓지 않으면, 달걀이 덩어리질 수 있다. 굉장히 부드러운 소스를 원한다면 소스를 고운 체에 으깨어 내린다). 모든 콜리플라워 조각에 치즈 소스가 고루 묻을 때까지 휘젓는다.

6 소스에 버무린 콜리플라워를 준비된 캐서롤 접시에 옮겨, 주걱 뒷부분으로 잘 편다. 돼지 가루를 위에 골고루 뿌린다. 잘 드는 칼로 캐서롤의 가장자리를 이따금 확인하면서, 콜리플라워를 포크로 찔러 부드럽게 들어갈 때까지 40~45분 동안 굽는다.

7 15분 동안 그대로 둔 후에 먹는다.

보관 방법 : 밀폐 용기에 담아 냉장고에 3일 동안 보관한다.

데우기 : 전자레인지에 돌리거나, 캐서롤 접시에 뚜껑을 덮어 150℃
로 예열된 오븐에 10~15분 동안 가열한다. 또는 프라이팬에 뚜껑
을 덮어 중약불로 데운다.

준비 사항 : 치즈 소스를 2일 전부터 만들어 놓을 수 있다. 5단계를
진행하기 전에 가볍게 끓인다.

곁들이면 좋은 것 : 마요네즈를 조금 추가한다.

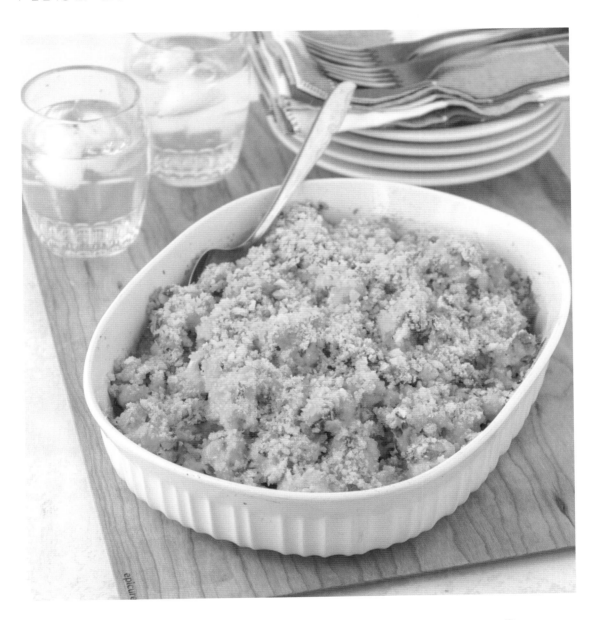

영양 정보(1인분 기준)

칼로리 : 440 | 지방 칼로리 : 244 | 총 지방 : 27g | 포화지방 : 8.8g | 콜레스테롤 : 128mg

나트륨 : 973mg | 탄수화물 : 14.6g | 식이 섬유 : 6.6g | 순탄수화물 : 8g | 당류 : 4.8g | 단백질 : 34.6g

비율		
지방	탄수화물	단백질
55%	**13%**	**32%**

치폴레 미트볼 CHIPOTLE-SPICED MEATBALL SUBS

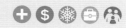

준비 시간 : **15분**　조리 시간 : **35분**　분량 : **15개(15인분)**

코코넛-프리 · 에그-프리 · 견과류-프리

미트볼을 싫어하는 사람이 있을까? 나는 미트볼을 여러 방식으로 먹을 수 있다는 점이 가장 좋다. 이 레시피에서처럼 양배추를 '번' 으로 사용할 수 있다. 미트볼을 껍질 바삭 샌드위치 식빵(370쪽) 위에 올려 먹어도 된다. 조금 식혀서 로메인 상추 고갱이에 올려서 낼 수도 있다. 또는 다양한 녹색 채소로 만든 푸짐한 케토 샐러드 위에 여러 개 얹거나 이튿날 아침 스크램블드에그를 만들 때 남은 걸 넣어도 된다.

나는 큰 양배추를 한 덩이 사서 아무렇게나 잎을 벗기는 것이 가장 쉬운 방법이라고 생각한다. 잎을 손바닥만 한 크기로 벗기면 좋 을 것이다. 남은 양배추 잎을 찢어서 베이컨 양배추 볶음(387쪽)과 같은 다른 조리법에 사용하라.

미트볼 재료

- 간 돼지고기 750g
- 간 닭고기 455g
- 채 썬 양파 ½컵(160g)
- 말린 오레가노잎 1½작은술
- 간 커민 1¼작은술
- 곱게 간 회색 바닷소금 1작은술

소스 재료

- 으깬 토마토 2½컵(600ml)
- 정제 아보카도 오일 또는 녹인 닭 기름 ½컵(120ml)
- 닭 뼈 육수 ⅔컵(80ml)(183쪽)
- 말린 오레가노잎 1큰술
- 치폴레 가루 1¼작은술
- 마늘 가루 1작은술
- 양파 가루 ½작은술
- 훈제 파프리카 가루 ½작은술
- 곱게 간 회색 바닷소금 ½작은술
- 간 흑후추 ¼작은술

서빙용 재료

- 녹색 양배추 큰 것 1개
- 잘게 다진 신선한 고수잎(선택)

만드는 법

1 177℃로 오븐을 예열하고, 테두리 있는 구이판에 유산지 또는 실리콘 베이킹 매트를 깐다.

2 미트볼 재료를 큰 믹싱 볼에 넣은 후 잘 섞는다.

3 두 손에 물을 묻히고, 믹싱 볼에서 1½큰술을 손가락으로 집어 두 손바닥으로 굴려 공 모양을 만든다. 만든 미트볼을 준비된 구이판에 놓고, 남은 고기 혼합 물로 이를 반복해 미트볼 30개를 만든다. 수시로 손바닥에 물을 묻히면 미트 볼을 더 빨리 만들 수 있다.

4 미트볼 속의 온도가 74℃가 될 때까지, 25~30분 동안 미트볼을 굽는다.

5 그동안에 소스 재료를 큰 냄비에 넣어 소스를 만든다. 휘저어 섞고, 김이 빠지 도록 뚜껑을 약간 비스듬히 덮는다. 중간 센 불로 끓인 후에 약불로 낮춰 20 분 동안 끓인다.

6 미트볼과 소스가 익을 동안에, 양배추 머리 부분에서 중간 크기의 잎을 30개 떼어내 1~2분 동안 가볍게 찐다.

7 오븐에서 미트볼을 꺼내 소스와 함께 프라이팬으로 옮겨 골고루 소스를 묻힌 후에 뚜껑을 덮어 약불로 5분 동안 굽는다.

8 양배추잎 2개를 포개 미트볼 2개를 얹은 후에, 소스와 고수잎(원하면)을 뿌려 낸다.

데우기 : 미트볼은 전자레인지로 데운다. 또는 캐서롤 접시에 뚜껑을 덮어 150℃로 예열 된 오븐에 10~15분 동안 데우거나 프라이팬에 뚜껑을 덮고 중약불로 데운다.

해동하기 : 냉장고에서 완전히 녹인다. 해동이 되면, 샐러드에 넣어 차갑게 먹거나 위의 설명대로 데운다.

보관 방법 : 미트볼(양배추에 이미 싼 것도 괜찮다)을 밀폐 용기에 담아 3일 동안 냉장 보관한다. 미트볼과 소스는 한 달 동안 냉동이 가능하다.

곁들이면 좋은 것 : 이 미트볼은 잘 접히는 토르티야(374쪽)와 먹으면 맛있다.

탄수화물 보충 : 아보카도 오일 양을 ¼컵(60ml)으로 줄이고, 양배추잎 대신 다른 탄수화물로 대체한다(https://writinghouse.co.kr/133에서 '탄수화물 보충 레시피' PDF를 다운로드한다). 으깬 고구마, 참마, 감자와 곁들이면 더욱 맛있다.

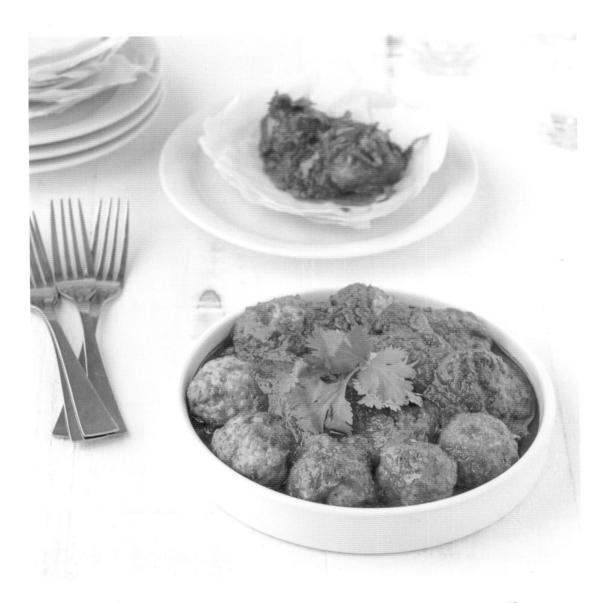

영양 정보(미트볼 1개 기준)

칼로리 : 253 | 지방 칼로리 : 151 | 총 지방 : 16.8g | 포화지방 : 4.3g | 콜레스테롤 : 52mg
나트륨 : 271mg | 탄수화물 : 7.9g | 식이 섬유 : 2.6g | 순탄수화물 : 5.3g | 당류 : 4g | 단백질 : 17.5g

비율		
지방	탄수화물	단백질
60%	12%	28%

햄 샐러드 샌드위치 CRACKED-UP HAM SALAD SANDWICHES

준비 시간 : **10분** 분량 : **샌드위치 8개(8인분)**

코코넛-프리 · 가짓과-프리   선택 : 에그-프리 · 견과류-프리

햄 샐러드 샌드위치에 달걀이 안 들어가면 먹을 맛이 안 난다. 달걀 샐러드와 햄 샐러드를 합친 이 샌드위치는 인기 만점이다. 이 샌드위치를 즐기기 위해 빵을 만들고 싶지 않은가? 그럴 만도 하다. 빵 대신에 콜라드잎에 햄 샐러드를 말아 보라. 맛이 끝내준다.

재료

- 스모크 햄 800g, 완전히 익힌 것
- 마요네즈 ½컵(105g), 수제(238쪽) 또는 기성품
- 홀스래디시 소스 3큰술
- 디종 머스터드 2큰술,
- 삶은 달걀 2개,
- 얇게 썬 대파 6대, 녹색 부분만
- 래디시 3개(85g), 잘게 깍둑썰기 한 것
- 베이비 딜 피클 2개, 잘게 깍둑썰기 한 것
- 셀러리 1대, 잘게 깍둑썰기 한 것

서빙용 재료

- 껍질 바삭한 샌드위치 식빵 1덩이(370쪽), 16장으로 자른 것
- 신선한 파슬리잎 또는 상추, 찢은 것(선택)
- 원하는 피클

만드는 법

1 햄을 큼직큼직하게 잘라 푸드프로세서 또는 강력 블렌더에 넣는다. 원하는 질감이 될 때까지 20~30초간 펄스(작동과 멈춤 반복)로 돌린다.
2 자른 햄을 큰 믹싱 볼에 옮긴다. 마요네즈, 홀스래디시, 머스터드, 삶은 달걀, 대파, 래디시, 피클, 셀러리를 더한다. 햄 조각에 양념이 골고루 묻도록 주걱으로 잘 섞는다.
3 도마 위에 빵을 놓고 파슬리 조각이나 상추를 얹고 햄 샐러드 ⅔컵(175g)을 올린다. 위에 빵을 올린다. 나머지 빵과 고기로 8개의 샌드위치를 만든다. 피클과 함께 낸다.

보관 방법 : 샌드위치 재료를 밀폐 용기에 담아 냉장고에 4일 보관할 수 있다. 완성된 샌드위치는 2일간 보관할 수 있다.

준비 사항 : 요리를 만들기 전에 달걀을 삶아 껍질을 까지 않고 냉장고에서 3일 동안 보관할 수 있다. 빵은 3일 전에 미리 만들어 놓을 수 있다. 아니면 한 달 전에 구워서 얼려 놓을 수 있다. 마요네즈는 5일 전부터 만들어 놓을 수 있다.

에그-프리 방식 : 에그-프리로 마요네즈를 만들어 사용하고, 삶은 달걀을 생략하고 로메인 상추 위에 샐러드를 얹어 낸다.

견과류-프리 방식 : 빵을 생략하고 로메인 상추 위에 햄 샐러드를 얹어 낸다.

영양 정보(샌드위치 1개 기준)

			비율		
칼로리 : 509 | 지방 칼로리 : 333 | 총 지방 : 37g | 포화지방 : 6.1g | 콜레스테롤 : 207mg			**지방**	**탄수화물**	**단백질**
나트륨 : 1404mg | 탄수화물 : 11.9g | 식이 섬유 : 7.9g | 순탄수화물 : 4g | 당류 : 2.2g | 단백질 : 32g			**66%**	**9%**	**25%**

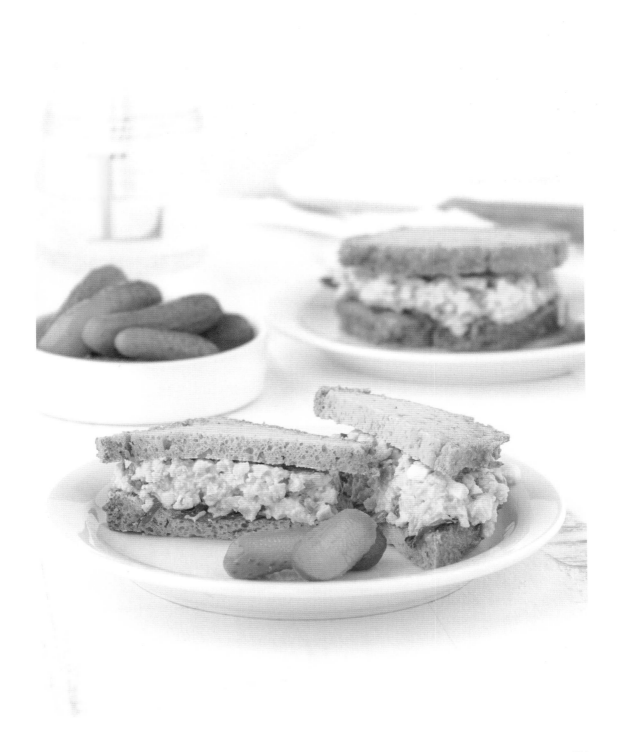

허브 크러스트 폭찹 HERB-CRUSTED PORK CHOPS

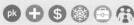

준비 시간 : **15분** 조리 시간 : **24분** 분량 : **6인분**

저포드맵 · 가짓과−프리 · 견과류−프리 선택 : **코코넛−프리**

늘 먹던 뻔한 폭찹을 만들어 마요네즈를 듬뿍 뿌릴 수도 있지만, 이 폭찹을 썰 때 느끼는 그 바삭함에 흠뻑 취해 보기 바란다(이 레시피에도 마요네즈를 듬뿍 바르기를 강력 추천한다). 폭찹 6조각을 넉넉하게 구울 수 있는 초대형 프라이팬이 있다면, 오일 1/2컵을 다 두르고 한번에 프라이해도 된다. 아니면 아래에 설명한 대로 두 번에 걸쳐 프라이해야 할 것이다.

재료

- 뼈 없는 센터−컷 돼지갈빗살 6개(각 155g)
- 곱게 간 회색 바닷소금 2작은술
- 간 흑후추 ½작은술
- 정제 아보카도 오일 또는 녹은 코코넛 오일 ½컵(120ml), 나누어 놓기(팬에 사용)

마른 허브 코팅 재료

- 돼지 가루 또는 간 돼지껍질(85g)
- 마른 파슬리 1작은술
- 마른 간 세이지 1작은술
- 마른 마조람 또는 오레가노잎 ½작은술
- 마른 로즈마리잎 ½작은술
- 마른 타임잎 ½작은술

수분 코팅 재료

- 큰 달걀 2개

- 곱게 다진 신선한 파슬리, 장식용(선택)

만드는 법

1 갈빗살의 양면에 소금과 후추로 양념하고 옆에 둔다.

2 오일 ¼컵을 큰 프라이팬에 붓고 중불에 달군다. 오일이 데워지는 동안 코팅 재료를 준비한다.

3 마른 허브 코팅 재료를 파이 접시에 넣고 섞는다. 달걀을 중간 크기의 볼에 깨서 넣고 휘젓는다.

4 달걀물에 갈빗살을 담갔다가 마른 허브 코팅 재료에 넣어 양념을 고루 묻히고 여분을 털어 낸다. 허브 양념을 묻힌 갈빗살을 예열한 팬으로 옮기고, 갈빗살 2개도 이 과정을 반복한다. 고기 속의 온도가 74℃가 될 때까지, 양면을 5〜6분씩 굽는다. 익은 갈빗살을 깨끗한 접시에 옮긴다.

5 사용한 오일을 버리고, 팬에서 돼지껍질 조각을 제거한다. 남은 오일 ¼컵을 팬에 붓는다. 4단계의 설명대로 남은 갈빗살 3개에 코팅 재료를 묻혀 굽는다.

6 구운 갈빗살에 다진 파슬리를 뿌려 낸다.

보관 방법 : 밀폐 용기에 담아 냉장고에 4일, 또는 냉동실에 1달 동안 보관할 수 있다.

데우기 : 전자레인지에 데운다. 또는 캐서롤 접시에 뚜껑을 덮어 150℃로 예열된 오븐에 5〜10분 동안 데우거나 프라이팬에 뚜껑을 덮어 중약불로 데운다.

해동하기 : 냉장고에서 완전히 녹인다. 해동이 되면 샐러드에 넣어 차갑게 먹거나 위의 설명대로 데운다.

곁들이면 좋은 것 : 마요네즈를 듬뿍 얹으면 한 끼 식사가 된다. 이 갈빗살은 콜리플라워 라이스(368쪽), 허브 래디시(386쪽), 크리미 매시트 순무(384쪽)와 곁들이면 정말 맛있다.

코코넛−프리 방식 : 아보카도 오일을 사용한다.

탄수화물 보충 : 아보카도 오일의 양을 ¼컵(60ml)으로 줄인다. 선택한 탄수화물을 곁들여 낸다(https://writinghouse.co.kr/133에서 '탄수화물 보충 레시피' PDF를 다운로드하라). 으깬 감자와 타피오카 녹말로 만든 그레이비를 곁들이면 맛있다.

영양 정보(1인분 기준)

칼로리 : 471 | 지방 칼로리 : 272 | 총 지방 : 30.2g | 포화지방 : 6.9g | 콜레스테롤 : 163mg
나트륨 : 731mg | 탄수화물 : 0.4g | 식이 섬유 : 0g | 순탄수화물 : 0.4g | 당류 : 0g | 단백질 : 49.4g

비율		
지방 **58%**	탄수화물 **1%**	단백질 **41%**

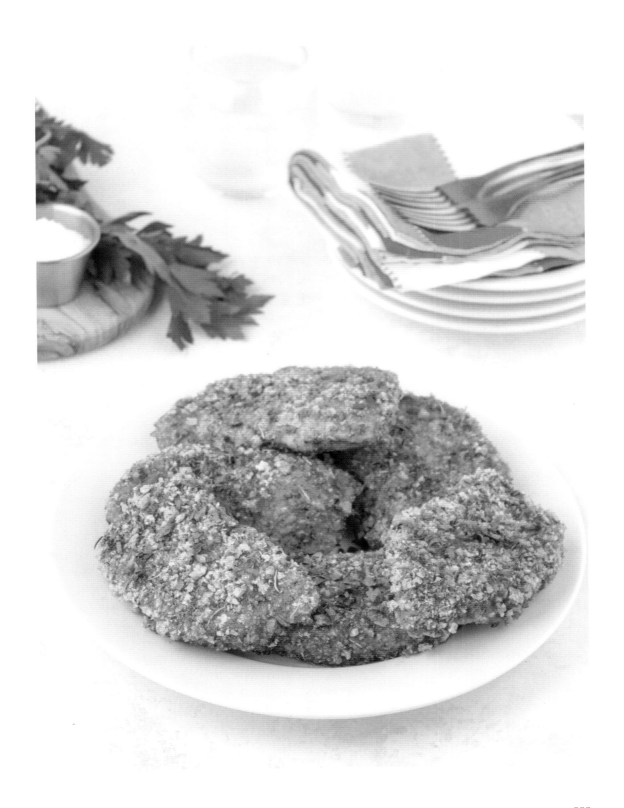

쿵 파오 포크 KUNG PAO PORK

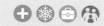

준비 시간 : **15분** 조리 시간 : **10분** 분량 : **4인분**

에그-프리 선택 : **코코넛-프리 · 저포드맵 · 가짓과-프리 · 견과류-프리**

바쁜 주중에는 볶음 요리만 한 게 없다. 볶음 요리를 찬 샐러드와 함께 먹어 본 적이 없다면 이번에 시도해 보라. 찬 음식이 맞지 않는 계절이라면 콜리플라워 라이스(368쪽)를 곁들이면 정말 잘 어울린다.

돼지고기 볶음 재료

- 정제 아보카도 오일이나 헤이즐넛 오일 2큰술
- 볶음용 돼지고기 455g
- 마늘 4쪽, 다진 것
- 신선한 생강 1조각(2.5cm)
- 말린 칠리 2~4개
- 코코넛 아미노스 2큰술
- 사과 식초 2작은술
- 액상 스테비아 2방울
- 볶은 캐슈 ¼컵(40g), 거칠게 다진 것

샐러드드레싱 재료

- 부드러운 무가당 아몬드 버터 2큰술
- 정제 아보카도 오일이나 헤이즐넛 오일 2큰술
- 사과 식초 1큰술 + 1작은술
- 참기름 1큰술
- 코코넛 아미노스 1큰술

서빙용 재료

- 오이 1개, 나선형 슬라이스한 것(186쪽 참조)
- 신선한 고수잎 ½단(28g), 다진 것

만드는 법

1 요리하기 전에 돼지고기를 재우고 싶다면, 캐슈를 제외한 모든 재료를 큰 캐서롤 접시에 담아 뒤섞는다. 최소 1시간에서 최대 12시간 동안 냉장 보관한다.

2 볶음 준비하기 : 중간 크기의 프라이팬을 중불에 올린다. 돼지고기를 재우지 않았다면 뜨거운 냄비에 오일을 1분간 뜨겁게 가열한 다음 나머지 볶음 재료를 넣는다. 돼지고기를 재운 경우, 양념액을 포함한 볶음 재료를 뜨거운 냄비에 넣는다. 자주 저어 주며 10분간 또는 돼지고기가 익을 때까지 익힌다. 불을 끄고 다진 캐슈를 넣어 섞는다.

3 그동안 샐러드드레싱을 만든다. 드레싱 재료를 작은 믹싱 볼에 넣고 잘 섞는다.

4 나선형으로 썬 오이와 고수를 큰 서빙 접시에 담아 빠르게 뒤적인다. 볶은 돼지고기를 샐러드 옆에 놓고 샐러드와 고기에 드레싱을 뿌린다.

보관 방법 : 밀폐 용기에 담아 냉장고에 3일간 보관하거나, 고기만 냉동실에서 1개월간 보관할 수 있다.

데우기 : 고기를 전자레인지에 데우거나, 캐서롤 접시에 뚜껑을 덮어 150℃ 예열한 오븐에서 10~15분 동안 가열한다. 또는 뚜껑을 덮어 프라이팬에서 중약불로 데운다.

해동하기 : 냉장실에서 완전히 녹인다. 해동되면 샐러드와 드레싱을 곁들여 차게 먹거나 위의 설명대로 데운다.

코코넛-프리 방식 : 콩을 먹어도 괜찮다면 코코넛 아미노스를 밀가루 없는 간장으로 대체한다.

저포드맵 방식 : 마늘을 빼고 정제된 아보카도 오일로 만든 마늘 향신 기름으로 볶는 대신 정제 아보카도 오일을 사용한다. 캐슈를 껍질 벗겨 구운 해바라기씨로 대체한다. 아몬드의 포드맵에 매우 민감한 사람은 아몬드 버터 대신 무가당 해바라기씨 버터를 사용하면 된다.

가짓과-프리 방식 : 말린 칠리를 뺀다.

견과류-프리 방식 : 캐슈를 껍질 벗겨 볶은 해바라기씨로 바꾸고 아몬드 버터를 무가당 해바라기씨 버터로 바꾼다. 헤이즐넛 오일보다는 아보카도 오일을 사용한다.

탄수화물 보충 : 돼지고기의 양을 225g으로 줄인다. 돼지고기 볶을 때에 기름을 빼고 뜨거운 팬에 남은 양념액을 바로 넣어 볶는다. 캐슈를 뺀다. 드레싱에서 아보카도나 헤이즐넛 오일을 빼고 참기름 1큰술만 사용한다. 선택한 탄수화물 보충 음식과 함께 낸다(https://writinghouse.co.kr/133에서 '탄수화물 보충 레시피' PDF를 다운로드하라). 나선형으로 썰어 구운 고구마나 구운 카사바, 스쿼시를 곁들이면 정말 맛있다.

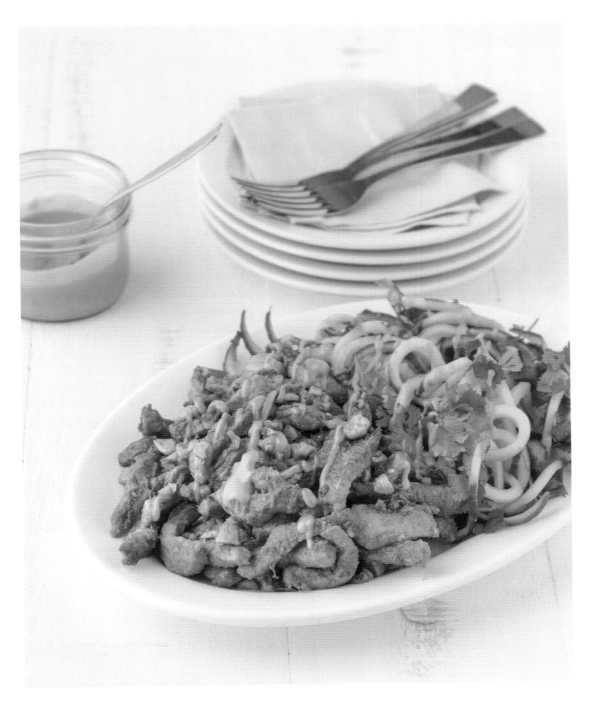

영양 정보(1인분 기준)

칼로리 : 453 | 지방 칼로리 : 292 | 총 지방 : 32.4g | 포화지방 : 5.7g | 콜레스테롤 : 65mg

나트륨 : 81mg | 탄수화물 : 12g | 식이 섬유 : 2.1g | 순탄수화물 : 9.9g | 당류 : 2.2g | 단백질 : 28.4g

비율		
지방 **64%**	탄수화물 **11%**	단백질 **25%**

소금, 후추로 간한 돼지갈비 SALT AND PEPPER RIBS

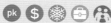

준비 시간 : **10분 + 밤새 재우는 시간**　조리 시간 : **35분∼4시간 15분**　분량 : **8인분**

코코넛−프리 · 에그−프리 · 견과류−프리　선택 : **저포드맵 · 가짓과−프리**

나는 모든 육류의 갈비를 이렇게 요리해서 먹는 걸 가장 좋아한다. 분명히 이 요리법을 간략하게 줄일 수도 있겠지만 그러지 말라고 말하고 싶다. 이 조리법은 세 단계로 진행된다. 먼저 압력솥이나 슬로쿠커에서 갈비를 익혀 밤새 냉장고에 둔 다음, 끝으로 브로일러나 그릴로 먹음직스럽게 구워 낸다. 원한다면 갈비를 그을려 불맛을 내라. 나는 고기를 익히고 풍미를 더하기 위해 불꽃으로 한 면씩 2∼4분 정도 그을린다. 이 조리법에 사용된 돼지갈비를 지역에 따라서는 '돼지 옆갈비' 또는 '돼지 갈빗대'라고 부르기도 한다.

재료

- 컨트리 스타일 돼지 (옆)갈비 1.5kg
- 닭 뼈 육수(183쪽 참조) 2컵(475ml) 또는 필요에 따라 추가
- 곱게 간 회색 바닷소금 2작은술
- 간 흑후추 2작은술
- 최고의 케첩(241쪽), 서빙용(선택)

보관 방법 : 밀폐 용기에 담아 냉장고에 4일, 냉동실에 1개월간 보관할 수 있다.

데우기 : 전자레인지에 데우거나, 캐서롤 접시에 담아 뚜껑을 덮어 150℃ 예열된 오븐에서 10∼15분 동안 가열한다. 또는 갈비를 잘라 프라이팬에 뚜껑을 덮어 중약불로 데운다.

해동하기 : 냉장실에서 완전히 녹인다. 해동되면 위의 설명대로 데운다.

준비 사항 : 한 번 익힌 갈비는 48시간 전에 육즙과 함께 냉장고에 보관한 후에 오븐이나 그릴에 다시 가열할 수 있다.

곁들이면 좋은 것 : 한 끼 식사로 먹으려면 녹색 샐러드에 좋아하는 드레싱을 뿌려 곁들인다. 이 맛은 베이컨 양배추 볶음(387쪽), 페스토 야채 국수(382쪽)와 잘 어울린다.

만드는 법

1. 압력솥이나 슬로쿠커 안쪽 벽을 따라 갈비의 같은 면이 바깥쪽을 향하도록 세운다. 갈비의 중간 정도 높이에 찰 만큼 육수를 충분히 붓는다.
2. 압력솥을 사용하는 경우 뚜껑을 닫아 고압에서 15분(갈빗대) 또는 25분(통옆갈비)간 익힌다. 슬로쿠커를 사용하는 경우 저온에서 4시간 또는 고온에서 2시간 동안 익힌다. 고기가 부드러워지면 다 익은 것이지만, 아직 뼈에 단단히 붙어 있다. 고기가 뼈에서 떨어지기 전에 갈비뼈를 제거한다.
3. 익은 갈비와 육즙을 얇은 구이 접시에 옮긴다. 식으면 뚜껑을 덮어 밤새 냉장실에 둔다.
4. 갈비를 요리할 준비가 되면 그릴을 중불(177℃)로 예열하거나 오븐을 사용하는 경우, 오븐 선반을 오븐 상단에 끼우고 205℃로 예열한다.
5. 냉장고에서 갈비를 꺼낸다. 표면에 지방이 굳어 있을 것이다. 갈비의 고기가 많은 부분에 앉은 지방을 걷어 낸다. 갈비에 바닷소금과 흑후추를 뿌려 고루 묻힌다.
6. 갈비를 오븐으로 굽는다면, 아무것도 깔지 않은 테두리 있는 구이판에 올려 10분간 뜨거워질 때까지 가열한다. 그런 다음 선택할 수 있는 경우 브로일러를 '저(low)'로 낮추고, 그렇지 않으면 그냥 '굽기(브로일)'로 굽는다. 바삭해질 때까지 5∼7분 동안 굽는다. 갈비를 그릴로 굽는 경우라면, 예열된 그릴에 갈비를 올리고 양면을 각각 1∼2분 동안 바삭하게 굽는다.
7. 서빙 접시에 옮겨 맛있게 먹는다.

저포드맵 방식 : '최고의 케첩'의 저포드맵 방식을 따르거나 케첩을 뺀다.

가짓과−프리 방식 : 케첩을 뺀다.

영양 정보(1인분 기준)

칼로리 : 374 | 지방 칼로리 : 238 | 총 지방 : 26.5g | 포화지방 : 0g | 콜레스테롤 : 0mg
나트륨 : 752mg | 탄수화물 : 0.5g | 식이 섬유 : 0g | 순탄수화물 : 0.5g | 당류 : 0g | 단백질 : 33.3g

비율		
지방 **64%**	탄수화물 **1%**	단백질 **35%**

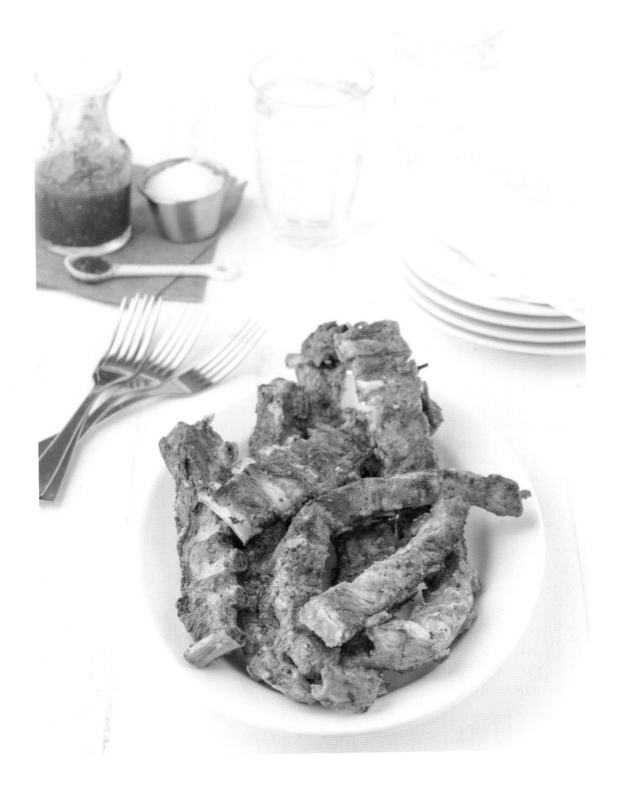

돼지 어깨살과 레몬-타임 그레이비

SHOULDER CHOPS WITH LEMON-THYME GRAVY

준비 시간 : **30분**   조리 시간 : **40분**   분량 : **6인분**

에그-프리 · 저포드맵 · 가짓과-프리 · 견과류-프리

돼지고기 스테이크를 먹어 보았는가? 정확하게 말해 '스테이크'는 아니지만 스테이크와 다를 바가 없다! 그리고 맛도 좋다. 돼지 스테이크를 자주 만드는 나는 항상 이 레시피를 사용한다. 폭찹(갈비)만 먹고 커서 그런지 돼지고기 스테이크를 만들 때면 뭔가 색다르다.

재료

- 정제 아보카도 오일 또는 녹인 코코넛 오일 ¼컵(60ml), 구이용
- 약 1.25cm 두께의 뼈 있는 돼지 어깨살 1.2kg(숄더 찹스나 블레이드 스테이크, 돼지 어깨살 스테이크라고도 함)
- 곱게 간 회색 바닷소금 1½작은술, 나누어 놓음
- 간 흑후추 1작은술
- 피노 그리지오, 소비뇽 블랑, 언오크드 샤르도네와 같은 화이트 와인 ⅓컵(80ml)
- 무향 젤라틴 2큰술
- 강판에 간 레몬 껍질 1개 분량
- 레몬즙, 1개 분량
- 마른 타임잎 1작은술
- 전지 코코넛 밀크 ⅔컵(160ml)

만드는 법

1. 큰 프라이팬에 오일을 넣고 센 불로 가열한다. 오일이 뜨거워지는 동안 갈빗살 양면에 바닷소금 1작은술과 흑후추를 뿌린다. 갈빗살을 뜨거운 오일에 넣어 양면을 4분씩 굽는다('시어'라고 함). 구운 갈빗살을 깨끗한 접시에 옮긴다.
2. 팬을 불에서 내리고, 팬에 남은 지방에 와인, 젤라틴, 레몬 껍질, 레몬즙, 타임, 남은 바닷소금 ½작은술을 추가한다. 휘저어 섞는다.
3. 갈빗살을 프라이팬에 옮긴다. 뚜껑을 덮어 중약불로 30분 동안 익히면서 중간에 한 번 뒤집어 준다.
4. 오븐 선반을 상단에 끼우고, 온도 설정 기능이 있는 경우 브로일러('구이' 기능)를 '저(low)'로 설정한다(아니면 그냥 '구이'로 설정한다). 오븐 사용이 가능한 팬에 갈빗살을 넣고(나는 무쇠 냄비를 좋아한다) 오븐 선반에 팬을 놓는다. 갈빗살의 양면을 3분씩 또는 갈색이 될 때까지 굽는다. 5분 동안 그대로 둔다.
5. 그동안에 코코넛 밀크를 프라이팬의 국물에 추가한다. 약간 걸쭉해질 때까지 중불로 15분 동안 가열하며 가끔 저어 준다.
6. 큰 접시가 아닌 개인 접시에 내려면, 갈빗살의 뼈를 모두 제거하고 스테이크를 6인분으로 나눈다. 갈빗살에 그레이비를 뿌려서 낸다.

보관 방법 : 밀폐 용기에 담아 냉장고에 4일, 냉동실에 1개월 동안 보관할 수 있다.

데우기 : 전자레인지에 돌리거나 캐서롤 접시에 뚜껑을 덮어 150℃로 예열된 오븐에 5~10분 동안 데운다. 또는 프라이팬에 뚜껑을 덮어 중약불로 데운다.

곁들이면 좋은 것 : 한 끼 식사로 먹으려면 좋아하는 찐 야채와 곁들여 낸다. 나는 사진을 찍으려고 브로콜리를 사용했지만, 찐 양배추나 기름에 볶은 근대도 정말 맛있을 것이다.

영양 정보(그레이비 2.5큰술을 곁들인 1인분 기준)

칼로리 : 511 | 지방 칼로리 : 369 | 총 지방 : 40.9g | 포화지방 : 14.9g | 콜레스테롤 : 118mg
나트륨 : 658mg | 탄수화물 : 2.5g | 식이 섬유 : 0g | 순탄수화물 : 2.5g | 당류 : 0g | 단백질 : 33.3g

	비율	
지방 **72%**	탄수화물 **2%**	단백질 **26%**

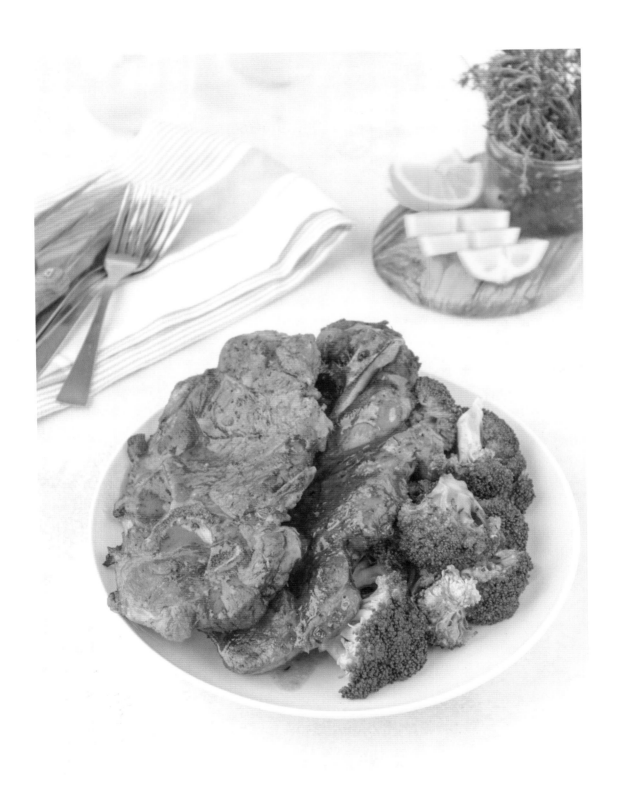

속 채운 포크 로스트와 허브 그레이비
 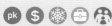
STUFFED PORK ROAST WITH HERB GRAVY

준비 시간: **15분** | 조리 시간: **1시간 40분** | 분량: **8인분**

코코넛-프리 · 에그-프리 · 저포드맵 · 가짓과-프리 · 견과류-프리

뼈가 없고 지방이 많은 고기라면 무엇이든 이 레시피를 만들 수 있다. 나비 모양으로 자른 쇠고기 안심이나 돼지 어깨살, 돼지 등심으로 만들어도 좋다. 내가 로스트용 돼지갈비를 즐겨 사용하는 이유는, 양념에 재울 필요가 없어 조리 시간이 매우 짧아지기 때문이다. '갈비'는 뼈라는 의미이지만, 뼈가 없는 로스트용 갈비는 지역의 식료품점이나 정육점에서 살 수 있다.

이 레시피를 만들려면 로스트용(구이) 고기를 책 또는 나비 날개 모양으로 펼쳐지게 잘라야 한다. 집에 있는 칼이 정말로 잘 들고 고기 자르는 솜씨에 자신이 있더라도, 정육점 주인에게 나비 날개 모양으로 잘라 달라고 요청하는 것이 좋다. 칼질이 어설픈 나는 정육점 주인에게 고기에 속을 채워 돌돌 말 것이니 '펼친 책' 모양으로 잘라 달라고 부탁한다. 그는 고기를 기막히게 잘라 주고 내 손가락도 멀쩡하다.

돼지껍질을 만들기 위해 나는 베이컨스헤어 사의 로즈마리와 시 솔트 포크 클라우드(Rosemary & Sea Salt Pork Clouds) 56g 한 봉을 부순다. 로즈마리 향이 소의 풍미를 한층 끌어올린다.

재료

- 뼈 없는 돼지갈비 로스트 구이용 910g, 나비 모양으로 펼쳐 자른 것
- 정제 아보카도 오일 1큰술, 팬에 사용
- 닭 뼈 육수(183쪽) 2컵(475ml)
- 타피오카 녹말 1작은술, 그레이비용

소 재료

- 신선한 파슬리 1단(55g), 다진 것
- 정제 아보카도 오일 또는 정제 올리브 오일 3큰술
- 돼지 가루 또는 간 돼지껍질 57g(위의 내용 참고)
- 이탈리안 시즈닝(252쪽) 1큰술
- 곱게 간 회색 바닷소금 1작은술
- 간 흑후추 1작은술

허브 코팅 재료

- 정제 아보카도 오일 또는 정제 올리브 오일 3큰술
- 이탈리안 시즈닝 2작은술
- 곱게 간 회색 바닷소금 1작은술
- 간 흑후추 ½작은술

특별 도구

- 꼰 무명실 3개(각 40.5cm)

만드는 법

1. 오븐을 163℃로 예열한다.
2. 고기를 도마에 놓고, 끝이 짧은 쪽이 자신을 향하도록 납작하게 편다. 소 재료를 중간 크기의 믹싱 볼에 넣고 섞는다. 기다란 가장자리에서 짧은 끝 방향으로 소를 펴 바르되, 짧은 쪽 끝에서 ¼정도는 소를 바르지 않는다. 스시롤처럼 돌돌 만 후에 실로 묶는다.
3. 커다란 무쇠 프라이팬 또는 다른 오븐용 냄비에 중간 센 불로 아보카도 오일 1큰술을 데운다. 그동안에 허브 코팅 재료를 섞어서 고기 양쪽에 골고루 문질러 바른다.
4. 양념으로 코팅된 고기를 뜨거운 팬에 옮기고, 한 면에 2분씩 겉면을 굽는다(시어). 시어가 끝나면 고기 주위에 닭 뼈 육수를 붓는다. 팬을 오븐으로 옮겨 1.5시간 동안 굽거나, 고기 속의 온도가 74℃에 이르러 윗부분이 갈색을 띨 때까지 굽는다.
5. 구운 고기를 도마에 옮겨 놓고 그레이비를 만든다. 팬을 중간 센 불에 올린다. 타피오카 녹말을 뿌리고, 걸쭉해질 때까지 2분 동안 계속 저으며 끓인다.
6. 구이를 8조각으로 잘라 서빙용 접시에 담아 그레이비를 뿌리거나 옆에 그레이비를 곁들인다.

보관 방법: 밀폐 용기에 담아 냉장고에 4일, 또는 냉동실에 한 달 동안 보관할 수 있다.

데우기: 전자레인지에 데운다. 또는 캐서롤 접시에 뚜껑을 덮어 150℃로 예열된 오븐에 10~15분 동안 데우거나 프라이팬에 뚜껑을 덮고 중약불로 데운다.

해동하기: 냉장고에서 완전히 녹인다. 해동이 되면 샐러드에 넣어 차갑게 먹거나 위의 설명대로 데운다.

곁들이면 좋은 것: 한 끼 식사로 먹으려면, 좋아하는 채소 구이와 곁들여 낸다.

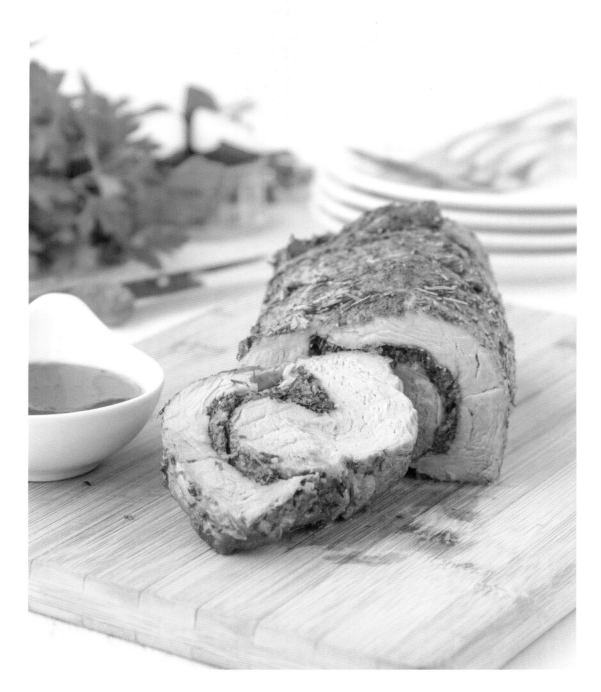

영양 정보(1인분과 그레이비 1.5큰술 기준)

칼로리 : 434 | 지방 칼로리 : 270 | 총 지방 : 30.1g | 포화지방 : 8.4g | 콜레스테롤 : 95mg

나트륨 : 794mg | 탄수화물 : 1.1g | 식이 섬유 : 0g | 순탄수화물 : 1.1g | 당류 : 0g | 단백질 : 39.7g

비율		
지방	탄수화물	단백질
62%	**1%**	**37%**

CHAPTER
19

가금류

올리브 치킨 구이 BAKED OLIVE CHICKEN

   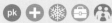

준비 시간 : **20분**   조리 시간 : **약 50분**   분량 : **8인분**

코코넛-프리 · 에그-프리 · 가짓과-프리 · 견과류-프리   선택 : 저포드맵

시간은 부족하지만 집에서 따뜻한 저녁 식사를 준비하고 싶을 때 나는 이 레시피를 이용한다. 지중해 풍의 이 요리를 만들 때는 닭고기를 냄비에 넣기 전에 뭐든 집어넣을 수 있다. 그리고 꼭 닭고기가 아니어도 괜찮다. 나는 칠면조 허벅지살, 연어, 스테이크, 폭찹을 베이컨으로 싸서 이 요리를 만든 적도 있다. 기초 양념에 회향과 양파 대신에 다진 양배추를 뿌려 보라. 주키니나 셀러리, 스쿼시, 삶은 녹색 채소와 마찬가지로 훌륭한 대안이 될 수 있다.

기본 양념 재료

- 레몬 1개
- 정제 아보카도 오일 또는 녹인 닭기름 ½컵 (120ml)
- 큰 회향 알뿌리 300g, 얇게 자른 것
- 작은 양파 2개, 얇게 썬 것
- 씨를 뺀 칼라마타 올리브 2캔(400ml)
- 다진 신선한 파슬리 ⅔컵(40g)
- 작은 마늘 8쪽 또는 큰 마늘 4쪽, 다진 것
- 신선한 로즈마리 2줄기, 잎만 사용
- 곱게 간 회색 바닷소금 1작은술
- 간 흑후추 ½작은술

재료

- 뼈와 껍질이 있는 닭 가슴살 4개(910g)
- 그릭 시즈닝(250쪽)이나 이탈리안 시즈닝 (252쪽) 1큰술
- 곱게 간 회색 바닷소금 ½작은술
- 간 흑후추 ½작은술

만드는 법

1 오븐을 190℃로 예열한다.

2 기본 양념을 만든다. 레몬을 이등분해 즙을 만들고, 짜고 남은 레몬 반쪽은 세 등분한다. 레몬즙과 레몬, 나머지 재료를 큰 믹싱 볼에 넣는다. 재료를 잘 버무려 섞은 후에 큰 구이판이나 무쇠 팬으로 옮긴다.

3 팬 위에 닭 가슴살을 놓고 그릭 또는 이탈리안 시즈닝, 바닷소금과 흑후추를 ½작은술씩 뿌린다.

4 닭고기의 속 온도가 74℃에 도달할 때까지 45~55분 동안 굽는다. 그러면 육즙이 맑게 흐를 것이다.

5 오븐에서 팬을 꺼내 도마에 닭고기를 올리고, 닭 가슴살을 반으로 자른다. 올리브 양념에서 레몬 조각을 뺀 다음, 육즙과 함께 양념을 넓고 얕은 수프 그릇 8개로 나누어 담는다. 반으로 자른 닭 가슴살을 올려 먹는다.

보관 방법 : 밀폐 용기에 담아 냉장고에 4일, 또는 냉동실에 1개월 보관할 수 있다.

데우기 : 뚜껑을 덮어 전자레인지에 돌리거나 뚜껑을 덮어 프라이팬에 중불로 데운다.

해동하기 : 냉장고에서 완전히 녹인다. 해동되면 위의 설명대로 데운다.

저포드맵 방식 : 이탈리안 시즈닝을 사용한다. 회향, 양파, 올리브 대신에 큰 주키니 2개와 중간 크기 가지 1개를 둥글게 잘라 넣는다. 정제된 아보카도 오일로 만든 마늘 향신 기름 2 큰술 대신에 정제 아보카도 오일을 넣는다.

탄수화물 보충 : 아보카도 오일을 생략하고 껍질 없는 순살 닭 가슴살을 사용한다. 선택한 탄수화물 보충 음식과 함께 낸다(https://writinghouse.co.kr/133에서 '탄수화물 보충 레시피' PDF를 다운로드하라). 간단한 디저트로 신선한 과일 한 접시를 곁들이면 훌륭하다.

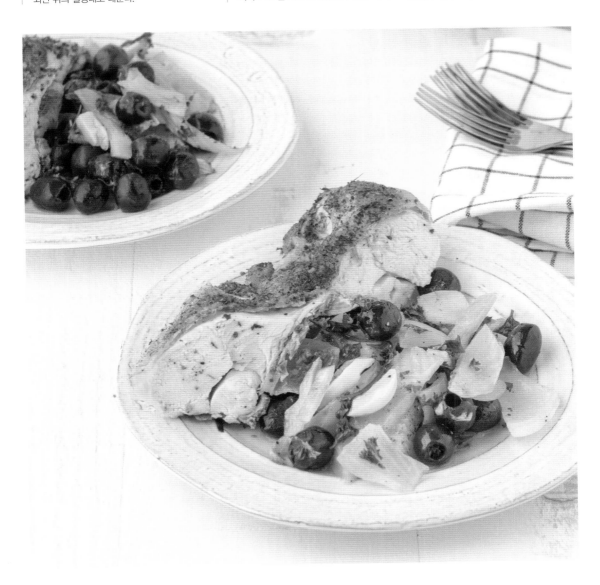

영양 정보(1인분 기준)

칼로리 : 463 | 지방 칼로리 : 234 | 총 지방 : 26g | 포화지방 : 4.5g | 콜레스테롤 : 130mg
나트륨 : 952mg | 탄수화물 : 13.3g | 식이 섬유 : 4.3g | 순탄수화물 : 9g | 당류 : 1.7g | 단백질 : 43.9g

	비율	
지방	탄수화물	단백질
51%	11%	38%

버터 치킨 BUTTER CHICKEN

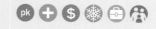

준비 시간 : **10분**   조리 시간 : **45분**   분량 : **4인분**

에그-프리   선택 : **저포드맵 · 견과류-프리**

인도 여행에서 가장 기억에 남는 일 중 하나는 남인도에서 하루 종일 요리 수업을 들은 것이었다. 우리는 알루 팔락(aloo palak), 달 알루 코프타(dal aloo kofta), 베잉간 발타(baingan bharta), 파인애플 파야삼(pineapple payasam)을 포함해 처음 알게 된 남부 인도의 요리법을 배웠다. 버터 치킨은 인도식이라기보다는 북아메리카 스타일에 가까웠지만, 나는 수업에서 배운 내용을 응용해서 이 요리를 만들었다. 열의가 있다면, 모든 향신료를 노릇하게 구워서 간 후에 가람 마살라(garam masala)를 만들거나(온라인에서 요리법을 찾으라), 모든 걸 생략하고 (나처럼) 만들어진 가람 마살라 블렌드를 사용하는 간편 레시피를 선택해도 좋다.

재료

- 코코넛 오일 ⅓컵
- 순살 닭고기 600g, 껍질 벗겨 깍둑썰기한 허벅지살
- 양파 ½컵(70g), 얇게 썬 것
- 작은 마늘 2쪽, 다진 것
- 생강 한 조각(2.5cm), 다진 것
- 토마토 1캔(400g/428ml), 깍둑썰기한 것
- 닭 뼈 육수 1컵(240ml)(183쪽 참조)
- 월계수잎 1개
- 가람 마살라 또는 카레 가루(253쪽) 1큰술
- 간 커민 1작은술
- 곱게 간 회색 바닷소금 1작은술
- 코리앤더(고수씨) 가루 ½작은술
- 간 정향 ¼작은술
- 간 흑후추 ⅛작은술
- 간 카르다몸 ⅛작은술
- 전지 코코넛 밀크 ⅓컵(80ml)
- 껍질 벗긴 아몬드 가루 3큰술
- 신선한 레몬즙 1큰술
- 신선한 고수잎 한 줌, 대충 자른 것, 장식용
- 썬 대파, 장식용

보관 방법 : 밀폐 용기에 담아 냉장고에 4일, 냉동실에 1개월간 보관할 수 있다.

만드는 법

1. 큰 냄비나 깊은 소스팬에 코코넛 오일을 중간 센 불로 녹인다. 깍둑썰기한 닭을 팬에 넣고 10분 동안 또는 분홍빛이 가실 때까지 익힌다.
2. 양파, 마늘, 생강을 넣고 향이 날 때까지 5분간 가열한다.
3. 토마토, 육수, 월계수잎, 가람 마살라, 커민, 바닷소금, 코리앤더 가루, 정향, 흑후추, 카르다몸을 넣고 잘 섞는다. 뚜껑을 덮어 끓인 후에 불을 낮춰 20분 동안 뭉근히 끓인다.
4. 코코넛 밀크, 아몬드 가루, 레몬즙을 넣어 젓는다. 중간 센 불로 올려 걸쭉해질 때까지 5분 동안 가열한다.
5. 월계수잎을 꺼낸다. 치킨과 소스를 4개의 그릇에 나눠 담는다. 고수잎과 파를 얹어 먹는다.

데우기 : 전자레인지에 데우거나, 캐서롤 접시에 뚜껑을 덮어 150℃로 예열된 오븐에서 10~15분 동안 가열한다. 또는 프라이팬에서 뚜껑을 덮어 중불로 데운다.

해동하기 : 냉장실에서 완전히 녹인다. 해동되면 위의 설명대로 데운다.

압력솥 이용 : 압력솥에 '볶기' 기능으로 1, 2단계를 마친다. 3단계에서 나열한 재료를 첨가한 다음 뚜껑을 닫고 10분 동안 고압으로 설정한다. 김이 빠지면 뚜껑을 연다. '볶기' 기능을 사용하여 4단계를 완료한다.

곁들이면 좋은 것 : 이 요리는 코코넛 콜리플라워 라이스 또는 일반 콜리플라워 라이스와 잘 어울린다(368쪽).

저포드맵 방식 : 양파를 빼고 대신 대파의 녹색 부분을 사용한다. 마늘과 코코넛 오일 2큰술 대신에 정제 아보카도 오일로 만든 마늘 향신 기름(248쪽)을 넣는다. 양파의 녹색 부분만 이용해 장식한다.

견과류-프리 방식 : 아몬드 가루를 뺀다.

탄수화물 보충 : 코코넛 오일의 양을 1큰술로 줄인다. 선택한 탄수화물 보충 음식과 함께 낸다(https://writinghouse.co.kr/133에서 '탄수화물 보충 레시피' PDF를 다운로드하라). 나선형 슬라이스한 파스닙(186쪽), 구운 파인애플, 또는 전자레인지에 데운 도토리 스쿼시와 함께 먹으면 금상첨화다.

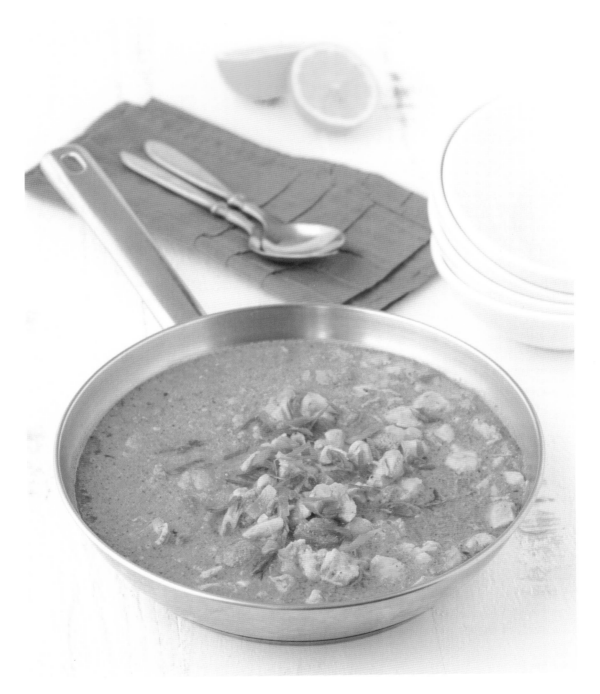

영양 정보(1인분 기준)

칼로리 : 450 | 지방 칼로리 : 281 | 총 지방 : 31.3g | 포화지방 : 20.5g | 콜레스테롤 : 126mg

나트륨 : 716mg | 탄수화물 : 7.6g | 식이 섬유 : 2.2g | 순탄수화물 : 5.4g | 당류 : 3.5g | 단백질 : 34.4g

비율		
지방	탄수화물	단백질
63%	**7%**	**30%**

치킨 알프레도 CHICKEN ALFREDO

준비 시간 : **15분**   조리 시간 : **35분**   분량 : **4인분**

가짓과-프리 · 견과류-프리   선택 : **코코넛-프리 · 저포드맵**

실수로 달걀 흰자를 달걀노른자 혼합물 안에 떨어뜨렸거나, 달걀노른자가 좀 과하게 익어서 알프레도 소스가 덩어리진다면 고운 체에 내리면 된다.

재료

- 뼈와 껍질이 있는 닭 허벅지살(600g)
- 곱게 간 회색 바닷소금 2작은술
- 간 흑후추 2작은술

알프레도 소스 재료

- 비유제품 밀크 1컵(240ml)
- 코코넛 밀크 ¼컵(52g)
- 사과 식초 2작은술
- 마늘 향신 기름(248쪽) 2큰술. 정제 아보카도 오일로 만든 것
- 곱게 간 회색 바닷소금 ¼작은술
- 간 흑후추 ½작은술
- 달걀노른자 6개

- 호박 야채 국수 1회분(378쪽), 서빙용
- 신선한 파슬리 다진 것, 장식용(선택)

> **보관 방법** : 소스와 국수를 따로 밀폐 용기에 담아 냉장고에 4일 동안 보관할 수 있다.
> **데우기** : 뚜껑을 덮어 전자레인지에 돌린다. 캐서롤 접시에 뚜껑을 덮어 예열된 150℃ 오븐에 10~15분 동안 데운다. 또는 프라이팬에 뚜껑을 덮어 중불로 가열한다.
> **준비 사항** : 익힌 치킨 445g을 사용한다.
> **코코넛-프리 방식** : 코코넛 오일 대신에 정제 아보카도 오일이나 녹인 라드, 기를 사용한다.
> **저포드맵 방식** : 캐슈나 피스타치오 밀크를 사용하지 않는다.

만드는 법

1 오븐을 205℃로 예열한다. 허벅지살을 무쇠 프라이팬이나 유산지를 깐 테두리 있는 구이판에 올린다. 바닷소금 2작은술, 흑후추 2작은술로 닭고기를 양념한다. 30분 동안 또는 고기 속의 온도가 74℃가 되어 맑은 육즙이 흐를 때까지 굽는다. 오븐에서 꺼내 5분간 그대로 둔다.

2 그동안에 소스를 만든다. 밀크, 코코넛 오일, 식초, 향신 기름, 바닷소금 ¼작은술, 흑후추 ½작은술을 작은 냄비에 넣고 중불로 가열한다. 끓으면 약불로 줄인다.

3 중간 크기의 내열 그릇에 달걀노른자를 가볍게 푼다. 뜨거운 밀크 혼합물을 천천히 달걀노른자에 부으면서 젓는다. 밀크의 ⅓이 달걀에 들어가면 달걀 혼합물을 작은 냄비에 옮겨 계속 젓는다. 약불로 가열하면서 1분 동안 계속 젓는다.

4 국수를 4개의 디너 접시에 나눠 담는다. 닭 허벅지살을 각 접시에 담아 소스를 뿌린다. 원하면 파슬리로 장식해 낸다.

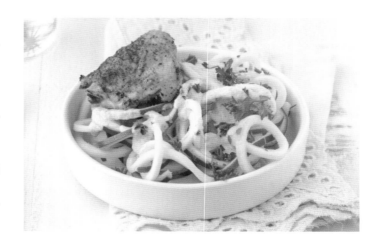

영양 정보(1인분 기준)

칼로리 : 651 | 지방 칼로리 : 506 | 총 지방 : 56.2g | 포화지방 : 25.4g | 콜레스테롤 : 462mg
나트륨 : 1226mg | 탄수화물 : 5.6g | 식이 섬유 : 1.7g | 순탄수화물 : 3.9g | 당류 : 1.9g | 단백질 : 30.8g

	비율	
지방	탄수화물	단백질
78%	**3%**	**19%**

월도프 토마토 WALDORF-STUFFED TOMATOES

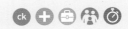

준비 시간 : **10분**　분량 : **4인분**

코코넛-프리　선택 : **에그-프리 · 저포드맵 · 가짓과-프리 · 견과류-프리**

이 레시피의 모든 것이 나를 행복하게 한다. 크리미하고, 빨리 만들 수 있고, 주중에 언제라도 점심으로 싸 갈 수 있으니 말이다. 익힌 닭고기 대신에 스테이크, 폭찹, 칠면조 등 뭐든 넣을 수 있다.

생 호두를 사용해도 되지만, 건강을 생각한다면 호두를 물에 담갔다가 볶아서 사용하면 더 좋다.

샐러드 재료

- 껍질 있는 닭 허벅지살 익힌 것 2⅓컵(300g), 깍둑썰기한 것
- 깍둑썰기한 셀러리 1컵(170g)
- 마요네즈 ½컵, 수제 혹은 기성품
- 깍둑썰기한 빨간 사과 ½컵
- 생 호두 조각 ½컵(75g), 볶은 것
- 신선한 레몬즙 1큰술 + 1작은술
- 곱게 간 회색 바닷소금 ¼작은술
- 액상 스테비아 1방울

- 하우스 재배 토마토 4개(455g), 서빙용
- 신선한 파슬리 ¼컵(17g), 다진 것, 장식용

보관 방법 : 밀폐 용기에 담아 냉장고에 3일 동안 보관할 수 있다.
에그-프리 방식 : 달걀을 넣지 않은 마요네즈를 사용한다.
저포드맵 방식 : 셀러리의 양을 ¼컵(42g)으로 줄이고 사과 대신에 무가당 건조 크랜베리 다진 것 2큰술을 넣는다.

만드는 법

1. 커다란 믹싱 볼에 샐러드 재료를 넣는다. 잘 버무려서 따로 둔다.
2. 도마에 토마토를 올려놓고 호박의 입구를 자르듯이 각 토마토의 윗부분을 둥그렇게 자른다. 자른 부분을 치우고 작은 숟가락으로 토마토 속을 파낸다.
3. 토마토 속을 월도프 샐러드로 채워서 파슬리로 장식한다.

가짓과-프리 방식 : 토마토 대신에 로메인 상추잎을 사용한다.
견과류-프리 방식 : 호두 대신에 껍질 벗겨 구운 해바라기씨를 사용한다.
탄수화물 보충 : 닭 허벅지살 대신에 껍질 벗긴 닭 가슴살을 사용하고, 마요네즈의 양을 ¼컵(52g)으로 줄이고, 호두를 생략한다. 1단계에서 건포도 ½컵(115g)을 추가한다.

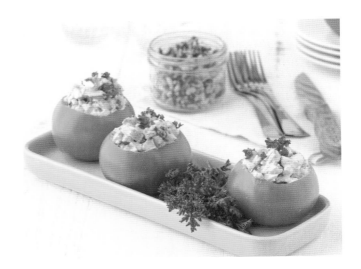

영양 정보(속 채운 토마토 1개 기준)

칼로리 : 507 | 지방 칼로리 : 374 | 총 지방 : 41.6g | 포화지방 : 7.3g | 콜레스테롤 : 80mg
나트륨 : 364mg | 탄수화물 : 10.5g | 식이 섬유 3.6g | 순탄수화물 : 6.9g | 당류 : 6.1g | 단백질 : 22.6g

비율		
지방	탄수화물	단백질
74%	**8%**	**18%**

치킨 파이 크럼블 CHICKEN POT PIE CRUMBLE

준비 시간 : **25분**   조리 시간 : **45분**   분량 : **4인분**

가짓과-프리 · 견과류-프리

부드러운 크럼블이 덮힌 치킨 파이를 만드는 방법에는 두 가지가 있을 것이다. 오랜 시간 반죽을 만들어 치대고 둥글리지만 결국 부스러뜨려 좌절하거나, 조리 시간을 30분 줄이면서 크럼블을 만들거나. 나라면 두 번째에 손을 들겠다. 물론 당신도 그렇겠지만.

재료

- 코코넛 오일, 접시에 바르는 용도

필링 재료

- 코코넛 오일이나 오리 지방 ¼컵(55g)
- 뼈와 껍질이 없는 닭 허벅지살 455g, 깍 둑썰기한 것
- 깍둑썰기한 셀러리 ⅓컵(55g)
- 깍둑썰기한 양파 ¼컵(45g)
- 깍둑썰기한 당근 ¼컵(40g)
- 마늘 2쪽, 다진 것
- 작은 콜리플라워 꽃 부분 한 덩이
- 닭 뼈 육수 2컵(475ml)(183쪽)
- 곱게 간 회색 바닷소금 ¾컵
- 양파 가루 ½작은술

크럼블 재료

- 뜨거운 콜리플라워 요리액 1큰술(위 재료 에서 나온 것)
- 코코넛 가루 ¼컵 + 2큰술(40g)
- 코코넛 오일 ¼컵(55g)
- 달걀 1개
- 마늘 가루 ½작은술
- 양파 가루 ½작은술

만드는 법

1 오븐을 177℃로 예열하고 1.4L 얕은 캐서롤 접시에 코코넛 오일을 바른다.

2 필링 만들기 : 코코넛 오일을 프라이팬에 넣고 중불에 녹인다. 치킨을 넣고 10 분, 또는 다 익을 때까지 볶는다. 셀러리, 양파, 당근, 마늘을 넣고 5분 더 익힌 다. 불을 끈다.

3 그동안에 콜리플라워의 꽃 부분(400g)을 큼직큼직하게 잘라 육수와 함께 작은 냄비에 넣는다. 뚜껑을 닫고 센 불로 끓인다. 중약불로 줄여 콜리플라워를 포 크로 찔러 부드럽게 푹 들어갈 때까지 15분 동안 뭉근히 끓인다. 콜리플라워 와 요리액(나머지는 나중을 위해 남겨 둔다) 반 컵을 블렌더에 넣는다. 바닷소 금과 양파 가루를 넣어 부드러워질 때까지 약 1분 동안 고속으로 돌린다.

4 콜리플라워 크림과 치킨 조각을 프라이팬에 붓는다. 잘 섞은 후에 준비된 캐서 롤 접시에 옮긴다.

5 크럼블 만들기 : 뜨거운 콜리플라워 요리액 1큰술, 코코넛 가루, 코코넛 오일, 달걀, 마늘 가루, 양파 가루를 작은 믹싱 볼에 담는다. 손을 이용해 혼합물을 공 모양으로 만든다.

6 필링 위에 반죽을 부수어 고르게 덮는다. 위 표면이 황금색으로 변할 때까지 25~30분 동안 구워서 즉시 낸다.

보관 방법 : 밀폐 용기에 담아 냉장고에 3일 동안 보관할 수 있다.

데우기 : 전자레인지에 돌리거나, 캐서롤 접시에 뚜껑을 덮어 150℃로 예열된 오븐에 10~15분 동안 가열한다. 부서지지 않게 하려면 냉장고에서 꺼내어 바로 차가운 유리나 도자기 접시에 담아 뜨거운 오븐에 넣지 말아야 한다.

준비 사항 : 3단계에서 나머지 레시피를 만들기 이틀 전에 콜리플라워 크림을 만들 수 있 다. 잊지 말고 요리액을 남겨 두었다가 5단계에서 데워서 크럼블에 사용한다. 요리액을 잊 었다면 뜨거운 닭 뼈 육수나 뜨거운 물 1큰술을 사용한다.

영양 정보(1인분 기준)

칼로리 : 474 | 지방 칼로리 : 312 | 총 지방 : 34.7g | 포화지방 : 26.6g | 콜레스테롤 : 137mg
나트륨 : 359mg | 탄수화물 : 10.3g | 식이 섬유 : 4.8g | 순탄수화물 : 5.5g | 당류 : 2.5g | 단백질 : 30g

비율		
지방 **66%**	탄수화물 **9%**	단백질 **25%**

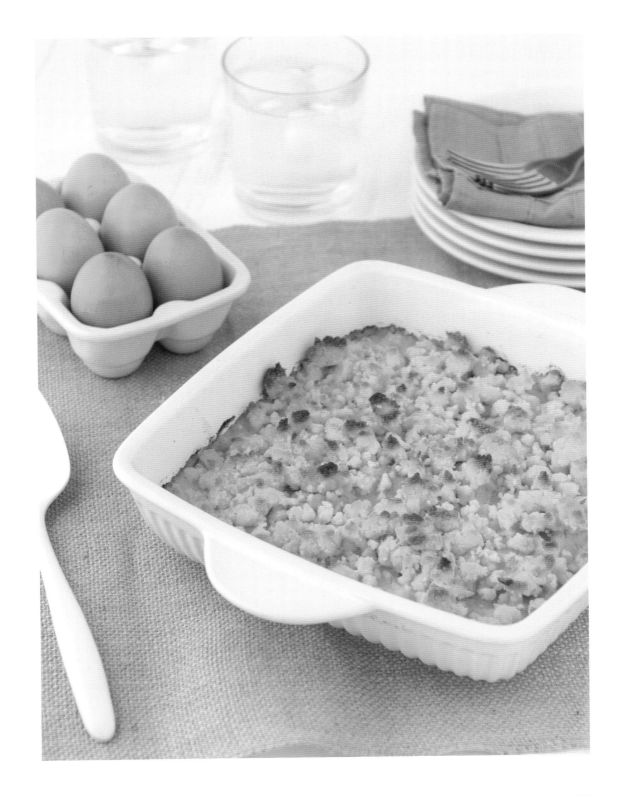

그레이비와 아스파라거스를 곁들인 그릭 치킨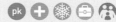
GREEK CHICKEN WITH GRAVY AND ASPARAGUS

준비 시간 : **15분**   조리 시간 : **1.5시간**   분량 : **6인분**

에그-프리 · 가짓과-프리 · 견과류-프리   선택 : 코코넛-프리

시간은 없지만 푸짐한 식사로 일주일간의 스트레스를 풀고 싶을 때면 언제나 이 로스트 치킨이 답이다. 집에 있는 재료가 무엇이고 공을 얼마나 들이고 싶은지에 따라, 치킨의 양념으로 쓰이는 허브와 함께 치킨 속에 넣는 재료가 달라질 수 있다. 내가 고안한 방식으로 소금과 후추를 뿌리고 풋사과 조각과 신선한 파슬리를 치킨 속에 넣으면 요리가 훨씬 간단해진다. 소량의 사과즙과 치킨이 익으면서 나오는 기름이 섞여 육질이 정말로 촉촉해진다. 이 요리는 언제나 성공적이다.

우리 가족은 항상 내장 그레이비를 만든다. 내가 손님 초대용으로 이 그레이비를 만들어 놓으면 그들은 이상하게 생각한다. 하지만 내장을 사용하면 영양가는 말할 것도 없고 그레이비의 맛이 너무너무 좋아진다. 그래서 다른 방법은 상상조차 할 수 없다. 하지만 시간을 절약하고 싶거나, 내장이 없다면 내장 대신에 동량의 닭 뼈 육수를 이용하면 된다.

재료

- 닭 한 마리(1.6kg), 내장을 제거해 따로 둠
- 정제 아보카도 오일이나 녹인 코코넛 오일 3 큰술
- 그릭 시즈닝 1.5큰술(250쪽)
- 사과 1개, 거칠게 다진 것
- 신선한 파슬리 한 줌
- 신선한 오레가노 6줄기
- 신선한 타임 6줄기
- 작은 마늘 4쪽

그레이비 재료
- 내장(위의 재료에 명시)
- 녹인 오리 지방 3큰술
- 타피오카 녹말 1작은술

서빙용 재료
- 아스파라거스 455g, 딱딱한 끝부분을 제거한 것

만드는 법

1 오븐을 170℃로 예열한다. 닭을 구이판이나 커다란 무쇠 프라이팬에 올린다. 닭고기에 기름을 골고루 바르고 그릭 시즈닝을 뿌린다. 닭 안에 사과, 파슬리, 오레가노, 타임, 마늘을 집어넣는다. 1시간 15분 동안 또는 허벅지 살의 내부 온도가 74℃에 도달해 맑은 육즙이 흐를 때까지 굽는다.

2 닭고기가 익는 동안에 내장을 요리한다. 내장을 작은 냄비에 넣고 물 1.5컵(350ml)을 부은 후에 뚜껑을 닫고 끓인다. 약불로 줄여서 30분 동안 뭉근히 끓인다. 내장 조각을 거르고 감칠맛 나는 요리액(내장 끓인 물)을 따로 둔다. 내장을 버린다.

3 닭고기가 다 익기 10분 전쯤에 아스파라거스를 삶는다.

4 닭고기가 다 익으면 오븐에서 꺼내 서빙 접시로 옮긴다. 닭 속의 내용물을 다 꺼내서 삶은 아스파라거스와 함께 닭고기 옆에 놓는다.

5 구이판을 레인지에 올려 중불로 가열한다. 내장 요리액의 ½컵(120ml)과 녹은 오리 기름을 팬에 넣고 잘 섞는다. 타피오카 녹말을 넣어 그레이비가 걸쭉해질 때까지 잘 젓는다.

6 닭고기 위에 그레이비를 뿌리거나 따로 낸다.

보관 방법 : 밀폐 용기에 담아 냉장고에 4일, 또는 냉동실에 1개월 동안 보관할 수 있다.

데우기 : 전자레인지에 돌리거나 프라이팬에 뚜껑을 덮어 데운다.

해동하기 : 냉장고에서 완전히 해동한다. 해동되면 위의 설명대로 데운다.

코코넛-프리 방식 : 아보카도 오일을 사용한다.

탄수화물 보충 : 그레이비를 생략하거나 다른 요리를 위해 남겨 둔다. 닭고기에 기름을 바르지 않는다. 선택한 탄수화물 보충 음식과 함께 닭고기를 낸다(https://writinghouse.co.kr/133에서 '탄수화물 보충 레시피' PDF를 다운로드한다). 이 요리는 구운 카사바나 삶은 녹색 플랜틴, 구운 히카마와 잘 어울린다.

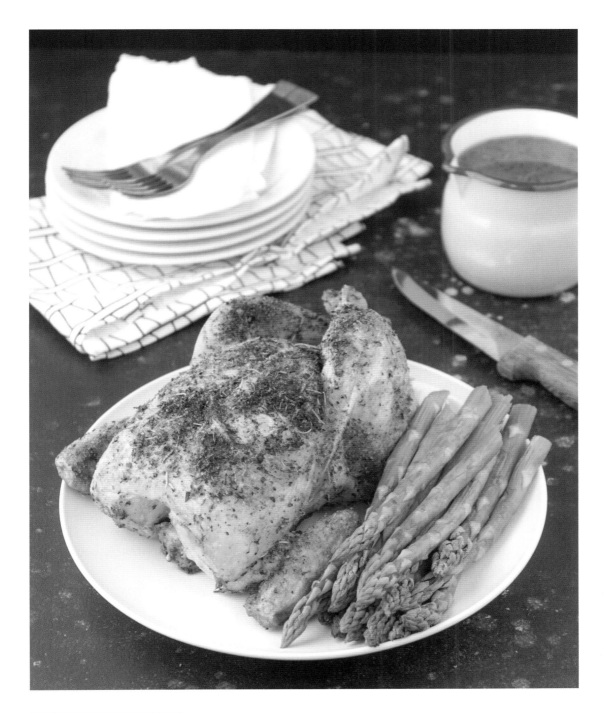

영양 정보(그레이비 2큰술을 곁들인 1인분 기준)

칼로리 : 580 | 지방 칼로리 : 366 | 총 지방 : 40.7g | 포화지방 : 11.9g | 콜레스테롤 : 231mg

나트륨 : 248mg | 탄수화물 : 3.8g | 식이 섬유 : 1.9g | 순탄수화물 : 1.9g | 당류 : 1.5g | 단백질 : 49.7g

비율		
지방	탄수화물	단백질
63%	**3%**	**34%**

오렌지 글레이즈드 오리 구이 ORANGE-GLAZED ROASTED DUCK

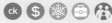

준비 시간 : **15분**   조리 시간 : **1.5시간**   분량 : **6인분**

코코넛-프리 · 에그-프리 · 가짓과-프리 · 견과류-프리   선택 : 저포드맵

우리 어머니는 오리라면 사족을 못 쓰신다. 지난여름 우리 집을 방문했을 때 어머니는 좋아하는 셰프에게 배웠다며 절반의 조리 시간으로 오리를 완벽하게 굽는 법을 나에게 전수했다. 어머니는 요리를 좋아하지만 주방에서 오랜 시간을 보내는 걸 좋아하진 않는다. 하지만 나는 망설임 없이 이 레시피를 포함시켰다!

재료

- 통 오리 2.3kg, 내장 제거한 것
- 오렌지 1개
- 신선한 타임 4줄기
- 신선한 파슬리 한 줌
- 곱게 간 회색 바닷소금 2¼작은술, 나눠 놓은 것
- 코리앤더 가루 1작은술
- 간 흑후추 ¾작은술
- 간 커민 ½작은술
- 닭 뼈 육수 ¾컵(180ml)(183쪽), 나눠 놓은 것
- 피노 그리지오, 소비뇽 블랑, 언오크드 샤르도네 같은 화이트 와인 ¼컵
- 제과용 에리스리톨 ⅓컵(53g)
- 사과 식초 2큰술

특별 도구

- 꼰 무명실

보관 방법 : 밀폐 용기에 담아 냉장고에 4일 또는 냉동실에 1개월간 보관할 수 있다.

데우기 : 뚜껑을 덮어 전자레인지에 돌린다. 캐서롤 접시에 뚜껑을 덮어 예열된 150℃ 오븐에서 10~15분 동안 데운다. 또는 프라이팬에 뚜껑을 덮어 중불로 가열한다.

해동하기 : 냉장고에서 완전히 녹인다. 해동되면 샐러드 위에 얹어 차게 먹거나 위의 설명대로 데운다.

만드는 법

1 오븐을 245℃로 예열한다.

2 미세한 강판을 이용해 오렌지 껍질을 간 다음, 오렌지를 반으로 자른다. 절반은 즙으로 내고, 나머지 절반은 웨지로 자른다. 껍질과 즙을 따로 둔다. 오리 배에 오렌지 웨지, 타임, 파슬리 가지를 채운다. 무명실로 오리 다리를 묶고 무쇠 팬이나 작은 구이판에 올린다.

3 바닷소금 2작은술, 코리앤더 가루, 흑후추, 커민을 오리 겉 부분에 골고루 뿌린다. 30분 동안 굽는다.

4 따로 두었던 오렌지즙과 닭 뼈 육수 ½컵(120ml), 와인을 그릇에 담는다. 오리를 30분 동안 구운 다음 온도를 177℃로 낮추고 육수 혼합물을 팬에 붓는다. 고기 속의 온도가 74℃에 도달할 때까지 50~60분 더 굽는다. 바삭한 껍질을 원한다면 온도를 높이고 랙을 상단으로 옮겨 5분 동안 또는 껍질이 바삭해질 때까지 굽는다. 구운 오리를 오븐에서 꺼내 도마로 옮긴다.

5 글레이즈 만들기 : 남은 육수 ¼컵(60ml), 에리스리톨, 식초, 남은 소금 ¼작은술을 오리 기름과 함께 팬에 넣는다. 중약불에 놓고 에리스리톨이 녹을 때까지 계속 섞는다. 따로 둔 오렌지 껍질을 추가한다. 글레이즈가 걸쭉해질 때까지 5분 동안 계속 휘젓는다.

6 오리를 썰어 서빙 접시에 놓는다. 오렌지 글레이즈를 떨어뜨리거나 소스 그릇에 담아 곁들인다.

곁들이면 좋은 것 : 한 끼 식사로 먹으려면 넓게 편 시금치 위에 얹고 글레이즈를 떨어뜨린다.

저포드맵 방식 : 에리스리톨 대신에 액상 스테비아 5방울을 넣는다.

영양 정보(1인분과 글레이즈 1큰술 기준)

칼로리 : 458 | 지방 칼로리 : 337 | 총 지방 : 37.4g | 포화지방 : 12.4g | 콜레스테롤 : 116mg
나트륨 : 776mg | 탄수화물 : 3.9g | 식이 섬유 : 0.8g | 순탄수화물 : 3.1g | 당류 : 2.9g | 단백질 : 26.4g

비율		
지방	탄수화물	단백질
74%	**3%**	**23%**

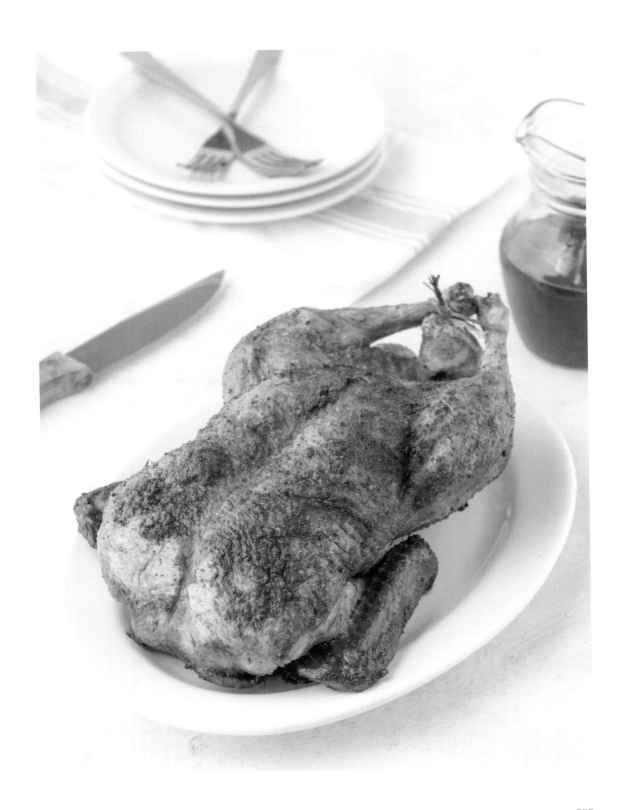

해바라기씨 버터 윙과 청경채
SUNFLOWER CHICKEN WINGS WITH BOK CHOY

준비 시간 : **10분**　조리 시간 : **40분**　분량 : **6인분**

에그-프리 · 견과류-프리　선택 : **코코넛-프리 · 저포드맵 · 가짓과-프리**

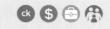

거의 모든 종류의 닭고기가 이 요리법에 어울린다. 나는 먹는 데 시간이 걸리고 재미도 있는 윙을 좋아한다. 그러나 뼈에 붙은 닭 허벅지살이나 가슴살도 엄청 맛있다!

소스 재료

- 썬 대파 ½컵(40g), 녹색 부분만
- 정제 아보카도 오일 또는 정제 올리브 오일 ⅓컵 (80ml)
- 닭 뼈 육수 ⅓컵(80ml)(183쪽 참조)
- 무가당 해바라기씨 버터 ¼컵(70g)
- 코코넛 아미노스 1½큰술
- 사과 식초 1큰술
- 신선한 라임즙 1큰술
- 피시 소스 1작은술
- 붉은 고춧가루 ¼작은술

- 닭봉 및/또는 닭 날개 900g

청경채 재료

- 정제 아보카도 오일 또는 정제 올리브 오일 3큰술
- 큰 청경채 1개(525g), 얇게 썬 것
- 시치미 시즈닝(252쪽) 2작은술

만드는 법

1 오븐을 190℃로 예열한다.

2 소스 재료를 큰 믹싱 볼에 넣어 잘 섞는다. 닭고기를 넣어 버무린다.

3 버무린 닭고기를 큰 캐서롤 접시나 무쇠 팬에 옮긴다. 30분 동안 구운 다음 오븐 온도를 220℃로 높이고 10분 동안 더 굽는다.

4 그동안에 청경채를 준비한다. 프라이팬에 오일 3큰술을 두르고 중간 센 불로 1분 동안 가열한다. 뜨거운 오일에 얇게 썬 청경채와 시치미 시즈닝을 넣고 포크로 찔러 부드럽게 들어갈 때까지 5분 동안 볶는다.

5 청경채를 접시 6개에 나눠 담고 닭봉 또는 닭 날개를 얹는다.

보관 방법 : 밀폐 용기에 담아 3일 동안 냉장고에 보관할 수 있다.

데우기 : 전자레인지에 데우거나, 캐서롤 접시에 뚜껑을 덮어 150℃로 예열된 오븐에서 10~15분 동안 가열한다. 또는 프라이팬에 중불로 데운다.

코코넛-프리 방식 : 콩을 먹어도 괜찮다면 코코넛 아미노스 대신에 밀가루 없는 간장을 넣는다.

저포드맵 방식 : 시치미 시즈닝을 250~253쪽에 수록한 저포드맵 시즈닝으로 바꾼다.

가짓과-프리 방식 : 붉은 고춧가루를 뺀다. 시치미 시즈닝을 250~253쪽에 수록한 저포드맵 시즈닝으로 바꾼다.

영양 정보(1인분 기준)

칼로리 : 584 | 지방 칼로리 : 433 | 총 지방 : 48.2g | 포화지방 : 9.7g | 콜레스테롤 : 116mg
나트륨 : 653mg | 탄수화물 : 6.2g | 식이 섬유 : 1.1g | 순탄수화물 : 5.1g | 당류 : 1.2g | 단백질 : 31.4g

	비율	
지방 **74%**	탄수화물 **4%**	단백질 **22%**

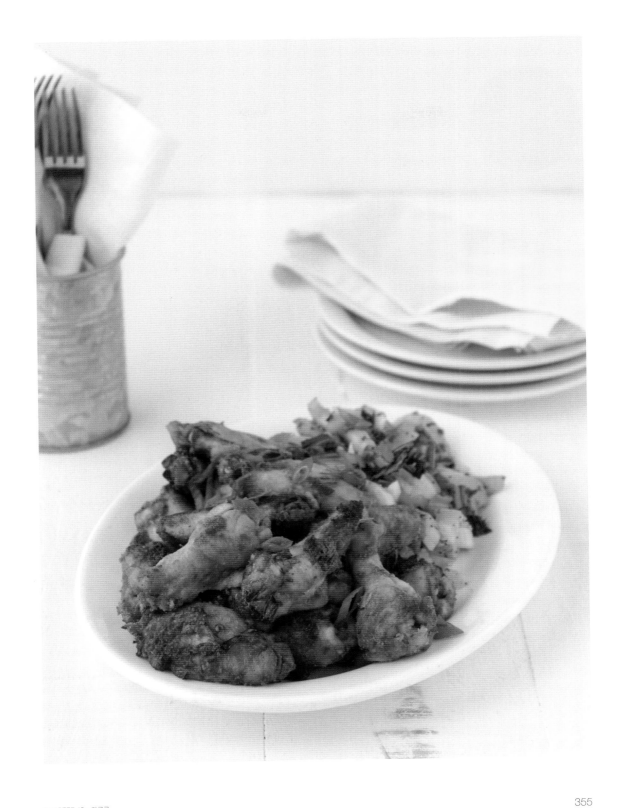

CHAPTER
20

해산물

랍스터 파이 LOBSTER PIE

준비 시간 : **15분** 조리 시간 : **35분** 분량 : **6인분**

저포드맵 · 가짓과―프리 · 견과류―프리   선택 : 코코넛―프리

이 음식은 만인이 사랑하는 셰퍼드 파이를 응용한 것이다. 고기 대신에 랍스터. 그레이비 대신에 크림소스, 제철 채소 대신에 대파를 준비하면 끝이다. 파 대신에 리크를 사용해도 된다. 원래는 리크를 넣고 싶었는데, 작은 우리 도시의 마트에서는 어디든 리크가 금방 동이 나서 파로 바꾸었다.

필링 재료

- 코코넛 오일 ¼컵(52g)
- 잘게 썬 대파 2컵(450g), 녹색 부분만
- 잘게 자른 익힌 랍스터 살 2½컵(450g)
- 전지 코코넛 밀크 ¼컵(60ml)
- 다진 신선한 딜 ¼컵(18g)
- 곱게 간 회색 바닷소금 ½작은술

토핑 재료

- 거칠게 다진 순무 3컵(475g), 찐 것
- 전지 코코넛 밀크 ¼컵(60ml)
- 코코넛 오일 2큰술
- 곱게 간 회색 바닷소금 ½작은술
- 간 흑후추 ¼작은술
- 달걀노른자 3개

> 보관 방법 : 밀폐 용기에 담아 냉장고에 3일간 보관할 수 있다.
> 데우기 : 뚜껑을 덮어 전자레인지로 데우거나, 캐서롤 접시에 담고 뚜껑을 덮어 예열된

만드는 법

1 오븐을 205℃로 예열한다.

2 필링 만들기 : 코코넛 오일 ¼컵(52g)과 다진 대파 녹색 부분을 큼직한 프라이팬에 넣고 중불로 가열한다. 5분 동안 파를 볶다가 랍스터 살, 코코넛 밀크 ¼컵, 딜, 바닷소금 ½작은술을 넣고 2분간 더 볶는다. 얕은 1.4L 캐서롤 접시에 옮겨 둔다.

3 토핑 만들기 : 찐 순무, 코코넛 밀크 ¼컵(60ml), 코코넛 오일 2큰술, 바닷소금 ¼작은술, 흑후추를 블렌더나 푸드프로세서, 스탠드 믹서에 넣는다. 으깨질 때까지 혼합한다. 달걀노른자를 넣고 잘 섞는다.

4 캐서롤 접시의 랍스터 혼합물 위에 으깬 순무를 골고루 뿌린다. 포크로 순무 토핑을 잘게 부순다.

5 25분 동안 또는 표면이 황금색으로 변할 때까지 굽는다. 오븐에서 꺼내어 낸다.

> 150℃ 오븐에서 10~15분 동안 가열한다. 또는 프라이팬에 중불로 데운다.
> 곁들이면 좋은 것 : 이 요리는 클래식 버터 비스킷(372쪽)과 잘 어울린다.
> 코코넛―프리 방식 : 코코넛 오일 대신에 기(먹어도 괜찮다면)나 아보카도 오일을 사용한다. 코코넛 밀크 대신에 선호하는 비유제품 밀크 ⅓컵(80ml)을 넣는다(2단계와 3단계에서 반씩 나누어 사용한다).

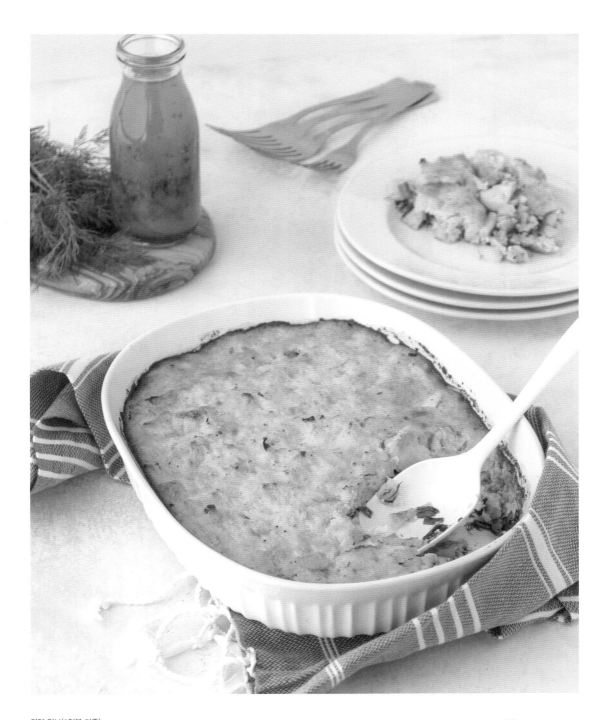

영양 정보(1인분 기준)

칼로리 : 301 | 지방 칼로리 : 185 | 총 지방 : 20.6g | 포화지방 : 16.3g | 콜레스테롤 : 158mg

나트륨 : 737mg | 탄수화물 : 10.4g | 식이 섬유 : 2.5g | 순탄수화물 : 7.9g | 당류 : 4g | 단백질 : 18.4g

비율

지방	탄수화물	단백질
62%	14%	24%

크랩 타코 CRAB TACOS

준비 시간 : **5분** 　분량 : **타코 8개(4인분)**

코코넛-프리 · 견과류-프리　　선택 : 저포드맵

내가 게를 여러 마리 찐 다음, 껍데기를 깨고 살을 발라서 이 요리를 만들 거라고 생각한다면 오산이다. 우선 나는 케이크 말고는 조리에 많은 시간을 소비하지 않는다. 게를 집에서 찌면 아마 먹을 때까지 총 3시간은 걸릴 것이다. 둘째로, 갑각류를 손질하는 건 정말로 싫다.

운 좋게도 우리는 식료품점에서 익힌 게살을 살 수 있는 시대에 살고 있다. 찌거나 껍데기를 깨거나 살을 발라 낼 필요가 없다. 나는 우리 지역 마트의 신선 해산물 매장에서 익힌 게살을 발견했다.

재료

- 익힌 게 다리살 1컵(230g)
- 작은 토마토 2개, 깍둑썰기한 것
- 깍둑썰기한 래디시 ⅓컵(55g)
- 라임즙, 1개 분량
- 엑스트라-버진 올리브 오일 3큰술
- 잘게 다진 녹색 피망 3큰술
- 잘게 다진 노란 피망 2큰술
- 잘게 다진 신선한 고수잎 2큰술, 장식용
- 스리라차 소스 2큰술
- 잘게 썬 신선한 민트 1큰술
- 곱게 간 회색 바닷소금 ¼작은술
- 잘 접히는 토르티야 8개(374쪽), 서빙용

만드는 법

1 토르티야를 제외한 모든 재료를 큰 믹싱 볼에 넣는다. 잘 섞는다.
2 게 혼합물을 8개의 토르티야에 나눠 올린다. 고수잎로 장식해서 낸다.

보관 방법 : 토르티야와 속을 분리해서 냉장고에 3일 동안 보관할 수 있다.

준비 사항 : 토르티야를 미리 준비해서, 374쪽의 설명대로 보관할 수 있다.

곁들이면 좋은 것 : 한 끼 식사로 먹으려면 타코 위에 자른 아보카도를 올린다. 딸기 아보카도 샐러드(302쪽) 또는 아보카도 프라이와 디핑 소스(380쪽)와 아주 잘 어울린다.

저포드맵 방식 : 스리라차 소스에 마늘과 양파가 들었는지 확인한다. 칠리 소스를 대신 사용할 수 있다.

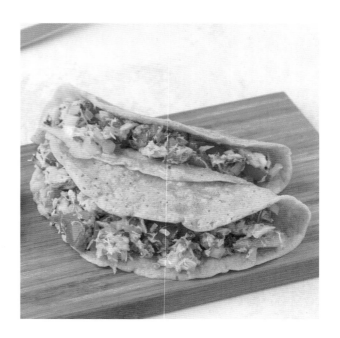

영양 정보(타코 2개 기준)

칼로리 : 297 | 지방 칼로리 : 176 | 총 지방 : 19.5g | 포화지방 : 4.4g | 콜레스테롤 : 129mg
나트륨 : 747mg | 탄수화물 : 5.5g | 식이 섬유 : 1.1g | 순탄수화물 : 4.4g | 당류 : 3.4g | 단백질 : 24.9g

비율		
지방	탄수화물	단백질
60%	**7%**	**33%**

속 채운 송어 STUFFED TROUT

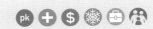

준비 시간 : **5분**   조리 시간 : **20분**   분량 : **4개**

코코넛-프리 · 에그-프리 · 저포드맵 · 가짓과-프리 · 견과류-프리

이 레시피는 우리 어머니의 공이 크다. 사실, 나는 해산물 요리를 그리 잘하지 못한다. 나도 해산물을 종종 즐기기는 하지만 어머니는 해산물 마니아다. 어머니는 오리나 양고기 같은 흔하지 않은 육류의 요리법도 많이 알고 있다. 목장을 좋아하며 소도시에 사는 나는 쇠고기를 자주 먹는다. 그래서 나에게는 닭고기가 '해산물'이다. 해산물 챕터를 의논하던 중에 어머니가 이 송어 구이를 제안했다. 정말이지 이 요리는 어머니의 레시피이다. 어머니 덕분에 이 요리를 알릴 수 있어서 감사하다. 이 송어 구이는 정말 맛있다.

재료

- 송어 2마리, 머리와 내장을 없앤 것
- 정제 아보카도 오일이나 녹인 코코넛 오일 2큰술
- 말린 딜 2작은술
- 말린 타임잎 1작은술
- 간 흑후추 ⅛작은술
- 곱게 간 회색 바닷소금 ¼작은술
- 얇게 썬 레몬 반 개
- 대파 1대, 녹색 부분만 길게 반 자른 것

만드는 법

1 오븐을 205℃로 예열한다.

2 생선을 큰 무쇠 프라이팬이나 테두리 있는 구이판에 얹고 오일을 골고루 바른다. 작은 믹싱 볼에 마른 허브, 흑후추, 바닷소금을 넣어 혼합한다. 이 허브 혼합물을 생선의 위, 아래, 속에 뿌린다.

3 생선의 배를 열어서 레몬과 파를 넣는다. 팬이나 구이판에 생선을 올리고 오븐으로 옮긴다. 알맞게 익을 때까지 20분 동안 굽는다.

4 생선을 반으로 잘라 서빙 접시에 담는다.

보관 방법 : 밀폐 용기에 담아 냉장고에 4일, 또는 냉동실에 1개월 동안 보관할 수 있다.

데우기 : 뚜껑을 덮어 전자레인지에 돌린다. 캐서롤 접시에 뚜껑을 덮어 150℃로 예열된 오븐에 5~10분 동안 데운다. 프라이팬에 오일을 두르고 중불로 가열한다.

해동하기 : 냉장고에서 완전히 해동한다. 해동되면 위의 설명대로 데운다.

곁들이면 좋은 것 : 이 생선은 딸기 아보카도 샐러드(302쪽)나 케일 파테(274쪽)와 아주 잘 어울린다.

탄수화물 보충 : 오일의 양을 1큰술로 줄인다. 선택한 탄수화물 보충 음식과 함께 낸다(https://writinghouse.co.kr/133에서 '탄수화물 보충 레시피' PDF를 다운로드하라). 구운 살구나 배와 함께 먹으면 맛이 아주 좋다.

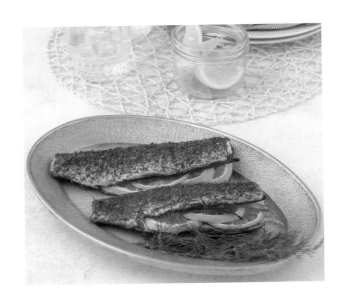

영양 정보(1인분 기준)

칼로리 : 219 | 지방 칼로리 : 108 | 총 지방 : 12g | 포화지방 : 2g | 콜레스테롤 : 74mg

나트륨 : 186mg | 탄수화물 : 0.9g | 식이 섬유 : 0g | 순탄수화물 : 0.9g | 당류 : 0g | 단백질 : 26.9g

비율		
지방 **49%**	탄수화물 **2%**	단백질 **49%**

바삭한 연어 스테이크와 달콤 양배추
CRISPY SALMON STEAKS WITH SWEET CABBAGE

준비 시간 : **10분**　조리 시간 : **40분**　분량 : **4인분**

코코넛-프리 · 에그-프리 · 가짓과-프리　선택 : 저포드맵 · 견과류-프리

케토는 내 운명이었다. 음식을 스스로 선택할 수 있게 되면서부터 나는 사워크라우트, 양배추, 고지방 생선을 비롯해 케토 친화적인 음식에 목숨을 걸었다. 간단한 이 앙트레는 준비가 쉬워서 주중에 먹기 좋다. 그리고 생선이 아닌 스테이크나 닭고기가 먹고 싶어도 문제없다. 달콤 양배추는 플랭크 스테이크(300쪽)와도 잘 어울린다.

달콤 양배추 재료

- 정제 아보카도 오일 또는 마카다미아 너트 오일 ¼컵(60ml)
- 얇게 썬 적양파 ⅓컵(55g)
- 얇게 썬 적양배추 4컵(470g)
- 피노 누아, 메를로 또는 카베르네 소비뇽 같은 레드 와인 ⅓컵(80ml)
- 닭 뼈 육수 ¼컵(60ml)(183쪽 참조)
- 발사믹 식초 1큰술
- 곱게 간 회색 바닷소금 ½작은술
- 간 흑후추 ¼작은술

연어 스테이크 재료

- 스테이크용 연어 4개(각 170g)
- 정제 아보카도 오일 또는 마카다미아 너트 오일 3큰술
- 곱게 간 회색 바닷소금과 간 흑후추 약간

- 신선한 파슬리 다진 것 2큰술, 장식용

만드는 법

1 양배추를 준비한다. 아보카도 오일 ¼컵(60ml)과 적양파를 큰 프라이팬에 넣고 중불로 가열한다. 5분 동안 양파를 익힌다. 썬 양배추를 넣고 5분간 또는 숨이 죽을 때까지 익힌다. 레드 와인, 육수, 식초, 바닷소금, 흑후추를 넣는다. 뚜껑을 열어 중약불로 줄이고 25분간 가열한다. 요리를 마치기 5분 전에 뚜껑을 열어 김을 뺀다.

2 그동안 오븐 선반을 위 칸에 끼우고 '저온 구이'에 맞춘다(오븐에 저온 구이 기능이 없는 경우 '구이'로 설정해도 된다).

3 연어를 유산지 없이 테두리 있는 구이판이나 대형 무쇠 프라이팬에 올린다. 아보카도 오일 3큰술을 두르고 바닷소금과 흑후추를 뿌린다. 미디엄-웰던 스테이크의 경우, 중간 부위에 약간의 반투명함이 남아 있을 때까지 9분 동안 굽는다. 스테이크를 완전히 익히려면 고기가 전부 불투명해질 때까지 12분 동안 굽는다.

4 양배추를 접시 4개에 나눠 담은 후에 각 접시 위에 연어 스테이크를 얹고 파슬리를 뿌려 낸다.

보관 방법 : 밀폐 용기에 담아 냉장고에 3일, 또는 냉동실에 1개월간 보관할 수 있다.

데우기 : 전자레인지에 데우거나, 캐서롤 접시에 뚜껑을 덮어 150℃로 예열한 오븐에서 10~15분 동안 가열한다. 또는 프라이팬에 중불로 데운다.

해동하기 : 냉장고에서 완전히 녹인다. 해동되면 위의 설명대로 데운다.

곁들이면 좋은 것 : 이 요리는 케일 파테(274쪽)와 잘 어울린다.

저포드맵 방식 : 양파를 빼고 1단계에서 사용한 아보카도 오일 2큰술 대신에 아보카도 오일로 만든 마늘 향신 기름(248쪽)을 사용한다.

견과류-프리 방식 : 아보카도 오일을 사용한다.

탄수화물 보충 : 1단계에서 오일의 양을 1½작은술, 3단계에서 1½작은술 줄인다. 신선한 블랙베리 2컵(435g)을 뿌려 낸다.

영양 정보(1인분 기준)

칼로리 : 485 | 지방 칼로리 : 310 | 총 지방 : 34.5g | 포화지방 : 4.6g | 콜레스테롤 : 75mg
나트륨 : 499mg | 탄수화물 : 8.3g | 식이 섬유 : 3.3g | 순탄수화물 : 5g | 당류 : 4.4g | 단백질 : 35.2g

	비율	
지방 **64%**	탄수화물 **7%**	단백질 **29%**

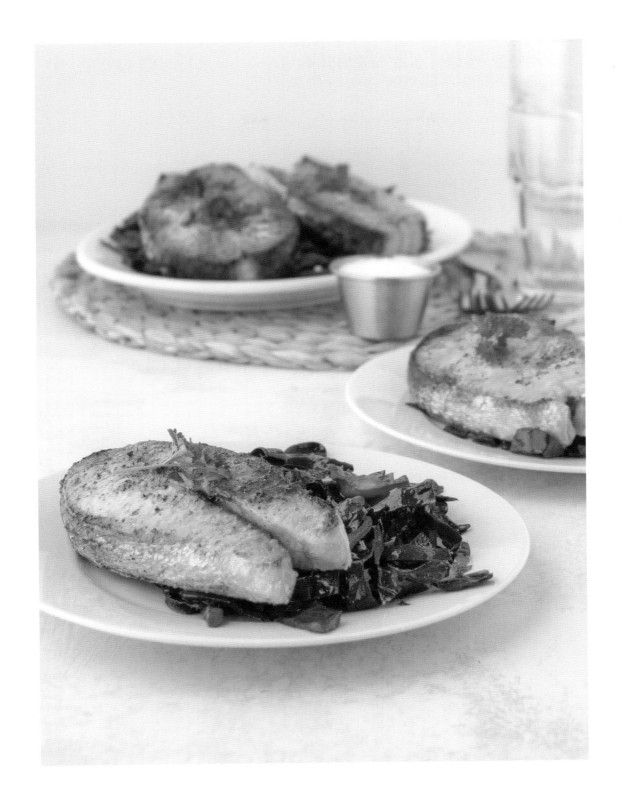

프로슈토로 싼 생선 살과 지중해식 야채

PROSCIUTTO-WRAPPED FISH FILLETS WITH MEDITERRANEAN VEGETABLES

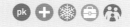

준비 시간 : **15분** · 조리 시간 : **30분** · 분량 : **6인분**

코코넛─프리 · 에그 프리 · 가짓과─프리   선택 : 저포드맵 · 견과류─프리

생선을 쌀 때 프로슈토가 찢어지겠지만 걱정하지 마라. 그래도 캐서롤이 보기 좋게 완성될 것이다. 생 견과류를 사용해도 괜찮지만, 건강을 생각한다면 피칸을 물에 담갔다가 사용하는 것이 더 좋다.

채소 재료

- 꽃상추나 붉은 치커리 300g, 거칠게 다진 것
- 아티초크 고갱이 6캔
- 생 피칸 ½컵, 반으로 자른 것
- 정제 아보카도 오일이나 녹인 라드 ⅓컵 (80ml)
- 대파 4대, 녹색 부분만 다진 것
- 라임즙, 1개 분량
- 신선한 생강 1개(2.5cm), 강판에 간 것
- 신선한 사철쑥 1가지의 잎
- 곱게 간 회색 바닷소금 ½작은술
- 간 흑후추 ¼작은술

생선 재료

- 송어나 틸라피아, 메기 살 455g
- 곱게 간 회색 바닷소금과 간 흑후추 약간
- 얇게 썬 프로슈토 255g

장식용 재료

- 신선한 파슬리잎
- 라임, 웨지로 썬 것

만드는 법

1 오븐을 177℃로 예열한다.

2 커다란 믹싱 볼에 채소 재료를 넣는다. 잘 버무린 다음에 얕은 1.4L 캐서롤 접시에 옮긴다.

3 생선 살을 깨끗한 표면에 놓고 바닷소금, 흑후추를 뿌린다. 생선 살 하나씩을 프로슈토 2~3조각으로 싼 후에 야채 혼합물에 올린다.

4 30분 동안, 또는 캐서롤의 가장자리가 갈색으로 변하고 포크로 찔렀을 때, 생선 살이 하나씩 떨어질 때까지 굽는다.

5 생선과 야채를 접시 6개에 나누어 담고, 원한다면 신선한 파슬리와 라임 웨지로 장식해 낸다.

보관 방법 : 밀폐 용기에 담아 냉장고에서 3일 보관할 수 있다. 프로슈토로 싼 생선 살은 한 달간 냉동 보관할 수 있다.

데우기 : 뚜껑을 덮어 전자레인지에 데운다. 캐서롤 접시에 뚜껑을 덮어 예열된 150℃ 오븐에 10~15분 동안 데운다. 프라이팬에 뚜껑을 덮어 중불로 데운다.

해동하기 : 냉동한 생선 살을 냉장실에서 완전히 해동한다. 해동되면 위의 설명대로 데운다.

응용 : 프로슈토로 싼 새우와 지중해식 야채 위에 설명한 레시피를 따르되 생선 살 대신에 껍질을 벗기고 내장을 뺀 점보 새우 455g을 사용한다. 프로슈토 한 장을 두 조각으로 찢어 새우를 싼다. 20분 동안, 또는 캐서롤의 가장자리가 갈색이 될 때까지 굽는다.

저포드맵 : 아티초크 고갱이 대신에 셀러리악 다진 것 1개 또는 다진 케일이나 다진 래디시 한 줌을 넣는다.

견과류─프리 방식 : 피칸을 생략한다.

탄수화물 보충 : 오일의 양을 3큰술로 줄인다. 선택한 탄수화물 보충 음식과 함께 낸다 (https://writinghouse.co.kr/133에서 '탄수화물 보충 레시피' PDF를 다운로드한다). 흰쌀밥, 구운 파스닙, 찐 참마와 함께 먹으면 맛이 좋다.

영양 정보(1인분 기준)

칼로리 : 436 | 지방 칼로리 : 265 | 총 지방 : 29.5g | 포화지방 : 4.4g | 콜레스테롤 : 78mg
나트륨 : 772mg | 탄수화물 : 10g | 식이 섬유 : 5.5g | 순탄수화물 : 4.5g | 당류 : 1.3g | 단백질 : 32.6g

비율		
지방	탄수화물	단백질
61%	**9%**	**30%**

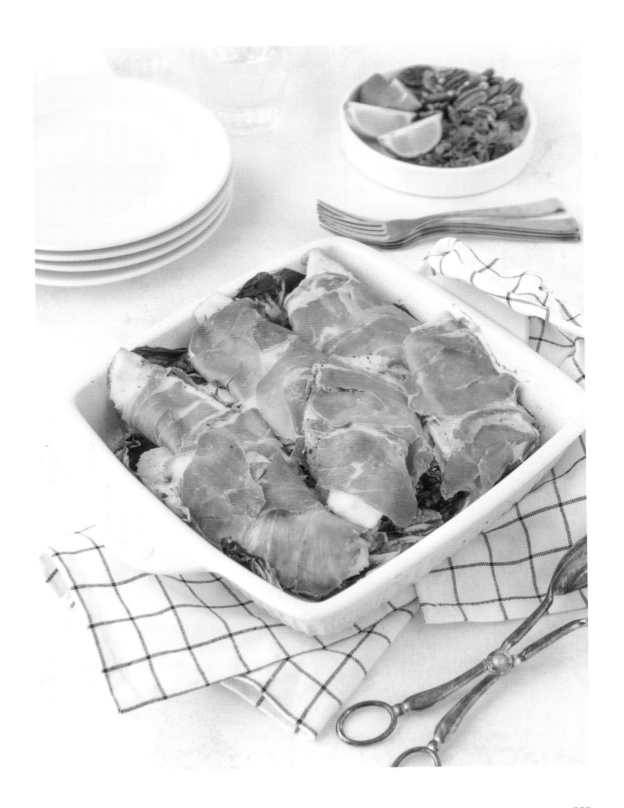

연어 케이크와 딜 크림소스 SALMON CAKES WITH DILL CREAM SAUCE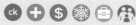

준비 시간 : **5분**   조리 시간 : **약 15분(두 번에 걸쳐 구울 경우)**   분량 : **4인분**

저포드맵 · 가짓과-프리   선택 : **코코넛-프리 · 견과류-프리**

나는 이 레시피를 아주 오랫동안 만들어 왔다. 수년 동안 레시피가 점점 간단해져서 지금은 연어와 달걀을 섞어 오일에 프라이만 하면 끝이다. 이 케이크는 화려해 보이지는 않지만 맛이 있고 지방도 많다. 케이크에 원하는 재료를 더 넣어도 된다. 파슬리 같은 신선한 허브나 셀러리 같은 다진 채소, 또는 향신료 믹스(250~253쪽)를 추가할 수 있다.

연어 캔에 뼈가 들었으면 어쩌나 걱정하지 마라. 뼈가 있으면 오히려 이 레시피의 영양가를 높이기 때문에 훨씬 더 좋다. 반죽을 만들 때 뼈가 갈리기 때문에 목에 걸릴 걱정이 없다. 사용한 연어 캔에 소금이 많이 들었다면 이 레시피의 소금을 생략하라.

재료

- 정제 아보카도 오일이나 마카다미아 너트 오일 ¼컵(60ml), 구이용

연어 케이크 재료

- 연어 캔 2개(213g), 물기 뺀 것
- 달걀 2개
- 거칠게 다진 신선한 딜 2큰술
- 레몬즙, ½개 분량
- 곱게 간 회색 바닷소금 ½작은술

딜 크림소스 재료

- 코코넛 크림 1컵(240ml)
- 레몬즙, ½개 분량
- 곱게 다진 신선한 딜 2작은술
- 간 흑후추 ½작은술

만드는 법

1. 커다란 프라이팬에 오일을 두르고 중불로 2분간 가열한다.
2. 그동안에 연어 케이크를 만든다. 연어와 달걀, 딜, 레몬즙, 바닷소금을 강력 블렌더나 푸드프로세서에 넣고 부드러워질 때까지 혼합한다. 혼합물의 3큰술을 손바닥에 떠서 공 모양으로 굴린 후에 버거 패티처럼 납작하게 만든다. 남은 연어 혼합물을 이용해 총 8개의 케이크를 만든다.
3. 뜨거운 프라이팬에 연어 케이크를 넣고 노릇노릇해질 때까지 앞뒤를 3~5분씩 튀기듯 굽는다. 식힘망에 옮긴다. 팬이 크지 않다면 여러 차례 구워야 할 것이다.
4. 그동안에 딜 크림소스를 준비한다. 모든 소스 재료를 중간 크기의 믹싱 볼에 넣고 잘 섞는다.
5. 구운 케이크를 접시 4개에 나눠 담고 크림소스를 뿌려 맛있게 먹는다.

보관 방법 : 케이크와 소스를 따로 밀폐 용기에 담아 4일 냉장 보관할 수 있고, 케이크는 냉동실에서 1개월 보관할 수 있다.

데우기 : 뚜껑을 덮어 전자레인지에 돌린다. 캐서롤 접시에 뚜껑을 덮어 예열된 150°C 오븐에 10~15분 데운다. 또는 프라이팬에 오일을 두르고 중불로 가열한다.

해동하기 : 냉장실에서 완전히 해동한다. 해동되면 위의 설명대로 데운다.

곁들이면 좋은 것 : 이 요리는 페스토 야채 국수(382쪽)와 아주 잘 어울린다.

코코넛-프리 방식 : 코코넛 크림 대신에 마요네즈를 사용한다.

견과류-프리 방식 : 아보카도 오일이나 코코넛 오일을 사용한다.

탄수화물 보충 : 딜 크림소스의 양을 반으로 줄인다. 선택한 탄수화물 보충 음식과 함께 낸다(https://writinghouse.co.kr/133에서 '탄수화물 보충 레시피' PDF를 다운로드한다). 볶은 히카마와 함께 먹으면 맛이 참 좋다.

영양 정보(케이크 2개와 소스 ¼컵/60ml 기준)

		비율	
	지방	탄수화물	단백질
	73%	**4%**	**23%**

칼로리 : 459 | 지방 칼로리 : 337 | 총 지방 : 37.4g | 포화지방 : 16.4g | 콜레스테롤 : 140mg
나트륨 : 331mg | 탄수화물 : 4.7g | 식이 섬유 : 1.6g | 순탄수화물 : 3.1g | 당류 : 2.5g | 단백질 : 25.8g

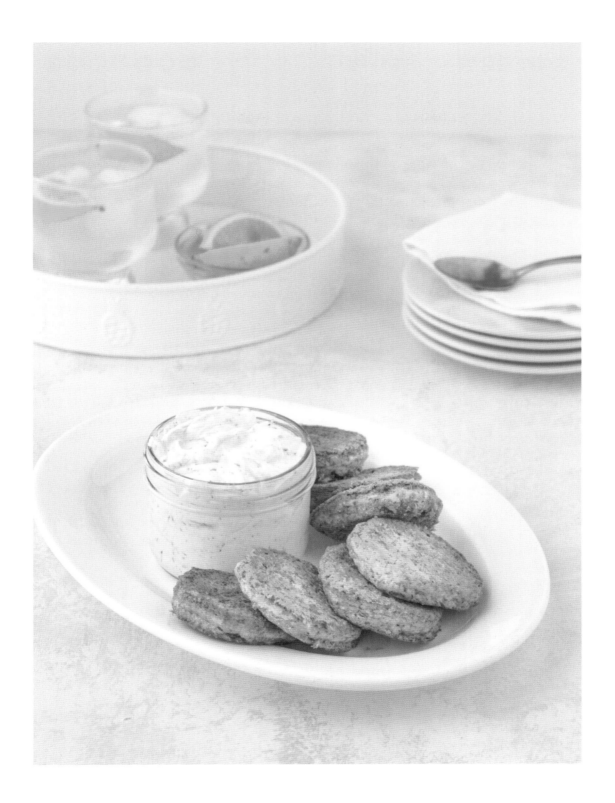

정어리 튀김 쌈 SARDINE FRITTER WRAPS

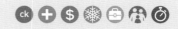

준비 시간 : **5분**   조리 시간 : **8분(두 번에 걸쳐 튀길 경우)**   분량 : **쌈 8개(2인분)**

코코넛-프리   선택 : 저포드맵 · 가짓과-프리 · 견과류-프리

정어리가 건강에 정말로 좋다는 건 알지만 나는 프라이가 아니면 정어리를 맛있게 먹지 못한다. 이유는 모르겠지만 나는 다른 사람들처럼 이 생선을 마요네즈에 으깨서 절대로 먹을 수가 없다. 당신도 나와 같다면 캔에서 정어리를 꺼내어 바로 먹을 수가 없을 것이다. 그런 사람이라면 이 튀김을 만들어 보라. 물론 튀김 위에 마요네즈를 얹을 것이다.

소금이 많이 들어간 정어리를 사용한다면 이 레시피의 소금을 생략하라.

재료

정어리 튀김 재료

- 정제 아보카도 오일 ⅓컵(80ml)
- 정어리 2캔(125g), 물기 뺀 것
- 껍질 벗긴 아몬드 가루 ½컵(55g)
- 달걀 2개
- 다진 신선한 파슬리 2큰술
- 다진 붉은 피망 2큰술
- 마늘 2쪽, 다진 것
- 곱게 간 회색 바닷소금 ½작은술
- 간 흑후추 ¼작은술

서빙용 재료

- 로메인 상추잎 8장
- 작은 영국 오이 1개, 얇게 썬 것
- 마요네즈 8큰술(105g), 수제(238쪽) 혹은 기성품
- 얇게 썬 대파

보관 방법 : 튀김을 밀폐 용기에 담아 냉장고에 3일, 또는 냉동실에 1개월 동안 보관할 수 있다.
데우기(튀김만) : 뚜껑을 덮어 전자레인지에 돌린다. 캐서롤 접시에 뚜껑을 덮어 150℃로 예열된 오븐에 10~15분 동안 가열하거나, 프라이팬에 뚜껑을 덮고 중불로 데운다.

만드는 법

1. 아보카도 오일을 큰 프라이팬에 두른다. 팬을 2분 동안 중불로 달군다.
2. 그동안에 튀김을 준비한다. 튀김 재료를 중간 크기의 믹싱 볼에 넣어 잘 섞는다. 정어리가 부서지지 않도록 조심한다. 이 혼합물 1큰술을 손바닥으로 굴려서 공 모양으로 만든 후에 버거 패티처럼 납작하게 만든다. 남은 혼합물에도 이를 반복해서 작은 패티를 총 16개 만든다.
3. 패티를 뜨거운 기름에 약 2분 동안 양쪽 면을 모두 튀긴 다음, 식힘망에 올린다. 팬이 아주 크지 않다면 여러 번 튀겨야 할 것이다.
4. 그동안에 로메인 상추잎을 4개의 디너 접시에 나누어 놓는다. 그 위에 썬 오이를 올린다. 튀김이 완성되면 상추 하나에 튀김을 두 개씩 올린다. 마요네즈를 얹고 얇게 썬 파를 뿌려 낸다.

해동하기 : 냉장고에서 완전히 해동시킨다. 해동되면 위의 설명대로 데운다.
저포드맵 방식 : 곱게 다진 마늘 대신에 곱게 다진 파(녹색 부분) ¼컵(20g)을 넣는다. 파의 녹색 부분으로만 장식을 올린다.
가짓과-프리 방식 : 피망 대신에 작게 깍둑썰기한 래디시를 넣는다.
견과류-프리 방식 : 아몬드 가루 대신에 껍질 벗긴 햄프시드를 사용한다.
탄수화물 보충 : 마요네즈의 양을 ¼컵(52g)으로 줄인다. 정어리를 튀기는 대신에 테두리 있는 구이판에 유산지를 깔고 177℃에서 15분 동안, 또는 연한 갈색을 띨 때까지 굽는다. 선택한 탄수화물 보충 음식과 함께 낸다(https://writinghouse.co.kr/133에서 '탄수화물 보충 레시피' PDF를 다운로드한다). 이 쌈은 구운 카보차 스쿼시나 참마 구이와 함께 먹으면 맛있다.

영양 정보(쌈 2개 기준)

칼로리 : 612 지방 칼로리 : 499 총 지방 : 55.5g 포화지방 : 7.6g 콜레스테롤 : 192mg	비율		
	지방	탄수화물	단백질
나트륨 : 731mg 탄수화물 : 5.5g 식이 섬유 : 1.9g 순탄수화물 : 3.6g 당류 : 1.8g 단백질 : 22.5g	**81%**	**4%**	**15%**

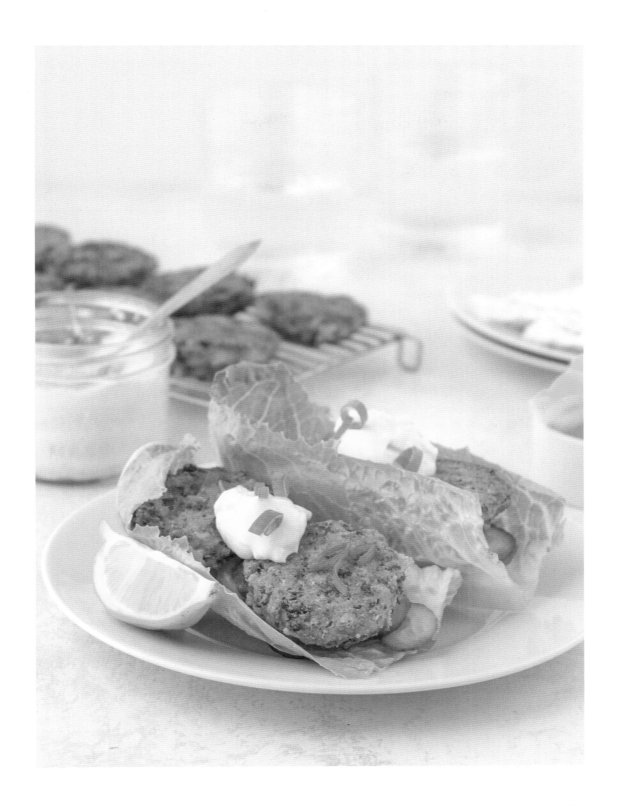

CHAPTER
21

곁들임과 기타

콜리플라워 라이스 CAULIFLOWER RICE

준비 시간 : **15분**　조리 시간 : **15분**　분량 : **4인분**

에그-프리 · 가짓과-프리 · 견과류-프리　선택 : 코코넛-프리 · 완전 채식

콜리플라워 라이스를 만들어 본 적이 없다면 애석한 일이다. 이 음식은 온 가족이 좋아할 초간단 곁들임 음식이다. 요즘에는 마트의 냉동식품 칸에서 콜리플라워 꽃 부분을 떼어 내 쌀처럼 만든 제품을 볼 수 있다. 그러나 절약하고 싶다면 직접 만들어라. 정말로 쉽고 결과도 좋다. 줄기에서 작은 꽃을 떼어 내, 강판의 큰 구멍에 갈거나 푸드프로세서(선택할 수 있다면 중간 크기)에 딸린 강판을 사용하라. 쌀알의 크기가 너무 작으면 요리를 망칠 수도 있으니 유의하라. 어떤 경우에도 콜리플라워 쌀을 너무 오래 익히면 죽이 되어 버리니 조심하라. 콜리플라워를 포크로 찔러 부드럽게 들어가면 다 된 것이다.

재료

- 라드 ⅓컵(69g)
- 콜리플라워 쌀 4컵(500g)(197쪽)
- 닭 뼈 육수 1컵(240ml)(183쪽 참조)
- 곱게 간 회색 바닷소금 ½작은술

만드는 법

1 큰 프라이팬에 라드를 넣고 중불로 가열한다. 기름이 녹으면 나머지 재료를 넣는다. 뚜껑을 덮고 쌀알이 부드러워질 때까지 8~10분 가열한다.
2 뚜껑을 열고 약 5분 동안 또는 수분이 증발할 때까지 익힌다.
3 작은 그릇 4개에 나눠 낸다.

보관 방법 : 밀폐 용기에 담아 냉장고에 3일간 보관할 수 있다.
데우기 : 전자레인지에 데우거나, 프라이팬에서 중불로 볶는다.
준비 사항 : 콜리플라워의 쌀을 최대 3일 전에 만들어 냉장고에 보관할 수 있다.
응용 : 그릭 콜리플라워 라이스 소금 대신 그릭 시즈닝(250쪽) 2큰술을 넣는다.

응용 : 코코넛 콜리플라워 라이스 코코넛 오일 ¼컵을 큰 프라이팬에 중불로 녹인다. 여기에 다진 마늘 2쪽, 작은 적양파 다진 것 ½개, 다진 고기, 다진 생강 1작은술을 넣고 1분 동안 가열한다. 콜리플라워 쌀 4컵(500g), 전지 코코넛 밀크 1컵(240ml), 곱게 간 회색 바닷소금 ½작은술, 간 카르다몸 ½작은술을 넣는다. 라이스가 부드러워질 때까지 8~10분 동안 뚜껑을 덮고 익힌다. 뚜껑을 열고 약 5분 동안 또는 수분이 증발할 때까지 가열한다. 라이스를 작은 그릇 4개에 나눠 담고 간 흑후추를 뿌린다.
곁들이면 좋은 것 : 한 끼 식사로 먹으려면, 닭 구이에 라이스를 얹는다. 양고기 케밥(324쪽), 쿵 파오 포크(334쪽), 올리브 치킨 구이(342쪽)와도 잘 어울린다.
코코넛-프리 방식 : 일반적인 방식이나 그릭 버전으로 만든다.
완전 채식 방식 : 라드를 아보카도 오일로 바꾸고 닭 뼈 육수를 채소 육수로 바꾼다.
탄수화물 보충 : 라드의 양을 2큰술로 줄이고 콜리플라워 쌀을 흰쌀밥 2컵(300g)으로 바꾼다.

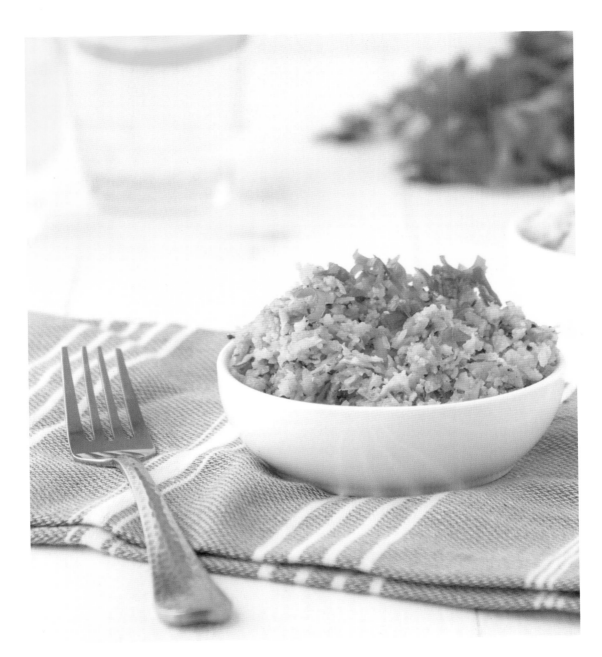

영양 정보(기본 콜리플라워 라이스 1인분 기준)

칼로리 : 200 | 지방 칼로리 : 155 | 총 지방 : 17.2g | 포화지방 : 6.7g | 콜레스테롤 : 16mg

나트륨 : 137mg | 탄수화물 : 6.6g | 식이 섬유 : 3.1g | 순탄수화물 : 3.5g | 당류 : 3g | 단백질 : 4.6g

	비율	
지방	탄수화물	단백질
78%	**13%**	**9%**

영양 정보(코코넛 콜리플라워 라이스 1인분 기준)

칼로리 : 281 | 지방 칼로리 : 233 | 총 지방 : 25.8g | 포화지방 : 22.8g | 콜레스테롤 : 0mg

나트륨 : 344mg | 탄수화물 : 11.5g | 식이 섬유 : 3.7g | 순탄수화물 : 7.8g | 당류 : 4.9g | 단백질 : 3.9g

	비율	
지방	탄수화물	단백질
79%	**16%**	**5%**

껍질 바삭 샌드위치 식빵 CRUSTY SANDWICH BREAD

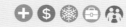

준비 시간 : **20분 + 식히는 1시간**   조리 시간 : **1시간**   분량 : **21×11cm 한 덩이(16조각)**

코코넛-프리 · 가짓과-프리

나는 이 책에 빵 레시피를 많이 포함했다. 내가 빵을 많이 먹어서가 아니라(사실 이 조리법을 만들기 전에 1년이 넘게 빵을 먹지 않았다), 케토 식단을 처음 먹는 사람이나 가족이라면 빵 레시피를 환영할 거라고 생각했기 때문이다. 내가 처음 케토를 시작했을 때 빵이 얼마나 먹고 싶었는지 기억한다. 그래서 그 마음을 잘 안다.

남편을 포함해서 내가 아는 모든 독일인은 빵에 까다롭다. 그들은 모두 껍질이 딱딱한 이 빵을 좋아한다. 그래서 나는 이 빵이 맛있다는 걸 안다. 폭신폭신한 이 빵으로 샌드위치를 만들면 안성맞춤이고, 일요일의 프렌치토스트. 브런치에 멋지게 잘 어울린다(프렌치토스트에 이 빵을 사용하는 경우 허브나 마늘 향신 올리브 오일 대신 버터향 정제 올리브 오일을 사용하라).

이 조리법에서 사용하는 아몬드 버터의 종류는 결과에 커다란 영향을 미친다. 껍질 벗긴 아몬드로 만든 부드러운 무가당 아몬드 버터를 사용하라. 이 조리법을 위해 내가 가장 좋아하는 브랜드는 바니버터이다. 향신 올리브 오일로는 토스카나 허브 정제 올리브 오일을 사용했다(정제 정도가 높을수록 더 높은 열을 견딜 수 있다). 마늘이나 로즈마리, 하리사에 이르기까지 모든 향신 기름을 사용할 수 있다. 질경이씨 겉껍질은 많은 건강식품 매장의 대량 용기 섹션에서 찾을 수 있다. 질경이씨(차전자)는 껍질이나 가루 형태로 판매된다. 이 조리법에서는 부풀어 오른 빵의 모양을 아름답게 하기 위해 껍질을 사용한다.

재료

- 질경이씨(차전자) 껍질 ½컵(42g)
- 베이킹파우더 1작은술
- 곱게 간 회색 바닷소금 ½작은술
- 무가당 부드러운 아몬드 버터 ¾컵 (210g)(껍질 벗긴 아몬드로 만든 것)
- 달걀 5개
- 정제 향신 올리브 오일 ¼컵(60ml) (위의 레시피 소개 설명 참조)
- 물 ⅓컵(80ml)
- 무향 젤라틴 ¼컵(40g)

만드는 법

1 오븐을 177℃로 예열하고 21×11cm 식빵 팬에 유산지를 깐다. 빵을 쉽게 꺼낼 수 있게 유산지를 넉넉하게 넣어 팬의 가장자리에 늘어뜨린다.

2 작은 그릇에 질경이씨 껍질, 베이킹파우더, 바닷소금을 넣고 잘 섞는다.

3 일자 날이 달린 스탠드 믹서(또는 핸드 믹서를 사용하는 경우 믹싱 볼)의 용기에 아몬드 버터, 달걀, 오일을 넣고 충분히 혼합될 때까지 돌린다. 믹서에서 용기를 꺼내 따로 둔다.

4 작은 냄비에 물을 넣고 위에 젤라틴을 뿌린다. 젓지 않는다. 5분 후, 중불로 가열하며 젤라틴이 녹아 찐득해질 때까지 젓는다. 혼합물이 부드러워질 때까지 계속 저은 후에, 아몬드 버터 혼합물을 넣어 부드러워질 때까지 주걱으로 섞는다.

5 건조한 재료를 물기 있는 재료에 넣어 주걱으로 잘 섞는다. 반죽이 매우 찐득할 것이다.

6 고무 주걱을 사용하여 반죽을 준비된 식빵 팬에 붓고 맨 윗부분을 최대한 고르게 편다(잘 안 펴져도 너무 스트레스받지 마라. 이 빵은 너무나 잘 부풀어 여기저기 울룩불룩해지기 때문에 최종 결과에 영향을 미치지 않는다). 1시간 동안 또는 맨 윗부분이 갈색으로 변하고 이쑤시개로 찔러 보아 아무것도 묻어나지 않을 때까지 굽는다.

7 늘어뜨린 유산지를 이용해 팬에서 식빵 덩어리를 바로 꺼내 식힘망에 올려놓는다. 유산지를 제거한다.

8 빵 덩이를 최소 1시간 식힌 후에 얇게 썬다. 빵 칼로 균등하게 16조각으로 자른다.

보관 방법 : 빵은 자르지 않고 덩어리째 비닐봉지에 밀봉해 상온에서 3일 동안 보관하는 것이 가장 좋다. 밀폐 용기에 담아 냉동실에서 1개월까지 보관할 수 있다.

데우기 : 토스트로 굽는다.

해동하기 : 빵 조각을 식힘망에서 완전히 해동시키거나 얼린 상태로 굽는다.

곁들이면 좋은 것 : 한 끼 식사로 먹으려면, 샌드위치 마요네즈, 익힌 베이컨, 아보카도, 루꼴라, 토마토 한 조각을 빵 두 장 사이에 넣어 샌드위치를 만들어 먹는다.

탄수화물 보충 : https://writinghouse.co.kr/133에서 '탄수화물 보충 레시피' PDF를 다운로드한다. 구운 빵에 삶은 베리류를 듬뿍 바르거나 바나나 슬라이스나 구운 복숭아를 얹어 보라.

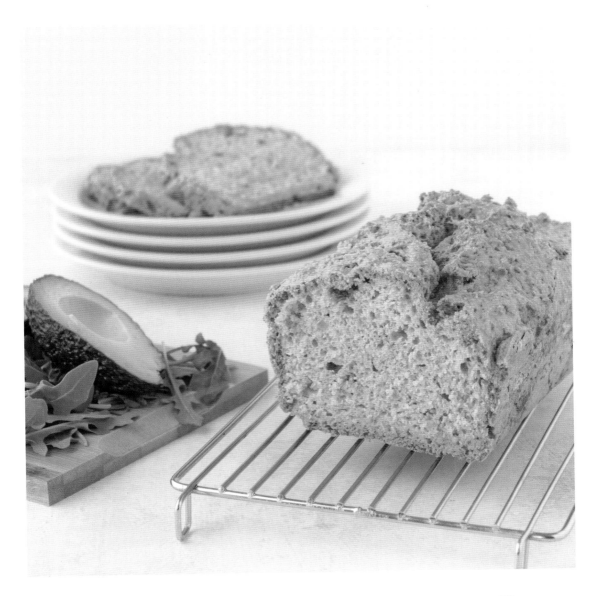

영양 정보(빵 1장 기준)

칼로리 : 151 | 지방 칼로리 : 103 | 총 지방 : 11.5g | 포화지방 : 1.7g | 콜레스테롤 : 58mg
나트륨 : 83mg | 탄수화물 : 4.7g | 식이 섬유 : 3.5g | 순탄수화물 : 1.2g | 당류 : 0g | 단백질 : 7.1g

비율		
지방	탄수화물	단백질
69%	**12%**	**19%**

클래식 버터 비스킷 CLASSIC BUTTER BISCUITS

준비 시간 : 15분 + 식히는 1시간 | 조리 시간 : 25분 | 분량 : 12개(12인분)

에그-프리 · 저포드맵 · 가짓과-프리 · 견과류-프리

반죽을 비스킷 모양으로 만들 때 젤라틴이 굳어 달라붙지 않을 것이다. 나는 반죽을 여러 개의 공 모양으로 만들어 조리대 위에다 놓고 손바닥으로 굴린다. 이 비스킷은 그레이비 또는 아몬드 버터와 아주 잘 어울린다. 먹다 남은 비스킷은 세로로 반을 잘라 구운 다음 코코넛 오일을 듬뿍 발라 먹으면 맛있다.

재료

- 물 ¾컵
- 무향 젤라틴 3큰술
- 코코넛 가루 1½컵(150g)
- 베이킹파우더 ¾작은술
- 곱게 간 회색 바닷소금 ¾작은술
- 전지 코코넛 밀크 ½컵(120ml)
- 코코넛 오일 6큰술(80g)
- 사과 식초 1큰술
- 코코넛 오일 ¾컵(160g), 서빙용

만드는 법

1 오븐을 190℃로 예열하고 구이판에 유산지 또는 실리콘 베이킹 매트를 깐다.

2 작은 냄비에 물을 넣고 젤라틴을 뿌린다. 젓지 마라. 5분 후 중불에 올려 가끔씩 저어 주면서 가볍게 끓인다. 혼합물이 부드러워지면 따로 둔다. 식으면서 굳기 시작할 것이다. 그러면 다시 가열해 액체 형태로 만든다.

3 그동안에 코코넛 밀가루, 베이킹파우더, 바닷소금을 일자 날 반죽기가 달린 스탠드 믹서나 믹싱 볼(핸드 믹서를 사용하는 경우)에 넣는다. 잘 섞는다.

4 코코넛 밀크, 코코넛 오일, 식초, 젤라틴 혼합물을 넣고 반죽에 끈기가 생길 때까지 혼합한다(너무 오래 치대면 끈기가 사라진다).

5 재빨리 반죽을 약 ¼컵 분량의 공 12개로 만들어 깨끗한 조리대 위에 놓는다. 손바닥으로 공을 평평하게 눌러 약 4cm 두께의 비스킷 모양으로 만든다.

6 준비된 구이판에 비스킷을 1.25cm 간격으로 놓는다.

7 비스킷의 표면이 갈라지고 황금빛으로 변하기 시작할 때까지 20~25분 동안 구워 낸다.

8 비스킷을 구이판에서 1시간 동안 식힌다. 비스킷 하나에 코코넛 오일 1큰술을 곁들여 먹는다.

보관 방법 : 밀폐 용기에 담아 상온에서 3일, 또는 냉동실에서 1개월간 보관할 수 있다.

데우기 : 상온에 둔 비스킷을 반으로 자른 다음 토스터로 굽거나 팬에 코코넛 오일을 두르고 양면이 노릇노릇하게 될 때까지 중약불로 가열한다.

해동하기 : 해동될 때까지 약 30분 동안 상온에 둔다.

곁들이면 좋은 것 : 한 끼 식사로 먹고 싶다면 반으로 잘라 달걀 프라이 반숙을 하나씩 올려 먹는다. 치즈 소스나 남은 레몬-타임 그레이비를 얹어 먹는다. 이 비스킷은 이른 아침의 잠발라야(260쪽)와 함께 먹어도 맛이 아주 좋다.

탄수화물 보충 : 코코넛 오일 대신에 원하는 탄수화물 보충 음식을 추가한다(https://writinghouse.co.kr/133에서 '탄수화물 보충 레시피' PDF를 다운로드하라). 이 비스킷은 삶은 배, 구운 사과, 생 딸기를 발라 먹어도 맛이 기막히다.

영양 정보(비스킷 1개 기준)

칼로리 : 266 | 지방 칼로리 : 218 | 총 지방 : 24.2g | 포화지방 : 21.3g | 콜레스테롤 : 0mg
나트륨 : 147mg | 탄수화물 : 7.6g | 식이 섬유 : 4.5g | 순탄수화물 : 3.1g | 당류 : 1.1g | 단백질 : 4.4g

	비율	
지방	탄수화물	단백질
82%	11%	7%

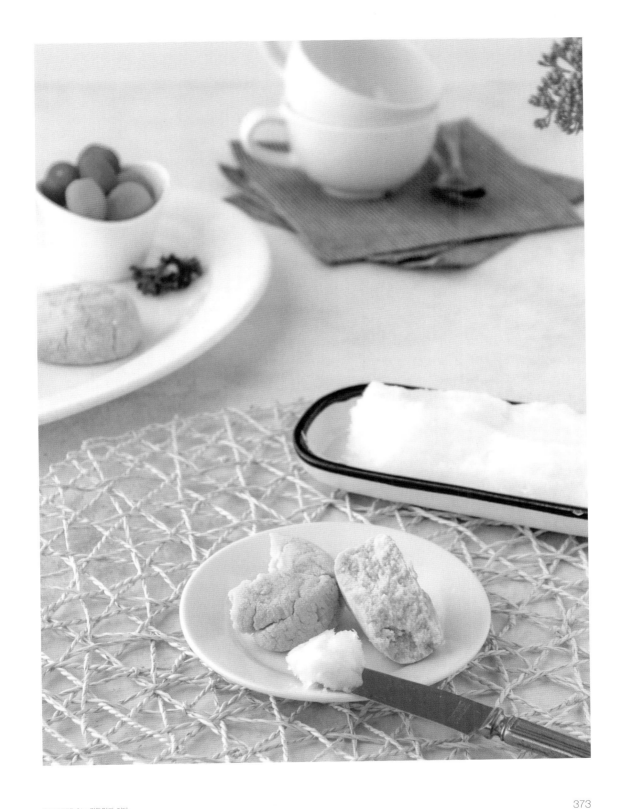

잘 접히는 토르티야 BENDY TORTILLAS

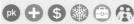

준비 시간 : **5분**　조리 시간 : **3시간(팬 1개를 사용하는 경우) + 중간에 팬을 식히는 시간**　분량 : **토르티야 12개(12인분)**

코코넛-프리 · 저포드맵 · 견과류-프리　선택 : 가짓과-프리

이 레시피를 발견한 건 우연이었다. 내가 며칠 동안 주방에 틀어박혀 쉬운 토르티야 레시피를 만들어 보려고 애쓰던 중, 돼지껍질 봉지가 개수대로 떨어졌다. 그때 껍질이 물에 젖어 개수대 바닥에 붙어 버렸다. 그 순간 나는 젖은 돼지껍질을 토르티야 반죽으로 만들어 봐야겠다는 생각이 들었다. 녹말 없이 끈적이는 반죽을 궁리하고 있었으니까 말이다. 베이컨스헤어라는 회사는 돼지껍질을 밀가루처럼 만들어 온라인으로 판다. 또는 집에서 돼지껍질을 빵가루의 크기와 질감이 될 때까지 블렌더에 갈아서 돼지 가루를 만들 수도 있다. 사용하는 돼지껍질에 소금이나 허브, 향신료가 들어 있는 경우에는 이 조리법에서 양념 소금이나 바닷소금을 생략하라. 잘 접히는 토르티야를 성공적으로 만들려면 아래에 요약한 핵심 단계를 따르라. 그러지 않으면 바삭하게 타서 딱딱한 토르티야를 만들고는 낙심하게 될 것이다.

- 8인치(20cm)짜리 들러붙지 않는 프라이팬이 필요하다(나는 세라믹 코팅 팬을 사용한다). 시간 낭비를 줄이려면 토르티야를 한 번에 여러 개 만들 수 있도록 두 개 이상의 프라이팬을 준비하라. 나는 팬이 3개여서 한 시간 이내에 토르티야 한 접시를 만들어 낼 수 있다.
- 토르티야의 가장자리가 바삭해지거나 갈색이 된다면 불이 너무 센 것이다. 토르티야 굽기의 핵심은 인내심이다. 약한 불로 아주 오래 익혀야 최고의 토르티야가 탄생한다. 이렇게 하면 재료가 서로 '달라붙어' 잘 접히는 완벽한 토르티야가 된다.
- 반드시 팬에 반죽을 얇게 펴야 한다. 그래야 고르게 익고, 오믈렛 같은 토르티야가 되지 않는다. 식은 팬에 반죽을 부어야 얇게 펴기가 쉽다. 뜨거운 팬에 반죽을 넣으면 바로 익어 버려 완벽하게 둥근 모양을 만들기가 어렵다. 토르티야를 한 장 만들고 나서 팬을 식혀야 하는 이유(그리고 여러 개의 팬을 사용하는 이유)가 이 때문이다.

재료

- 돼지 가루 또는 간 돼지껍질 1⅓컵(85g)
- 물 1¼컵(300ml)
- 달걀 3개
- 양념 소금(253쪽) 1큰술, 또는 곱게 간 회색 바닷소금 ½작은술(선택)

만드는 법

1. 모든 재료를 블렌더에 넣고 부드러워질 때까지 간다. 중간 크기의 그릇에 옮겨 레인지 옆에 둔다.
2. 반죽 3큰술을 떠서 20cm 팬에 넣는다. 숟가락 뒤쪽으로 고루 펴거나 팬을 돌리며 반죽을 펼친다. 반죽을 너무 멀리 펴서 팬의 벽면으로까지 번지면 타 버리니까 주의하라. 반죽이 고르게 펴졌으면 뚜껑을 덮어 중약불에서 약불로 은근히 익힌다.
3. 토르티야가 뒤집어지기 쉽고 밑면이 연한 갈색이 될 때까지 7~10분 정도 익힌다. 토르티야를 뒤집어 뚜껑을 덮고 밑면이 연한 갈색이 될 때까지 6~8분간 더 익힌다.
4. 토르티야를 식힘망으로 옮긴다. 불을 끄고 2분 정도 팬을 식힌 다음, 남은 반죽으로 2~3단계를 반복한다. 시간이 지날수록 반죽이 약간 되직해지지만, 괜찮다. 반죽이 너무 되어져 잘 펴지지 않으면 물을 몇 방울 떨어뜨리면 된다.

영양 정보(토르티야 1개 기준)

칼로리 : 67 | 지방 칼로리 : 34 | 총 지방 : 3.8g | 포화지방 : 1.4g | 콜레스테롤 : 49mg
나트륨 : 263mg | 탄수화물 : 0.1g | 식이 섬유 : 0g | 순탄수화물 : 0.1g | 당류 : 0g | 단백질 : 8.2g

비율		
지방	탄수화물	단백질
51%	1%	48%

보관 방법 : 밀폐 용기에 담아 냉장고에 3일, 또는 유산지에 싸서 냉동실에 1개월까지 보관할 수 있다.

데우기 : 프라이팬에서 앞뒷면을 30초씩 가열한다.

해동하기 : 용기에 담아 뚜껑 없이 1시간 동안 해동한다. 해동되면 유산지를 제거하고 사용하면 된다.

곁들이면 좋은 것 : 한 끼 식사로 먹으려면, 좋아하는 단백질 음식을 토르티야에 얹고 마요네즈를 뿌린다. 이 토르티야로 크랩 타코(358쪽) 또는 찢은 쇠고기 타코(320쪽)를 만들어 먹으면 아주 좋다.

가짓과-프리 방식 : 양념 소금 대신에 곱게 간 회색 바닷소금을 사용한다.

탄수화물 보충 : 원하는 탄수화물 보충 음식과 함께 낸다(https://writinghouse.co.kr/133에서 '탄수화물 보충 레시피' PDF를 다운로드한다). 이 토르티야로 구운 고구마나 볶은 호박류를 싸서 먹어도 맛있다.

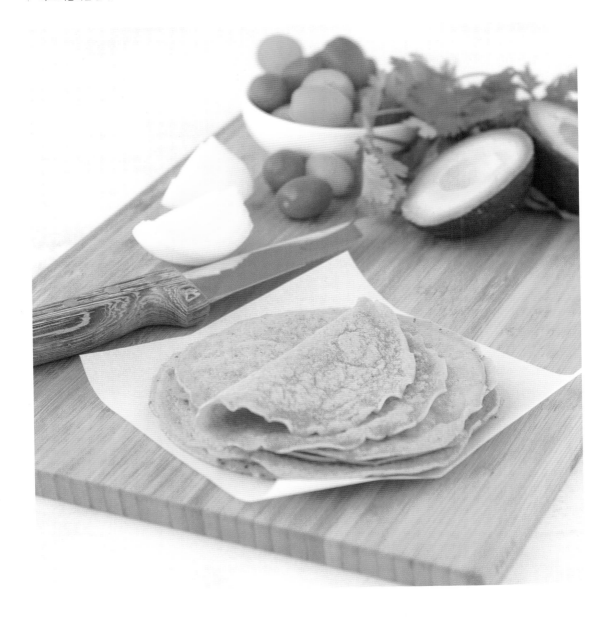

올리브와 토마토 아마씨 포카치아
OLIVE & TOMATO FLAXSEED FOCACCIA

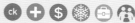

준비 시간 : **15분 + 식히는 1시간**　조리 시간 : **25분**　분량 : **33×23cm 포카치아 1개(18인분)**

견과류-프리 · 채식주의　선택 : **코코넛-프리 · 에그-프리 · 가짓과-프리 · 완전 채식**

나는 지방을 더 먹는 수단으로 이 레시피를 이용한다. 마요네즈나 코코넛 오일, 기, 목초 버터(먹어도 괜찮다면)를 듬뿍 발라 먹으면 하루의 지방 섭취량을 크게 높일 수 있다. 4cm 두께의 두툼한 포카치아를 원한다면 올리브와 토마토 없이 20cm 사각 구이판에 2~5분 더 구워, 12개의 사각형으로 자른다. 올리브와 토마토를 넣은 포카치아도 반으로 잘라 샌드위치 빵으로 사용할 수 있다. 달걀을 넣지 않은 포카치아는 더 큰 구이판으로 구워야 하며, 올리브와 토마토 토핑은 올리지 않는 것이 가장 좋다. 달걀이 없으면 빵이 잘 부풀려지지 않아서 두께가 더 얇고 더 찰지기 때문에 샌드위치 빵으로 최고다. 사각형으로 잘라 케토 샌드위치를 만들 때 '빵'으로 이용하라.

마른 재료
- 거칠게 간 아마씨 2컵(260g)
- 베이킹파우더 1큰술
- 이탈리안 시즈닝(252쪽) 1큰술
- 곱게 간 회색 바닷소금 1작은술

수분 있는 재료
- 달걀 5개
- 물 ½컵(120ml)
- 정제 아보카도 오일 ⅓컵(80ml)

토핑 재료
- 방울 토마토 12개, 길게 반 자른 것
- 씨를 뺀 올리브 10개, 길게 반 자른 것

서빙용 재료
- 마요네즈 18큰술(234g), 수제(238쪽) 또는 기성품, 또는 코코넛 오일

만드는 법
1. 오븐의 중간에 오븐 선반을 끼운다. 오븐을 177℃로 예열하고 33 x 23cm 구이판에 유산지를 간다. 빵을 쉽게 꺼낼 수 있게 유산지를 넉넉하게 넣어 팬의 가장자리에 늘어뜨린다.
2. 아마씨, 베이킹파우더, 이탈리안 시즈닝, 바닷소금을 큰 믹싱 볼에 넣고 고루 섞는다.
3. 달걀, 물, 아보카도 오일을 블렌더에 넣는다. 거품이 일 때까지 약 30초간 혼합한다.
4. 달걀 혼합물을 마른 재료와 함께 믹싱 볼에 넣고 주걱으로 잘 섞는다. 반죽을 3분 동안 둔다.
5. 준비한 팬에 반죽을 옮겨 주걱의 뒷면 끝으로 평평하게 편다.
6. 토마토와 올리브 반쪽을 포카치아 위에 뿌린 후에 가볍게 눌러 반죽과 거의 같은 높이가 되도록 한다.
7. 위 표면이 노릇해지고 이쑤시개를 찔러 보아 아무것도 묻어나지 않을 때까지 23~25분 동안 오븐에 굽는다.
8. 유산지를 들어 올려 포카치아를 팬에서 식힘망으로 즉시 옮긴다. 바닥의 유산지를 조심스럽게 벗겨 낸다.
9. 포카치아를 1시간 동안 식힌다. 18개의 사각형으로 잘라 각 조각에 마요네즈 또는 코코넛 오일 1큰술을 곁들여 낸다.

영양 정보(플레인 포카치아 1조각과 마요네즈 1큰술)

칼로리 : 225 | 지방 칼로리 : 182 | 총 지방 : 20.2g | 포화지방 : 3.1g | 콜레스테롤 : 57mg
나트륨 : 200mg | 탄수화물 : 4.7g | 식이 섬유 : 3.9g | 순탄수화물 : 0.8g | 당류 : 0g | 단백질 : 4.4g

	비율	
지방	탄수화물	단백질
83%	**9%**	**8%**

영양 정보(올리브 토마토 포카치아 1조각과 마요네즈 1큰술)

칼로리 : 222 | 지방 칼로리 : 184 | 총 지방 : 20.4g | 포화지방 : 3.1g | 콜레스테롤 : 57mg
나트륨 : 220mg | 탄수화물 : 5.1g | 식이 섬유 : 4.1g | 순탄수화물 : 1g | 당류 : 0g | 단백질 : 4.5g

	비율	
지방	탄수화물	단백질
83%	**9%**	**8%**

보관 방법 : 밀폐 용기에 담아 냉장고에 3일 동안 보관할 수 있다. 냉동시키려면 포카치아 조각을 밀폐 용기에 넣어 1개월까지 보관할 수 있다.

데우기 : 프라이팬에 좋아하는 식용유(열에 강한)를 두르고 뚜껑을 덮어 중불에서 1~2분 굽는다.

해동하기 : 1시간 동안 상온에 둔다.

코코넛-프리 방식 : 코코넛 오일 대신에 마요네즈를 곁들여 낸다.

에그-프리/완전 채식 방식 : 달걀을 넣지 않은 아마씨 포카치아를 만든다.

가짓과-프리 방식 : 플레인 아마씨 포카치아를 만든다.

탄수화물 보충 : 플레인 아마씨 포카치아를 만들어 마요네즈를 생략하고, 자신이 선택한 탄수화물 보충 음식과 함께 낸다(https://writinghouse.co.kr/133에서 '탄수화물 보충 레시피' PDF를 다운로드하라). 삶은 체리나 베리, 볶은 바나나와 찰떡궁합이다.

응용 : 플레인 아마씨 포카치아 토마토와 올리브를 빼고 6단계를 생략한다.

응용 : 에그-프리 아마씨 포카치아 작은 냄비에 물 1¼컵(300ml)을 넣고 무향 젤라틴을 5큰술(50g) 뿌린다. 젓지 않고 5분 동안 둔다. 그동안에 기본 조리법의 1과 2단계를 완료한다. 5분 후에 중불로 젤라틴이 녹을 때까지 뭉근히 끓이면서 가끔씩 저어 준다. 아보카도 오일을 넣고 저은 후에 혼합물을 건조한 재료가 담긴 볼에 붓는다(수분 있는 재료에서 달걀을 뺀다). 주걱으로 건조한 재료와 수분 있는 재료를 한데 섞어 반죽이 부드러워질 때까지 혼합한다. 토마토와 올리브 없이 반죽을 유산지를 깐 구이판에 바로 옮겨 30분 동안, 또는 측면이 바삭해지고 표면이 노릇해지며 만져 보아 단단한 느낌이 들 때까지 굽는다(기본 조리법의 4단계에서처럼 반죽을 놓아두지 않도록 한다). 빵을 팬에서 꺼낸 후에 유산지를 떼어 내지 않는다. 유산지가 붙은 상태로 식힘망에 2시간 동안 놓아둔 후에 사각형으로 자른다. 코코넛 오일 또는 에그-프리 마요네즈와 함께 낸다.

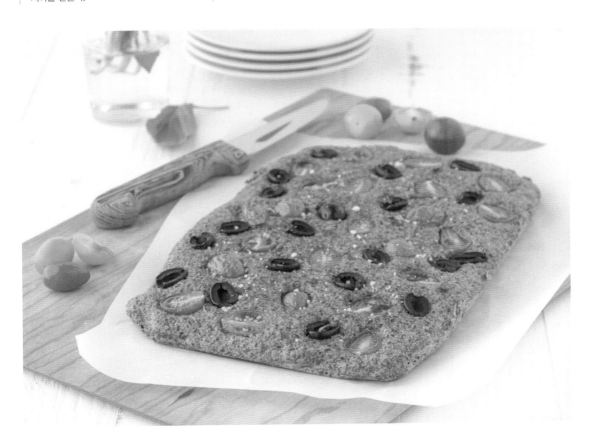

영양 정보(에그-프리 포카치아 1조각과 코코넛 오일 1큰술)

칼로리 : 242 | 지방 칼로리 : 202 | 총 지방 : 22.4g | 포화지방 : 12.9g | 콜레스테롤 : 1mg
나트륨 : 116mg | 탄수화물 : 4.6g | 식이 섬유 : 3.9g | 순탄수화물 : 0.7g | 당류 : 0g | 단백질 : 5.1g

	비율	
지방	탄수화물	단백질
84%	8%	8%

호박 야채 국수 ZOODLES AND DOODLES

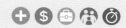

준비 시간 : **5분**   조리 시간 : **–**   분량 : **4컵(4인분)**

코코넛-프리 · 에그-프리 · 저포드맵 · 가짓과-프리 · 견과류-프리 · 완전 채식

나는 호박 야채 국수를 생으로 먹거나 살짝 익혀 먹는다. 국수를 따뜻하게 먹고 싶거나 부드러운 국수를 식사에 곁들이고 싶다면, 186쪽에서 호박과 무를 포함한 다양한 나선형 채소를 데우는 법을 배우라.

이 저탄수화물 국수가 파스타 요리에만 잘 어울리는 건 아니다. 샐러드를 만들 때 주재료로 사용하고, 내기 직전에 수프에 넣고, 타코의 속재료로 사용하거나, 음식을 내기 전에 접시 바닥에 뿌릴 수도 있다. 나는 거의 모든 음식에 곧바로 사용할 수 있게 냉장고에 항상 채소 혼합을 준비해 둔다. 집에 회전 채칼이 없다면 채소 필러로 국수 리본을 만들어 채소 국수를 만들 수 있다. 좋아하는 채소와 과일로 국수를 만드는 방법을 자세히 알고 싶으면 186쪽을 참조하라.

주키니 호박 국수 재료

• 중간 크기 주키니 호박 2개(각 200g),
  초록색 또는 노랑색

야채 국수 재료

• 중간 크기 무(400g)

만드는 법

1 회전 채칼이 있다면 제조사의 지침에 따라 호박 또는 무를 채칼로 썬다.
   채소 필러를 이용해 국수를 만들려면 그릇 위에서 호박이나 무를 왼손(오른손잡이인 경우)에 쥐고 오른손으로 벗긴다. 호박/무를 얼마나 길게 벗길지는 리본의 길이에 달렸다. 짧은 리본을 원한다면 필러를 채소에 대고 짧게 끌면서 벗기면 된다. 호박/무의 껍질이 대부분 벗겨져 길고 작은 속만 남을 때까지 반복해서 벗긴다.

2 호박 국수를 만드는 경우, 두 번째 호박도 똑같이 벗긴다.

3 바로 먹거나 아래에 설명한 대로 보관한다.

보관 방법 : 비닐봉지에 넣어 공기를 빼거나 밀폐 용기에 담아 냉장고에서 3일간 보관한다.

곁들이면 좋은 것 : 한 끼 식사로 먹으려면 미트 소스에 국수를 비벼 먹는다.

탄수화물 보충 : 186쪽을 보면 나선형으로 자른 과일, 고구마, 감자 및 기타 딱딱한 뿌리채소를 준비하는 방법이 나온다.

영양 정보(호박 국수 1인분 기준)

칼로리 : 16 | 지방 칼로리 : 2 | 총 지방 : 0.2g | 포화지방 : 0g | 콜레스테롤 : 0mg
나트륨 : 0mg | 탄수화물 : 3.3g | 식이 섬유 : 1.1g | 순탄수화물 : 2.2g | 당류 : 1.7g | 단백질 : 1.2g

	비율	
지방	탄수화물	단백질
9%	67%	24%

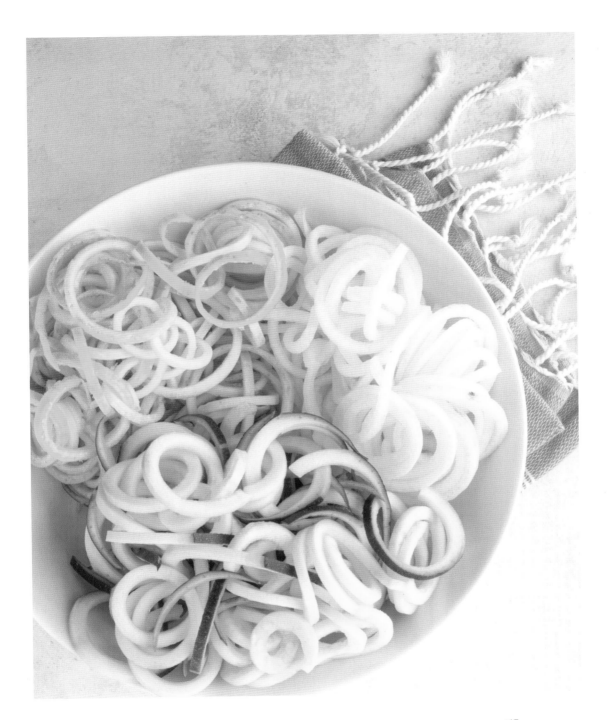

영양 정보(야채 국수 1인분 기준)

칼로리 : 20 | 지방 칼로리 : 0 | 총 지방 : 0g | 포화지방 : 0g | 콜레스테롤 : 0mg

나트륨 : 20mg | 탄수화물 : 4g | 식이 섬유 : 2g | 순탄수화물 : 2g | 당류 : 2g | 단백질 : 2g

	비율	
지방	탄수화물	단백질
0%	**67%**	**33%**

아보카도 프라이와 디핑 소스 AVOCADO FRIES WITH DIPPING SAUCE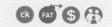

준비 시간 : **10분**　조리 시간 : **16분(두 번에 걸쳐 조리)**　분량 : **4인분**

코코넛-프리 · 견과류-프리 · 채식주의　선택 : 에그-프리 · 가짓과-프리 · 완전 채식

몇 년 전, 내가 케토 여행을 시작한 지 2주 정도 되었을 즈음에 케토 프라이의 장점을 발견했다. 캠핑 중이던 나에게 있던 식재료는 아보카도, 오일, 마요네즈, 소금이 전부였다. 이 4가지 재료로 나는 끝내주는 음식을 만들어 냈다. 나는 아보카도를 숯불에 굽는 걸 좋아하지만, 케토 친화적인 이 튀김은 집에서 프라이팬으로 만들어도 맛이 꽤 좋다. 다만 고온 요리에 안전한 아보카도 오일을 사용해야 한다. 상세한 식용유 지침이 필요하면 162쪽을 참조하라.

프라이 재료

- 커다란 하스 아보카도 2개(170g), 껍질 벗겨 씨를 뺀 것
- 양념 소금 ½작은술(253쪽)
- 정제 아보카도 오일 3큰술

디핑 소스 재료

- 마요네즈 ¼컵(52g), 수제 또는 기성품
- 양념 소금 ¾작은술
- 사과 식초 ¼작은술

장식용 재료

- 건조 파슬리 ⅛작은술
- 간 흑후추 ⅛작은술

만드는 법

1. 튀김 만들기 : 튀기기 쉽게 아보카도를 길게 자른다(아보카도 절반당 4조각 또는 5조각이 나오도록). 아보카도 조각을 깨끗한 표면에 놓고 양념 소금 ½작은술을 골고루 뿌린다.

2. 아보카도 오일을 큰 프라이팬에 넣고 중불에서 1분간 가열한다.

3. 뜨거운 기름에 아보카도 조각을 넣고 한쪽 면이 황금색이 될 때까지 약 4분간 튀긴다(안전을 위해 두 번에 나눠서 튀긴다). 모든 조각이 고루 황금색이 될 때까지 수시로 조각들을 조심스럽게 뒤집는다.

4. 그동안 디핑 소스를 준비한다. 작은 그릇에 마요네즈와 양념 소금 ¾작은술, 식초를 섞는다.

5. 다 튀기면 파슬리와 후추를 뿌린다. 디핑 소스와 함께 바로 먹는다.

에그-프리/완전 채식 방식 : 달걀을 넣지 않은 마요네즈를 사용한다.

가짓과-프리 방식 : 양념 소금을 이탈리안 시즈닝(252쪽)으로 바꾸고 1단계에서 곱게 간 회색 바닷소금 ¼작은술을 넣는다.

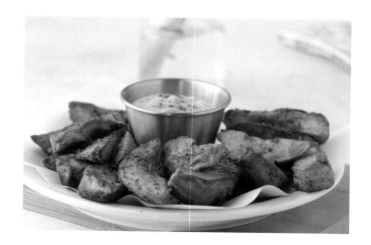

영양 정보(튀김 5개와 소스 1큰술 기준)

칼로리 : 355 | 지방 칼로리 : 309 | 총 지방 : 34.4g | 포화지방 : 5.7g | 콜레스테롤 : 5mg

나트륨 : 304mg | 탄수화물 : 8.6g | 식이 섬유 : 8.5g | 순탄수화물 : 0.1g | 당류 : 0g | 단백질 : 2.8g

비율		
지방	탄수화물	단백질
87%	**10%**	**3%**

시치미 콜라드 SHICHIMI COLLARDS

준비 시간 : **15분**　조리 시간 : **15분**　분량 : **4인분**

에그-프리 · 완전 채식　선택 : **코코넛-프리 · 견과류-프리**

이 요리는 콜라드 대신 적근대를 동량으로 사용해도 맛이 아주 좋다. 적근대로 바꾸면 탄수화물 함량이 낮아지지만 섬유질 또한 감소한다. 생 참깨를 사용해도 괜찮지만, 건강을 생각한다면 사용하기 전에 물에 담갔다 볶는 것이 좋다.

재료

- 정제 아보카도 오일 또는 헤이즐넛 오일 ¼ 컵
- 적양파 ½개, 얇게 썬 것
- 콜라드 2단(약 510g), 줄기를 제거하고 거칠게 다진 것
- 시치미 시즈닝 1큰술(252쪽)
- 코코넛 아미노스 2큰술
- 사과 식초 1작은술
- 녹색 피망 ¼개, 얇게 썬 것
- 곱게 간 회색 바닷소금 약간
- 참깨, 장식용(선택)

> 보관 방법 : 밀폐 용기에 담아 3일 동안 냉장고에 보관할 수 있다.
> 데우기 : 뚜껑을 덮어 전자레인지에 데우거나, 뚜껑 없이 프라이팬에 중불로 가열한다.
> 곁들이면 좋은 것 : 한 끼 식사로 먹으려면, 삶은 달걀을 잘라 위에 올린다. 이 요리는 소금, 후추로 간한 돼지갈비(336쪽)와 잘 어울린다.

만드는 법

1 아보카도 오일과 얇게 썬 적양파를 프라이팬에 넣는다. 양파가 연한 갈색이 될 때까지 10분 동안 중약불에서 익힌다.

2 콜라드, 시치미 시즈닝, 코코넛 아미노스, 식초를 추가한다. 뚜껑을 덮고 5분 동안 또는 채소의 색이 밝아지고 숨이 죽을 때까지 중약불로 익힌다.

3 피망과 바닷소금을 넣어 간을 맞춘다.

4 작은 서빙 그릇 4개에 나눠 담고, 원한다면 참깨를 뿌린다.

> 코코넛-프리 방식 : 콩을 먹어도 괜찮다면, 코코넛 아미노스 대신에 밀가루 없는 간장을 넣는다.
> 견과류-프리 방식 : 아보카도 오일을 사용한다.
> 탄수화물 보충 : 아보카도 오일을 2큰술로 줄이고 선택한 탄수화물 보충 음식과 함께 낸다(https://writinghouse.co.kr/133에서 '탄수화물 보충 레시피' PDF를 다운로드하라).

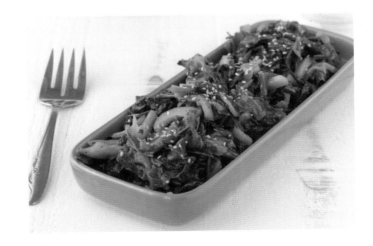

영양 정보(1인분 기준)

칼로리 : 184 | 지방 칼로리 : 132 | 총 지방 : 14.6g | 포화지방 : 2.1g | 콜레스테롤 : 0mg
나트륨 : 674mg | 탄수화물 : 9.9g | 식이 섬유 : 4.9g | 순탄수화물 : 5g | 당류 : 1.2g | 단백질 : 3.3g

비율		
지방	탄수화물	단백질
71%	**21%**	**8%**

페스토 야채 국수 PESTO ZOODLES

준비 시간 : 15분 + 아몬드 담가 두는 시간(최소 8시간)   분량 : 6인분

코코넛-프리 · 에그-프리 · 가짓과-프리 · 완전 채식   선택 : 견과류-프리

나는 '파테 걸'로 통한다. 파테 또는 페스토, 딥, 스프레드라고 불러도 상관없다. 나는 이걸 만들어 먹기 좋아한다. 내가 견과류, 씨앗, 신선한 허브, 때로는 시금치와 케일, 양배추와 같은 잎채소로 이 같은 페스토를 즐겨 만든다는 걸 내 친구라면 죄다 알고 있다. 이 페스토는 정말로 어떤 음식과 함께 먹어도 맛있다. 여름에는 호박 야채 국수에 버무려서 먹는 걸 좋아하고, 겨울에는 구운 육류와 야채에 듬뿍 올려서 먹는다.

허브 페스토 재료

- 신선한 바질 115g(잎과 가지 2컵 정도)
- 생 아몬드 ¾컵(120g), 하룻밤 물에 담가 헹군 것
- 신선한 파슬리잎 ¾컵(45g)
- 작은 마늘 1쪽, 강력 블렌더를 사용하지 않을 경우 곱게 다진 것
- 엑스트라-버진 올리브 오일이나 정제된 아보카도 오일 3큰술
- 사과 식초 2큰술
- 신선한 레몬즙 1큰술
- 액상 스테비아 1~2방울(선택)
- 곱게 간 회색 바닷소금 ¼작은술

서빙용 재료

- 호박 야채 국수 1회분(378쪽)
- 곱게 간 흑후추 약간

만드는 법

1 페스토 만들기 : 바질의 잎을 떼어 내서 나머지 페스토 재료와 함께 강력 블렌더나 S자 날이 달린 푸드프로세서에 넣는다. 약간 덩어리가 질 때까지 펄스로 돌린다. 아몬드 알갱이가 다소 남아 있을 때 멈추면 된다.
2 야채 국수를 믹싱 볼에 넣는다. 페스토를 국수가 있는 볼에 옮겨서 손으로 잘 버무린다.
3 버무린 국수를 오목한 그릇 6개에 나눠 담고 간 흑후추를 뿌려 낸다.

보관 방법 : 가능하면 페스토와 국수를 따로 밀폐 용기에 담아 냉장고에 5일 동안 보관할 수 있다. 먹기 직전에 국수를 버무린다. 버무린 국수는 밀폐 용기에 담아 냉장고에 3일 동안 보관할 수 있다.

준비 사항 : 먹기 이틀 전부터 페스토를 만들어 놔도 된다.

곁들이면 좋은 것 : 한 끼 식사로 하려면 구운 연어 위에 올려 먹는다. 이 국수는 속 채운 포크 로스트와 허브 그레이비(340쪽)와 함께 먹으면 아주 맛있다.

견과류-프리 방식 : 아몬드 대신에 껍질 벗긴 햄프시드 ½컵(75g)을 넣는다.

탄수화물 보충 : 호박 야채 국수의 탄수화물 보충 방식을 따른다.

영양 정보(1인분 기준)

	비율		
	지방	탄수화물	단백질
	75%	15%	10%

칼로리 : 161 | 지방 칼로리 : 119 | 총 지방 : 13.3g | 포화지방 : 1.5g | 콜레스테롤 : 0mg
나트륨 : 109mg | 탄수화물 : 6g | 식이 섬유 : 2.8g | 순탄수화물 : 3.2g | 당류 : 1.8g | 단백질 : 4.2g

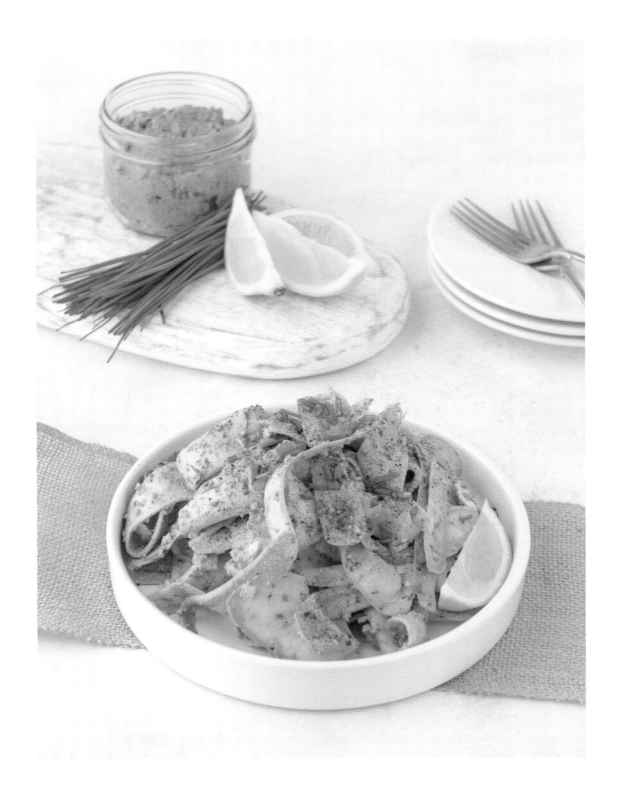

크리미 매시트 순무 CREAMY MASHED TURNIPS

준비 시간 : **45분**　조리 시간 : **30분**　분량 : **10인분**

에그-프리 · 가짓과-프리 · 견과류-프리　선택 : **코코넛-프리 · 저포드맵 · 완전 채식**

이 매시트 순무는 일반적인 매시트 포테이토 동량에 비해 탄수화물이 63%나 적다. 그레이비와 일반적인 다른 곁들임 음식과 함께 먹으면 맛도 좋고, 매시트 포테이토처럼 탄수화물 행오버(탄수화물 섭취로 인해 심신이 무겁고 축축 늘어지는 현상—옮긴이)와 혈당 급상승, 음식 갈망을 유발하지 않는다. 매시트 순무는 파티용 음식이기는 하지만 만들기가 쉬워서 매일 먹을 수 있다. 남은 것은 이튿날 점심에 먹으면 좋다.

재료

- 큰 순무 4개(1kg), 깍둑썰기한 것
- 정제 아보카도 오일 또는 녹인 수지나 기(먹어도 괜찮다면) 2큰술
- 작은 마늘 6쪽, 껍질 벗긴 것
- 말린 타임잎 2작은술
- 곱게 간 회색 바닷소금 1작은술
- 뜨거운 전지 코코넛 밀크 ⅔컵(160ml)

장식용(선택) 재료

- 금방 간 흑후추
- 신선한 파슬리, 다진 것

만드는 법

1 오븐을 190℃로 예열한다.

2 깍둑썰기한 순무, 아보카도 오일, 마늘, 타임, 바닷소금을 테두리 있는 구이판에 올린다. 손으로 순무를 잘 버무린다.

3 순무를 부드럽고 갈색이 될 때까지 25~30분 동안 구우면서 10분에 한 번씩 뒤집어 준다.

4 구운 순무를 블렌더나 푸드프로세서에 옮긴다. 뜨거운 코코넛 밀크를 첨가해 원하는 농도가 될 때까지 5~10분 동안 펄스로 돌린다.

5 950ml 서빙 접시에 옮겨서 간 흑후추와 다진 파슬리를 뿌린다. 바로 내지 않을 경우에는 뚜껑을 덮어 따뜻하게 유지한다.

보관 방법 : 밀폐 용기에 담아 냉장고에 3일 동안 보관할 수 있다.

데우기 : 뚜껑을 덮어 전자레인지에 돌리거나 프라이팬에 라드나 아보카도 오일을 둘러 중불로 데운다.

준비 사항 : 순무를 2일 전에 구워 놓을 수 있다. 요리 준비가 되면 위의 설명대로 순무를 데운 후에 4단계부터 시작한다.

곁들이면 좋은 것 : 한 끼 식사로 먹으려면 치킨 구이와 함께 낸다.

코코넛-프리 방식 : 코코넛 밀크 대신에 선택한 비유제품 밀크를 넣는다. 나는 무가당 아몬드 밀크를 좋아한다.

저포드맵 방식 : 마늘을 생략하고 아보카도 오일의 양을 1큰술로 줄인다. 4단계에서 구운 순무를 블렌더에 넣고 나서 올리브 오일로 만든 마늘 향신 기름을 넣는다. 코코넛 밀크에 매우 민감하다면 다른 비유제품 밀크를 사용한다.

완전 채식 방식 : 아보카도 오일을 사용한다.

탄수화물 보충 : 순무 대신에 좋아하는 포테이토 종류를 사용한다. 아보카도 오일의 양을 1큰술로 줄이고 코코넛 밀크를 ¼컵(60ml)으로 줄인다.

영양 정보(1인분 기준)

칼로리 : 93 | 지방 칼로리 : 55 | 총 지방 : 6.1g | 포화지방 : 3.4g | 콜레스테롤 : 0mg
나트륨 : 261mg | 탄수화물 : 8.2g | 식이 섬유 : 1.9g | 순탄수화물 : 6.3g | 당류 : 4.6g | 단백질 : 1.3g

비율		
지방 **60%**	탄수화물 **35%**	단백질 **5%**

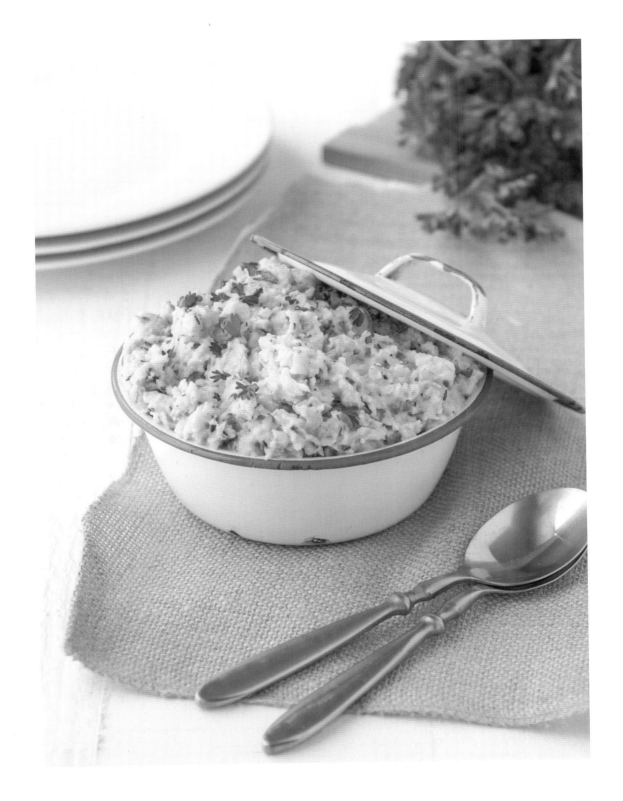

허브 래디시 HERBED RADISHES

준비 시간 : **10분**　조리 시간 : **15분**　분량 : **2인분**

코코넛-프리 · 에그-프리 · 저포드맵 · 가짓과-프리 · 견과류-프리　선택 : 완전 채식

나는 냉장고에서 래디시를 꺼내 뚝딱 점심을 챙겨 먹는 걸 좋아한다. 래디시는 샐러드에 버무리거나 좋아하는 육류 요리에 곁들이면 아주 맛이 좋다. 나는 맛난 이 래디시와 베이컨으로 싼 미니 미트로프(306쪽)를 함께 먹는 걸 가장 좋아한다.

재료

- 라드 3큰술
- 래디시 400g(약 2단)
- 곱게 간 회색 바닷소금 ⅛작은술
- 간 흑후추 ⅛큰술
- 얇게 썬 신선한 쪽파 2큰술
- 타임, 로즈마리와 같은 신선한 허브 1큰술, 다진 것

보관 방법 : 밀폐 용기에 담아 냉장고에 3일 동안 보관할 수 있다.

데우기 : 뚜껑을 덮어 전자레인지로 돌리거나 프라이팬에 뚜껑을 덮어 중불로 데운다.

곁들이면 좋은 것 : 한 끼 식사로 먹으려면 좋아하는 향신료 믹스를 넣어 익힌 간 쇠고기와 함께 낸다.

완전 채식 방식 : 라드 대신에 코코넛 오일을 넣는다.

탄수화물 보충 : 라드를 1큰술로 줄이고 래디시 대신에 비트를 넣는다.

만드는 법

1. 큰 프라이팬에 라드를 넣어 녹을 때까지 중불로 데운다. ¼로 자른 래디시, 바닷소금, 후추를 넣는다. 뚜껑을 닫고 5분 동안 또는 래디시가 부드러워질 때까지 익힌다.
2. 뚜껑을 열어 7분 동안, 또는 래디시가 갈색을 띠기 시작할 때까지 가열하며 자주 저어 준다.
3. 쪽파와 신선한 허브를 넣어 잘 섞어 준다. 중약불로 줄여 2분을 더 익힌다.
4. 불을 끄고 작은 접시 4개에 나눠 낸다.

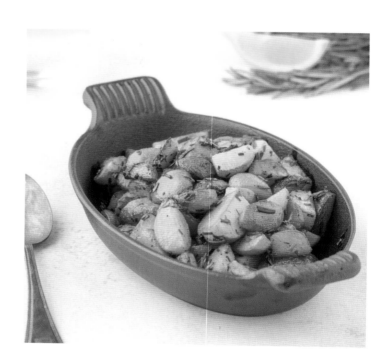

영양 정보(1인분 기준)

칼로리 : 223 | 지방 칼로리 : 174 | 총 지방 : 19.3g | 포화지방 : 7.6g | 콜레스테롤 : 18mg
나트륨 : 173mg | 탄수화물 : 6.6g | 식이 섬유 0.6g | 순탄수화물 : 6g | 당류 : 5.6g | 단백질 : 5.8g

비율		
지방 **78%**	탄수화물 **12%**	단백질 **10%**

베이컨 양배추 볶음 PORKY CABBAGE

준비 시간 : **10분**   조리 시간 : **25분**   분량 : **4인분**

코코넛-프리 · 에그-프리 · 저포드맵 · 가짓과-프리 · 견과류-프리

양배추와 베이컨은 천생연분이다. 나의 경험상 베이컨과 아보카도의 조합은 실패한 적이 없고, 양배추와 베이컨이 그다음으로 좋은 궁합이다. 그리고 정말로 최고의 맛을 즐기고 싶다면 양배추, 베이컨 요리에 얇게 썬 아보카도를 더하면 재료의 장점을 모두 누릴 수 있다. 나는 이 조리법에서 베이컨을 돋보이게 하려고 녹색 양배추를 사용했지만 적색 양배추도 맛이 훌륭하다. 양배추를 얇게 썰어 샌드위치 속 재료로 이용해도 아주 좋다.

재료

- 베이컨 6줄(약 170g)
- 얇게 썬 녹색 양배추 4컵(470g)
- 곱게 간 회색 바닷소금 ½작은술
- 간 흑후추 ⅛작은술

보관 방법 : 밀폐 용기에 담아 냉장실에서 3일간 보관할 수 있다.

데우기 : 전자레인지로 데우거나, 프라이팬에 뚜껑을 덮어 중불로 가열한다.

준비 사항 : 한 달 전부터 베이컨 조각을 준비해 밀폐 용기에 담아 냉장실에 보관할 수 있다. 사용할 준비가 되면 간단히 5단계 조리법에 추가한다. 2단계에서 양배추, 소금, 후추를 넣기 전에 프라이팬에 베이컨 기름 3큰술 + 1작은술을 녹인다.

만드는 법

1 큰 프라이팬에 베이컨을 넣고 중불로 바삭하게 튀기면서 중간에 한 번 뒤집어 준다. 베이컨을 접시로 옮겨 식힌다.

2 팬의 베이컨 기름을 그대로 둔 채 썰어 놓은 양배추, 바닷소금, 흑후추를 넣는다. 뚜껑을 덮고 자주 뒤섞어 주며 10분, 또는 양배추가 부드럽고 약간 투명해질 때까지 익힌다.

3 뚜껑을 열고 수분이 증발하고 양배추가 연한 갈색으로 변하기 시작할 때까지 자주 저으면서 5분간 더 익힌다.

4 식은 베이컨을 잘게 부순다.

5 양배추와 함께 팬에 베이컨 조각을 넣는다. 불을 끄고 잘 섞는다. 작은 그릇 4개에 나눠 낸다.

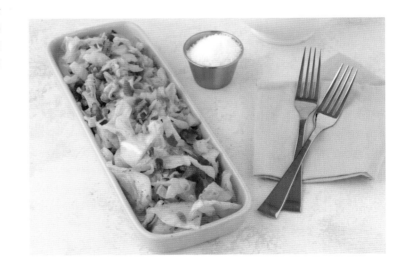

영양 정보(1인분 기준)

칼로리 : 215 | 지방 칼로리 : 156 | 총 지방 : 17.4g | 포화지방 : 5.8g | 콜레스테롤 : 30mg
나트륨 : 552mg | 탄수화물 : 7.6g | 식이 섬유 : 2.8g | 순탄수화물 : 4.8g | 당류 : 4.2g | 단백질 : 6.9g

비율

지방	탄수화물	단백질
73%	14%	13%

방울다다기양배추 구이와 호두 '치즈'
ROASTED BRUSSELS SPROUTS WITH WALNUT 'CHEESE'

준비 시간 : **20분**   조리 시간 : **25분**   분량 : **8인분**

에그–프리 · 가짓과–프리   선택 : 코코넛–프리 · 완전 채식

이 책에서 내가 가장 좋아하는 레시피다. 어찌된 일인지 나는 이 요리를 계속해서 만들어 먹게 된다. 이 책에서 딱 하나만 추천하라고 하면 단연코 나는 이 레시피를 꼽는다. 나처럼 영양 효모를 좋아하는 사람이라면 특히 그렇다. 영양 효모는 치즈와 맛이 비슷하지만 100% 비유제품이다.

양배추를 구울 때 잔챙이 잎이 타면 양배추를 '치즈' 볼로 옮길 때 빼내면 된다. 남은 양배추는 데우지 말고 그냥 먹어라. 나는 호두 치즈를 넣어 차갑게 먹는 걸 훨씬 더 좋아한다.

방울다다기양배추 구이 재료

- 다듬어서 반으로 자른 방울다다기양배추 5컵(600g)
- 녹은 라드나 수지, 코코넛 오일 ¼컵(60ml)
- 곱게 간 회색 바닷소금 ½작은술
- 간 흑후추 ¼작은술
- 신선한 타임 3가지의 잎 또는 마른 타임잎 ¼작은술

호두 '치즈' 재료

- 생 호두 조각 ¾컵(85g), 24시간 동안 물에 담갔다가 물기를 제거해서 헹군 후에 곱게 다진 것
- 엑스트라–버진 올리브 오일이나 정제 아보카도 오일 3큰술
- 영양 효모 ⅓컵(22g)
- 신선한 레몬즙 2큰술
- 디종 머스터드 ½작은술
- 양파 가루 ¼작은술
- 마늘 가루 ¼작은술
- 곱게 간 회색 바닷소금 한 꼬집
- 간 흑후추 한 꼬집

기타 재료

- 신선한 파슬리잎 ½컵 가득(32g)
- 엑스트라–버진 올리브 오일 또는 정제 아보카도 오일 2큰술
- 신선한 레몬즙 1큰술
- 곱게 간 회색 바닷소금

만드는 법

1 방울다다기양배추 굽기 : 오븐을 190℃로 예열한다. 양배추, 녹인 지방, 바닷소금, 흑후추를 테두리 있는 구이판에 놓고 손으로 버무리며 양념을 고루 묻힌다. 20~25분 오븐에 구우면서 노릇해질 때까지 10분에 한 번씩 뒤집어 준다.

2 그동안에 호두 '치즈'를 만든다. 치즈 재료를 모두 큰 믹싱 볼에 넣고 잘 섞는다.

3 양배추가 다 익으면 치즈 볼에 옮긴다. 잘게 썬 파슬리, 올리브 오일, 레몬즙, 바닷소금을 넣는다.

4 작은 그릇 8개에 나눠 낸다.

보관 방법 : 밀폐 용기에 담아 냉장고에 3일 보관할 수 있다.

데우기 : 뚜껑을 덮어 전자레인지에 돌리거나, 프라이팬에 라드나 아보카도 오일을 넣고 중불로 데운다.

준비 사항 : 요리 하루 전에 치즈를 준비해도 된다.

곁들이면 좋은 것 : 한 끼 식사로 먹으려면 좋아하는 샐러드에 곁들인다. 이 요리는 마이클의 페퍼로니 밋자(318쪽)와 잘 어울린다.

코코넛–프리 방식 : 라드나 수지를 사용한다.

완전 채식 방식 : 코코넛 오일을 사용한다

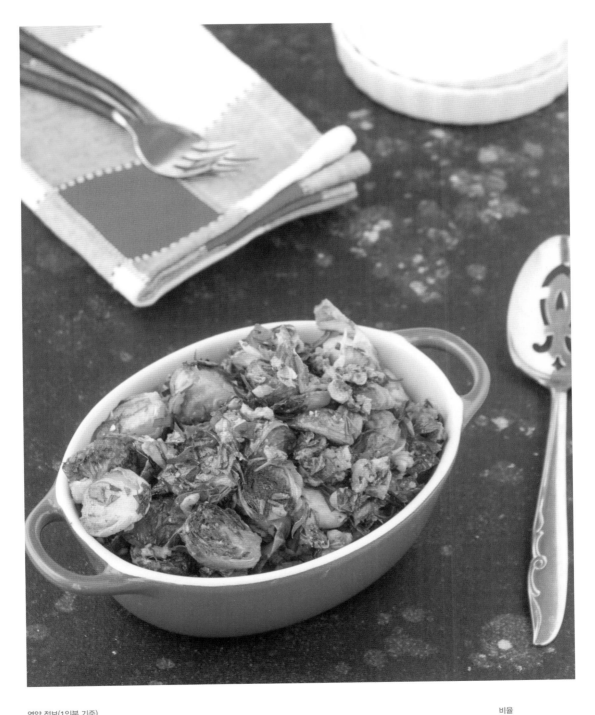

영양 정보(1인분 기준)

		비율	
	지방 **76%**	탄수화물 **15%**	단백질 **9%**

칼로리 : 263 | 지방 칼로리 : 200 | 총 지방 : 22.2g | 포화지방 : 4.5g | 콜레스테롤 : 6mg
나트륨 : 204mg | 탄수화물 : 9.9g | 식이 섬유 : 4.3g | 순탄수화물 : 5.6g | 당류 : 2.1g | 단백질 : 5.8g

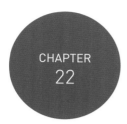

CHAPTER 22

달콤한 간식과 디저트

코코넛 마운드 COCONUT MOUNDS

준비 시간 : **20분 + 식히는 시간(최소 45분)**   분량 : **18개(18인분)**

에그-프리 · 가지과-프리 · 완전 채식   선택 : 견과류-프리

사진을 찍으면서 내가 이 과자를 얼마나 사랑하는지 계속 생각했다. 가게에서 파는 과자류를 좋아한다면 분명 이 간식을 좋아할 것이다. 이 과자는 지방이 많아서 케톤 상태에 이르는 데 도움이 된다.

재료

- 무가당 채 썬 코코넛 2⅔컵(240g)
- 달콤한 농축 코코넛 밀크(405쪽) 1인분, 미지근하게 데운 것
- 녹은 코코넛 오일이나 기(먹어도 괜찮다면) ¼컵 (60ml)
- 제과용 에리스리톨 1큰술 + 1작은술
- 바닐라 엑스트랙트나 파우더 1작은술
- 곱게 간 회색 바닷소금 ¼작은술
- 볶은 아몬드 36개
- 스테비아로 단맛을 낸 초콜릿 칩 ½컵(112g), 녹인 것

특별 도구

- 30ml짜리 18구 직사각형 실리콘 몰드(선택)

만드는 법

1 테두리 있는 구이판에 유산지나 실리콘 베이킹 매트를 깐다. 또는 30ml 직사각형 18구 실리콘 몰드를 준비한다.
2 채 썬 코코넛, 농축 밀크, 코코넛 오일, 에리스리톨, 바닐라, 소금을 큰 믹싱 볼에 넣는다. 코코넛 조각이 코팅되도록 잘 섞는다.
3 구이판을 사용하는 경우에, 혼합물을 2큰술 떠서 손으로 눌러 막대기 모양으로 만든 후에, 구이판에 올린다. 나머지 반죽도 반복한다. 실리콘 몰드를 사용하는 경우 혼합물의 2큰술을 몰드의 각 구에 넣는다. 어떤 방법으로든 혼합물을 눌러 단단하게 만든다.
4 구이판 또는 몰드를 냉장고에 넣고 30분 이상 둔다.
5 냉장고에서 꺼낸다. 실리콘 몰드를 사용하는 경우, 바를 조심스럽게 구에서 빼내어 유산지나 실리콘 베이킹 매트 위에 놓는다.
6 각 바 위에 아몬드를 2알씩 올리고, 녹인 초콜릿을 뿌린다.
7 냉장고에 다시 넣어 15분간 둔다. 꺼내서 맛있게 먹는다.

보관 방법 : 밀폐 용기에 담아 냉장고에서 3일. 또는 냉동실에서 1개월 동안 보관할 수 있다.

해동하기 : 녹을 때까지 상온에서 약 15분간 둔다.

준비 사항 : 마운드를 만들기 3일 전에 농축 밀크를 준비해 놓고, 2단계에서 사용하기 전에 데우면 된다. 아몬드를 많이 볶아 3개월까지 냉동실에 보관하면 준비를 빨리 할 수 있다.

견과류-프리 방식 : 구운 아몬드를 생략한다.

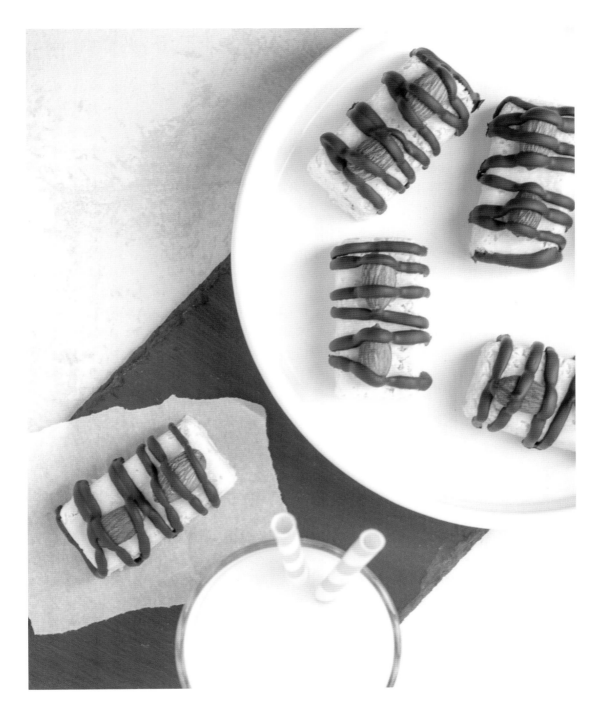

영양 정보(바 1개 기준)

칼로리 : 204 | 지방 칼로리 : 168 | 총 지방 : 18.7g | 포화지방 : 15.1g | 콜레스테롤 : 0mg

나트륨 : 41mg | 탄수화물 : 6.6g | 식이 섬유 : 3.3g | 순탄수화물 : 3.3g | 당류 : 1.4g | 단백질 : 2.2g

비율

지방	탄수화물	단백질
83%	**13%**	**4%**

아몬드 차이 트러플 ALMOND CHAI TRUFFLES

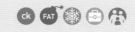

준비 시간 : 20분 + 식히는 시간(최소 30분) 분량 : 트러플 10개(10인분)

코코넛-프리 · 에그-프리 · 저포드맵 · 가짓과-프리 · 완전 채식 선택 : 견과류-프리

다른 팻폭탄과 달리 이 트러플은 실온에서 녹지 않기 때문에 싸 가지고 다닐 수 있고 점심에 먹어도 좋다. 나는 두 가지 버전으로 만들어 보았다. 취향이나 음식 알레르기에 따라 선택할 수 있다. 트러플 혼합물을 냉장고에 오래 넣어 두면 너무 단단해질까 봐 걱정하지 않아도 된다. 간단히 조리대 위에 놓아두고 기다리면 쉽게 공 모양을 만들 수 있다. 공 모양으로 만들기 전에 덩어리지지 않도록 포크로 혼합물을 으깨는 일이 중요하다. 혼합물을 손바닥으로 굴릴 때 완벽히 동그랗게 만들려고 애쓸 필요가 없다. 토핑이 결함을 대부분 덮어 줄 테니까 말이다. 그러나 볼을 하나 만들고 나서 손을 닦는 걸 잊지 마라. 안 그러면 토핑 그릇이 끈적거리고 지저분해진다.

재료

- 무가당 아몬드 버터 ½컵(140g)
- 녹은 카카오 버터 ¼컵 + 2큰술(90g)
- 차이 향신료 1큰술 + 1작은술(아래의 조리법)
- 제과용 에리스리톨 1큰술 또는 액상 스테비아 2~4방울
- 바닐라 엑스트랙트나 파우더 ½작은술
- 곱게 간 회색 바닷소금 한 꼬집
- 볶은 아몬드 3큰술

특별 도구

- 제과용 미니 종이컵 10개(선택)

보관 방법 : 냉장고에서 2주, 또는 냉동실에서 1개월 보관할 수 있다.

해동하기 : 녹을 때까지 약 15분 상온에 놓아둔다.

견과류-프리 방식 : 코코넛 차이 트러플 응용 버전을 준비하라.

응용 : 코코넛 차이 트러플 아몬드 버터 대신 코코넛 버터 ½컵(130g), 카카오 버터 대신 녹은 코코넛 오일 ¼컵 + 2큰술(90ml), 아몬드 대신 채 썬 무가당 코코넛 ⅓컵(33g)을 사용한다.

만드는 법

1. 중간 크기의 그릇에 아몬드 버터, 카카오 버터, 차이 향신료, 에리스리톨, 바닐라, 소금을 넣고 잘 저어 준다. 냉장고에 넣어 30~45분간 약간 부드럽게 굳힌다.

2. 그동안에 구운 아몬드를 작은 봉지에 넣어 밀봉한 후에 주방 수건으로 덮는다. 나무망치나 머그컵의 밑바닥으로 아몬드 조각이 3mm 이하가 될 때까지 부순다. 작은 그릇에 아몬드 조각을 붓는다.

3. 테두리가 있는 구이판에 유산지나 실리콘 베이킹 매트를 깐다.

4. 냉장고에서 트러플 혼합물을 꺼내 포크를 이용해 연필 지우개보다 작은 덩어리로 부순다. 혼합물을 한 큰술 떠서 두 손바닥으로 빨리 굴린 후에 구운 아몬드 조각이 담긴 그릇에 넣어 아몬드를 고루 묻힌다. 아몬드를 다 묻혔으면 준비된 구이판으로 옮긴다. 아몬드 조각이 트러플 혼합물에 묻지 않도록 손을 씻는다. 나머지 반죽도 반복해서 총 10개의 트러플을 만든다.

5. 원하는 경우, 트러플을 미니 종이컵에 넣어 낸다. 트러플은 상온에서 먹을 때 가장 맛이 좋다.

응용 : 자신만의 차이 향신료 만들기 다양성을 위해, 집에서 만든 이 차이 향신료를 넣어 좋아하는 계피향 레시피를 만들어 보라. 작은 유리병에 다음의 재료를 넣고 흔든다. 간 계피 2작은술, 간 정향 2작은술, 간 카르다몸 2작은술, 코리앤더 가루 1작은술, 생강 가루 1작은술, 간 백후추 ½작은술, 곱게 간 회색 바닷소금 한 꼬집.

영양 정보(아몬드 차이 트러플 1개 기준)

칼로리 : 196 | 지방 칼로리 : 165 | 총 지방 : 18.4g | 포화지방 : 7.2g | 콜레스테롤 : 0mg

나트륨 : 16mg | 탄수화물 : 3.9g | 식이 섬유 : 2.4g | 순탄수화물 : 1.5g | 당류 : 0.6g | 단백질 : 3.7g

비율		
지방	탄수화물	단백질
85%	8%	7%

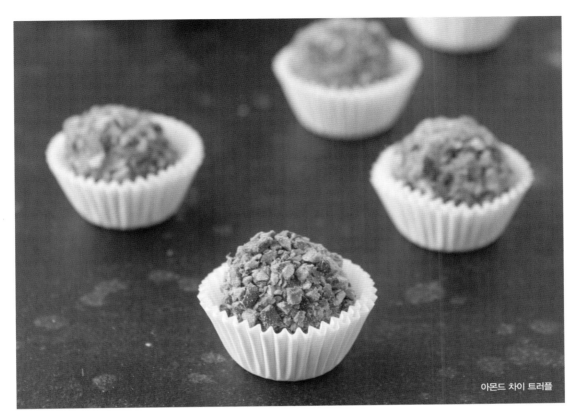

아몬드 차이 트러플

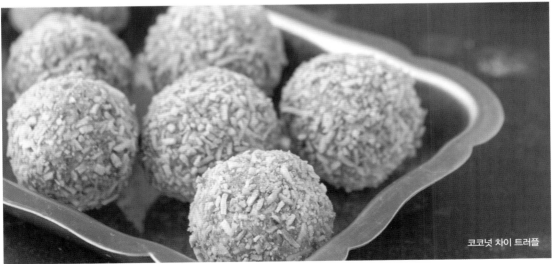

코코넛 차이 트러플

영양 정보(코코넛 차이 트러플 1개 기준)

				비율		
				지방	탄수화물	단백질
칼로리 : 147	지방 칼로리 : 137	총 지방 : 15.2g	포화지방 : 13.5g	콜레스테롤 : 0mg	**90%**	**8%**	**2%**
나트륨 : 16mg	탄수화물 : 3.2g	식이 섬유 : 2.3g	순탄수화물 : 0.9g	당류 : 0.7g	단백질 : 0.7g		

베이컨 퍼지 BACON FUDGE

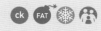

준비 시간 : **10분 + 식히는 시간(1시간)**   조리 시간 : **5분**   분량 : **4인분**

코코넛-프리 · 에그-프리 · 가짓과-프리 · 견과류-프리   선택 : **저포드맵**

베이컨과 초콜릿은 훌륭한 조합이다. 내 말이 믿기지 않는다면 인터넷을 확인해 보라. 어디에서나 이 조합을 볼 수 있다. 하지만 이 레시피는 좀 다르다. 당신이 많은 양의 베이컨을 굽느라 바쁘고 남은 베이컨 기름이 처치 곤란이라면, 이 조리법이 고마울 것이다. 아마 당신은 이 퍼지가 너무 좋아서 퍼지를 만들 기름 때문에라도 베이컨을 구우려고 할 것이다. 이 퍼지는 씹는 맛이 예술이다. 그리고 팻폭탄 중에 지방이 가장 많다. 이 레시피대로 만들려면 350ml 몰드가 필요하다. 그러나 굳이 살 필요는 없다. 각자 원하는 크기나 모양으로 만들면 된다. 사진과 같이 큰 조각 4개를 만들려면 90ml × 4구 몰드가 필요하다. 나는 대형 실리콘 얼음 틀(일명 '빙산')을 사용하여 큰 조각 4개를 만들었다.

재료

- 녹은 베이컨 기름 ½컵(70g)
- 카카오 버터 ¼컵(60g)
- 카카오 파우더 ¼컵(20g)
- 제과용 에리스리톨 3큰술
- 바닐라 엑스트랙트나 파우더 1작은술
- 곱게 간 회색 바닷소금 ⅛작은술

특별 도구

- 90ml × 4구 실리콘 몰드 또는 350ml 몰드

만드는 법

1 모든 재료를 작은 믹싱 볼에 넣고 지방과 에리스리톨이 녹을 때까지 약 5분 동안 계속 저어 준다.

2 혼합물을 실리콘 몰드에 붓는다. 몰드를 냉장고에 넣고 1시간 동안 굳힌다. 퍼지를 약 30분 동안 상온에 두어 부드러워진 후에 먹으면 가장 맛이 좋다.

저포드맵 방식 : 에리스리톨 대신 액상 스테비아 2~4방울을 넣는다. 처음에 2방울을 넣고 조리를 하면서 취향에 맞게 조정하라.

응용 : 페퍼민트 베이컨 퍼지 바닐라 엑스트랙트 또는 파우더의 양을 ½작은술로 줄이고 대신 페퍼민트 엑스트랙트 ½작은술을 넣는다.

보관 방법 : 밀폐 용기에 담아 냉장고에서 1주일, 또는 냉동실에서 1개월 동안 보관할 수 있다.

해동하기 : 녹을 때까지 약 45분간 상온에 둔다.

준비 사항 : 베이컨 기름을 미리 렌더링한다. 이 조리법에 필요한 기름 ½컵(70g)을 얻으려면 베이컨 370g이 필요하다. 베이컨 기름은 냉장고에서 1주일, 냉동실에서 1개월간 보관할 수 있다. 베이컨 기름을 많이 얻을 수 있는 조리법을 찾는다면, 베이컨 크래커(270쪽)를 시도해 보라.

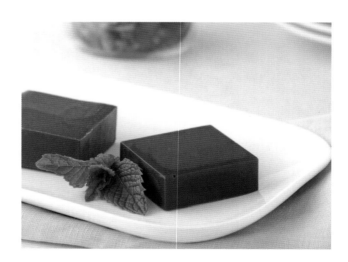

영양 정보(1인분 기준)

칼로리 : 412 | 지방 칼로리 : 396 | 총 지방 : 44g | 포화지방 : 21.9g | 콜레스테롤 : 27mg
나트륨 : 117mg | 탄수화물 : 2.5g | 식이 섬유 : 1.5g | 순탄수화물 : 1g | 당류 : 0g | 단백질 : 1.5g

비율		
지방	탄수화물	단백질
97%	**1%**	**2%**

카르다몸 오렌지 바크 CARDAMOM ORANGE BARK

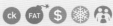

준비 시간 : **15분 + 식히는 시간(최소 1시간)** 분량 : **6인분**

에그-프리 · 가짓과-프리 · 완전 채식 선택 : **코코넛-프리 · 저포드맵 · 견과류-프리**

바크는 내가 밤에 즐겨 먹는 케토 간식 중 하나이다. 고지방 간식을 후딱 만들어 먹을 수 있기 때문이다. 우리 경우에는, 저녁 식사 직후에 이 조리법의 재료를 혼합해서 냉동실에 넣어 두고 바크가 만들어지는 동안 주방을 정리한다. 주방을 깔끔히 치우고 나면 바크를 먹을 수 있다. 달콤한 맛이 당길 때는 스테비아로 감미한 초콜릿 칩 한 줌을 바크 위에 뿌린 후에 냉장실이나 냉동실에 넣어 굳힌다. 약간의 초콜릿은 나쁜 게 아니니까.
생 호두도 좋지만 건강을 생각한다면 물에 담근 후에 볶아 사용하는 편이 낫다.

재료

- 녹은 코코넛 오일 ¾컵(180ml)
- 제과용 에리스리톨 2큰술
- 생강 가루 2작은술
- 간 계피 1¾작은술
- 바닐라 엑스트랙트나 파우더 ½작은술
- 오렌지 엑스트랙트 ½작은술
- 곱게 간 회색 바닷소금 ⅛작은술
- 볶은 호두 조각 ⅔컵(75g)

만드는 법

1 호두를 제외한 모든 재료를 블렌더에 넣는다. 모든 재료가 잘 섞이고 에리스리톨이 용해될 때까지 20초 동안 고속으로 돌린다.
2 볶은 호두를 넣고 6mm 정도의 작은 덩어리로 부서질 때까지 짧게 펄스로 돌린다.
3 유산지나 실리콘 베이킹 매트를 깐 20cm 사각형 팬에 혼합물을 옮겨 냉장고에서 2시간, 냉동실에서 1시간 동안 굳힌다.
4 팬에서 바크를 꺼내 깨끗한 표면으로 옮긴다. 버터나이프 끝을 이용해 바크의 중간부터 시작해서 여러 조각으로 대충 자른다. 바크를 큰 조각 6개 또는 더 작은 조각으로 나눠 보라. 자른 후 맛있게 먹는다.

보관 방법 : 밀폐 용기에 담아 냉장고에 2주, 또는 냉동실에 2개월까지 보관할 수 있다.
해동하기 : 냉동실에서 꺼내 바로 먹거나 1~2분 해동한 후에 먹는다.
코코넛-프리 방식 : 코코넛 오일 대신에 카카오 버터나 기(먹어도 괜찮다면)를 넣는다.
저포드맵 방식 : 에리스리톨 대신에 액상 스테비아 2~4방울을 사용한다.
견과류-프리 방식 : 호두 대신에 껍질 벗겨 구운 해바라기씨를 넣는다.

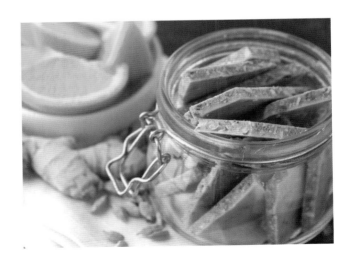

영양 정보(1인분 기준)
칼로리 : 334 | 지방 칼로리 : 316 | 총 지방 : 35.1g | 포화지방 : 24.4g | 콜레스테롤 : 0mg
나트륨 : 51mg | 탄수화물 : 2.4g | 식이 섬유 : 1g | 순탄수화물 : 1.4g | 당류 : 0g | 단백질 : 2.1g

비율		
지방	탄수화물	단백질
95%	3%	2%

세인트루이스 쫄깃 '버터' 케이크 ST. LOUIS GOOEY 'BUTTER' CAKE

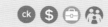

준비 시간 : **55분** | 조리 시간 : **22분** | 분량 : **33×23cm 시트 케이크 한 개(18인분)**

가짓과-프리 · 채식주의

이 케이크는 바비큐 파티, 가족 모임, 또는 여자 친구들과의 티타임에 안성맞춤이다. 아무도 이 케이크가 한 조각에 탄수화물이 1.8g 들어 있는 저탄수화물 케이크라고 예상하지 못할 것이다. 그리고 크기도 적당하다. 반죽을 준비한 후에 양이 충분치 않다고 생각할 수도 있지만, 걱정하지 마라. 굽는 동안 케이크가 조금 부푼다. 하지만 그리 큰 케이크는 아니다. 그리고 케이크를 바로 먹지 않아도 된다. 하룻밤 지나면 더 쫄깃하고 맛있어진다.

재료

- 껍질 벗긴 아몬드 가루 ¾컵(85g) + 팬에 뿌릴 여분
- 베이킹파우더 1작은술
- 곱게 간 회색 바닷소금 ½작은술
- 코코넛 오일 ¼컵(52g) + 팬에 쓸 여분
- 제과용 에리스리톨 ¾컵(120g) + 케이크에 뿌릴 여분
- 달걀 5개, 실온에 둘 것
- 바닐라 엑스트랙트 1½작은술
- 달콤한 농축 코코넛 밀크 1회분(405쪽), 미지근하게 데운 것

> 보관 방법 : 비닐 랩에 싸서 냉장고에 3일 보관할 수 있다.
>
> 준비 사항 : 케이크를 만들기 3일 전부터 농축 밀크를 만들어 놓을 수 있다. 7단계에서 밀크를 사용하기 전에 데운다.
>
> 곁들이면 좋은 것 : 이 케이크는 지방 녹차(409쪽), 아이스 오메가 티(410쪽), 로켓연료 라떼(418쪽)와 잘 어울린다.

만드는 법

1. 오븐을 177℃로 예열한다. 33×23cm 크기의 유리 또는 금속 구이 판에 코코넛 오일을 얇게 바른 후, 소량의 아몬드 가루를 살살 뿌린다. 따로 둔다.

2. 작은 그릇에 아몬드 가루, 베이킹파우더, 소금을 넣어 섞는다.

3. 스탠드 믹서의 일자 날 분쇄기나 믹싱 볼에 코코넛 오일을 넣고 거품 느낌이 날 때까지 약 1분간 중간 속도로 돌린다.

4. 속도를 낮추고 에리스리톨을 1분에 걸쳐 천천히 넣는다. 그런 다음 달걀을 한 번에 하나씩 넣고 충분히 섞는다.

5. 바닐라를 넣어 섞는다. 그런 다음 저속으로 작동하는 믹서에 가루 혼합물을 세 번으로 나누어 천천히 넣는다. 다 섞이면 믹서를 중지한다.

6. 준비한 팬에 반죽을 부어 케이크가 황금색이 될 때까지 20~22분 동안 또는 이쑤시개를 찔러 보아 묻어 나오는 게 없을 때까지 굽는다. 팬에서 30분 동안 식힌다.

7. 케이크가 식으면 포크나 꼬챙이로 표면을 골고루 찌른다. 따뜻한 농축 밀크를 케이크 위에 붓는다.

8. 케이크는 금방 먹어도 되지만 비닐 랩으로 덮어 하루 동안 냉장고에 둔 후에 먹으면 더 맛있다. 먹기 30분 전에 냉장고에서 꺼내 놓으면 쫀득함이 되살아난다. 4.5×7.6cm 크기로 잘라 에리스리톨을 살살 뿌린다.

영양 정보(1인분 기준)

칼로리 : 119 | 지방 칼로리 : 98 | 총 지방 : 10.9g | 포화지방 : 6.8g | 콜레스테롤 : 52mg
나트륨 : 91mg | 탄수화물 : 1.8g | 식이 섬유 : 0.5g | 순탄수화물 : 1.3g | 당류 : 0.7g | 단백질 : 3.3g

비율		
지방	탄수화물	단백질
83%	**6%**	**11%**

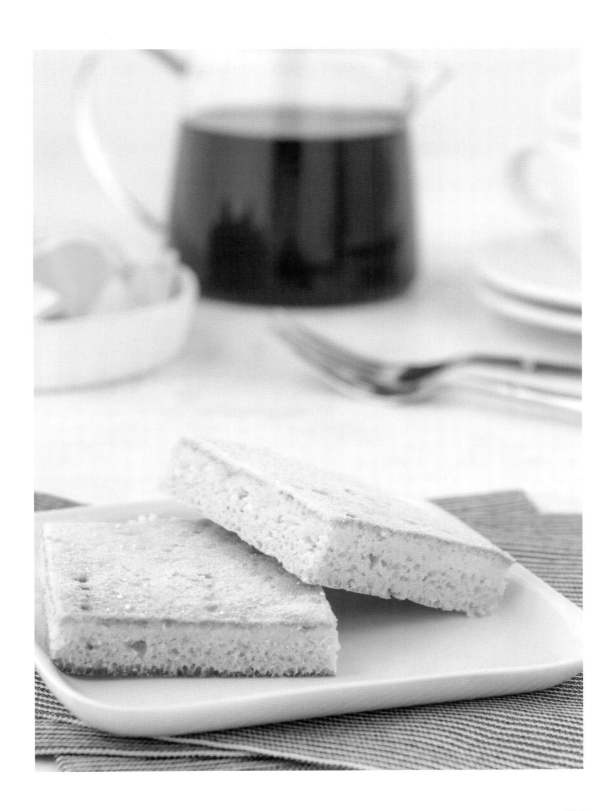

노베이크 노오트밀 초콜릿 칩 쿠키 NO-BAKE N'OATMEAL CHOCOLATE CHIP COOKIES

준비 시간 : **20분 + 식히는 시간 30분**   분량 : **쿠키 14개(14인분)**

에그-프리 · 가짓과-프리 · 견과류-프리 · 완전 채식   선택 : 코코넛-프리

스테비아로 단맛을 낸 릴리스 상표의 초콜릿 칩은 저탄수화물 제과류를 간절히 원하는 사람들의 구세주다. 나는 이 노베이크 쿠키나 카르다몸 오렌지 바크(395쪽)를 만들 때 이 칩을 즐겨 사용한다.

재료

- 껍질 벗긴 햄프시드 1¼컵(185g)
- 녹인 코코넛 오일이나 카카오 버터 ¼컵(60ml)
- 바닐라 엑스트랙트나 파우더 ½작은술
- 간 계피 ½작은술
- 액상 스테비아 2방울
- 스테비아로 단맛을 낸 초콜릿 칩 ¼컵(56g)

만드는 법

1 구이판에 유산지나 실리콘 베이킹 매트를 깐다.
2 초콜릿 칩을 제외한 모든 재료를 중간 크기의 믹싱 볼에 넣어 잘 섞는다.
3 이 혼합물을 블렌더나 푸드프로세서에 옮겨 펄스로 1초 동안 세 번 돌린다. 세 번째 펄스 후에 손으로 반죽을 만져 잘 뭉쳐지면 다음 단계로 넘어간다. 잘 뭉쳐지지 않으면 반죽이 잘 뭉쳐질 때까지 펄스로 다시 돌린다.
4 초콜릿 칩을 반죽에 집어넣는다.
5 둥근 밥숟가락(또는 쿠키 스쿱이나 수박 스쿱 1큰술)으로 반죽을 떠서 숟가락에 꽉꽉 눌러 단단하게 만든다. 둥글게 만든 반죽을 준비된 구이판으로 옮긴다. 나머지 반죽도 이를 반복해 14개의 쿠키를 만든다.
6 30분 동안 식힌 후에 먹는다. 이 쿠키는 냉장고에서 꺼내 차가운 상태로 바로 먹는 게 가장 맛있다.

보관 방법 : 밀폐 용기에 담아 냉장고에 1주일, 또는 냉동실에서 1개월간 보관할 수 있다.

해동하기 : 조리대 위에 15분 정도 놓아두면 녹는다.

곁들이면 좋은 것 : 이 쿠키는 지방을 태우는 황금 밀크셰이크(406쪽)나 로켓연료 라떼(418쪽)와 함께 먹으면 맛있다.

코코넛-프리 방식 : 코코넛 오일 대신에 카카오 버터나 기(먹어도 괜찮다면)를 사용한다.

영양 정보(쿠키 1개 기준)

칼로리 : 126 | 지방 칼로리 : 97 | 총 지방 : 10.8g | 포화지방 : 4.7g | 콜레스테롤 : 0mg

나트륨 : 0mg | 탄수화물 : 2.6g | 식이 섬유 : 1.9g | 순탄수화물 : 0.7g | 당류 : 0g | 단백질 : 4.7g

비율		
지방 **77%**	탄수화물 **8%**	단백질 **15%**

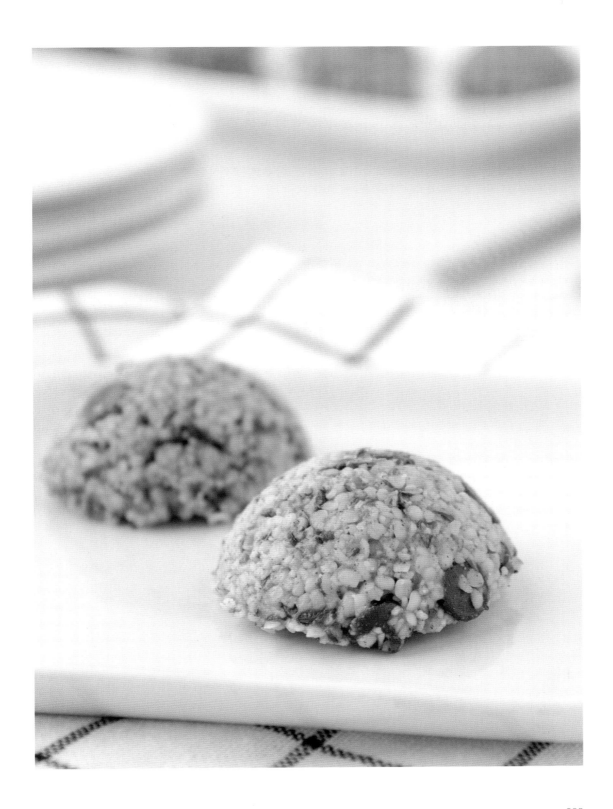

아이스티 레모네이드 젤리 ICED TEA LEMONADE GUMMIES

준비 시간 : 10분 + 식히는 시간(1시간)　조리 시간 : 5분　분량 : 2.5cm 정사각형 젤리 36개(4인분)

코코넛-프리 · 에그-프리 · 가짓과-프리 · 견과류-프리　선택 : 저포드맵

마음에 드는 팻폭탄이 없을 때 나는 젤리를 먹는 걸 가장 좋아한다. 나처럼 캔디를 몹시 좋아하는 사람이라면 홈메이드 젤리가 대안이 될 수 있다. 실리콘 몰드를 사용하여 젤리의 모양을 만들지만, 꼭 필요한 것은 아니다. 33 × 23cm의 팬에 젤리를 굳힌 후에 36개의 작은 사각형으로 자를 수 있다. 젤리를 몇 개 만들지는 전적으로 몰드의 크기에 달렸다. 어떤 티로 젤리를 만들어야 할지 모르겠는가? 나는 오가닉인디아(Organic India) 사의 툴시 스위트 로즈 티(Tulsi Sweet Rose Tea)를 가장 좋아한다.

재료

- 끓는 물 ¾ 컵(40ml)
- 티백 3개
- 무향 젤라틴 ¼ 컵(40g)
- 신선한 레몬즙 ¾ 컵(180ml)
- 제과용 에리스리톨이나 과립형 자일리톨 2큰술

특별 도구

- 15ml 36구 실리콘 몰드

보관 방법 : 밀폐 용기에 담아 냉장고에서 5일 동안 보관할 수 있다.

저포드맵 방식 : 에리스리톨 또는 자일리톨 대신에 액상 스테비아 2~4방울을 넣는다.

응용 : 말차 레모네이드 젤리 티백 대신 말차 분말 1큰술을 넣는다(아래 그림 참조).

만드는 법

1　테두리 있는 구이판에 실리콘 몰드를 놓는다.

2　내열 컵에 끓는 물을 붓고 사용법에 따라 티백을 우린다. 다 우리면 티백을 꺼내서 최대한 액을 짜낸다. 차 위에 젤라틴을 뿌린 후에 따로 둔다.

3　레몬즙을 작은 냄비에 붓는다. 에리스리톨을 첨가하고 중불로 약 5분 동안 가볍게 끓인다.

4　가볍게 끓으면 불을 끈다. 젤라틴이 녹을 때까지 차 혼합물을 저은 후에, 레몬즙 혼합물에 따른다. 저어 섞는다.

5　몰드에 뜨거운 혼합물을 붓고 구이판을 냉장고로 옮겨 적어도 1시간 동안 둔다. 굳으면 몰드에서 젤리를 빼내 맛있게 먹는다.

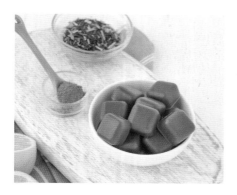

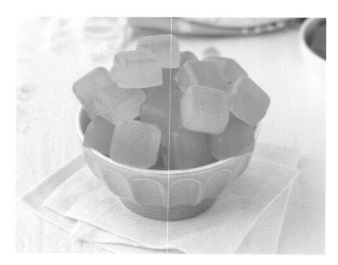

영양 정보(에리스리톨을 넣은 젤리 9개 기준)

칼로리 : 48 ┃ 지방 칼로리 : 3 ┃ 총 지방 : 0.4g ┃ 포화지방 : 0g ┃ 콜레스테롤 : 0mg
나트륨 : 9mg ┃ 탄수화물 : 1g ┃ 식이 섬유 : 0g ┃ 순탄수화물 : 1g ┃ 당류 : 1g ┃ 단백질 : 10.2g

	비율	
지방	탄수화물	단백질
8%	8%	84%

레몬 드롭스 LEMON DROPS

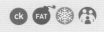

준비 시간 : **5분 + 식히는 시간(1시간)** 분량 : **20개(4인분)**

에그-프리 · 가짓과-프리 · 견과류-프리 · 완전 채식   선택 : **코코넛-프리 · 저포드맵**

레몬을 좋아한다면 이 팻폭탄에 열광할 것이다. 실리콘 몰드로 만들든 캔디 몰드로 만들든 또는 혼합물을 20cm 사각 베이킹 팬에 굳혀 20조각으로 쪼개든 실망하지 않을 것이다. 나는 영양분을 보충하기 위해 마그네슘 분말을 첨가하는 것을 좋아한다. 내가 선호하는 마그네슘 분말은 내추럴바이탈리티 사의 내추럴 캄(Natural Calm)으로 주요 식료품점과 건강식품 매장에서 구입할 수 있다. 이 분말에서는 사워 캔디처럼 신 라즈베리-레몬 향이 난다. 하지만 이 분말 없이도 아무 문제없이 이 레시피를 만들 수 있다. 내가 그저 신맛을 좋아할 뿐이다.

재료

- 녹은(뜨겁지 않은) 카카오 버터 ¼컵(60ml)
- 녹은(뜨겁지 않은) 코코넛 오일 1¼컵(60ml)
- 제과용 에리스리톨 1½작은술
- 레몬향 마그네슘 파우더 2작은술(선택)
- 레몬 엑스트랙트 1작은술

특별 도구

- 원형(15ml) 20구 실리콘 몰드

만드는 법

1 구이판에 실리콘 몰드를 놓는다.
2 카카오 버터, 코코넛 오일, 에리스리톨을 작은 믹싱 볼에 넣는다. 에리스리톨이 녹을 때까지 휘젓는다.
3 마그네슘 분말을 사용하는 경우, 레몬 엑스트랙트와 함께 2번 믹싱 볼에 넣는다. 잘 저어 섞는다.
4 혼합물을 실리콘 몰드에 꽉 채워 붓는다. 구이판을 냉장고로 옮겨 1시간 동안 굳힌다.
5 굳으면 몰드에서 레몬 드롭스를 빼내어 맛있게 먹는다. 냉장고에서 꺼내어 바로 먹을 수 있다.

보관 방법 : 밀폐 용기에 담아 냉장고에서 2주, 또는 냉동실에서 2개월까지 보관할 수 있다.
해동하기 : 냉동실에서 꺼내 바로 먹거나 1~2분 녹인 후에 먹는다.
코코넛-프리 방식 : 코코넛 오일을 기(먹어도 괜찮다면)로 대체한다.
저포드맵 방식 : 에리스리톨 대신에 액상 스테비아 2~4방울을 넣는다.

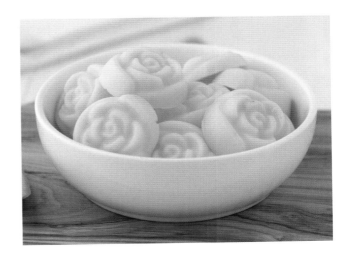

영양 정보(5개 기준)
칼로리 : 258 | 지방 칼로리 : 258 | 총 지방 : 28.6g | 포화지방 : 22.2g | 콜레스테롤 : 0mg
나트륨 : 0mg | 탄수화물 : 0.2g | 식이 섬유 : 0g | 순탄수화물 : 0.2g | 당류 : 0g | 단백질 : 0g

비율		
지방	탄수화물	단백질
100%	**0%**	**0%**

초콜릿 입힌 커피 바이트 CHOCOLATE-COVERED COFFEE BITES

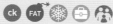

준비 시간 : **10분 + 식히는 시간(1시간)** 　분량 : **8개(8인분)**

코코넛-프리 · 에그-프리 · 가짓과-프리

어떤 인스턴트커피를 넣느냐가 레시피에 큰 영향을 주므로 현명하게 선택하라.

바이트 재료

- 카카오 버터 ¼컵 + 2큰술(90g)
- 볶은 마카다미아 너트 ½컵(75g)
- 제과용 에리스리톨 1큰술, 또는 액상 스테비아 1~2방울
- 인스턴트커피 ½작은술(미디엄 또는 라이트 로스트, 일반 또는 디카페인)
- 콜라겐 펩타이드 2큰술

초콜릿 토핑 재료

- 스테비아로 감미한 초콜릿 칩 ¼컵(56g), 녹인 것

장식용 재료

- 굵은 바닷소금 ¼작은술

특별 도구

- 30ml 반구 × 8 실리콘 몰드

보관 방법 : 밀폐 용기에 담아 냉장고에서 2주, 또는 냉동실에서 2개월 동안 보관할 수 있다.

해동하기 : 냉동실에서 꺼내 바로 먹거나 15분간 녹인 후에 먹는다.

만드는 법

1 강력 블렌더 또는 푸드프로세서에 카카오 버터, 마카다미아 너트, 에리스리톨, 인스턴트커피를 넣는다. 너트 알갱이가 어느 정도 보일 때까지 고속으로 약 20초 동안 돌린다.

2 콜라겐을 넣고 블렌더를 돌려 혼합한다.

3 스푼을 사용하여 혼합물을 떠서 실리콘 몰드의 8개 구에 눌러 담는다. 냉장고에 2시간, 냉동실에 1시간 넣어 둔다.

4 그동안 구이판에 유산지나 실리콘 베이킹 매트를 깔아 둔다.

5 냉장고나 냉동실에서 몰드를 꺼내 준비된 구이판에 바이트를 쏟아 낸다. 녹인 초콜릿을 각 바이트 위에 떨어뜨린 다음 바닷소금을 한 꼬집 뿌린다. 바이트를 냉장고에 다시 넣어 약 10분간 초콜릿을 굳힌다. 꺼내서 맛있게 먹는다.

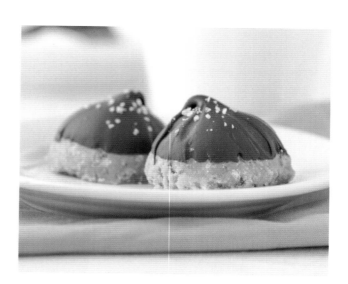

영양 정보(바이트 1개 기준)

칼로리 : 213 | 지방 칼로리 : 183 | 총 지방 : 20.4g | 포화지방 : 10.2g | 콜레스테롤 : 0mg
나트륨 : 89mg | 탄수화물 : 3.8g | 식이 섬유 : 1.8g | 순탄수화물 : 2g | 당류 : 0g | 단백질 : 3.6g

비율		
지방 **86%**	탄수화물 **7%**	단백질 **7%**

바닐라 아이스크림 VANILLA ICE CREAM

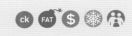

준비 시간 : **약 30분 + 냉동하는 시간(3시간 30분)** 분량 : **3컵(672g)(6인분)**

가짓과─프리 · 채식주의 선택 : 견과류─프리

인내심이 있다면 아이스크림 메이커 대신 큰 그릇, 포크, 블렌더나 푸드프로세서로도 아이스크림을 만들 수 있다. 아이스크림 혼합물을 준비하고 차게 식힌 후, 큰 그릇에 붓는다. 냉동실에 30분 동안 넣어 둔 후에, 혼합물이 딱딱해지지 않도록 중간중간 포크로 계속 저어 준다. 완성될 때까지 걸리는 시간은 혼합물의 부피에 달려 있다. 이 요리법은 3컵 분량이므로 약 3시간 동안 6번 정도 저어 줘야 한다. 혼합물이 너무 굳으면 강력 블렌더나 푸드프로세서로 옮겨 부드러워질 때까지 돌린다. 얼음덩이로 만들지는 마라. 아이스크림으로 되돌리기가 매우 어려울 것이다.

재료
- 전지 코코넛 밀크 1캔(400ml)
- 달걀노른자 6개
- 바닐라 엑스트랙트나 파우더 2작은술
- 녹은(뜨겁지 않은) 코코넛 오일 ½컵(120ml)
- 분말형 자일리톨 2큰술
- 곱게 간 회색 바닷소금 한 꼬집

토핑 재료
- 얇게 썬 껍질 벗긴 아몬드 2큰술, 구운 것

특별 도구
- 아이스크림 메이커(선택)

만드는 법
1 뚜껑이 달린 950ml 이상의 냉동 유리 용기, 식빵 팬 또는 그릇을 냉동실에 넣는다.
2 믹서기에 모든 재료를 넣고 부드럽게 될 때까지 고속으로 섞는다.
3 혼합물을 메이슨 유리병과 같은 밀폐 용기에 옮겨 2시간 동안 냉장고에서 냉장한다.
4 저을 준비가 되면 아이스크림 메이커에 혼합물을 넣고 사용법에 따라 휘젓는다.
5 휘저은 아이스크림을 얼려 둔 용기로 옮긴다(식빵 팬을 사용하는 경우에는 유산지를 먼저 깐다). 뚜껑을 덮고 냉동실에 최소한 1시간 반 동안 넣어 둔 후에 낸다.
6 낼 준비가 되면 아이스크림을 상온에 5~10분 동안 두어 부드럽게 만든다. 원한다면 구운 아몬드 1작은술로 장식하라.

보관 방법 : 2주 동안 냉동실에 보관할 수 있다.

준비 사항 : 2일 전부터 재료를 섞어서 냉장실에 보관할 수 있다.

곁들이면 좋은 것 : 견과류 없는 브라우니와 잘 어울린다.

견과류─프리 방식 : 구운 아몬드 토핑을 생략한다.

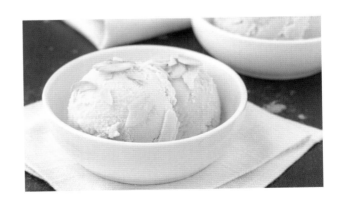

영양 정보(½컵/112g 기준, 아몬드 토핑 없이)

칼로리 : 356 | 지방 칼로리 : 326 | 총 지방 : 36.2g | 포화지방 : 29.7g | 콜레스테롤 : 210mg
나트륨 : 52mg | 탄수화물 : 3.7g | 식이 섬유 : 0g | 순탄수화물 : 3.7g | 당류 : 1.2g | 단백질 : 3.8g

비율		
지방	탄수화물	단백질
92%	**4%**	**4%**

코코넛 휘핑크림 COCONUT WHIPPED CREAM

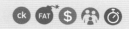

준비 시간 : **5분** 분량 : **1¾컵(475ml)(7인분)**

에그-프리 · 가짓과-프리 · 견과류-프리 · 완전 채식

나는 코코넛 휘핑크림을 처음 만들어서 팔레오 친화적인 딸기 쇼트케이크를 만들 때 사용했다. 의심스럽긴 했지만 코코넛 크림이 유제품-프리 크림을 만들기에 최고라는 이야기를 들었던 터라 한번 시도해 보았다. 세상에, 블렌더로 만든 크림이 얼마나 되직한지 감탄했다! 고품질의 전지 코코넛 밀크 캔에서 코코넛 크림을 얻거나 코코넛 크림 캔을 구입해도 된다. 코코넛 밀크를 사용하는 경우, 지방 함량이 높을수록 성공률이 높다. 휘핑크림을 만들기 전 최소 12시간 동안 코코넛 밀크 캔을 차게 두어야 한다. 밀크가 차가워지면 크림이 코코넛 워터와 분리되어 캔의 맨 위로 올라온다. 휘핑크림을 그대로 먹거나 감미료와 향신료로 맛을 더할 수 있다.

재료

- 코코넛 크림 1캔(400ml), 혹은 전지 코코넛 밀크 2캔에서 얻은 크림, 최소 12시간 이상 냉장한 것(아래의 팁 참조)

선택 사항

- 제과용 에리스리톨 1큰술
- 바닐라 엑스트랙트 1작은술
- 카카오 파우더 2큰술

> **팁 :** 코코넛 밀크 캔에서 크림을 추출하는 방법 적어도 12시간 동안 냉장한 전지 코코넛 밀크를 부드럽게 뒤집는다. 깡통 따개로 깡통의 바닥(지금은 위)을 열고 물기를 따라 크림만 남도록 한다. 크림을 캔에서 꺼내어 요리법대로 사용한다.
>
> **보관 방법 :** 밀폐 용기에 담아 냉장고에 3일 동안 보관할 수 있다.
>
> **곁들이면 좋은 것 :** 케토 파르페의 베이스로 휘핑크림을 사용한다. 약간의 베리나 견과류, 씨앗, 감귤류 껍질 또는 4가지 모두를 파르페 위에 얹거나 층층이 넣는다. 예쁜 유리잔에 담아 손님을 감동시켜라.
> 이 휘핑크림은 견과 없는 그래놀라(264쪽) 또는 로켓 연료 프라페(420쪽 '응용')와 잘 어울린다.

만드는 법

1 블렌더나 거품기가 달린 스탠드 믹서에 코코넛 크림을 넣는다. 블렌더를 사용하는 경우, 덮개를 닫고 저속에서 시작해서 천천히 속도를 올린다. 코코넛 밀크가 휘핑크림의 농도가 될 때까지 중간 속도를 유지한다. 강력 믹서기를 사용하는 경우, 약 30초 정도이다. 스탠드 믹서를 사용하는 경우, 거품이 풍성해질 때까지 30초 동안 돌린다. 휘핑크림에 단맛을 내지 않고 그대로 먹으려면 여기에서 멈춘다. 단맛과 향을 내려면 2단계로 진행한다.

2 달고 바닐라 맛이 나는 휘핑크림을 만들려면, 에리스리톨과 바닐라를 첨가한다. 달고 초콜릿 향이 나는 휘핑크림을 만들려면, 에리스리톨, 바닐라, 카카오 파우더를 첨가한다. 뚜껑을 덮고 재료가 완전히 섞일 때까지 10초 동안 돌린다.

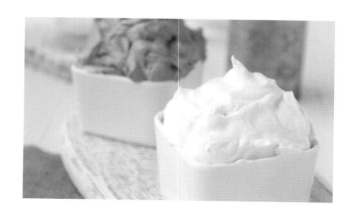

영양 정보(¼컵/60ml 기준, 단맛 낸 바닐라향 휘핑크림)

칼로리 : 116 | 지방 칼로리 : 104 | 총 지방 : 11.6g | 포화지방 : 10.6g | 콜레스테롤 : 0mg
나트륨 : 14mg | 탄수화물 : 1.9g | 식이 섬유 : 0g | 순탄수화물 : 1.9g | 당류 : 1g | 단백질 : 1g

비율		
지방	탄수화물	단백질
90%	**7%**	**3%**

달콤한 농축 코코넛 밀크 SWEETENED CONDENSED COCONUT MILK

준비 시간 : **5분 미만** 조리 시간 : **35분** 분량 : **¾컵(180ml)(12인분)**

에그-프리 · 가짓과-프리 · 견과류-프리 · 완전 채식

이 농축 밀크는 세인트루이스 쫄깃 '버터' 케이크(396쪽)와 코코넛 마운드(390쪽)를 먹을 때 빛을 발할 뿐만 아니라, 모든 케토 친화적인 디저트나 팻폭탄에 탄수화물 보충 없이 풍부함을 더해 준다. 아이스크림, 푸딩, 파이를 만들 때 이 밀크를 사용하라. 장담하건대 브라우니에 뿌려도 환상적인 맛이 날 것이다.

재료

- 전지 코코넛 밀크 1캔(400ml)
- 제과용 에리스리톨 2큰술

보관 방법 : 밀폐 용기에 담아 냉장고에 3일 동안 보관할 수 있다.

데우기 : 작은 냄비에 가열하거나 전자레인지에 데우' 거나 차게 먹는다.

만드는 법

모든 재료를 작은 냄비에 넣고 중불로 한소끔 끓인다. 밀크가 걸쭉해지고 양이 절반 정도 줄어들 때까지 약불로 32~35분 동안 뭉근히 끓인다. 필요한 요리에 곧바로 사용하거나 나중을 위해 식혀서 냉장고에 보관한다.

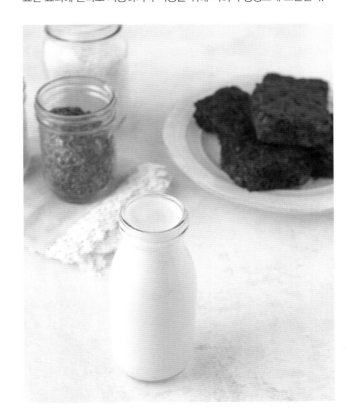

영양 정보(2큰술 기준)

칼로리 : 68 | 지방 칼로리 : 61 | 총 지방 : 6.8g | 포화지방 : 6.2g | 콜레스테롤 : 0mg
나트륨 : 8mg | 탄수화물 : 1.1g | 식이 섬유 : 0g | 순탄수화물 : 1.1g | 당류 : 0.6g | 단백질 : 0.6g

비율		
지방 **75%**	탄수화물 **13%**	단백질 **12%**

CHAPTER
23

음료

지방을 태우는 황금 밀크셰이크 FAT-BURNING GOLDEN MILKSHAKE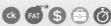

준비 시간 : **5분**　분량 : **385ml**

에그-프리 · 가짓과-프리 · 견과류-프리 · 완전 채식　선택 : 저포드맵

이 요리법은 내 블로그에서 '지방을 태우는 셰이크'로 알려져 있다. 블로그에서는 냉/온 셰이크에 좋아하는 마그네슘 파우더 1작은술을 추가하고 잠들기 전에 마시면 훌륭한 음료라고 홍보한다. 마그네슘을 첨가하려면, 음료를 혼합해 가열한 후 넣어야 한다. 그렇지 않으면 마그네슘이 거품을 일으켜 여기저기 강황 얼룩이 묻을 것이다. 마그네슘을 혼합 음료에 넣고 조금 흔들어 마시면 된다. 나는 이 레시피에 신선한 강황과 생강을 사용할 것을 강력히 권한다. 풍미가 깊어지고 영양이 풍부해진다.

재료

- 비유제품 밀크 1½컵(350ml)
- MCT 오일이나 녹인 코코넛 오일 2큰술
- 껍질 벗긴 강황 뿌리 1조각(7.5cm), 또는 강황 가루 ¾작은술
- 껍질 벗긴 생강 1조각(1.25cm), 또는 생강 가루 ½작은술
- 간 계피 ¼작은술 + 뿌리기용
- 바닐라 엑스트랙트나 파우더 ¼작은술
- 액상 스테비아 2~4방울
- 곱게 간 히말라야 암염 한 꼬집
- 얼음 2개

> **보관 방법** : 밀폐 용기에 담아 3일 동안 냉장실에 보관할 수 있다. 차게 먹으려면 조금 흔들어 먹는다.

만드는 법

1 강력 블렌더에 모든 재료를 넣는다(주의 : 강력 블렌더가 아닌 경우에는 강황과 생강을 갈거나 저며서 블렌더에 넣거나 가루 형태를 이용한다). 10~30초 동안 고속으로 혼합한다. 오래 혼합할수록 강황과 생강 향이 강해진다. 특히 신선한 뿌리를 사용하면 더욱 그렇다.

2 유리컵에 밀크셰이크를 붓고 계피를 뿌려 맛있게 먹는다.

> **곁들이면 좋은 것** : 한 끼 식사로 먹으려면 콜라겐 펩타이드 또는 단백질 파우더 ¼컵(40g)을 첨가한다. 뜨겁게 먹으려면, 무향 젤라틴이나 단백질 파우더 2큰술을 첨가한다.
>
> **저포드맵 방식** : 캐슈 또는 피스타치오 밀크를 피한다.
>
> **응용** : 지방을 태우는 황금 핫밀크 MCT 오일보다는 코코넛 오일을 사용하고 얼음을 생략한다. 1단계를 완료한 다음 섞은 혼합물을 작은 냄비에 옮겨 약 8분간 가끔씩 저어 주면서 중불로 뭉근히 끓인다. 찻잔에 부어 계피를 뿌리고 맛있게 먹는다.

영양 정보(신선한 강황 뿌리로 만든 경우)

칼로리 : 351 | 지방 칼로리 : 316 | 총 지방 : 35.2g | 포화지방 : 35g | 콜레스테롤 : 0mg

나트륨 : 177mg | 탄수화물 : 6.9g | 식이 섬유 : 1.4g | 순탄수화물 : 5.5g | 당류 : 0g | 단백질 : 1.6g

비율

지방	탄수화물	단백질
92%	**6%**	**2%**

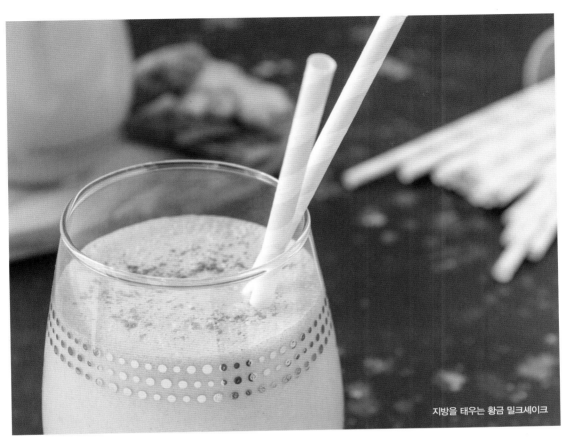

지방을 태우는 황금 밀크셰이크

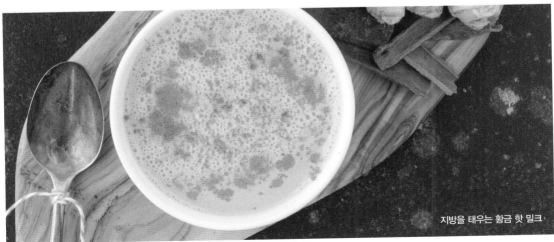

지방을 태우는 황금 핫 밀크

영양 정보(강황 가루와 생강 가루로 만든 경우)

칼로리 : 356 | 지방 칼로리 : 316 | 총 지방 : 35.2g | 포화지방 : 35g | 콜레스테롤 : 0mg

나트륨 : 177mg | 탄수화물 : 5.3g | 식이 섬유 : 0.8g | 순탄수화물 : 4.5g | 당류 : 0g | 단백질 : 1.7g

비율		
지방	탄수화물	단백질
92%	**6%**	**2%**

ACV 아이스티 ACV ICED TEA

준비 시간 : **5분** 분량 : **475ml(1인분)**

코코넛-프리 · 에그-프리 · 저포드맵 · 견과류-프리 · 완전 채식   선택 : **가짓과-프리**

나는 어디에나 식초 넣는 걸 좋아하기 때문에, 이 책에서 식초가 주재료인 음료를 발견해도 놀랄 일이 아니다. 이 차는 맛이 좋으니 겁내지 마라. 그리고 다양하게 응용할 수 있다. 이 조리법을 기본으로 좋아하는 차를 이용해 취향대로 요리조리 만들어 마셔 보면, 그 맛에 놀랄 것이다. ACV 아이스티는 혈당 균형을 유지하고, 피부를 맑게 하며, 소화 촉진에 효과가 좋다. 나는 식사 사이에 또는 아침 식사 전에 즐겨 마신다.

재료

- 우려서 차게 한 티 2컵(475ml)(나는 루이보스티를 가장 선호한다)
- 사과 식초 1큰술
- 액상 스테비아 8방울
- 얼음 2~4개, 서빙용

> **보관 방법** : 밀폐 용기에 담아 냉장고에 3일 동안 보관할 수 있다.
> **준비 사항** : 3일 전부터 차를 끓여 식힌 다음 냉장실에 보관할 수 있다.
> **가짓과-프리 방식** : 가짓과 식품인 루이보스티를 녹차, 블랙티, 화이트티, 허브티와 같은 다른 종류의 티로 바꾼다.

만드는 법

1 얼음을 제외한 모든 재료를 메이슨 병과 같은 475ml 이상의 큰 밀폐 유리병에 넣는다. 뚜껑을 닫고 조금 흔들어 준다.
2 먹기 전에 큰 유리컵에 부어 얼음을 넣는다.

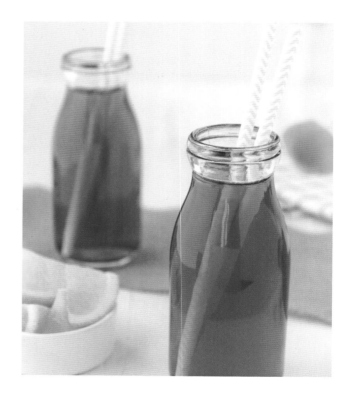

영양 정보(1인분 기준)

칼로리 : 3 | 지방 칼로리 : 0 | 총 지방 : 0g | 포화지방 : 0g | 콜레스테롤 : 0mg
나트륨 : 0mg | 탄수화물 : 0.8g | 식이 섬유 : 0g | 순탄수화물 : 0.8g | 당류 : 0g | 단백질 : 0g

	비율	
지방	탄수화물	단백질
0%	0%	0%

지방 녹차 FATTY GREEN TEA

준비 시간 : **5분**   분량 : **500ml컵 2잔(2인분)**

에그-프리 · 저포드맵 · 가짓과-프리 · 견과류-프리

디카페인 차로 만든 이 녹차는 자기 전에 배가 고프지만 너무 피곤해서 뭘 만들어 먹기 힘들 때 마시는 음료다. 차를 오래 혼합할수록 생강 맛이 강해진다. 진한 생강 향을 좋아하는 사람이라면 생강 과육을 음료에 넣어도 된다. 나는 그 정도로 생강 마니아는 아니지만, 남편은 과육을 걸러 내지 않은 지방 녹차를 좋아한다.

재료

- 뜨겁게 끓인 녹차(디카페인 또는 일반) 4컵(950ml)
- 무향 젤라틴 2큰술
- 코코넛 오일 또는 MCT 오일 2큰술
- 껍질 벗겨 다진 신선한 생강 2큰술
- 신선한 레몬즙 2큰술
- 액상 스테비아 6~8방울

> **보관 방법** : 밀폐 용기에 담아 냉장고에 3일 동안 보관한다. 지방 녹차는 젤라틴 때문에 식으면 굳기 때문에 재가열해야 한다.
> **데우기** : 녹차를 작은 냄비에 부어 중불로 뭉근하게 끓이며 자주 저어 준다. 또는 전자레인지에 데워도 된다.
> **준비 사항** : 차를 끓여 냉장실에서 3일간 보관할 수 있다. 음료를 먹기 전에 일반 레인지나 전자레인지에 차를 데운 다음 다른 재료와 함께 블렌더에 넣어 돌린다.

만드는 법

1 모든 재료를 블렌더에 넣고 10~30초 동안 고속으로 돌린다. 오래 혼합할수록 생강 맛이 강해진다.
2 찻주전자와 같은 내열 주전자 위에 고운 거름망을 걸친다. 차 혼합물을 거름망에 부어 생강 과육을 걸러 낸다.
3 머그컵 2잔에 나눠 마신다.

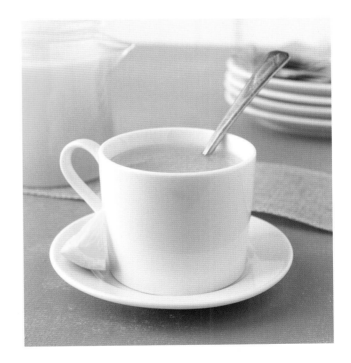

영양 정보(1인분 기준)

칼로리 : 186 | 지방 칼로리 : 126 | 총 지방 : 14g | 포화지방 : 12g | 콜레스테롤 : 0mg
나트륨 : 5mg | 탄수화물 : 4.6g | 식이 섬유 : 0.7g | 순탄수화물 : 3.9g | 당류 : 0.5g | 단백질 : 10.5g

비율		
지방	탄수화물	단백질
68%	**10%**	**22%**

아이스 오메가 티 ICED OMEGA TEA

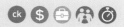

준비 시간 : **5분**　분량 : **270ml컵 4잔(4인분)**

에그-프리 · 저포드맵 · 가짓과-프리 · 견과류-프리　선택 : **완전 채식**

오메가 영양제를 매일 복용한다면, 이 아이스티를 마시는 것이 알약 한 줌을 삼키는 것보다 훨씬 더 즐거울 것이다. 시중에는 향을 넣은 오메가 오일이 넘쳐 난다. 내가 좋아하는 제품은 바린(Barlean) 사의 오메가 스월(Omega Swirl) 피시 오일과 아마 오일이다. 좋아하는 향을 골라 넣어라. 포드맵 식품에 민감한 사람은 오일의 성분을 확인한 후 이용하라.

재료

- 차가운 녹차 5컵(1.2L)
- 향 있는 아마 오일 또는 피시 오일 혼합 ¼컵(60ml)
- 콜라겐 펩타이드 또는 단백질 파우더 ¼컵(40g)
- MCT 오일 ¼컵(60ml)
- 액상 스테비아 8∼10방울(선택)
- 얼음 8개
- 신선한 딸기 2개, 길게 반 자른 것, 장식용

만드는 법

1 블렌더에 녹차, 피시 오일, 콜라겐, MCT 오일, 스테비아를 넣는다. 잘 섞이도록 20초 동안 고속으로 돌린다.

2 티를 300ml씩 또는 큰 유리잔 4개에 나눠 담고 각 잔에 얼음을 2개 넣고 딸기 반쪽을 살짝 얹는다.

보관 방법 : 밀폐 용기에 담아 냉장고에 3일 보관할 수 있다.

준비 사항 : 차를 끓여 식힌 다음 3일 동안 냉장실에 보관할 수 있다.

완전 채식 방식 : 아마 오일과 식물성 단백질 파우더를 사용한다.

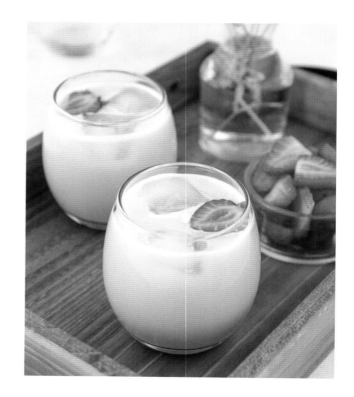

영양 정보(1인분 기준)

칼로리 : 211 | 지방 칼로리 : 172 | 총 지방 : 19.1g | 포화지방 : 15.5g | 콜레스테롤 : 36mg
나트륨 : 29mg | 탄수화물 : 5.1g | 식이 섬유 : 0g | 순탄수화물 : 5.1g | 당류 : 0g | 단백질 : 4.7g

비율		
지방 **81%**	탄수화물 **10%**	단백질 **9%**

케토 콜라다 KETO COLADA

준비 시간 : 5분 ┃ 분량 : 240ml컵 4잔(4인분)

에그-프리 · 가짓과-프리 · 견과류-프리 · 완전 채식

'건강한 추구' 회원들에게 설문한 결과, 응답자의 99%가 케토 라이프에서 유일하게 필요한 알코올음료로 피냐 콜라다를 꼽았다. 나는 이 음료를 완성하기 전까지 이토록 맛이 좋을 줄 몰랐다. 사과 식초를 충분히 넣어라. 예상치 못하게 풍미를 살리니까 말이다. 아이들에게 줄 때나 케토 라이프스타일에 처음 적응하는 과정에서 술을 먹고 싶지 않을 때는 버진으로 만들어라.

나는 이 레시피에서 바린 사의 오메가 스월 피시 오일을 사용한다. 이것은 자일리톨로 단맛을 냈고 인공향이나 색소가 없으며 non-GMO인 오메가 오일이다.

재료

- 전지 코코넛 밀크 1⅓컵(315ml)
- 다크 럼주 60ml(선택)
- 피냐 콜라다 향 오메가 오일 2큰술
- MCT 오일 2큰술
- 사과 식초 2작은술
- 액상 스테비아 4~8방울
- 얼음 4컵(640g)

> **잠깐만요!** 나는 이 음료를 만들 때 강력 블렌더를 사용한다. 일반 블렌더를 사용하는 경우, 먼저 얼음을 부순 후에 블렌더에 넣으면 혼합물이 더 부드러워진다. 얼음을 비닐봉지에 넣고 키친타월로 감싼 후에 나무망치로 두드려 부순다.

만드는 법

1 모든 재료를 블렌더에 넣는다. 얼음이 분쇄되고 혼합물이 부드러워질 때까지 고속으로 돌린다. 재료를 넣으려면 블렌더를 돌렸다 멈췄다 해야 할 수도 있다.

2 음료를 유리잔(240ml) 4개에 나눠 담아 곧바로 마신다.

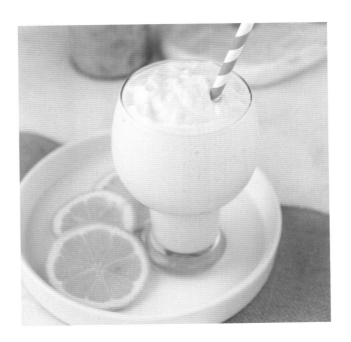

영양 정보(1인분 기준)

칼로리 : 256 ┃ 지방 칼로리 : 230 ┃ 총 지방 : 25.5g ┃ 포화지방 : 22.4g ┃ 콜레스테롤 : 18mg
나트륨 : 20mg ┃ 탄수화물 : 5.2g ┃ 식이 섬유 : 0g ┃ 순탄수화물 : 5.2g ┃ 당류 : 1.3g ┃ 단백질 : 1.3g

비율		
지방	탄수화물	단백질
90%	8%	2%

케토 레모네이드 KETO LEMONADE

준비 시간 : 3분   분량 : 1.1L(1인분)

코코넛-프리 · 에그-프리 · 저포드맵 · 가짓과-프리 · 견과류-프리 · 완전 채식

하루 종일 마시게 되는 이 레모네이드는 자연적으로 엄청난 양의 전해질을 만들기 때문에 무서운 케토 플루를 예방하는 데 이상적인 음료다. 지방에 적응하는 동안에 이 레모네이드를 마시면 문제가 해결된다. 알로에 베라 주스에 익숙하지 않지만 한번 시도해보고 싶다면 1큰술을 시작으로 양을 점점 늘려 보라. 케토 레모네이드에 알로에 베라 주스를 넣으면 내 장이 무척 좋아하는 것 같다. 대부분의 건강식품점과 드러그스토어에서 병에 든 알로에 베라 주스를 찾을 수 있다. 내가 가장 좋아하는 상표는 릴리오브더데저트(Lily of the Desert)이다. 단백질이 필요하다면 콜라겐 몇 숟가락을 추가하라.

재료

- 물 4컵(950ml)
- 신선한 레몬즙 ⅓컵(80ml)
- 알로에 베라 주스 1~4큰술, 과육 부분(선택)
- 곱게 간 히말라야 암염 ¼작은술
- 액상 스테비아 4~6방울(선택)
- 얼음 1컵(160g), 서빙용
- 신선한 민트잎, 장식용(선택)
- 얇게 썬 레몬 1개, 서빙용(선택)

보관 방법 : 밀폐 용기에 담아 냉장고에 최대 3일 동안 보관할 수 있다.

응용 : 케토 라임에이드 레몬즙을 라임즙으로 바꾼다.

만드는 법

1. 메이슨 유리병과 같은 밀폐 용기에 물, 레몬즙, 알로에 베라 주스(넣을 경우), 소금, 스테비아(넣을 경우)를 넣는다. 뚜껑을 닫고 조금 흔들어 준다.
2. 레모네이드를 마시기 직전에 유리컵에 옮겨 얼음을 넣는다. 원한다면, 민트잎을 얹고 레몬 조각을 곁들인다.

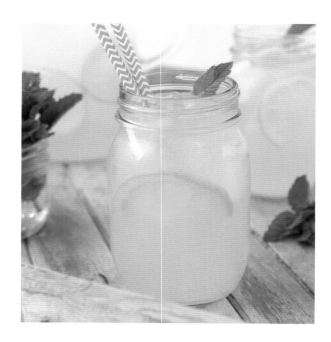

영양 정보(1인분 기준)

칼로리 : 20 | 지방 칼로리 : 6 | 총 지방 : 0.7g | 포화지방 : 0.7g | 콜레스테롤 : 0mg
나트륨 : 6mg | 탄수화물 : 2.7g | 식이 섬유 : 0g | 순탄수화물 : 0g | 당류 : 1.7g | 단백질 : 0.7g

	비율	
지방	탄수화물	단백질
32%	54%	14%

케토 밀크셰이크 KETO MILKSHAKE

준비 시간 : **5분** 분량 : **600ml (1인분)**

가짓과−프리 · 견과류−프리   선택 : 에그−프리

이 레시피는 이 책을 쓰는 동안에 만들었다. 말 그대로 밥 먹을 시간이 없을 정도로 일이 바쁘게 돌아가던 때가 있었다. 하루 종일 굶어도 내 몸은 멀쩡했지만, 내 두뇌는 아니었다. 그래서 나는 좋아하는 재료들을 믹서기에 넣고 돌렸다. 시간이 흐르면서 약간의 수정을 거쳐 케토 밀크셰이크가 탄생했다. 이 셰이크는 식사 대용으로 타의 추종을 불허하는, 케토 라이프스타일에 가장 적합한 음식이다. 원한다면 시금치 한 줌을 추가하라. 밀크셰이크의 색이 약간 튀겠지만 맛에는 전혀 영향을 미치지 않는다.

이 조리법에서는 생 달걀노른자를 사용한다. 생 달걀을 꺼리는 경우, 아래의 에그−프리 방식을 따르라.

재료

- 전지 코코넛 밀크 2컵
- 큰 하스 아보카도 ½개, 껍질 벗겨 씨를 뺀 것(과육 85g)
- 카카오 파우더 2큰술
- MCT 오일 2큰술
- 달걀노른자 1개(선택)
- 얼음 2개
- 액상 스테비아 6∼8방울 또는 제과용 에리스리톨 2작은술
- 바닐라 엑스트랙트 또는 파우더 ½작은술
- 곱게 간 히말라야 암염 한 꼬집
- 콜라겐 펩타이드 또는 단백질 파우더 ¼컵(40g)

> 보관 방법 : 밀폐 용기에 담아 냉장고에 하루 동안 보관할 수 있다.
> 에그−프리 방식 : 달걀노른자 대신에 좋아하는 견과류/씨앗 버터 1큰술을 넣는다.

만드는 법

1 블렌더에 코코넛 밀크, 아보카도, 카카오 파우더, MCT 오일, 달걀노른자, 얼음, 스테비아, 바닐라, 소금을 넣는다. 저속으로 돌리다가 점점 속도를 높여 고속으로 돌린다. 얼음이 분쇄되고 혼합물이 부드럽게 될 때까지 30초 동안 고속을 유지한다.
2 콜라겐을 넣고 10초간 더 돌린다.
3 유리잔에 부어 맛있게 먹는다.

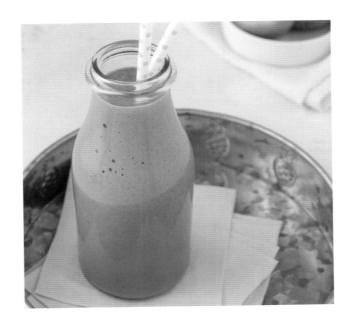

영양 정보(1인분 기준)

칼로리 : 889 | 지방 칼로리 : 757 | 총 지방 : 84.3g | 포화지방 : 62.9g | 콜레스테롤 : 210mg
나트륨 : 314mg | 탄수화물 : 7.8g | 식이 섬유 : 4g | 순탄수화물 : 3.8g | 당류 : 0g | 단백질 : 24.7g

	비율	
지방	탄수화물	단백질
85%	**4%**	**11%**

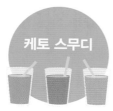

케토 스무디

5년 전의 나는 스무디 없이는 살 수 없는 사람이었다.
내 친구들은 아직도 나를 스무디 여왕이라고 부른다. 요즘에는 예전만큼 자주 마시지는 않지만,
스무디는 여전히 고지방 메뉴가 될 수 있다.
고지방, 저탄수화물 스무디를 만들려면 아래의 조리법을 따르라!

단맛을 내는 재료

레몬

라임

무알콜 스테비아

무알콜 바닐라
엑스트랙트(1/4작은술)

블랙베리

블루베리

크랜베리

라즈베리

딸기

부피와 부드러움을 위한 재료

아보카도

MCT 오일

액상 코코넛
오일

마카다미아
너트 오일

껍질 벗긴 햄프시드

무가당 아몬드 버터

캐슈너트

마카다미아 너트

치아씨

아마씨

해바라기씨*

*선택 : 물에 담그는 방법은
189~190쪽에 나온다.

타히니

코코넛 과육

콜리플라워
포크로 찔러 부드럽게 들어갈 때까지
삶아 물기를 제거해 식힌 것

목초 콜라겐
펩타이드

액체

아이스커피

아이스 녹차나
허브티

전지 코코넛 밀크
(무가당)

라이트 코코넛
밀크

물

신선한 레몬즙
1~2큰술 넣은 물

신선한 라임즙
1~2큰술 넣은 물

사과식초
1~2큰술 넣은 물

물 1¾컵(175ml)에
무가당 아몬드 요구르트
¼컵(60g) 넣은 것

물 1¾컵(175ml)에
무가당 코코넛 요구르트
¼컵(60g) 넣은 것

콤부차

워터 케피어

무가당 아몬드 밀크

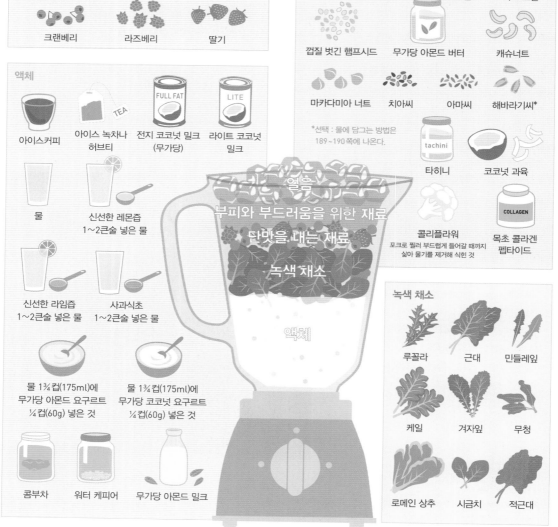

얼음

부피와 부드러움을 위한 재료

단맛을 내는 재료

녹색 채소

액체

녹색 채소

루꼴라

근대

민들레잎

케일

겨자잎

무청

로메인 상추

시금치

적근대

모히토 스무디 MOJITO SMOOTHIE

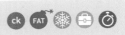

준비 시간 : **5분** 분량 : **265ml컵 2잔(2인분)**

에그-프리 · 가짓과-프리 · 완전 채식   선택 : 견과류-프리

내가 완전 채식을 할 때, 매일 마시던 스무디 한 잔은 탄수화물 한 잔과 마찬가지였다. 과일을 너무 많이 먹고 지방을 너무 적게 먹으면 1시간 후에 배가 고픈 건 당연하다. 하지만 이 스무디 한 잔에는 지방이 가득 들어 몇 시간 동안 속이 든든하다. 나처럼 스무디를 좋아하고 한 끼 식사로 먹고 싶다면 콜라겐 펩타이드나 좋아하는 단백질 파우더를 첨가하고, 베리 한 줌과 껍질을 벗긴 햄프시드, 그리고 마카다미아 너트 등으로 토핑하라.

재료

- 우려서 식힌 차 1½컵(350ml)(나는 녹차를 가장 선호한다)
- 신선한 라임즙 2큰술 + 1작은술
- MCT 오일 2큰술
- 신선한 시금치 꽉 채운 1컵(70g)
- 하스 아보카도 ½개, 껍질 벗기고 씨를 뺀 것(과육 85g)
- 통 마카다미아 너트 12개, 블렌더를 사용하지 않을 경우 곱게 다진 것
- 얼음 2개
- 신선한 민트잎 수북이 1큰술
- 바닐라 엑스트랙트나 파우더 ½작은술
- 액상 스테비아 4~6방울(선택)

> 보관 방법 : 밀폐 용기에 담아 1일 동안 냉장고에 보관할 수 있다.
> 곁들이면 좋은 것 : 이 스무디를 한 끼 식사로 먹으려면, 콜라겐 펩타이드나 단백질 파우더를 첨가한다.
> 견과류-프리 방식 : 마카다미아 너트를 껍질 벗긴 햄프시드 3큰술로 바꾼다.

만드는 법

1 모든 재료를 블렌더에 넣는다. 얼음이 분쇄되고 혼합물이 부드러워질 때까지 고속으로 돌린다. 강력 믹서기는 약 30초, 일반 믹서기의 경우에는 더 돌린다.
2 유리컵 2잔에 나눠 담아 마신다.

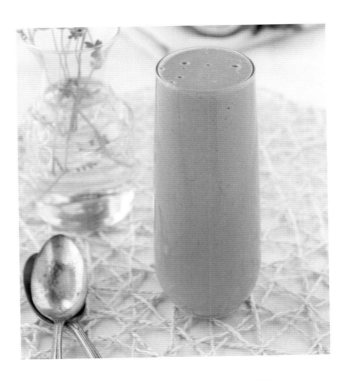

영양 정보(1인분 기준)

칼로리 : 310 | 지방 칼로리 : 310 | 총 지방 : 30.6g | 포화지방 : 16.9g | 콜레스테롤 : 0mg
나트륨 : 25mg | 탄수화물 : 6.1g | 식이 섬유 : 4g | 순탄수화물 : 2.1g | 당류 : 0.8g | 단백질 : 2.6g

비율		
지방	탄수화물	단백질
89%	**8%**	**3%**

로켓연료 사골국 ROCKET FUEL BONE BROTH

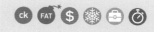

준비 시간 : **5분**   분량 : **270ml컵 2잔(2인분)**

에그-프리 · 견과류-프리   선택 : **코코넛-프리 · 저포드맵 · 가짓과-프리**

사골국을 준비할 때 나는 원하는 대로 양념을 첨가할 수 있도록 다소 '심심'하게 만드는 걸 좋아한다. 그냥 마시려고 사골국을 만드는 일은 드물다. 나는 대개 수프 같은 것들을 만들기 위해서는 많은 양을, 이 음료를 만들기 위해서는 2컵(475ml)을 얼린다. 아침에 재빨리 만들기 위해 냉동 사골국을 밤새 냉장실에서 해동한다. 이 사골국을 이른 아침에 먹어 두면 단식 시간을 두 시간 정도 늘릴 수 있어서 아주 좋다.

재료

- 뜨거운 사골국물 2컵(475ml)(183쪽 참조)
- MCT 오일 ¼컵(60ml), 또는 녹은 코코넛 오일이나 녹은 라드
- 작은 마늘 1쪽, 강력 블렌더를 사용하지 않을 경우 다진 것
- 껍질 벗겨 간 신선한 생강 ½작은술
- 곱게 간 회색 바닷소금 ¼작은술
- 카옌페퍼 한 꼬집

만드는 법

1. 모든 재료를 블렌더에 넣고 10~30초 동안 고속으로 돌린다. 오래 혼합할수록 마늘과 생강 맛이 강해진다.
2. 커다란 머그컵에 고운 거름망을 걸친다. 혼합물의 절반을 망에 부어 마늘과 생강 과육을 거른다. 남은 혼합물을 두 번째 머그컵에 거른 다음 먹는다.

보관 방법 : 사골국을 완전히 식힌 후에 밀폐 용기에 담아 냉장실에 3일, 냉동실에 1개월 동안 보관할 수 있다. 로켓연료 사골국이 식으면 젤라틴 때문에 젤리처럼 굳는다. 국물을 마시려면 아래의 설명대로 데운다.

데우기 : 로켓연료 사골국을 작은 냄비에 넣고 중불로 뭉근히 끓이며 자주 저어 준다. 또는 전자레인지로 데워도 된다.

해동하기 : 냉장실에서 액체 상태로 녹이거나 위의 설명대로 냉동 사골국을 데운다.

준비 사항 : 사골국을 만들어 냉장실에서 3일, 또는 냉동실에서 3개월 보관한다. 냉동 사골국을 사용하는 경우 미리 냉장실에서 해동하는 것을 잊지 마라. 음료 만들 준비가 되면 레인지 또는 전자레인지에 가열한 다음 조리법에 따른다.

코코넛-프리 방식 : 코코넛 오일 대신 MCT 오일 또는 녹인 라드를 사용한다.

저포드맵 방식 : 마늘 대신 껍질 벗겨 간 신선한 강황 뿌리 ½작은술을 넣는다.

가짓과-프리 방식 : 카옌페퍼를 생략한다.

영양 정보(1인분 기준)

칼로리 : 273 | 지방 칼로리 : 231 | 총 지방 : 25.7g | 포화지방 : 10.1g | 콜레스테롤 : 24mg
나트륨 : 460mg | 탄수화물 : 1.5g | 식이 섬유 : 0g | 순탄수화물 : 1.5g | 당류 : 0g | 단백질 : 8.8g

비율		
지방 **85%**	탄수화물 **2%**	단백질 **13%**

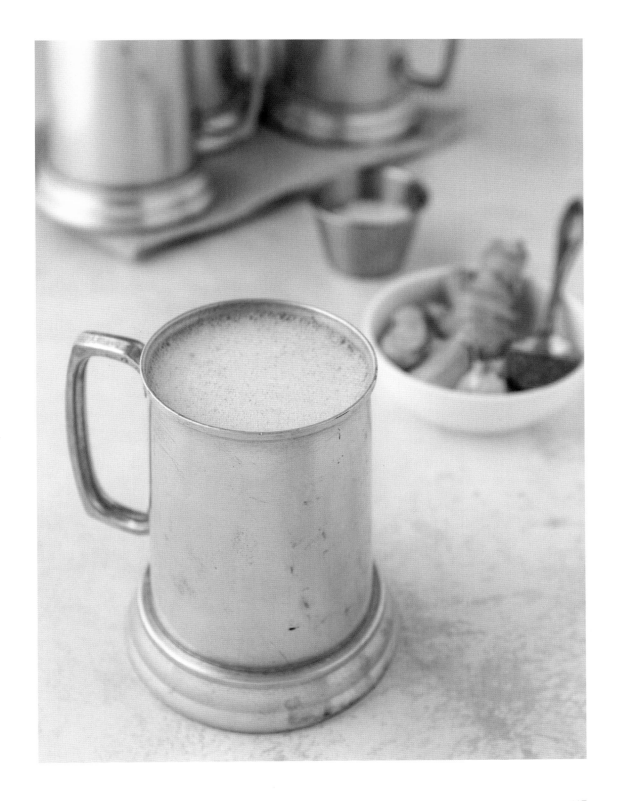

로켓연료 라떼(RFL) ROCKET FUEL LATTE

준비 시간 : 5분 분량 : 475ml(1인분) 또는 240ml컵 2잔(2인분)

에그-프리 · 저포드맵 · 가짓과-프리 · 견과류-프리 선택 : 완전 채식

크리미한 이 라떼는 전통적인 케토 방탄커피의 업그레이드 버전으로 버터를 넣지 않는다. 그리고 화이트 초콜릿 맛이 난다. 나는 호르몬을 조절하고 음식 갈망을 없애면서 오전 내내 지방을 태우려는 여성들을 위해 이 음료를 고안했다. 아침에 이 라떼만 마시면 단식을 중단하지 않아도 된다. 아침을 먹는다면 로켓연료 라떼를 2인분으로 나누어 이튿날 아침에 나머지 절반을 케토 친화적인 아침 식사인 베이컨, 달걀, 채소와 함께 먹어라. 껍질 벗긴 햄프시드를 분쇄할 강력 블렌더가 없다면, 좋아하는 저탄수화물 견과나 씨앗 버터로 대체하라.

재료

- 뜨겁게 끓인 커피(일반 또는 디카페인)나 차 1¾컵(415ml)
- MCT 오일이나 코코넛 오일 1큰술
- 카카오 버터 1큰술
- 껍질 벗긴 햄프시드 1큰술
- 액상 스테비아 2~4방울(선택)
- 바닐라 엑스트랙트나 파우더 ¼작은술
- 곱게 간 히말라야 암염 한 꼬집(선택)
- 콜라겐 펩타이드 또는 단백질 파우더 1큰술 또는 무향 젤라틴 1½작은술
- 간 계피 한 꼬집, 장식용

> **팁** : 여행 중에 로켓연료 라떼를 갖고 다니는가? 102쪽을 보라.
>
> **보관 방법** : 밀폐 용기에 담아 3일 동안 냉장실에 보관할 수 있다.
>
> **데우기** : 라떼를 작은 냄비에 부어 중불에서 뭉근히 끓이며 자주 저어 준다. 또는 전자레인지에 데운다.
>
> **준비 사항** : 커피나 차를 끓여서 식힌 다음 3일 동안 냉장고에 보관할 수 있다. 라떼를 만들 준비가 되면 커피 또는 차를 일반 레인지나 전자레인지에 다시 데우고 위의 설명대로 따른다.
>
> **완전 채식 방식** : 콜라겐을 껍질을 벗긴 햄프시드 2큰술로 바꾼다.
>
> **응용 : 핫 카카오** 다음의 재료를 혼합한다. 뜨거운

만드는 법

1 강력 블렌더에 뜨거운 커피, 오일, 카카오 버터, 햄프시드, 스테비아(넣을 경우), 바닐라, 소금을 넣는다. 1분 또는 햄프시드가 분쇄될 때까지 고속으로 돌린다.
2 콜라겐을 넣고 약 10초간 더 돌린다.
3 컵에 부어 계피를 뿌려서 마신다.

커피나 차(페퍼민트티가 제격) 1¾컵(415ml), 카카오 버터 1큰술, MCT 오일 또는 코코넛 오일 1큰술, 치아씨 1큰술, 카카오 파우더 1큰술, 액상 스테비아 2~4방울(선택), 곱게 간 히말라야 암염 한 꼬집(선택), 콜라겐 펩타이드나 단백질 파우더 1큰술 또는 무향 젤라틴 1½작은술.

응용 : 코코넛 파티 다음의 재료를 혼합한다. 뜨거운 커피 또는 차 1¾컵 (415ml), 코코넛 오일 1큰술, MCT 오일 1큰술, 녹인 코코넛 버터 1큰술, 바닐라 엑스트랙트나 파우더 ¼작은술, 액상 스테비아 2~4방울(선택), 곱게 간 히말라야 암염(선택), 콜라겐 펩타이드나 단백질 파우더 또는 무향 젤라틴 1½작은술.

응용 : 녹차 라떼 다음의 재료를 혼합한다. 뜨거운 물 1¾컵(415ml), 코코넛 오일 2큰술, 전지 코코넛 밀크 2큰술, 말차 파우더 2작은술, 액상 스테비아 2~4방울(선택), 콜라겐 펩타이드나 단백질 파우더 1큰술 또는 무향 젤라틴 1½작은술.

응용 : 에그노그 뜨거운 커피 또는 차 1¾컵(415ml), 전지 코코넛 밀크 2큰술, MCT 오일 1큰술, 간 계피 ½작은술, 간 육두구 ¼작은술, 액상 스테비아 2~4방울(선택), 콜라겐 펩타이드나 단백질 파우더 1큰술 또는 젤라틴 1½작은술.

응용 : 아유르베다 식 뜨거운 커피 또는 차 1¾컵(415ml), 코코넛 오일 1큰술, MCT 오일 1큰술, 타히니 1큰술, 강황 가루 ½작은술, 간 카르다몸 ¼작은술, 생강 가루 ¼작은술, 액상 스테비아 2~4방울(선택), 곱게 간 히말라야 암염 한 꼬집(선택), 콜라겐 펩타이드나 단백질 파우더 1큰술 또는 무향 젤라틴 1½작은술.

영양 정보(1인분(475ml) 기준)

				비율		
				지방	탄수화물	단백질
칼로리 : 339 | 지방 칼로리 : 301 | 총 지방 : 33.4g | 포화지방 : 24.9g | 콜레스테롤 : 0mg				**89%**	**1%**	**10%**
나트륨 : 192mg | 탄수화물 : 1g | 식이 섬유 : 1g | 순탄수화물 : 0g | 당류 : 0g | 단백질 : 8.5g						

카페인 없이 만들기

커피
로켓연료 라떼
1인분의 카페인 양 **164**

예르바 마테차
로켓연료 라떼
1인분의 카페인 양 **141**

에스프레소 2샷
로켓연료 라떼
1인분의 카페인 양 **140**

말차 가루 1½작은술
로켓연료 라떼
1인분의 카페인 양 **116**

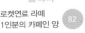

블랙티
로켓연료 라떼
1인분의 카페인 양 **82**

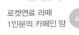

포시그마틱의
동충하초 버섯커피 2팩
로켓연료 라떼
1인분의 카페인 양 **79**

화이트티
로켓연료 라떼
1인분의 카페인 양 **46**

녹차
로켓연료 라떼
1인분의 카페인 양 **42**

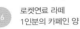

생 카카오 파우더
1큰술
로켓연료 라떼
1인분의 카페인 양 **12**

디카페인 블랙티 **0**
로켓연료 라떼
1인분의 카페인 양 **20**

디카페인 녹차 **0**
로켓연료 라떼
1인분의 카페인 양 **3**

스위스워터의
디카페인 커피*
로켓연료 라떼
1인분의 카페인 양 **1이하**

디카페인
에스프레소 2샷
로켓연료 라떼
1인분의 카페인 양 **20**

포시그마틱의
차가버섯 영약 2팩
로켓연료 라떼
1인분의 카페인 양 **0**

허브티
로켓연료 라떼
1인분의 카페인 양 **0**

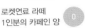

루이보스티
로켓연료 라떼
1인분의 카페인 양 **0**

뜨거운 물
로켓연료 라떼
1인분의 카페인 양 **0**

---

* 스위스워터 커피에는 화학 물질이 전혀 없다. 물, 커피, 시간, 온도만을 이용한 기술로 카페인을 제거한다.

차의 경우, 카페인의 양은 물에 우리는 시간 3분을 기준으로 한다. 물에 우리는 시간은 카페인 함량에 영향을 준다. 1분에서 5분으로 변경하면 카페인 수치가 276%까지 증가한다.

카페인 수치는 모두 mg 단위이다.

카페인 섭취를 줄여야 할 때 :
카페인 없이는 하루도 살 수 없다. 거의 매일 전전긍긍하거나 긴장되거나 불안하다. 수면의 질이 형편없다. 생각이 무질서하고 뜬금없다. 평소보다 목이 마르다. 아침에 활동을 시작하거나 오후에 기운을 내려면 카페인이 필요하다. 이 중 한 가지라도 해당된다면 로켓연료 라떼를 만들 때 커피보다 카페인이 적은 재료를 넣어라.

잠깐만요! 차의 카페인 함량은 상표에 따라 다르다. 카페인 섭취가 우려된다면, 0mg 항목 중 하나를 선택하는 것이 가장 좋다.

창의력을 발휘해 자신만의 라떼를 만들어 사진을 찍은 다음 #rocketfuellatte #로켓연료라떼 태그를 달아라. 처음에는 지방을 2큰술로 시작하는 게 좋다. 여러분이 어떻게 만드는지 보고 싶다.

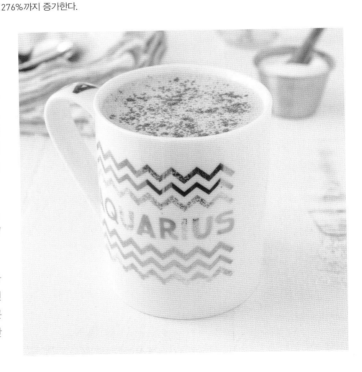

로켓연료 아이스커피 ROCKET FUEL ICED COFFEE

준비 시간 : **5분**　분량 : **475ml (1인분)**

에그−프리 · 가짓과−프리 · 완전 채식　선택 : 저포드맵 · 견과류−프리

크리미하고 시원한 이 아이스커피는 원조 로켓연료 라떼(418쪽)의 케토 업그레이드 버전이며, 콜라겐이 들어가지 않기 때문에 완전 채식 음료다. 로켓연료 라떼와 마찬가지로, 여성들이 오전 호르몬을 조절하고 음식 갈망을 없애면서 오전 내내 지방을 태우는 것을 돕기 위해 이 아이스 버전을 만들었다. 그리고 먹음직스러운 크림이 소복하게 올라간 커피에 정신을 못 차리는 사람들을 위해 휘핑을 얹은 프라페 버전을 포함했다! 햄프시드를 갈 강력 블렌더가 없다면 조리법에 수록한 아몬드 버터를 넣어라.

재료

- 끓여서 식힌 커피 1¾컵(415ml)(일반 또는 디카페인)
- 부드러운 무가당 아몬드 버터 1큰술 + 1작은술 또는 껍질 벗긴 햄프시드 2큰술
- MCT 오일 1큰술
- 바닐라 엑스트랙트나 파우더 ¼작은술
- 간 계피 ¼작은술
- 액상 스테비아 2~4방울(선택)
- 곱게 간 히말라야 암염 한 꼬집(선택)
- 얼음 4~6개

만드는 법

1 얼음 이외의 모든 재료를 블렌더에 넣고 잘 섞일 때까지 돌린다.
2 유리잔이나 메이슨 병에 부은 후에 얼음을 넣어 마신다.

보관 방법 : 밀폐 용기에 담아 3일 동안 냉장고에 보관할 수 있다. 마시기 전에 조금 흔들어 준다.
준비 사항 : 커피를 3일 전에 만들어 식힌 후에 냉장고에 보관할 수 있다.

응용 : 로켓연료 아이스티 커피를 원하는 차로 바꾼다.
응용 : 로켓연료 프라페 1단계를 완료한 후, 얼음을 블렌더에 넣어 얼음이 분쇄되고 음료가 부드러워질 때까지 약 45초 동안 혼합한다. 강력 블렌더를 사용하지 않는 경우, 얼음을 블렌더에 넣기 전에 조금 부순다. 안 그러면 모터를 꽤 오래 돌려야 해서 열이 발생해 음료가 따뜻해질 수 있다. 커다란 유리잔이나 메이슨 병에 부은 후에 코코넛 휘핑크림(404쪽) ¼컵(60ml)과 카카오닙스 1작은술을 얹어 마신다.
저포드맵/견과류−프리 방식 : 아몬드 버터 대신 타히니를 사용한다.

로켓연료 아이스커피의 영양 정보

칼로리 : 274 | 지방 칼로리 : 235 | 총 지방 : 26.1g | 포화지방 : 15.3g | 콜레스테롤 : 0mg
나트륨 : 242mg | 탄수화물 : 4.5g | 식이 섬유 : 3g | 순탄수화물 : 1.5g | 당류 : 0.7g | 단백질 : 5.2g

비율		
지방	탄수화물	단백질
86%	6%	8%

로켓연료 프라페의 영양 정보(토핑 포함)

칼로리 : 357 | 지방 칼로리 : 331 | 총 지방 : 36.8g | 포화지방 : 24.9g | 콜레스테롤 : 0mg
나트륨 : 257mg | 탄수화물 : 8.7g | 식이 섬유 : 4.8g | 순탄수화물 : 3.9g | 당류 : 0.7g | 단백질 : 6.6g

비율		
지방	탄수화물	단백질
84%	9%	7%

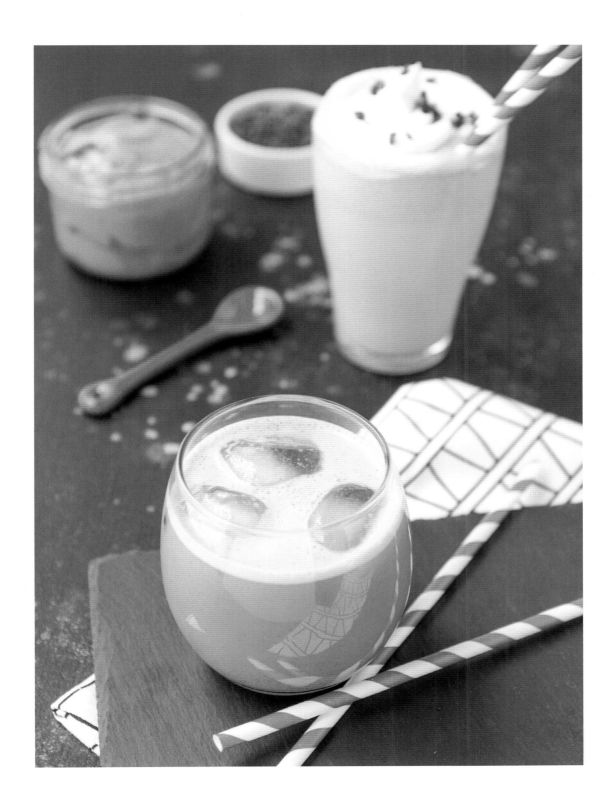

레시피 특기 사항 인덱스

해당 • 선택 ○

메뉴	쪽수	ck	pk	+	FAT	$	❄	🍲	👥	⏱	코코넛-프리	에그-프리	저포드맵	가짓과-프리	견과류-프리	완전 채식	채식주의
치즈 소스	236	•		•		•		•	•		○	•	○	•	•	○	○
마요네즈	238	•			•	•		•	•		•	○	•	•	•	○	•
바질 아보카도 스프레드	240	•			•	•		•	•		•	•	•	•	•	•	•
최고의 케첩	241					•		•	•		•	•	○		•	•	•
클래식 시저 드레싱	242	•			•	•		•	•		○	•	○	•	•	○	○
랜치 드레싱	244	•			•	•		•	•		○	•	○	•	•	○	•
레드 와인 비네그레트	245	•			•	•		•	•		•	•	○	•	•	•	•
향신 기름	246	•			•	•		•	•		•	•	•	•	•	•	•
그릭 시즈닝	250					•			•		•	•	•	•	○	•	•
케이준 시즈닝	250					•			•		•	•	•	•	•	•	•
지중해식 시즈닝	251					•			•		•	•	•	•	•	•	•
바하라트 시즈닝	251					•			•		•	•	•	•	•	•	•
시치미 시즈닝	252					•			•		•	•	•	•	•	•	•
이탈리안 시즈닝	252					•			•		•	•	•	•	•	•	•
카레 가루	253					•			•		•	•	•	○	•	•	•
양념 소금	253					•			•		•	•	•	○	•	•	•
팬케이크	254	•							•				•	•	○		•
올스파이스 머핀	256	•			•	•			•				•	•			•
아마씨 시나몬 번 머핀	257	•			•	•			•		○		•	•	•		•
베이컨 러버의 키슈	258	•			•	•			•		•		•	•			○
이른 아침의 잠발라야	260	•			•	•			•		○		•	○	•		•
소시지와 녹색 채소를 넣은 해시 볼	261	•				•			•		○		○	•	•		•
무곡물 햄프시드 죽	262	•				•			•		○		•	•	•		•
견과 없는 그래놀라	264	•				•	•		•		○		•	•			•
치킨 바삭	266	•				•			•		•		○	○	•		•
이탈리안 주키니 구이	268	•		•		•			•		•	•	•		•		•
베이컨 크래커	270	•			•	•			•		•	•	○	•			•
피자 파테	271	•			•	•		•	•		○	•	•	○	•		•
콩 없는 후무스	272	○		•	○	•			•		○	•	○	○	•		•
케일 파테	274	•			•	•			•		○	•	•	•			•
MCT 과카몰리	275				•	•			•		○	•	•	•	•		•
바하라트 볼	276	•			•	•			•		○	•	•	•	•		•
아스파라거스 베이컨 말이와 홀스래디시 소스	278	•		•		•			•		•	○	•	•	•		•
케이준 브로콜리 구이	280	•				•			•		•	•	○	•	•	○	•
김초밥 롤과 아몬드 디핑 소스	282			•		•			•		•	•	○	○	○	○	•
소금, 후추 넣은 치킨 윙	284	•				•			•		•	•	•	•	•		•
육포 쿠키	285		•			•			•		○	•	○	•	•		•
내가 간을 먹는 유일한 방법	286		•						•		○	•	○	•	•		•
치킨 누들 수프	288		•					•	•		○	•	○	•	•		•
쉬림프 차우더	290	•						•	•		○	•	○	•	•		•
베이컨 수프	292	•						•	•		○	•	○	•	•		•
시금치 샐러드와 빵가루 입힌 닭고기	294	•							•		○	•	○	•	•		•
케이준 돼지 뱃살 샐러드	296	•		•		•			•		•	•	•	•	•		•
오징어 샐러드	298		•	•		•			•		•	•	•	•	•		•
베르데 시저 샐러드와 바삭한 케이퍼	299	•			•	•			•		•	○	•	•	•	○	○
시금치 샐러드와 플랭크 스테이크	300	•				•			•		•	•	•	•	○		•
딸기 아보카도 샐러드	302					•		•	•		•	•	•	•	•		•
카레 오크라 샐러드	303	•				•			•		○	•	•	•	○		•
오이와 훈제연어 샐러드	304	•				•			•		○	•	•	•	•	○	○
베이컨으로 싼 미니 미트로프	306				•	•		•	•		•	•	○	•	•		•
비프 스트로가노프	308	•			•	•		•	•		○	•	○	•	•		•
봄베이 슬로피 졸린	310	•			•	•		•	•		○	•	○	•	○		•
칠리로 채운 아보카도	312	•			•	•		•	•		•	•	○	•	•		•

레시피 특기 사항 인덱스

해당 • | 선택 ○

메뉴	쪽수	ck	pk	+	FAT*	$	❄	🍲	👥	⏱	코코넛-프리	에그-프리	저포드맵	가짓과-프리	견과류-프리	완전 채식	채식주의
수지 허브 버터 스테이크	314	•		•				•	•	•	•	•	○	•	•		
원 팟 햄버거	316		•	•				•	•	•	•	•		○	○		
주키니 롤	317	•		•				•	•		•	•		○	○		
마이클의 페퍼로니 밋자	318				•			•		•	•			○		○	
찢은 쇠고기 타코	320	•			•			•	•	•	•	•			•		
코코넛 양고기 카레	322	•			•			•		•		•		○	•		
양고기 케밥	324	•		•				•		○	•	•		•	•		
베이컨 맥앤치즈	326		•		•			•		•		•			•		
치폴레 미트볼	328				•			•	•	•	•	○	•	•		
햄 샐러드 샌드위치	330	•			•		•	•	○	•	•	•		
허브 크러스트 폭찹	332				•			•		○	•	•	•	•		
쿵 파오 포크	334			•				•		○	•	○	○	•		
소금, 후추로 간한 돼지갈비	336			•				•		•	•	○	○	•		
돼지 어깨살과 레몬-타임 그레이비	338	•						•		•	•	•		
속 채운 포크 로스트와 허브 그레이비	340	•						•		•	•	○	•	•		
올리브 치킨 구이	342			•				•		•	•	○	•		
버터 치킨	344		•			•			•	•	○	•		
치킨 알프레도	346	•						•	○	•	•	○	○	•		
월도프 토마토	347	•			•		•	•	•	○	○	•		
치킨 파이 크럼블	348	•					•		•	•	•	•		
그레이비와 아스파라거스를 곁들인 그릴 치킨	350	•			•		•		○	•	•	•		
오렌지 글레이즈드 오리 구이	352	•			•		•		○	•	•		
해바라기씨 버터 윙과 청경채	354	•			•		•		○	•	○	○		
랍스터 파이	356						•		○	•	•		
크랩 타코	358		•		•			•	•	•	•		
속 채운 송어	359		•		•			•	•	○		
바삭한 연어 스테이크와 달콤 양배추	360		•		•		•	•	○	○		
프로슈토로 싼 생선 살과 지중해식 야채	362		•		•		•		○	•	○		
연어 케이크와 딜 크림소스	364	•		•			•		○	•	○	○		
정어리 튀김 쌈	366				•		•		○	•	•	○	
콜리플라워 라이스	368				•		•		○	•	•	○
껍질 바삭 샌드위치 식빵	370				•		•		•	•	•		
클래식 버터 비스킷	372				•		•	•	•	•		
잘 접히는 토르티야	374		•		•		•	•	•	○		
올리브와 토마토 아마씨 포카치아	376	•			•		•	○	○	•	•	•	•
호박 야채 국수	378	•			•		•	○	•	•	•	
아보카도 프라이와 디핑 소스	380	•		•			•	○	•	○	•	•
시치미 콜라드	381				•		•	○	•	•	○	•
페스토 야채 국수	382				•		•	○	•	•	•	○
크리미 매시트 순무	384				•		•	○	•	○	•	○
허브 래디시	386				•		•	•	•	•	○
베이컨 양배추 볶음	387				•		•	•	•	•	○
방울다기양배추 구이와 호두 '치즈'	388				•		•	•	•	○	○
코코넛 마운드	390				•		•	•	•	○
아몬드 차이 트러플	392	•		•			•	•	•	•	○
베이컨 퍼지	394	•					•	○	•	○	•
카르다몸 오렌지 바크	395	•					•	○	•	○	•	•
세인트루이스 쫄깃 '버터' 케이크	396	•			•		•	•	•	•	•
노베이크 노오트밀 초콜릿 칩 쿠키	398	•			•		•	○	•	•	•
아이스티 레모네이드 젤리	400		•			•		•	○	•	•
레몬 드롭스	401	•			•		•	•	•	•
초콜릿 입힌 커피 바이트	402				•		•	•	•	○
바닐라 아이스크림	403				•		•	•	•	•	•

레시피 특기 사항 인덱스

해당 • | 선택 ○

레시피 사진 인덱스

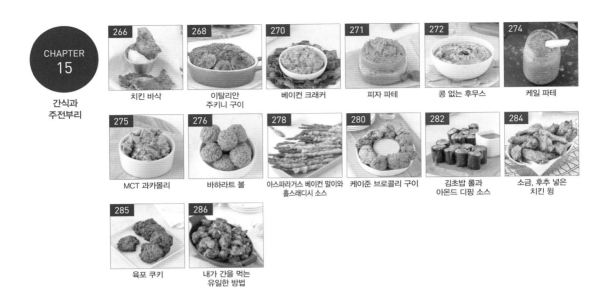

CHAPTER 15

간식과 주전부리

- 266 치킨 바삭
- 268 이탈리안 주키니 구이
- 270 베이컨 크래커
- 271 피자 파테
- 272 콩 없는 후무스
- 274 케일 파테
- 275 MCT 과카몰리
- 276 바하라트 볼
- 278 아스파라거스 베이컨 말이와 홀스래디시 소스
- 280 케이준 브로콜리 구이
- 282 김초밥 롤과 아몬드 디핑 소스
- 284 소금, 후추 넣은 치킨 윙
- 285 육포 쿠키
- 286 내가 간을 먹는 유일한 방법

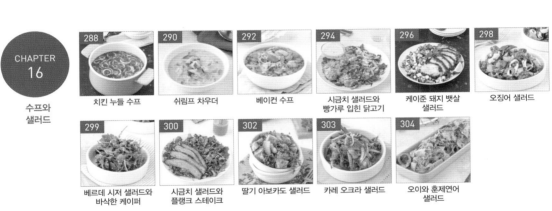

CHAPTER 16

수프와 샐러드

- 288 치킨 누들 수프
- 290 쉬림프 차우더
- 292 베이컨 수프
- 294 시금치 샐러드와 빵가루 입힌 닭고기
- 296 케이준 돼지 뱃살 샐러드
- 298 오징어 샐러드
- 299 베르데 시저 샐러드와 바삭한 케이퍼
- 300 시금치 샐러드와 플랭크 스테이크
- 302 딸기 아보카도 샐러드
- 303 카레 오크라 샐러드
- 304 오이와 훈제연어 샐러드

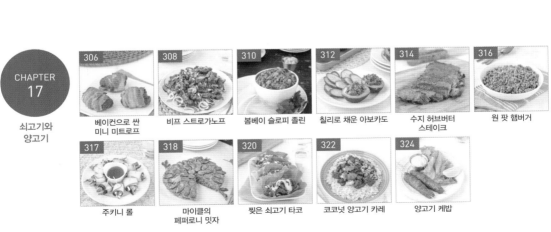

CHAPTER 17

쇠고기와 양고기

- 306 베이컨으로 싼 미니 미트로프
- 308 비프 스트로가노프
- 310 봄베이 슬로피 졸린
- 312 칠리로 채운 아보카도
- 314 수지 허브버터 스테이크
- 316 원 팟 햄버거
- 317 주키니 롤
- 318 마이클의 페퍼로니 핏자
- 320 찢은 쇠고기 타코
- 322 코코넛 양고기 카레
- 324 양고기 케밥

케토 다이어트 추천사

송재현 대한저탄고지식이협회 회장, 외과 전문의

〈지방의 누명〉이라는 MBC 방송 프로그램을 통해 '저탄수화물 고지방 식이' 또는 '케토 다이어트' 등의 이름으로 알려진 케톤 생성 식이요법이 한국에 소개된 지 수년이 지났다. 처음에는 반대가 심했고 한때 유행하다 사라질 다이어트라 생각하는 분들도 많았지만, 현재는 미국에서 가장 각광받고 있는 식이요법 이며 한국에서도 케토 다이어트를 꾸준히 실천하는 분들이 늘고 있다. 최근에는 미국 당뇨병학회에서 케토 다이어트를 당뇨 치료의 공식 식이요법 중 하나로 인정함으로써 단순한 비만 관리 목적뿐만 아니라 질병 치료를 위한 방법으로도 집중적인 관심을 받고 있다.

하지만 이 식단을 쉽게 받아들이지 못하거나 실천하기 어려워하시는 분들이 많다. 탄수화물 위주로 먹었던 한국인들에게는 여전히 생소한데다가 담백한 음식이 건강하다는 고정관념 때문에 지방을 많이 섭취하는 것을 기피하는 경향이 있기 때문이다. 그래서인지 본인들의 질병을 치료하기 위해 이 식단을 실천하며 병원을 찾아오는 분들조차도 치료하다 보면 여러 가지 실천의 어려움을 토로하는 것을 보게 된다.

그중 대표적인 것을 추려 보면 두 가지인데, 첫 번째는 탄수화물을 줄이는 것은 잘 실천해 나가지만 지방을 늘리는 것에 대한 두려움으로 충분한 지방을 먹지 않는 경우이다. 두 번째는 탄수화물을 줄이고 지방 섭취를 충분히 늘리기 위해 매일매일 칼로리를 계산하고 먹는 양을 측정하는 분들이다. 두 번째 경 우는 이것을 즐기며 잘하는 분들에게는 문제가 없지만, 많은 분들이 이 과정을 거치면서 오히려 심한 스 트레스를 받고 여기에 얽매이기 때문에 문제가 된다.

이런 시기에 어려움에 직면한 사람들이 참조하기에 너무 좋은 책이 번역되어 나왔다. 이 책 『케토 다 이어트』는 케토 다이어트를 전혀 모르는 사람들에게도 도움이 되지만, 케토 다이어트를 실천하면서 길 을 잃은 사람들에게 여러 가지 방법을 생각해 보게 하는 좋은 지도가 될 수 있다. 케토 다이어트를 하는 많은 분들이 공통적으로 느끼는 것은 남성보다 여성에게서 여러 문제점이 발견되거나 효과가 떨어지는 경우가 많다는 점이었다. 여성은 생명을 잉태하기 위해 몸을 보호하는 쪽으로 호르몬 체계가 이루어져 있기 때문에 이것은 어쩌면 당연한 결과인지도 모른다.

이 책의 저자는 여성이면서 자신이 지닌 여러 문제를 치유하기 위해 케토 다이어트를 실천했다. 그 과 정에서 맞닥뜨린 어려움들을 하나하나 극복해 가는 과정에서 다양한 방법들을 적극적으로 시도하고 실 천하는 가운데 마침내 자신에게 딱 맞는 식이요법을 찾게 된다. 이 경험을 바탕으로 집필한 『케토 다이 어트』는 기존의 엄격한 방법들과는 다른 대안들을 제시해 준다. 특히 여성에게 더욱 도움이 되는 방법이 라 볼 수 있다.

물론 문제가 발생하는 모든 분들이 이 책이 제시하는 방법만을 고수해야 한다는 것은 아니다. 그것은 저자 또한 바라는 바가 아닐 것이다. 모든 사람의 몸이 다르고 반응 또한 다르기에 '케토 다이어트'란 큰 카테고리 안에서 다양한 접근이 열려 있기 때문이다. 나도 환자들에게 항상 이야기하고 이 책의 저자도 강조하는 부분은 '내 몸의 소리에 귀를 기울여라'는 것이다. 각자에게 맞는 케토 다이어트의 방법을 스스로 찾아야 하는 것이다.

이 책에서 저자는 케토 다이어트의 문제점을 줄이는 대안으로 탄수화물을 첨가하는 프로그램을 제시한다. 이 방법은 지방을 주 대사로 하는 정통적인 케토 다이어트 방법에서 대사를 더 효과적으로 사용하지 못하는 사람들에게 시도해 볼 수 있는 방법이라고 볼 수 있다. 확실히 이 경우에 더 효과를 보는 분들이 있다.

그러나 여기서 주의해야 할 것이 있다. 바로 탄수화물을 첨가하는 것은 온전히 '지방을 태우는 몸' 즉 케토시스를 이룬 후에 하는 것이 좋다는 것이다. 이 책을 읽으며 오해할 수 있는 부분이며 저자도 강조하고 있는 부분이기도 한데 완벽한 케톤 상태가 문제가 돼서 탄수화물을 첨가해서 이 상태를 벗어나는 것이 아니라, 지방을 태우는 몸. 즉 케톤 상태를 유지하되 탄수화물을 첨가하여 더 좋은 대사 상태를 유지하게 하라는 것이다. 탄수화물을 첨가하는 프로그램이 탄수화물을 먹고 싶어 도피하는 면피가 되어서도 안 된다. 하지만 흔히 말하는 '치팅'을 해야 하는 상황에서 어떻게 하면 좋을지에 대한 좋은 제안일 수 있다. 또한 식이는 문화이고 사람들과 함께하는 것이기에 저자가 도입부에서 이야기하는 것처럼 특별한 날 함께 즐기는 상황을 누릴 수 있는 방법이 될 수도 있다.

또 한 가지 주의할 것은 탄수를 첨가하는 식사에서는 지방을 줄여야 한다. 다른 시간의 식사에서 그날 먹어야 할 지방을 섭취하고 탄수화물을 첨가하는 식사에서는 그만큼 지방을 줄여야 한다는 것이다. 탄수화물이 첨가되었을 때는 인슐린이 자극되고 이때 과량 지방을 섭취하면 지방이 저장되는 증상을 보이기 때문이다.

『케토 다이어트』에서는 재료 선택하기, 시장 보기, 외식할 때의 상황, 여행시 주의할 점, 또 후반부의 식단 레시피에서도 저자의 여성으로서의 섬세함이 잘 드러나는 것 같다. 실질적으로 궁금하였던 부분을 상세히 설명해 주고 있으며 기본 이론을 이해하는 데도 부족함이 없다. 케토 다이어트의 길을 가고 있는 분들이나 이제 시작하고자 하는 분들에게 이 책이 기존의 이론서와는 다르게 실천서로서 현실적인 도움이 되길 바란다.

케토 다이어트 : 지방을 태우는 식사법

초판 1쇄 인쇄 2019년 9월 30일
초판 2쇄 발행 2020년 10월 8일

지은이 | 리앤 보겔
옮긴이 | 이문영
펴낸이 | 정상우
편집 주간 | 주정림
디자인 | 석운디자인
인쇄·제본 | 두성 P&L
용지 | (주)이에스페이퍼
펴낸곳 | 라이팅하우스
출판신고 | 제2014-000184호(2012년 5월 23일)
주소 | 서울시 마포구 잔다리로 109 이지스빌딩 302호
주문전화 | 070-7542-8070 팩스 | 0505-116-8965
이메일 | book@writinghouse.co.kr
홈페이지 | www.writinghouse.co.kr
Special thanks to 송재현

한국어출판권 ⓒ 라이팅하우스, 2019
ISBN 978-89-98075-66-8　(13510)